全国中医药行业高等教育"十三五"规划教材

全国高等中医药院校规划教材（第十版） 配套用书

中医外科学习题集

（供中医学、针灸推拿学、中西医临床医学等专业用）

主　编　陈红风（上海中医药大学）

副主编　魏跃钢（南京中医药大学）

　　　　秦国政（云南中医药大学）

　　　　陈明岭（成都中医药大学）

　　　　裴晓华（北京中医药大学）

　　　　成秀梅（河北中医学院）

　　　　杨素清（黑龙江中医药大学）

中国中医药出版社

·北　京·

U0654327

图书在版编目（CIP）数据

中医外科学习题集 / 陈红风主编 . — 北京：中国
中医药出版社，2019.8
全国中医药行业高等教育"十三五"规划教材配套用书
ISBN 978 – 7 – 5132 – 5544 – 8

Ⅰ . ①中… Ⅱ . ①陈… Ⅲ . ①中医外科学—中医学院
—习题集 Ⅳ . ① R26–44

中国版本图书馆 CIP 数据核字（2019）第 071807 号

中国中医药出版社出版

北京经济技术开发区科创十三街 31 号院二区 8 号楼
邮政编码 100176
传真 010 – 64405750
赵县文教彩印厂印刷
各地新华书店经销

开本 787 × 1092 1/16 印张 25 字数 558 千字
2019 年 8 月第 2 版 2019 年 8 月第 1 次印刷
书号 ISBN 978 – 7 – 5132 – 5544 – 8

定价 72.00 元
网址 www.cptcm.com

社 长 热 线 010–64405720
购 书 热 线 010–89535836
维 权 打 假 010–64405753

微信服务号 zgzyycbs
微商城网址 https://kdt.im/LIdUGr
官 方 微 博 http://e.weibo.com/cptcm
淘宝天猫网址 http://zgzyycbs.tmall.com

如有印装质量问题请与本社出版部联系（010 – 64405510）
版权专有 侵权必究

全国中医药行业高等教育"十三五"规划教材
全国高等中医药院校规划教材（第十版）配套用书

《中医外科学习题集》编委会

主　　编　　陈红风（上海中医药大学）

副 主 编　　魏跃钢（南京中医药大学）

　　　　　　秦国政（云南中医药大学）

　　　　　　陈明岭（成都中医药大学）

　　　　　　裴晓华（北京中医药大学）

　　　　　　成秀梅（河北中医学院）

　　　　　　杨素清（黑龙江中医药大学）

编　　委　　（以姓氏笔画为序）

　　　　　　于庆生（安徽中医药大学）

　　　　　　王万春（江西中医药大学）

　　　　　　王思农（甘肃中医药大学）

　　　　　　石志强（内蒙古医科大学）

　　　　　　刘佃温（河南中医药大学）

　　　　　　杨　凡（贵州中医药大学）

　　　　　　吴雪卿（上海中医药大学）

　　　　　　张　力（广西中医药大学）

　　　　　　张晓杰（山东中医药大学）

　　　　　　陈其华（湖南中医药大学）

　　　　　　周建华（长春中医药大学）

　　　　　　柳越冬（辽宁中医药大学）

　　　　　　贾　颖（山西中医药大学）

　　　　　　夏仲元（中日友好医院）

　　　　　　徐旭英（首都医科大学）

　　　　　　曹　毅（浙江中医药大学）

　　　　　　梁沛华（广州中医药大学）

　　　　　　魏开建（福建中医药大学）

编写秘书　　程塞渊（上海中医药大学）

前 言

为了全面贯彻落实《国家中长期教育改革和发展规划纲要（2010—2020年)》《关于医教协同深化临床医学人才培养改革的意见》，适应新形势下我国中医药行业高等教育教学改革和中医药人才培养的需要，在国家中医药管理局主持下，由国家中医药管理局教材建设工作委员会办公室、中国中医药出版社组织编写的"全国中医药行业高等教育'十三五'规划教材"（即"全国高等中医药院校规划教材"第十版）出版后，我们组织原教材编委会编写了与上述规划教材配套的教学用书——习题集和实验指导，目的是使学生对学过的知识进行复习、巩固和强化，以便提升学习效果。

习题集与现行的全国高等中医药院校本科教学大纲一致，与全国中医药行业高等教育"十三五"规划教材内容一致。习题覆盖教材的全部知识点，对必须熟悉、掌握的"三基"知识和重点内容以变换题型的方法予以强化。内容编排与相应教材的章、节一致，方便学生同步练习，也便于与教材配套复习。题型与各院校各学科现行考试题型一致，同时注意涵盖国家执业中医师、中西医结合医师资格考试题型。命题要求科学、严谨、规范，注意提高学生分析问题、解决问题的能力，临床课程更重视临床能力的培养。为方便学生全面测试学习效果，每章节后均附有参考答案。

实验指导在全国高等中医药院校本科教学大纲的指导下，结合各高等中医药院校的实验设备和条件，本着求同存异的原则，仅提供基本实验原理、方法与操作指导，相关学科教师可在实际教学活动中结合本校的具体情况，灵活变通，选择相关内容，使学生在掌握本学科基本知识、基本原理的同时，具备一定的实验操作技能。

本套习题集和实验指导供高等中医药院校本科生、成人教育学生、执业医师资格考试人员等与教材配套学习和复习应考使用。请各高等中医药院校广大师生在使用过程中，提出宝贵的修改意见，以便今后不断修订提高。

国家中医药管理局教材建设工作委员会

中国中医药出版社

2016 年 9 月

编写说明

《中医外科学习题集》是"全国中医药行业高等教育'十三五'规划教材"（即"全国高等中医药院校规划教材"第十版）相配套的教学用书，可供全国高等中医药院校中医学、针灸推拿学、中西医临床医学等专业使用。

本习题集由"全国中医药行业高等教育'十三五'规划教材"《中医外科学》的全体编委参与编写，按照教材的教学大纲及教学内容，并结合中医执业医师资格考试的考纲要求及题型，注重培养学生的临证思维及实践应用能力；在前一版新世纪全国高等中医药院校规划教材配套教学用书《中医外科学习题集》的基础上细心修订，更新和补充了有关内容，并增加了题量；在全面覆盖教材知识点的同时，更突出知识点的实践运用。

本习题集按照教材的章节设置，以章为单位编排，分设总论、各论，共有十四章。题型包括填空题、选择题、简答题、问答题及病例分析题，其中选择题包括 A_1 型题（单项选择题），A_2 型题（病例选择题）、B_1 型题（配伍选择题）及 X 型题（多项选择题）。A_2 型题及病例分析题为此次修订中更新的重要题型，此类题型更贴合中医执业医师资格考试的需求，更注重所学知识在临床实践中的应用。此类题型的大幅增加，有利于学生规范化临床实践思维的培养。

本习题集由全国 23 所高等中医院校的中医外科学教授参加编写，反映了目前全国中医外科学的教学和考试水平。编写分工如下：第一至三章由石志强、陈红风编写；第四、五章由贾颖、陈明岭编写；第六章由成秀梅、王万春、王思农编写；第七章由陈红风、吴雪卿编写；第八章由夏仲元、裴晓华编写；第九章由裴晓华、魏开建编写；第十章总论部分由魏跃钢编写，第一至三节由杨素清编写，第四、五节由曹毅编写，第六至十一节由张晓杰编写，第十二至十七节由杨凡编写，第十八至二十节由陈明岭编写，第二十一至二十六节由魏跃钢编写，第二十七至三十节由曹毅编写；第十一章由柳越冬、刘佃温、周建华编写；第十二章由秦国政、陈其华、梁沛华编写；第十三章由徐旭英、张力编写；第十四章由张力、王万春、于庆生编写。

在本习题集编写过程中，得到了上海中医药大学教务处、龙华临床医学院的大力支持，得到了中国中医药出版社的精心策划及编辑把关。同时，本习题集是在新世纪全国高等中医药院校规划教材配套教学用书《中医外科学习题集》的基础上进行编写，在此对前一版的编委会成员一并表示感谢。

由于时间仓促，不妥之处在所难免，敬请各位同道不吝赐教。

《中医外科学习题集》编委会

2019 年 2 月

《中医外科学习题集》题型及答题说明

一、选择题

1. A_1 型题又称单句型最佳选择题。每道试题由一个题干（即问题）与 A、B、C、D、E 5 个备选答案（即选项）组成，题干在前，5 个备选答案在后。5 个备选答案中只有一项是最佳选择（即正确答案），其余 4 项为干扰答案。答题时，须按题干要求，从 5 个备选答案中选择 1 项作为正确答案。

2. A_2 型题又称病例摘要型最佳选择题。试题结构以 1 个简要的病例作为题干，后面是与题干有关的 5 个备选答案。答题时，要求从中选择 1 项作为正确答案。

3. B_1 型题又称配伍题。每道试题由 A、B、C、D、E 5 个备选答案与 2 个或 2 个以上的题干组成，5 个备选答案在前，题干在后。答题时，要求为每个题干选择 1 项作为正确答案。每个备选答案可以选用 1 次或 1 次以上，也可以 1 次也不选用。为了试卷的规范化及分数计算的统一性，命题时要求 B1 型题一律用 2 个题干。

4. X 型题又称多项选择题。每道试题由 A、B、C、D、E 5 个备选答案与 1 个题干组成。其中有 2 个或 2 个以上备选答案是正确的。答题时应从 5 个备选答案中选择所有最佳答案，将其序号字母填入题干后的括号中。

二、填空题

每道题由一个题干及若干个空格组成。答题时应在每个空格中用汉字或数字填写一个与题干内容相关的唯一正确的答案。

三、简答题

直接回答问题，不做论述，简明扼要地回答即可。

四、问答题

本题型的回答较之简答题更深入、更全面，并含有分析论证的特点。

五、病例分析题

本题型以一个完整病例做题干，答题时按要求对此病案进行分析、判断并做出相应的处理。题目涉及病例的中西医诊断、辨证分析、治疗原则、理法方药；或者临床信息归纳与解释、鉴别诊断、进一步的理化检查、临床疾病出现变证后的处理原则等。

目　录

第一章 中医外科学发展概况 ▷▷▷

习 题

一、选择题

(一) A₁ 型题

1. 最早提出用截趾手术治疗脱疽的是（ ）
   A.《五十二病方》　　　　B.《伤寒杂病论》　　　C.《黄帝内经》
   D.《难经》　　　　　　　E.《中藏经》

2. 我国第一部外科学专著，可惜已失传的是（ ）
   A.《外科正宗》　　　　　B.《金创疭癒方》　　　C.《世医得效方》
   D.《刘涓子鬼遗方》　　　E.《外科发挥》

3. 世界上最早记载应用含碘食物治疗甲状腺疾病的是（ ）
   A.《肘后备急方》　　　　B.《外科精要》　　　　C.《外科理例》
   D.《疡科心得集》　　　　E.《刘涓子鬼遗方》

4. 记载了用葱管导尿治疗尿潴留的是（ ）
   A.《备急千金要方》　　　B.《诸病源候论》　　　C.《肘后备急方》
   D.《太平圣惠方》　　　　E.《理瀹骈文》

5. 首创麻沸散作为全身麻醉剂，进行剖腹术等，堪称"外科鼻祖"的是（ ）
   A. 孙思邈　　　　　　　B. 华佗　　　　　　　C. 张仲景
   D. 陈实功　　　　　　　E. 葛洪

6. 提出"扶正祛邪、内消托里"内治法则的是（ ）
   A.《太平圣惠方》　　　　B.《集验背疽方》　　　C.《卫济宝书》
   D.《备急千金要方》　　　E.《外科发挥》

7. 我国第一部论述梅毒的专著是（ ）
   A.《霉疮秘录》　　　　　B.《疡医大全》　　　　C.《外证医案汇编》
   D.《疡科纲要》　　　　　E.《外科理例》

8. 集外治法之大成，载有诸多膏方的著作是（ ）
   A.《医宗金鉴》　　　　　B.《理瀹骈文》　　　　C.《洞天奥旨》
   D.《外科大成》　　　　　E.《外科传薪集》

9. 明清时期，被后世医家评价为"列证最详，论治最精"的著作是（　　　）
   　A.《外科精义》　　　　　　　B.《外科理例》　　　　　　C.《金创疭瘱方》
   　D.《世医得效方》　　　　　　E.《外科正宗》

10. 《外科正宗》的作者是（　　　）
   　A. 孙思邈　　　　　　　　　　B. 华佗　　　　　　　　　　C. 张仲景
   　D. 陈实功　　　　　　　　　　E. 葛洪

11. 对医学各科均有论述，但对骨伤科的贡献尤其重大的是（　　　）
   　A.《备急千金要方》　　　　　B.《诸病源候论》　　　　　　C.《世医得效方》
   　D.《太平圣惠方》　　　　　　E.《肘后备急方》

12. 提倡外科手术疗法及煮针消毒，改进吸脓方法的是（　　　）
   　A.《外科启玄》　　　　　　　B.《医宗金鉴》　　　　　　　C.《肘后备急方》
   　D.《外科大成》　　　　　　　E.《外科传薪集》

13. 最早记载了用局部有无"波动感"辨脓，并指出破脓切口选在下方的是（　　　）
   　A.《外科大成》　　　　　　　B.《刘涓子鬼遗方》　　　　　C.《金创疭瘱方》
   　D.《世医得效方》　　　　　　E.《外科理例》

14. 记载有肠吻合术的著作是（　　　）
   　A.《集验背疽方》　　　　　　B.《外台秘要》　　　　　　　C.《外科理例》
   　D.《外科精要发挥》　　　　　E.《诸病源候论》

15. 明清时期，将温病学说引入外科疾病诊治的著作是（　　　）
   　A.《疡科心得集》　　　　　　B.《外证医案汇编》　　　　　C.《疡医大全》
   　D.《疡科选粹》　　　　　　　E.《洞天奥旨》

16. 最早记载有医事分科，明确疡医主治范围的是（　　　）
   　A.《五十二病方》　　　　　　B.《周礼·天官》　　　　　　C. 甲骨文
   　D.《神农本草经》　　　　　　E.《后汉书·列传》

（二）B₁ 型题

   　A. 正宗派　　　　　　　　　　B. 全生派　　　　　　　　　C. 心得派
   　D. 疡科派　　　　　　　　　　E. 补土派

1. 明清时期，外科学术流派中学术思想为"外疡实从内出论"的是（　　　）
2. 明清时期，外科学术流派中主张"内治尤以调理脾胃为要"的是（　　　）

   　A. 吴师机　　　　　　　　　　B. 顾世澄　　　　　　　　　C. 王维德
   　D. 陈实功　　　　　　　　　　E. 高秉钧

3. 《疡科心得集》的作者是（　　　）
4. 《外科证治全生集》的作者是（　　　）

   　A.《外科证治全生集》　　　　B.《五十二病方》　　　　　　C.《备急千金要方》

　　D.《疡科纲要》　　　　　　E.《外科铃》

5. 主要学术思想为"阴虚阳实论"的著作是（　　）

6. 记载了"牝痔"割治疗法的著作是（　　）

　　A.《外科正宗》　　　　　B.《备急千金要方》　　　C.《外科精义》

　　D.《疡科选粹》　　　　　E.《外科理例》

7. 首次把 26 部脉象变化和外科临床紧密结合起来的是（　　）

8. 主张外科病治疗"以消为贵，以托为畏"的是（　　）

（三）X 型题

1.《外科证治全生集》创制的方药有（　　）
　　A. 阳和汤　　　　　　　B. 阳和解凝膏　　　　　C. 金黄膏
　　D. 小金丹　　　　　　　E. 犀黄丸

2. 对中医外科形成一个独立的学科有重要影响的著作有（　　）
　　A.《外台秘要》　　　　　B.《金创瘛瘲方》　　　　C.《黄帝内经》
　　D.《刘涓子鬼遗方》　　　E.《伤寒杂病论》

二、填空题

1. 我国现存的第一部外科学专著是 ＿＿＿＿＿＿。

2. 明清时期，最具影响的学术流派包括正宗派、＿＿＿＿＿＿、＿＿＿＿＿＿。

参考答案

一、选择题

（一）A₁ 型题

1.C　2.B　3.A　4.A　5.B　6.A　7.A　8.B　9.E　10.D　11.C　12.A　13.B　14.E　15.A　16.B

（二）B₁ 型题

1.C　2.A　3.E　4.C　5.A　6.B　7.C　8.E

（三）X 型题

1.ABDE　2.BCE

二、填空题

1.《刘涓子鬼遗方》。
2. 全生派；心得派。

第二章　中医外科范围、疾病命名及基本术语 ▷▷▷▷

习　题

一、选择题

(一) A₁ 型题

1. 唐代将外科称为（　　　）
   A. 疡科 　　　　　　　　　B. 疮肿科 　　　　　　　　C. 疮疡科
   D. 伤科 　　　　　　　　　E. 疮肿兼折伤科

2. 分立外科与伤科，始于（　　　）
   A. 唐 　　　　　　　　　　B. 宋 　　　　　　　　　　C. 元
   D. 明 　　　　　　　　　　E. 清

3. 鹅掌风的命名根据是（　　　）
   A. 部位 　　　　　　　　　B. 形态 　　　　　　　　　C. 特征
   D. 范围 　　　　　　　　　E. 颜色

4. 下列疾病以特征命名的是（　　　）
   A. 冻疮 　　　　　　　　　B. 肠痈 　　　　　　　　　C. 丹毒
   D. 湿疮 　　　　　　　　　E. 疖

5. 下列疾病以症状命名的是（　　　）
   A. 肠痈 　　　　　　　　　B. 黧黑斑 　　　　　　　　C. 委中毒
   D. 冻疮 　　　　　　　　　E. 黄水疮

6. 下列疾病中不是以病因命名的是（　　　）
   A. 冻疮 　　　　　　　　　B. 破伤风 　　　　　　　　C. 漆疮
   D. 烧伤 　　　　　　　　　E. 发

7. 泛指一切皮里膜外浅表部位的病理性肿块的是（　　　）
   A. 痰 　　　　　　　　　　B. 结核 　　　　　　　　　C. 瘤
   D. 岩 　　　　　　　　　　E. 风

8. 指患处已化脓（或有其他液体），用手按压时有波动感的是（　　　）
   A. 应指 　　　　　　　　　B. 护场 　　　　　　　　　C. 缸口
   D. 胬肉 　　　　　　　　　E. 走黄

9. 凡黏膜部发生浅表溃疡，呈凹形，有腐肉而脓液不多的称为（　　　）

    A. 疳　　　　　　　　　　B. 痔　　　　　　　　　　C. 毒

    D. 瘰核　　　　　　　　　E. 溃疡

10. 凡肛门、耳道、鼻孔等人之九窍中有小肉突起者，古代均称为（　　　）

    A. 漏　　　　　　　　　　B. 岩　　　　　　　　　　C. 瘤

    D. 痔　　　　　　　　　　E. 结核

（二）B₁ 型题

    A. 子痈　　　　　　　　　B. 人中疔　　　　　　　　C. 千日疮

    D. 蛇头疔　　　　　　　　E. 流注

1. 以部位命名的疾病是（　　　）

2. 以病程命名的疾病是（　　　）

    A. 护场　　　　　　　　　B. 肿疡　　　　　　　　　C. 缸口

    D. 胬肉　　　　　　　　　E. 溃疡

3. 体表外科疾病尚未溃破的肿块称为（　　　）

4. 一切外科疾病溃破的疮面称为（　　　）

（三）X 型题

1. 以范围大小命名的疾病有（　　　）

    A. 肝痈　　　　　　　　　B. 疖　　　　　　　　　　C. 痈

    D. 发　　　　　　　　　　E. 环跳疽

2. 下列疾病以颜色命名的是（　　　）

    A. 白驳风　　　　　　　　B. 丹毒　　　　　　　　　C. 疽

    D. 乳漏　　　　　　　　　E. 黧黑斑

3. 明清时期，外科的范围主体包括（　　　）

    A. 疮疡　　　　　　　　　B. 皮肤疾病　　　　　　　C. 肛肠疾病

    D. 岩瘤　　　　　　　　　E. 周围血管疾病

4. 外科以"毒"取名的疾病范围有（　　　）

    A. 指气血被毒邪阻滞而发于皮肉筋骨的疾病

    B. 一切外科疾病的总称

    C. 有传染性的疾病

    D. 火热症状明显、发病迅速的一类疾病

    E. 某些疾病尚难以定出确切病名者

二、填空题

1. 属于外科以"痰"取名的疾病种类有 ＿＿＿＿＿＿ 、＿＿＿＿＿＿ 。

2. 凡 _____、_____、_____ 停留于人体组织之中，聚而成形结成块物者，称为瘤。

三、简答题

1. 外科疾病命名的原则有哪些？
2. 什么是漏？
3. 简述胬肉与缸口。
4. 简述痈与疽。
5. 什么是根脚与根盘？
6. 简述走黄。

四、问答题

1. 传统中医外科的范围及界限划分的主要依据是什么？
2. 阐述疮疡、疮与疡的概念。

参考答案

一、选择题

（一）A₁ 型题

1.B　2.C　3.B　4.D　5.E　6.E　7.B　8.A　9.A　10.D

（二）B₁ 型题

1.A　2.C　3.B　4.E

（三）X 型题

1.BCD　2.ABE　3.ABC　4.CDE

二、填空题

1. 疮疡性病变；囊肿性病变。
2. 瘀血；浊气；痰滞。

三、简答题

1. 答：外科疾病的命名虽然繁多，但仍有一定的规律可循。一般是依据其发病部位、穴位、脏腑、病因、症状、形态、颜色、特征、范围、病程、传染性等分别加以命名。

2.答：漏是指溃口处脓水淋漓经久不止，犹如滴漏，故名。它包括两种不同性质的病理改变。一是瘘管，指体表与有腔脏器之间的病理性管道，伴有脓水淋漓，具有内口和外口；或空腔脏器之间的病理性管道。二是窦道，指深部组织通向体表的病理性盲管，伴脓水淋漓，一般只具有外口而无内口，不与体内有腔脏器相通。

3.答：胬肉指疮疡溃破后，出现过度生长而高突于疮面或暴翻于疮口之外的腐肉。缸口指慢性溃疡长期不愈，疮口边缘增厚，犹如大缸环口之状者。如臁疮周边多有缸口。

4.答：痈者，壅也，指气血被邪毒壅聚而发生的化脓性疾病。痈一般分为外痈和内痈两大类：外痈是指生于体表皮肉之间的化脓性疾患，内痈是指生于脏腑的化脓性疾患。疽者，阻也，指气血被毒邪阻滞而发于皮肉筋骨的疾病。疽常分为有头疽和无头疽两类：有头疽是发生在肌肤间的急性化脓性疾病，无头疽是指多发于骨骼或关节间等深部组织的化脓性疾病。

5.答：根脚指肿疡之基底根部。根脚收束突起多为阳证，根脚软陷为成脓，根脚散漫开大或塌陷多提示可能发生险症。根盘指肿疡基底部周围之坚硬区，根盘收束者多为阳证，平塌者多为阴证。

6.答：走黄是由于疔毒走散入血、内攻脏腑而引起的一种全身性危险证候。一般以颜面部疔疮合并走黄者最为多见。

四、问答题

1.答：传统中医外科的范围随着历代医事制度的变革而有所变化，其学科界限划分的主要依据是大多发在体表，也有发于脏腑，凭肉眼可见、局部有形可征，或需要以外治为主要疗法的疾病。多包括疮疡、肛肠、皮肤、男性前阴、乳房、外周血管疾病，瘿、瘤、岩，口、眼、耳、鼻、咽喉等部位的疾病，以及跌仆闪挫、金刃损伤、水火烫伤、虫兽咬伤等等。

2.答：疮一是体表皮肉发生的各种损害性疾病的统称，包括创伤、疮疡、皮肤病等；二是专指皮肤浅表起丘疹、疱疹等的疾病。疡又称外疡，是一切外科疾病的总称。疮疡广义上是一切体表外科疾患的总称，狭义是指发于体表的化脓性疾病。

第三章 中医外科疾病的病因病机 ▷▷▷▷

习 题

一、选择题

(一) A₁型题

1.湿邪引起外科疾病的特点，下列错误的是（   ）
　　A.局部肿胀、起水疱　　　　　B.其肿宣浮
　　C.好发于下半身　　　　　　　D.每多缠绵难愈，或反复发作
　　E.常有糜烂、瘙痒

2. 风邪引起外科疾病的特点，下列正确的是（   ）
　　A.其肿宣浮　　　　　　B.患部色紫青暗　　　　　C.痛有定处
　　D.多侵犯人体下部　　　E.伴纳差、胸闷腹胀等

3. 热邪引起外科疾病的特点，下列错误的是（   ）
　　A.一般多为阳证　　　　B.多发病迅速，来势猛急
　　C.焮红灼热　　　　　　D.不痛或酸痛
　　E.容易化脓腐烂

4. 发病与劳伤虚损关系密切的疾病是（   ）
　　A.粉刺　　　　　　　　B.破伤风　　　　　　　C.瘿病
　　D.乳癖　　　　　　　　E.筋瘤

5. 下列疾病不是因痰致病的是（   ）
　　A.流痰　　　　　　　　B.乳癖　　　　　　　　C.肉瘤
　　D.疔疮　　　　　　　　E.气瘿

6. 不属于情志内伤致病特点的是（   ）
　　A.多发生在肝胆经循行部位　B.患处肿胀，或软或硬　C.患处常皮色不变
　　D.多伴情志不舒等　　　　　E.一般发病迅速，有的可具传染性

7.暑邪引起外科疾病的特点，下列错误的是（   ）
　　A.多为阳证　　　　　　　B.患部焮红、肿胀、灼热等
　　C.或痒或痛，其痛遇冷则减　D.忽起忽消，走注甚速
　　E.常伴口渴胸闷、神疲等

8. 气血凝滞导致的症状，下列错误的是（　　　）

    A. 疼痛　　　　　　　　　　B. 肿胀　　　　　　　　C. 麻木

    D. 皮肤增厚　　　　　　　　E. 瘙痒

9. 下列与外科疾病发病机理关系密切的是（　　　）

    A. 表里　　　　　　　　　　B. 正气　　　　　　　　C. 寒热

    D. 津液　　　　　　　　　　E. 骨骼

10. 下列病因中，不属于特殊之毒的是（　　　）

    A. 热毒　　　　　　　　　　B. 蛇毒　　　　　　　　C. 虫毒

    D. 漆毒　　　　　　　　　　E. 药毒

11. 经络与外科疾病病机的关系中，下列错误的是（　　　）

    A. 局部经络阻塞是病机之一

    B. 经络局部虚弱也可成为发病条件

    C. 经络是运行气血的通路

    D. 患处所属经络与外科疾病发生发展有重要联系

    E. 经络也可传导毒邪

12. 由毒而致病的特点是（　　　）

    A. 一般发病迅速，有的可具传染性

    B. 多侵犯人体上部

    C. 易伤人体阴液

    D. 多使正气亏损而发病

    E. 局部或软或硬，皮色不变

13. 通常因瘀血所导致的疾病，下列错误的是（　　　）

    A. 油风　　　　　　　　　　B. 瓜藤缠　　　　　　　C. 脱疽

    D. 癃闭　　　　　　　　　　E. 粉刺

14. 下列病因中，不属于外来伤害的是（　　　）

    A. 跌仆损伤　　　　　　　　B. 沸水　　　　　　　　C. 食物毒

    D. 火焰　　　　　　　　　　E. 某些化学因素

（二）A$_2$ 型题

1. 患者，女，40岁。运动汗出后自觉前臂瘙痒，随即见局部数处风团，色白，大小不等，适当处理后很快消退。其病因可能是（　　　）

    A. 火邪　　　　　　　　　　B. 情志失调　　　　　　C. 感受特殊之毒

    D. 风邪　　　　　　　　　　E. 湿邪

2. 患者，女，39岁。双乳结块、疼痛，于情绪不畅及经前加重，经后减轻；平素烦躁易怒；苔薄白，脉弦。其病因可能是（　　　）

    A. 饮食失节　　　　　　　　B. 劳伤虚损　　　　　　C. 痰湿凝滞

    D. 外感六淫　　　　　　　　E. 情志内伤

3. 患者，男，62岁。5天前因感冒头痛自服止痛药后，全身开始发痒，随即出现紫红色斑片；伴有米粒大水疱，以胸背、手足部为重。考虑其病因可能是（　　）

　　A. 药毒　　　　　　　　B. 火毒　　　　　　　C. 外来伤害

　　D. 外感风热　　　　　　E. 劳伤虚损

4. 患者，男，27岁。暑夏季节，肛周右侧红肿疼痛7天，按之应指，局部切开引流后，现局部疼痛加重，红肿明显；伴全身高热。其病因考虑为（　　）

　　A. 暑热　　　　　　　　B. 湿浊下注　　　　　C. 外感六淫

　　D. 脓毒　　　　　　　　E. 饮食不节

5. 患者，男，29岁。前天饮酒及进食辛辣后，大便时鲜血如注，肛门不适。其病因可能为（　　）

　　A. 情志不畅　　　　　　B. 风热侵袭　　　　　C. 火热之毒

　　D. 饮食失节　　　　　　E. 瘀血阻络

6. 患者，女，23岁。盛夏在田间劳作后，双前臂发生密集粟粒大小的丘疹，潮红，瘙痒剧烈，抓破后滋流黄水。其病因可能是（　　）

　　A. 湿热　　　　　　　　B. 虫毒　　　　　　　C. 情志不畅

　　D. 瘀血　　　　　　　　E. 劳伤

7. 患者，女，46岁。初起右胁肋部皮肤红斑，上有粟米至黄豆大小簇集成群的水疱，呈带状排列，刺痛明显，后皮损消退而刺痛日久不消；舌暗苔薄白，脉弦。目前其病机是（　　）

　　A. 邪盛正衰　　　　　　B. 脏腑失和　　　　　C. 气滞血瘀

　　D. 邪毒外袭　　　　　　E. 痰凝阻络

8. 患者，男，24岁。颜面、胸背皮肤油腻，多发粉刺、红色丘疹；平素喜食肥甘；舌红苔白，脉滑。其病机为（　　）

　　A. 风热袭表　　　　　　B. 胃肠蕴热　　　　　C. 气滞血瘀

　　D. 不耐漆毒　　　　　　E. 痰湿阻络

9. 患者，女，27岁。右侧臀部有一扁圆肿块，直径约3cm，边界清楚，皮色不变，生长缓慢，质柔韧，活动度好，无压痛；形体偏胖；舌质淡红，苔白厚。其病机是（　　）

　　A. 气滞血瘀　　　　　　B. 痰湿凝滞　　　　　C. 经络阻塞

　　D. 正盛邪实　　　　　　E. 肝气郁结

10. 患者，男，34岁。颈项后侧突然肿胀结块疼痛，皮色焮红，范围大约8cm，中有数枚脓头；伴口渴，溲赤；舌红，苔薄黄。其病机是（　　）

　　A. 邪毒内攻　　　　　　B. 肝郁痰凝　　　　　C. 风邪袭表

　　D. 外伤染毒　　　　　　E. 火毒蕴结

（三）B₁型题

　　A. 肢体结节肿块　　　　B. 痈肿　　　　　　　C. 瘰疬

D. 恶脉、胸痹　　　　　　　E. 流注

1. 脉络瘀滞不通，则致（　　）

2. 营气不从，逆于肉理，乃生（　　）

　　A. 火　　　　　　　　　B. 寒　　　　　　　　C. 湿
　　D. 暑　　　　　　　　　E. 燥

3. 其致病特点为常侵袭筋骨关节，患部多色紫青暗，不红不热，其肿木硬，肿势散漫，痛有定处，得暖则减，化脓迟缓；常伴恶寒、四肢不温；是（　　）

4. 其致病特点为常侵犯皮肤，患部干燥、枯槁、皲裂、脱屑等；常伴口干唇燥或疼痛。是（　　）

　　A. 阴证、虚证　　　　　　B. 阳证、实证　　　　　C. 寒证、实证
　　D. 表证、虚证　　　　　　E. 实证、里证

5. 发病后正气不足，多表现为（　　）

6. 发病后正气旺盛，多表现为（　　）

二、填空题

1. 外科疾病的致病因素有外感六淫、劳伤虚损、饮食不节、_____、_____、_____、_____。

2. 外科疾病的发病机理有邪正盛衰、_____、_____、_____。

参考答案

一、选择题

（一）A₁ 型题

1.B　2.A　3.D　4.E　5.D　6.E　7.D　8.E　9.B　10.A　11.C　12.A　13.E　14.C

（二）A₂ 型题

1.D　2.E　3.A　4.D　5.D　6.A　7.C　8.B　9.B　10.E

（三）B₁ 型题

1.D　2.B　3.B　4.E　5.A　6.B

二、填空题

1. 感受特殊之毒；外来伤害；情志内伤；痰饮瘀血脓毒。
2. 气血凝滞；经络阻塞；脏腑失和。

第四章　中医外科疾病辨证 ▷▷▷▷

习　题

一、选择题

（一）A₁型题

1. 外科文献中从编写体例就体现疾病鉴别诊断的是（　　）
　　A.《外科正宗》　　　　　　B.《外科精义》　　　　C.《疡科心得集》
　　D.《刘涓子鬼遗方》　　　　E.《外科全生集》

2. 外科上、中、下三部辨证方法是由哪位医家提出的（　　）
　　A. 华佗　　　　　　　　　B. 张仲景　　　　　　　C. 陈实功
　　D. 高锦庭　　　　　　　　E. 王洪绪

3. 下列症状哪项属于阳证的表现（　　）
　　A. 高肿突起　　　　　　　B. 根盘收束　　　　　　C. 坚硬如石或柔软如棉
　　D. 有脓，脓质稠厚　　　　E. 肉芽红活润泽

4. 临床常见痒症的病因是（　　）
　　A. 风胜、湿胜、热胜、虫淫、血虚
　　B. 风胜、热胜、湿胜、阴虚、血虚
　　C. 风胜、湿胜、风胜、燥胜、阴虚
　　D. 风胜、热胜、湿胜、虫淫、阴虚
　　E. 风胜、湿胜、热胜、血虚、火胜

5. 辨疼痛性质，病变在皮肉者多表现为（　　）
　　A. 胀痛　　　　　　　　　B. 裂痛　　　　　　　　C. 灼痛
　　D. 绞痛　　　　　　　　　E. 抽掣痛

6. 疮疡化脓时，临床常见的疼痛性质是（　　）
　　A. 阵发痛　　　　　　　　B. 持续痛　　　　　　　C. 烧灼痛
　　D. 胀裂痛　　　　　　　　E. 跳啄痛

7. 下列关于辨脓的方法，错误的是（　　）
　　A. 按触法　　　　　　　　B. 透光法　　　　　　　C. 切开法
　　D. 穿刺法　　　　　　　　E. 点压法

8.痰肿的临床特点是（　　　）

　　A.肿势高突，根盘收束　　　　B.坚硬如石，皮色不变

　　C.肿势软如棉，或硬如馒　　　D.皮紧内软，喜怒有变

　　E.皮肤漫肿，其色青紫

9."按之牢硬未有脓，按之半软半硬已成脓，大软方是脓成"的论述出自哪部医学著作（　　　）

　　A.《外科理例》　　　　　　B.《外台秘要》　　　　　　C.《疡医大全》

　　D.《外科精义》　　　　　　E.《外科正宗》

10.外科辨肿，其肿"漫肿宣浮，或游走不定，不红微热，轻微疼痛"者，属哪一种（　　　）

　　A.火　　　　　　　　　B.风　　　　　　　　　C.气

　　D.瘀血　　　　　　　　E.郁结

11.肠痈的辨证，下列哪项判断是错误的（　　　）

　　A.八纲辨证多属里实热证

　　B.脏腑辨证多涉及胃肠

　　C.三焦辨证多属下焦

　　D.病机辨证多由气滞、血瘀、毒蕴而成

　　E.经络辨证多阳明、大肠、小肠经

12.以经络辨证，多气多血之经有（　　　）

　　A.手少阳三焦经　　　　　B.手太阳小肠经　　　　　C.足阳明胃经

　　D.足太阳膀胱经　　　　　E.手太阴肺经

（二）A$_2$型题

1.某患者，颈部红肿痛；伴发热恶风，头痛头晕，面红目赤，口干耳鸣，鼻燥咽干；舌尖红苔薄黄，脉浮而数。辨证与下列哪些因素有关（　　　）

　　A.气郁、火郁　　　　　　B.湿热、寒湿　　　　　　C.风温、风热

　　D.火毒　　　　　　　　　E.热毒

2.某患者，双下肢见皮肉重垂胀急，深按凹陷，如烂棉不起，浅则光亮如水疱，破流黄水，浸淫四周。辨证与下列哪些因素有关（　　　）

　　A.热肿　　　　　　　　　B.风肿　　　　　　　　　C.湿肿

　　D.痰肿　　　　　　　　　E.气肿

3.某患者，左侧腰胁部突然出现灼热疼痛，像针扎样串痛。判断该疼痛的性质是（　　　）

　　A.胀痛　　　　　　　　　B.灼痛　　　　　　　　　C.钝痛

　　D.啄痛　　　　　　　　　E.抽掣痛

4.某患者，头面部一周内出现头皮屑增多，伴有瘙痒，走窜无定；伴遍体作痒，抓破血溢，随破随收，不致化腐，多为干性。与下列哪项因素有关（　　　）

A. 风胜   B. 湿胜   C. 虫淫

D. 血虚   E. 热胜

5. 疮口多呈凹陷形或潜行空洞或漏管，疮面肉色不鲜，脓水清稀，并夹有败絮状物，疮口愈合缓慢或反复溃破，经久难愈。此为何种溃疡（　　）

A. 化脓性溃疡   B. 压迫性溃疡   C. 梅毒性溃疡

D. 疮痨性溃疡   E. 岩性溃疡

6. 疮面多呈翻花状如岩穴，有的在溃疡底部见有珍珠样结节，内有紫黑坏死组织，渗流血水，伴腥臭味。此为何种溃疡（　　）

A. 化脓性溃疡   B. 压迫性溃疡   C. 梅毒性溃疡

D. 疮痨性溃疡   E. 岩性溃疡

（三）B₁ 型题

A. 风温、风热   B. 风寒、风湿   C. 湿热、寒湿

D. 气滞、血瘀   E. 气郁、火郁

1. 发于人体上部的疮疡，其病因多为（　　）

2. 发于人体下部的疮疡，其病因多为（　　）

A. 热肿   B. 寒肿   C. 风肿

D. 湿肿   E. 痰肿

3. 发病急骤，漫肿宣浮的是（　　）

4. 皮肉重垂胀急，深按凹陷的是（　　）

A. 气痛   B. 湿痛   C. 痰痛

D. 化脓痛   E. 瘀血痛

5. 痛势急胀，无止时，如同鸡啄的是（　　）

6. 初起隐痛、胀痛，皮色不变或暗紫的是（　　）

A. 风胜   B. 湿胜   C. 热胜

D. 虫淫   E. 血虚

7. 浸淫四窜，黄水淋漓，最易沿表皮蚀烂，越腐越痒，多为（　　）

8. 皮肤变厚、干燥、脱屑，很少糜烂流滋水，多为（　　）

（四）X 型题

1. 阴证疮疡的局部表现是（　　）

A. 肿势平塌下陷

B. 根盘散漫

C. 肿块坚硬如石或柔软如棉

D. 无脓，或脓质稀薄

E. 溃疡肉芽苍白或紫暗

2. 阳证疮疡的局部表现是（　　　）

A. 高肿突起　　　　　　　B. 根盘收束　　　　　　C. 肿块软硬适度

D. 有脓，脓质稠厚　　　　E. 溃疡肉芽红活润泽

3. 压迫性溃疡的主要临床表现是（　　　）

A. 初期皮肤暗红　　　　　B. 肿块散漫、坚硬　　　　C. 滋水、液化、腐烂

D. 深及肌肉及骨膜 E. 脓液多有臭味

4. 深部脓疡的临床特点是（　　　）

A. 肿块散漫、坚硬　　　　B. 皮肤不热或微热　　　　C. 重按方感觉疼痛

D. 很快变黑、坏死　　　　E. 脓水有腥臭味

二、填空题

1. 外科病发于上部多由 _____、_____ 引起。

2. 外科病发于中部多由 _____、_____ 引起。

3. 外科病发于下部多由 _____、_____ 引起。

4. 便血亦称"_____"，即指血从肛门下泄，包括粪便带血，或单纯下血。便血有"远血""近血"之说，一般呈 _____ 便，为远血；_____ 便，为近血。

5. 尿血亦称"_____""_____"，是指排尿时尿液中有血液或血块而言。一般以无痛为"_____"，有痛称"_____"。

6. 依据人体各部所属经络，疮疡如生于目部为 _____ 经所主，生于耳内为 _____ 经所主，生于鼻内为 _____ 经所主，生于舌部为 _____ 经所主，生于口唇为 _____ 经所主。

三、简答题

1. 简述外科辨病的程序。

2. 简述疮疡局部症状阴阳辨证的要点。

3. 临床对体表肿块重点应该从哪几个方面进行鉴别？

4. 外科疾患最显著的特征就在于局部病灶的存在，简述哪些直观表现提供了临床辨证的客观依据。

5. 简述体表溃疡形态的任意 3 种。

6. 简述"血泄"中"近血"与"远血"二者的临床鉴别。

四、问答题

1. 外科阴阳辨证要注意什么？

2. 何谓部位辨证？

3. 临床常用的确认成脓的方法有几种？

4. 试述疮疡成脓期的临床表现特点。

5. 概述经络辨证的目的。

参考答案

一、选择题

（一）A₁ 型题

1.C 2.D 3.C 4.A 5.B 6.E 7.C 8.C 9.A 10.B 11.A 12.C

（二）A₂ 型题

1.C 2.C 3.B 4.A 5.D 6.E

（三）B₁ 型题

1.A 2.C 3.C 4.D 5.D 6.E 7.B 8.E

（四）X 型题

1.ABCDE 2.ABCDE 3.ACDE 4.ABC

二、填空题

1. 风温；风热。

2. 气郁；火郁。

3. 湿热；寒湿。

4. 血泄；柏油样黑；血色鲜红。

5. 溲血；溺血；尿血；血淋。

6. 肝；肾；肺；心；脾。

三、简答题

1. 答：临床外科辨病一般按以下程序进行：①详细询问病史；②全面体检；③注重局部；④选用新技术和必要的辅助检查；⑤综合分析；⑥诊断和鉴别诊断。

2. 答：疮疡局部症状的阴阳辨证要点见下表：

	阳证	阴证
发病缓急	急	慢
病位深浅	皮肉	筋骨
皮肤颜色	红活焮赤	紫暗或皮色不变

续表

	阳证	阴证
皮肤温度	灼热	不热或微热
肿胀高度	高肿突起	平坦下陷
肿胀范围	根盘收束	根盘散漫
肿块硬度	软硬适度	坚硬如石或柔软如棉
疼痛感觉	紧张、剧烈、拒按	抽痛、隐痛、不痛或酸麻
脓液稀稠	稠厚	稀薄或纯血水
病程长短	短	较长
全身症状	明显（发热、口渴、便秘、尿赤等）	无
预后顺逆	良好	多不良

3. 答：大小、形态、质地、活动度、位置、界限、疼痛、内容物。

4. 答：红肿、发热、疼痛、成脓、麻木、结节、肿块、溃疡、瘙痒、功能障碍。

5. 答：化脓性溃疡、压迫性溃疡、疮痨性溃疡、岩性溃疡、梅毒性溃疡。

6. 答：出血部位近肛门，血色鲜红者为近血；出血部位远离肛门，排黑色大便者为远血。

四、问答题

1. 答：（1）局部和全身相结合　虽然阴阳辨证以局部症状为主，但不能孤立地以局部症状为依据，还要从整体出发，全面地了解、分析、判断。以乳疽为例，由于病位深在，初期时表现多似阴证，实属阳证。

（2）辨别真假　不能只从局部着眼，要深入分析，抓住病的实质，才不会被假象所迷惑。如流注，局部色白、漫肿、隐痛，到了化脓时才微红微熟，容易误作阴证。其实，流注病灶深在肌肉，红热虽不显露，但化脓很快，脓质稠厚，溃后也易收口，同时伴有急性热病的全身症状，应属阳证。

（3）消长与转化　疾病在发展变化过程中阴证和阳证之间是可以互相转化的，这是由于阴阳与病位之深浅、邪毒之盛衰有关。或是疾病的自身转化，如寒化为热、阴转为阳的瘰疬，如脑疽之实证阳证转化为虚证阴证。或是治疗后的转化，本属阳证，临床上给服大量苦寒泻火之剂，外敷清凉消肿解毒之药（或者使用大量抗生素后），红热疼痛等急性症状消失，炎症局限，逐渐形成一个不红不热不痛的木硬肿块，消之不散，亦不作脓，这是阳转为阴的表现。本属阴证类疾病，也有通过治疗而后转化为阳证者。如脱疽，皮肤苍白、冰凉、疼痛、喜热而恶冷，属于寒证阴证，用温经活血之剂后，寒凝得散，气血流通，肢体皮肤转为，此为阴证而转化为阳证。

2. 答：所谓部位辨证，是指按外科疾病发生的上、中、下部位进行辨证的方法，又称"外科三焦辨证"。外科疾病的发生部位，不外乎上部（头面、颈项、上肢）、中部（胸腹、腰背）、下部（臀腿、胫足）。部位辨证的思想启迪于《素问·太阴阳明论》"伤于风者，上先受之；伤于湿者，下先受之"，《素问·阴阳应象大论》"地之湿气，感则害人皮肉筋脉"及《灵枢·百病始生》"风雨则伤上，清湿则伤下""清湿袭虚，则病起于下；风雨袭虚，则病起于上"之说。而清代外科学家高锦庭在《疡科心得集》例言中云："盖疡科之证，在上部者，俱属风温风热，风性上行故也；在下部者，俱属湿火湿热，水性下趋故也；在中部者，多属气郁火郁，以气火之俱发于中也。其中间有互变，十证中不过一二。"首先归纳上、中、下三部的发病特点，提出外科病位辨证的思想，进一步完善了外科辨证方法，以上、中、下三个部位作为探讨其共同规律的出发点，与其他辨证方法相互补充、相互联系，对临床应用具有简洁而有效的指导作用，既与内科三焦辨证相联系，又具有鲜明的外科特点。

3. 答：按触法、透光法、点压法、穿刺法、B超。

4. 答：疼痛；肿胀；皮肤温度增高；按之中软，指起即复。

5. 答：一是探求局部病变与脏腑器官之间的内在联系，以了解疾病的传变规律；二是依据局部病变，从局部症状所循经络了解脏腑病变；三是经络气血的多少与疾病的性质密切相关，气血盛衰关系到疾病的发生与转归，并可指导临床用药。

第五章　中医外科疾病治法 ▷▷▷

习　题

一、选择题

（一）A₁型题

1. 下列哪项不是清热法的适应证（　　　）

　　A. 热毒内传之走黄内陷

　　B. 药物性皮炎皮损色红灼热

　　C. 流痰初起，骨骼隐痛，漫肿不显者

　　D. 流痰后期，阴虚火旺，虚热不退者

　　E. 局部红、肿、热、痛

2. 肿疡毒势方盛，正气已虚，不能托毒外出者，内治方药宜选用（　　　）

　　A. 透脓散　　　　　　　B. 仙方活命饮　　　　　C. 黄连解毒汤

　　D. 托里消毒散　　　　　E. 清肝解郁汤

3. 消法可以分为除下列哪项之外的方法（　　　）

　　A. 解表法　　　　　　　B. 清热法　　　　　　　C. 温通法

　　D. 行气法　　　　　　　E. 补益法

4. 太乙膏的功效是（　　　）

　　A. 清热消肿，散瘀化痰　　B. 活血祛腐，解毒止痛　C. 消肿止痛，提脓祛腐

　　D. 消肿清火，解毒生肌　　E. 温经和阳，祛风散寒

5. 具有腐蚀性的膏药是（　　　）

　　A. 千捶膏　　　　　　　B. 白降丹　　　　　　　C. 咬头膏

　　D. 阳和解凝膏　　　　　E. 红油膏

6. 外科内治法的三个总则是（　　　）

　　A. 消、清、补　　　　　B. 消、托、补　　　　　C. 消、通、清

　　D. 消、通、补　　　　　E. 消、清、托

7. 下列哪种药物为提脓祛腐药（　　　）

　　A. 九一丹　　　　　　　B. 红灵丹　　　　　　　C. 八宝丹

　　D. 白降丹　　　　　　　E. 以上都不是

8.对升丹过敏的患者，溃疡疮面用提脓祛腐药，应选用（　　）

    A. 八宝丹   B. 黑虎丹   C. 平胬丹

    D. 九黄丹   E. 白降丹

9.切开法的切开方向，下述哪项是不正确的（　　）

    A. 乳部宜放射状切开

    B. 关节区一般施行横切口

    C. 手指部最好正面切开，免伤伸屈功能

    D. 面部沿皮肤自然纹理切开

    E. 躯干部一般疮疡宜循经切开

10.性偏寒凉，能消肿、解毒、提脓、祛腐、止痛的药物是（　　）

    A. 咬头膏   B. 金黄膏   C. 千捶膏

    D. 冲和膏   E. 阳和解凝膏

11.疮疡的半阴半阳证，外用药物宜选用（　　）

    A. 冲和膏   B. 太乙膏   C. 阳和解凝膏

    D. 咬头膏   E. 拔毒膏

12.阳证疮疡外用药物宜选用（　　）

    A. 金黄膏   B. 疯油膏   C. 阳和解凝膏

    D. 红油膏   E. 冲和膏

13.挂线法常用于治疗（　　）

    A. 内痔   B. 脱肛   C. 瘰疬

    D. 肛瘘   E. 息肉痔

14.属于提脓祛腐药的是（　　）

    A. 五五丹   B. 八宝丹   C. 红灵丹

    D. 小金丹   E. 以上都不是

15.下列哪种不属于"掺药"（　　）

    A. 枯痔散   B. 金黄散   C. 桃花散

    D. 红灵丹   E. 九一丹

16.外科内治法中的透托法，适用于疾病中期下列哪种情况（　　）

    A. 正虚邪恋   B. 正虚邪盛   C. 正虚邪衰

    D. 正盛邪盛   E. 毒邪炽盛

17.箍围药以醋调制，取其（　　）

    A. 辛香散邪   B. 散瘀解毒   C. 助行药力

    D. 缓和刺激   E. 清凉解毒

18.箍围药以酒调制，取其（　　）

    A. 辛香散邪   B. 散瘀解毒   C. 助行药力

    D. 缓和刺激   E. 清凉解毒

19.箍围药以葱、姜、韭、蒜捣汁调制，取其（　　）

　　A. 辛香散邪　　　　　　B. 散瘀解毒　　　　　C. 助行药力

　　D. 缓和刺激　　　　　　E. 清凉解毒

20. 阳和解凝膏的功效除下列哪项之外（　　）

　　A. 温经和阳　　　　　　B. 祛风散寒　　　　　C. 调气活血

　　D. 化痰通络　　　　　　E. 清热解毒

（二）A₂型题

1. 某患者，膝部痈，脓已成熟，拟行切开排脓术。其切口方向宜选择（　　）

　　A. 纵切口　　　　　　　B. 放射状切口　　　　C. 弧形切口

　　D. "＋"字切口　　　　　E. "—"字切口

2. 某患者，症见疮疡局部焮红肿痛，或皮肤出现急性泛发性损，皮疹色红、瘙痒；伴有恶寒轻，发热重，汗少，口渴，咽喉疼痛，小便黄；舌苔薄黄，脉浮数。宜选用何种治法（　　）

　　A. 清热解毒法　　　　　B. 辛凉解表法　　　　C. 行气散结法

　　D. 温通化痰法　　　　　E. 化痰散结法

3. 某患者，患内陷之证，症见口干少津而不喜饮，胃纳不香或伴口糜；舌光红，脉细数。宜选用（　　）

　　A. 异功散　　　　　　　B. 二陈汤　　　　　　C. 六味地黄汤

　　D. 益胃汤　　　　　　　E. 四君子汤

4. 某患者，症见颜面部疮疡；伴有口干食少，大便秘结结，脘腹痞胀；舌干质红，苔黄腻或薄黄，脉细数。宜选用（　　）

　　A. 大承气汤　　　　　　B. 凉膈散　　　　　　C. 内疏黄连汤

　　D. 调味承气汤　　　　　E. 润肠汤

5. 某患者，颈部左侧肿胀疼痛；伴有壮热烦躁，口干喜冷饮，溲赤便干；舌质红，苔黄腻或黄糙，脉洪数。宜选用（　　）

　　A. 黄连解毒汤　　　　　B. 五味消毒饮　　　　C. 犀角地黄汤

　　D. 仙方活命饮　　　　　E. 清营汤

6. 某患者，双下肢见隐隐作痛、漫肿不显、不红不热；伴面色苍白，形体恶寒，小便清利；舌淡苔白，脉迟或沉。宜选用（　　）

　　A. 附子汤　　　　　　　B. 四逆汤　　　　　　C. 独活寄生汤

　　D. 阳和汤　　　　　　　E. 桂枝芍药知母汤

7. 某患者，女，35岁。双侧乳房在月经前胀痛，经后缓解；伴有胸闷不舒，口苦；脉弦。宜选用（　　）

　　A. 逍遥蒌贝散　　　　　B. 清肝解郁汤　　　　C. 二陈汤

　　D. 海藻玉壶汤　　　　　E. 开郁散

8. 某患者，患有头疽溃后，症见胸闷泛恶，食欲不振；苔薄黄腻，脉濡滑。宜选用（　　）

A. 理脾和胃　　　　　　　B. 和胃化浊　　　　　　　C. 益气滋阴
D. 益气养血　　　　　　　E. 化痰散结

9. 某患者，症见疮形平塌、根盘散漫、难溃难腐，或溃后脓水稀少、坚肿不消；并出现精神不振、面色无华、脉数无力等症状。宜选用（　　　）

A. 益气托毒　　　　　　　B. 温阳托毒　　　　　　　C. 清热托毒
D. 清热解毒　　　　　　　E. 化痰散结

10. 某患者，疮面溃破后期，局部脓水清稀，肉芽色白不实。拟以透脓散治之，其药物组成是（　　　）

A. 黄芪、金银花、当归、皂刺、川芎
B. 黄芪、当归、川芎、皂刺、穿山甲
C. 黄芪、当归、桔梗、皂角刺、穿山甲
D. 黄芪、金银花、白芷、皂角刺、川芎
E. 黄芪、当归、桔梗、皂角刺、金银花

11. 以下哪种疾病不宜采用结扎法（　　　）

A. 脱疽　　　　　　　　　B. 赘疣　　　　　　　　　C. 脉络断裂出血
D. 内痔　　　　　　　　　E. 脂瘤

12. 某患者，患委中毒，因湿热凝结而成，宜清热利湿。应选用（　　　）

A. 五味消毒饮　　　　　　B. 五苓散　　　　　　　　C. 五神汤
D. 五仁汤　　　　　　　　E. 五倍子汤

13. 某患者，内痔燥热便秘，宜润肠通便。应选用（　　　）

A. 五味消毒饮　　　　　　B. 五苓散　　　　　　　　C. 五神汤
D. 五仁汤　　　　　　　　E. 五倍子汤

14. 某患者，溃疡脓出不畅，有少量袋脓。应选用（　　　）

A. 内服清热解毒药　　　　B. 扩创法　　　　　　　　C. 垫棉法
D. 引流法　　　　　　　　E. 大剂量抗生素

（三）B₁ 型题

A. 不致出现过敏现象
B. 柔软、滑润，无板硬、黏着不适感
C. 不会刺激皮肤引起皮炎
D. 能使疮口早日愈合
E. 富有黏性，能固定患部，使患部减少活动

1. 使用膏药的主要要优点有（　　　）
2. 使用油膏的主要优点有（　　　）

A. 八宝丹　　　　　　　　B. 小升丹　　　　　　　　C. 红灵丹
D. 小金丹　　　　　　　　E. 白降丹

3.具有腐蚀作用的药物是（　　　　）

4.具有提脓祛腐作用的药物是（　　　　）

    A.寻常疣   B.丝状疣   C.血瘤

    D.头面部赘核   E.创伤出血

5.禁用火针烙法的疾病是（　　　　）

6.禁用砭镰法的疾病是（　　　　）

    A.月白珍珠散   B.青黛散   C.桂麝散

    D.八宝丹   E.回阳玉龙散

7.溃疡腐肉已脱，新肉不生，可选用（　　　　）

8.溃疡腐肉难脱，肉芽暗红，可选用（　　　　）

    A.青黛散   B.三石散   C.桃花散

    D.云南白药   E.玉露散

9.皮肤潮红，有大小不等的丘疹，无渗液者，宜用（　　　　）

10.皮肤糜烂，稍有渗液而无红热时，宜用（　　　　）

（四）X 型题

1.阳和汤的药物组成有（　　　　）
    A.熟地黄、肉桂   B.白芥子、炮姜炭   C.陈皮、白芍
    D.黄芪、当归   E.鹿角胶、麻黄、甘草

2.疯油膏常用于治疗（　　　　）
    A.牛皮癣   B.疥疮   C.慢性湿疮
    D.接触性皮炎   E.手足皲裂

3.配制小升丹的原料有（　　　　）
    A.水银   B.火硝   C.雄黄
    D.琥珀   E.明矾

4.下列哪些疾病可用结扎法（　　　　）
    A.赘疣   B.痔   C.流痰
    D.岩肿   E.脉络断裂之出血

5.掺药的消散药有（　　　　）
    A.阳毒内消散   B.桂麝散   C.九黄丹
    D.红灵丹   E.黑虎丹

6.金黄散的药物组成有（　　　　）
    A.大黄、姜黄、黄柏   B.山甲、赤芍、茯苓   C.白芷、天南星
    D.苍术、厚朴   E.花粉、陈皮、甘草

7. 热烘疗法可用于治疗（　　　）

    A. 丹毒　　　　　　　　　B. 鹅掌风　　　　　　　　C. 慢性湿疮

    D. 红丝疗　　　　　　　　E. 牛皮癣

8. 垫棉法适用于（　　　）

    A. 溃疡脓出不畅有袋脓者

    B. 疮孔窦道形成，脓水不易排出者

    C. 脓肿溃脓迟缓者

    D. 急性炎症红肿热痛者

    E. 溃疡脓腐已尽，皮肉一时难以黏合者

二、填空题

1. 外科的治疗方法分 ＿＿＿＿＿ 和 ＿＿＿＿＿＿ 两大类。

2. 内治法要依据外科疾病的发生发展过程，按照疮疡初起、成脓、溃后三个不同的发展阶段，确立 ＿＿＿＿＿、＿＿＿＿＿、＿＿＿＿＿ 三个总的治疗原则。

3. 消法是运用不同的治疗方法和方药，使初起的肿疡得以消散，不使邪毒 ＿＿＿＿＿＿，是一切肿疡初起的治法总则。

4. 在具体应用消法时是极其灵活的，必须针对病种、病位、病因病机、病情，分别运用不同的方法。如有表邪者 ＿＿＿＿＿＿，里实者 ＿＿＿＿＿＿，热毒蕴结者 ＿＿＿＿＿＿，寒邪凝结者 ＿＿＿＿＿＿，痰凝者 ＿＿＿＿＿＿，湿阻者 ＿＿＿＿＿＿，气滞者 ＿＿＿＿＿＿，血瘀者 ＿＿＿＿＿＿ 等。

5. 托法适用于外疡中期，即 ＿＿＿＿＿＿，此时热毒已腐肉成脓，由于一时疮口不能溃破，或机体正气虚弱无力托毒外出，均会导致脓毒滞留。治疗上应根据患者体质强弱和邪毒盛衰的状况，分为 ＿＿＿＿＿＿ 和 ＿＿＿＿＿＿ 两种方法。

6. 消、托、补三大法则是治疗外科疾病的三个总则。由于疾病的病种、病因、病机、病位、病性、病程等之不同，因此在临床具体运用时治法很多，归纳起来大致有 ＿＿＿＿＿＿、＿＿＿＿＿＿、＿＿＿＿＿＿、＿＿＿＿＿＿、＿＿＿＿＿＿、＿＿＿＿＿＿、＿＿＿＿＿＿、＿＿＿＿＿＿、＿＿＿＿＿＿、＿＿＿＿＿＿ 等 11 种法则。

7. 解表法是用解表发汗的药物达邪外出，使外证得以消散的治法。正如《黄帝内经》所说"＿＿＿＿＿＿"之意。

8. 外科通里法常用的为 ＿＿＿＿＿＿ 和 ＿＿＿＿＿＿ 两法。

9. 由于外科疮疡多因 ＿＿＿＿＿＿ 所生，所以清热法是外科的主要治疗法则。

10. 温通法在外科临床运用时，主要有 ＿＿＿＿＿＿、＿＿＿＿＿＿ 和温经散寒、祛风化湿两法。

11. 运用祛痰法时，大多数是针对不同的病因，配合其他治法使用，才能达到化痰、消肿、软坚的目的。故分有 ＿＿＿＿＿＿、＿＿＿＿＿＿、＿＿＿＿＿＿、＿＿＿＿＿＿ 等法。

12. 理湿法是用燥湿或淡渗利湿的药物祛除湿邪的治法。湿邪停滞能阻塞气机，病难速愈。一般来说，在上焦 ＿＿＿＿＿＿，在中焦 ＿＿＿＿＿＿，在下焦 ＿＿＿＿＿＿。

13. 凡行气药物，多有香燥辛温的特性，容易耗气伤阴；若 ＿＿＿＿＿＿ 患者，须要慎用或禁用。

14. 行气法在临床上单独使用者较少，常与 _____、_____ 等方法配合使用。

15. 外科病中疮疡的形成多因"_____"而成，所以和营法在内治法中应用是比较广泛的。

16. 和营法大致可分 _____ 和 _____ 两种治法。

17. 活血化瘀法适用于 _____ 引起的外科疾病，如肿疡或溃后肿硬疼痛不减、结块，色红较淡，或不红或青紫者。

18. 活血逐瘀法适用于 _____、_____ 所引起的外科疾病，如乳岩、筋瘤等。

19. 托法是用补益和透脓的药物扶助正气、托毒外出，使疮疡毒邪 _____，早日 _____，或使病灶趋于限局化，使邪盛者不致脓毒旁窜深溃，正虚者不致毒邪内陷，从而达到脓出毒泄、肿痛消退的目的，寓有"扶正达邪"之意。

20. 临床上根据病情虚实情况，托法可分为 _____ 和 _____ 两类。其中补托法又可分为 _____ 法和 _____ 法。

21. 补益法主要有 _____、_____、_____、_____ 等法。

22. 调胃法在具体运用时，分 _____、_____ 及 _____ 等法。

23. 外治法的运用同内治法一样，除了要进行辨证施治外，还要根据疾病不同的发展过程，选择不同的治疗方法。常用的方法有 _____、_____ 和其他疗法三大类。

24. 外治法中药物疗法是根据疾病所在的部位不同，以及病程发展变化所需，将药物制成不同的剂型施用于患处，使药力直达病所，从而达到治疗目的的一种方法。常用的有 _____、_____、_____、_____、_____ 等。

25. 膏药具体的功用依据所选药物的功用不同，对肿疡起到 _____，对溃疡起到 _____、_____ 的作用。

26. 阳和解凝膏用于疮形不红不热、漫肿无头之 _____ 未溃者，功能温经和阳、祛风散寒、调气活血、化痰通络。

27. 薄型的膏药多适用于 _____，宜于勤换；厚型的膏药多适用于 _____，宜于少换，一般 3～5 天调换 1 次。

28. _____ 长于除湿化痰，对肿而有结块，尤其是急性炎症控制后形成的慢性迁延性炎症更为适宜。_____ 性偏寒凉，对焮红灼热明显、肿势散漫者效果较佳。

29. 箍围药古称 _____，是药粉和液体调制成的糊剂，具有 _____、收束疮毒的作用。

30. 箍围药以醋调者，取其 _____ 之功用；以酒调者，取其 _____ 之功用；以葱、姜、韭、蒜捣汁调者，取其 _____ 之功用；以菊花汁、丝瓜叶汁、银花露调者，取其 _____ 之功用。

31. _____ 适用于肿疡初起而肿势局限尚未成脓者。

32. 提脓祛腐剂的主药是 _____。

33. 升丹因药性太猛，须加赋形药使用，常用的有 _____、_____、_____、五五丹等。

34. 手术疗法是应用各种器械进行手法操作的一种治疗方法，它在外科治疗中占有十分重要的位置。常用的方法有 _____、_____、_____、_____、_____、结扎法等。

35. 切开法的切口选择以便于引流为原则，选择脓腔最低点或最薄弱处进刀，一般疮疡宜 _____，免伤血络。

36. 引流法包括 _____、_____ 和 _____ 等。

37. 垫棉法适用于溃疡脓出不畅有 _____ 者；或疮孔窦道形成脓水不易排尽者；或溃疡脓腐已尽，新肉已生，但皮肉一时不能黏合者。

38. 药筒拔法是采用一定的药物与竹筒若干个同煎，乘热迅速扣于疮上，借助药筒吸取脓液毒水，具有 _____、_____ 的作用，从而达到脓毒自出、毒尽疮愈的目的。

39. 灸法适用于肿疡初起坚肿，特别是阴寒毒邪凝滞筋骨而正气虚弱，_____，不能托毒外达者；或溃疡 _____，脓水稀薄，肌肉僵化，新肉生长迟缓者。

40. 熏法是把药物燃烧后，取其烟气上熏，借着药力与热力的作用，使腠理疏通、气血流畅而达到治疗目的的一种治法。包治 _____、_____、_____ 等。

三、简答题

1. 什么是消法？其适应证是什么？
2. 什么是补法？其适应证是什么？
3. 简述清热法的适应证。
4. 温通法的适应证是什么？
5. 应用内托法时应注意什么？
6. 何谓膏药？其总的作用有哪些？
7. 何谓箍围药，其适应证是什么？
8. 切开法的注意事项是什么？
9. 什么是结扎法，其适应证是什么？
10. 什么是调胃法？适应证是什么？
11. 什么是拖线法？适应证是什么及具体用法？
12. 什么是溻渍法？适应证有哪些，常用方法有哪些？
13. 祛痰法的适应证是什么？
14. 什么是和营法？注意点有哪些？

四、问答题

1. 《黄帝内经》中提出"汗之则疮已"，《伤寒论》说"疮家不可发汗"，各是什么意思，有无矛盾？
2. 行气法为什么要与和营法配合使用？
3. 何谓通里法？临床上使用通里法应注意什么？
4. 运用补益法时应注意什么？
5. 提脓祛腐药的适应证是什么？如何正确使用？应用时须注意什么？
6. 金黄散、玉露散的功用有何异同？

7. 升丹、白降丹的适应证各是什么？

8. 刀晕的主要表现有哪些？患者发生刀晕后如何处理？

9. 使用拖线法时需要注意哪些细节？

10. 垫棉法的适应证及注意点有哪些？

参考答案

一、选择题

（一）A₁型题

1.D　2.D　3.E　4.D　5.B　6.B　7.A　8.B　9.C　10.C　11.A　12.A　13.D　14.A
15.B　16.D　17.B　18.C　19.A　20.E

（二）A₂型题

1.E　2.B　3.D　4.E　5.A　6.D　7.A　8.B　9.A　10.B　11.E　12.C　13.D　14.C

（三）B₁型题

1.E　2.B　3.E　4.B　5.C　6.C　7.A　8.E　9.A　10.B

（四）X型题

1.ABE　2.ACE　3.ABE　4.ABE　5.ABD　6.ACDE　7.BCE　8.ABE

二、填空题

1. 内治；外治。

2. 消、托、补。

3. 结聚成脓。

4. 解表；通里；清热；温通；祛痰；理湿；行气；化瘀和营。

5. 成脓期；补托；透托。

6. 解表；通里；清热；温通；祛痰；理湿；行气；和营；内托；补益；调胃。

7. 汗之则疮已。

8. 攻下；润下。

9. 火毒。

10. 温经通阳；散寒化痰。

11. 疏风化痰；清热化痰；解郁化痰；养营化痰。

12. 宜化；宜燥；宜利。

13. 气虚、阴伤或火盛。

14. 祛痰；和营。

15. 营气不从，逆于肉里。

16. 活血化瘀；活血祛瘀。

17. 经络阻隔；气血凝滞。

18. 瘀血凝聚，闭阻经络。

19. 移深居浅；液化成脓。

20. 透托法；补托法；益气托毒；温阳托毒。

21. 益气；养血；滋阴；助阳。

22. 理脾和胃；和胃化浊；清养胃阴。

23. 药物疗法；手术疗法。

24. 膏药；油膏；箍围药；草药；掺药。

25. 消肿定痛；提脓祛腐；生肌收口。

26. 阴证疮疡。

27. 溃疡；肿疡。

28. 金黄膏；玉露膏。

29. 敷贴；箍集围聚。

30. 散瘀解毒；助行药力；辛香散邪；清凉解毒。

31. 消散药。

32. 升丹。

33. 九一丹；八二丹；七三丹。

34. 切开法；烙法；砭镰法；挑治法；挂线法。

35. 循经直切。

36. 药线引流；导管引流；扩创引流。

37. 袋脓。

38. 宣通气血；拔毒泄热。

39. 难以起发；久不愈合。

40. 神灯照法；桑柴火烘法；烟熏法。

三、简答题

1. 答：消法是运用不同的治疗方法和方药，使初起的肿疡得到消散，不使邪毒结聚成脓，是一切肿疡初起的治法总则。此法适用于尚未成脓的初期肿疡和非化脓性肿块性疾病，以及各种皮肤性疾病。

2. 答：补法就是用补养的药物以恢复其正气，助养其新生，使疮口早日愈合的治疗法则。此法适用于溃疡后期，此时毒势已去，精神衰疲，血气虚弱，脓水清稀，肉芽灰白不实，疮口难敛。补法是治疗虚证的法则，所以外科疾病只要有虚的证候存在，特别是疮疡的生肌收口期，均可应用。

3. 答：清热法包括清热解毒、清气分热、清血分热和养阴清热法。清热解毒法用于热毒之证，症见局部红、肿、热、痛，伴发热烦躁、口咽干燥、舌红苔黄、脉数等；清气分热适用于局部色红或皮色不变、灼热肿痛的阳证，或皮肤病之皮损掀红灼热，脓疱糜烂，并伴壮热烦躁、口干喜冷饮、溲赤便干、舌质红、苔黄腻或黄糙、脉洪数者。临床上，清热解毒与清气分热常相互合并应用。清血分热适用于邪热侵入营血，症见局部掀红灼热的外科疾病，多伴有高热、口渴不欲饮、心烦不寐、舌质红绛、苔黄、脉数等。以上三法在热毒炽盛时可相互同用。养阴清热用于阴虚火旺的慢性病证。

4. 答：温经通阳、散寒化痰法适用于体虚寒痰阻于筋骨，患处隐隐作痛、漫肿不显、不红不热，伴面色苍白、形体恶寒、小便清利、舌淡苔白、脉迟或沉等内寒证。温经散寒、祛风化湿法适用于体虚风寒湿邪侵袭筋骨，患处酸痛麻木、漫肿、皮色不变，伴恶寒重发热轻、苔白腻、脉迟紧等外寒证。

5. 答：应用内托法的注意点：透脓法不宜用之过早，肿疡初起未成脓时勿用；补托法正实毒盛的情况下不可施用，否则不但无益，反能滋长毒邪，使病势加剧，犯"实实"之戒。

6. 答：膏药古代称薄贴，现称硬膏。膏药是按配方用若干药物浸于植物油中煎熬，去渣存油，加入黄丹再煎后凝结而成的制剂。目前通过剂型改革，有些已制成胶布型膏药。膏药总的作用是因其富有黏性，能固定患部，使患部减少活动；对肿疡起到消肿定痛作用；对溃疡起到提脓祛腐、生肌收口的作用。

7. 答：箍围药古称敷贴，是药粉和液体调制成的糊剂，具有箍集围聚、收束疮毒的作用。箍围药的适应证是：凡外疡不论初起、成脓及溃后，肿势散漫不聚而无集中之硬块者，均可使用本法。

8. 答：在关节和筋脉的部位宜谨慎开刀，以免损伤筋脉，致使关节不利，或大出血；如患者过于体弱，切开时应注意体位并做好充分准备，以防晕厥；凡颜面疔疮，尤其在鼻唇部位，忌早期切开，以免疔毒走散，并发走黄危证。切开后，由脓自流，切忌用力挤压，以免感染扩散、毒邪内攻。

9. 答：结扎法又名缠扎法，是将线缠扎于病变部位与正常皮肉分界处，通过结扎，促使病变部位经络阻塞、气血不通，结扎远端的病变组织失去营养而致逐渐坏死脱落，从而达到治疗目的的一种方法。此法适用于瘤、赘疣、痔、脱疽等病。

10. 答：调胃法是用调理胃气的药物，使纳谷旺盛，从而促进气血生化的治法。调胃法在具体运用时分理脾和胃、和胃化浊及清养胃阴等法。理脾和胃法适用于脾胃虚弱、运化失职者，如溃疡兼纳呆食少、大便溏薄、舌淡、苔薄、脉濡等症；和胃化浊法适用于湿浊中阻、胃失和降者，如疔疮或有头疽溃后，症见胸闷泛恶、食欲不振、苔薄黄腻、脉濡滑者；清养胃阴法适用于胃阴不足者，如疔疮走黄、有头疽内陷，症见口干少津而不喜饮、胃纳不香，或伴口糜、舌光红、脉细数者。

11. 答：拖线法是以粗丝线贯穿于瘘管、窦道中，通过拖拉引流，排净脓腐，以治疗瘘管、窦道的方法。其具有组织损伤少、痛苦小、疗程短、愈合后外形改变少等优点。适用于体表化脓性疾病或外科手术后残留的窦道或瘘管。用法：以 4～6 股 7 号或 10 号医用丝线或纱带引置于管道中，丝线两端要迂折于管道打结，以防脱落，但丝线或纱带圈不必拉紧，以便每日来回拖拉。每日换药时，用提脓祛腐药掺于丝线上，通过来回拖拉后将药物置于管腔中，使管道中脓腐坏死组织得以排出。待脓腐排净后，拆除拖线，外用棉垫加压固定，促进管腔粘连愈合。拖线一般保留2～3周，肛门部瘘管在10～14天，乳房部瘘管拖线时间可稍长一些。

12.答：溻是将饱含药液的纱布或棉絮湿敷患处，渍是将患处浸泡在药液中。溻渍法是通过湿敷、淋洗、浸泡对患处的物理作用，以及不同药物对患部的药效作用而达到治疗目的的一种治疗方法。适用于阳证疮疡初起、溃后，半阴半阳证及阴证疮疡，以及美容、保健等。常用方法有溻法和浸渍法。

13.答：疏风化痰法适用于风热夹痰证，如颈痈结块肿痛，伴有咽喉肿痛、恶风发热；清热化痰法适用于痰火凝聚之证，如锁喉痈红肿坚硬、灼热疼痛，伴气喘痰壅、壮热口渴、便秘溲赤、舌质红绛苔黄腻、脉弦滑数；解郁化痰法适用于气郁夹痰之证，如瘰疬、肉瘿见结块坚实，色白不痛或微痛，伴有胸闷憋气、性情急躁等；养营化痰法适用于体虚夹痰之证，如瘰疬、流痰后期脓水稀薄，或渗流血水，伴形体消瘦、神疲肢软者。

14.答：和营法是用调和营血的药物，使经络疏通，血脉调和流畅，从而使疮疡肿消痛止的治法。注意点：和营法在临床上有时需与其他治法合并应用。若有寒邪者，宜与祛寒药合用；血虚者，宜与养血药合用；痰、气、瘀互结为患，宜与理气化痰药合用等。和营活血的药一般性多温热，所以火毒炽盛者不应使用，以防助火；对气血亏损者，破血逐瘀药也不宜过用，以免伤血。

四、问答题

1.答：《黄帝内经》中的"汗之则疮已"是指外感邪毒侵犯肌表而发疮疡，并兼见恶寒发热等表证；此时，邪气尚浅，可应用解表散结之剂，使邪毒从汗而解。而《伤寒论》所言"疮家不可发汗……"是指较为严重的疮疡，病程较长，脓出较多，气血阴津均受耗损，体质虚弱，不可发汗，以免汗出过多，重伤津液而引起痉厥、亡阳之变。《黄帝内经》中的"疮"是指之初起，邪阻肌表；而《伤寒论》中的"疮家"是指疮疡溃后，日久不敛，病程较长，耗伤气阴者。二者各有所指，并行不悖。

2.答：气血之间有着密切的联系，气为血之帅，血随气行，气行则血行，气滞则血凝，可见气滞是血凝的前提，血瘀又影响了气机畅行。气血凝滞是外科疾病病理变化中的一个重要环节，外科疾病由于气血凝滞而致者最为多见。行气法应用行气理气的药物使气机条达，气血流畅，从而达到消肿、散坚、止痛的目的。而和营法用调和营血、活血散瘀的药物，使经络疏通，营卫气血畅行，起到治疗外科疾病的作用。行气法与和营法配合使用，则气机利、瘀滞通、营卫行，二法合用，相得益彰。

3.答：通里法是用泻下的药物，使蓄积在脏腑内部的毒邪得以疏通排出，从而达到除积导滞、逐瘀散结、泄热定痛、邪去毒消的目的。外科通里法常用的为攻下（寒下）和润下两法。攻下法适用于表证已罢，热毒入腑，内结不散的实证、热证。如外科疾病局部焮红肿胀、疼痛剧烈，或皮肤病之皮损焮红灼热，并伴口干饮冷、壮热烦躁、呕恶便秘、舌苔黄腻或黄糙、脉沉数有力者。润下法适用于阴虚肠燥便秘。如疮疡、肛肠疾病、皮肤病等由阴虚火旺、胃肠津液不足所致者，临床见口干食少、大便秘结、脘腹痞胀、舌干质红、苔黄腻或薄黄、脉象细数者。临床上使用通里法应注意严格掌握适应证，尤以年老体衰者及妇女妊娠或月经期更应慎用。使用时应中病即止，不宜过剂，否则会损耗正气；尤其在化脓阶段，过下之后，正气一虚，则脓腐难透，疮势不能起发，反使毒邪内陷，病情恶化。若用之不当，能损伤脾胃，耗伤正气，致疾病缠绵难愈。泻下药物虽然可以直接泻下壅结之热毒，但在使用时可适当加清热解毒之品，以增强清泻热毒之效果。

4.答：疾病有单纯气虚或血虚，阴虚或阳虚，也有气血两虚，阴阳互伤，所以应用补法也当灵活，但以见不足者补之为原则。例如肛门病中小儿、老年人的脱肛，属气虚下陷，可给予补中益气汤以补气升提；又如失血过多者，每能伤气，气虚便无以摄血，故必须气血双补；又孤阳不生，独阴不长，阴阳互根，故助阳法中每佐一二味滋阴之品，滋阴法中常用一二味助阳药，除互相配合外，且能更增药效。此外，补法一般在阳证溃后多不应用，如需应用，也多以清热养阴醒胃之法，当确显虚象之时，方加补益品。补益法若用于毒邪炽盛、正气未衰之时，不仅无益，反有助邪之害。若火毒未清而见虚象者，当以清理为主，佐以补益之品，切忌大补。若元气虽虚，胃纳不振者，应先以健脾醒胃为主，而后才能进补。

5.答：提脓祛腐药的适应证是：凡溃疡初期，脓栓未溶，腐肉未脱，或脓水不净，新肉未生的阶段，均宜使用。

提脓祛腐药的主药是升丹，升丹以其配制原料种类多少的不同而有小升丹和大升丹之分。小升丹又称三仙丹，其配制的处方中只有水银、火硝和明矾三种原料；大升丹的配制处方除上述三种药品外，尚有皂矾、朱砂、雄黄及铅等。升药又可依其炼制所得成品的颜色而分为"红升"和"黄升"两种。两者的物理性质、化学成分、药理作用和临床用法等大同小异。升丹是中医外科中常用的一种药品，现代科学证明，升丹的化学成分主要为汞化合物如氧化汞、硝酸汞等，红升丹中还含有氧化铅，其中汞化合物有毒，有杀菌消毒作用。药理研究证实，汞离子能和病菌呼吸酶中的硫氢基结合，使之固定而失去原有活动力，终致病原菌不能呼吸而趋于死亡；硝酸汞是可溶性盐类，加水分解而成酸性溶液，对人体组织有缓和的腐蚀作用，可使与药物接触的病变组织蛋白质凝固坏死，逐渐与健康组织分离而脱落，具有祛腐作用。目前采用的是一种小升丹，临床使用时，若疮口大者可掺于疮口上，疮口小者可黏附在药线上插入，亦可掺于膏药、油膏上盖贴。注意升丹因药性太猛，须加赋形药使用，常用的有九一丹、八二丹、七三丹、五五丹、九黄丹等。在腐肉已脱、脓水已少的情况下，更宜减少升丹含量。此外，尚有不含升丹的提脓祛腐药，如黑虎丹，可于对升丹过敏者；回阳玉龙散温经活血、祛腐化痰，可用于溃疡属阴证者。

应用时须注意：升丹属有毒刺激药品，凡对升丹过敏者应禁用；对大面积疮面应慎用，以防过多地吸收而发生汞中毒。凡见不明原因的高热、乏力、口中有金属味等汞中毒症状时，应立即停用。若病变在眼部、唇部附近者，宜慎用，以免强烈的腐蚀有损容貌。此外，升丹放置陈久使用，可使药性缓和而减轻疼痛。升丹为汞制剂，宜用黑瓶贮藏，以免氧化变质。

6.答：金黄膏、玉露膏有清热解毒、消肿止痛、散瘀化痰的作用，适用于疮疡阳证。金黄膏长于除湿化痰，对肿而有结块，尤其是急性炎症控制后形成的慢性迁延性炎症更为适宜。玉露膏性偏寒凉，对焮红灼热明显、肿势散漫者效果较佳。

7.答：升丹是掺药剂型的提脓祛腐药，凡溃疡初期，脓栓未落或脓水不净、新肉未生之时，均可用升丹提脓祛腐，从而使疮疡内蓄之脓毒早日排出，腐肉迅速脱落，新肉生长，以利疮口早日愈合。白降丹属于掺药剂型中的腐蚀药。适用于脓成未溃时，或疮疡、瘰疬、赘疣、胬肉等病，疮疡溃破以后疮口太小，引流不畅；或疮口僵硬，或胬肉翻出，或腐肉不脱等妨碍收口时，均可使用。

8.答：刀晕是指在进行手术时突然发生严重的全身性综合征，而不是一种独特的疾病。轻者头晕欲吐，或自觉心慌意乱、心悸不宁、恶寒微汗等；重者可以突然面色苍白、神志昏糊、四肢厥冷、大汗淋漓，以及呼吸微弱、脉搏沉细、血压下降等。如在进行手术时，患者发生刀晕，应：①立即停止手术，进行急救。②刀晕轻者，只要扶持患者，安静平卧，或头位稍低，给服开水，稍待片刻，精神就会恢复。③刀晕重者，除上述处理外，必须止痛保暖，针刺人中、合谷、少商等穴进行急救。如牙关紧闭，即用开关散吹鼻，喷嚏后则气通窍开，可转危为安。若素体血虚，加以手术时出血过多的刀晕患者，则应内服补气、补血的药物，或中西药综合治疗。

9.答：在具体操作时，所用拖线可视管壁的大小、厚薄及坏死组织的多少等，采用丝线或纱带；拖线切口，应注意低位引流并使拖线穿过整个脓腔、窦道或瘘管；剪除拖线不宜过早或过晚，等到管壁化脱，坏死组织和分泌物引流干净通畅，新生肉芽开始显露，即可剪除拖线。此外，在每日换药时，须用生理盐水或呋喃西林溶液清洁创口及拖线周围的脓腐，防止脓腐干结而影响引流的通畅。提脓祛腐药应仔细均匀地掺于丝线上，然后将丝线轻轻地来回拖拉，使药粉均匀地置于管道内。拖线拆除后，必须配合垫棉压迫法，压迫整个管道空腔，并用阔绷带扎紧，可使管腔粘连愈合。窦道瘘管收口后，仍应继续加压垫棉一段时间，以期巩固疗效。但对于有多层较大脓腔的窦道瘘管，仍需以切开扩创为主，拖线疗法则为辅助手段。

10.答：垫棉法的适应证是：适用于溃疡脓出不畅有袋脓者；或疮孔窦道形成而脓水不易排尽者；或溃疡脓腐已尽，新肉已生，但皮肉一时不能黏合者。其注意点是：在急性炎症红肿热痛尚未消退时不可应用，否则有促使炎症扩散之弊。所用棉垫必须比脓腔或窦道稍大。用于黏合皮肉一般 5～7 天更换一次，用于袋脓可 2～3 天更换一次。应用本法未能获得预期效果时，则宜采取扩创引流手术。应用本法期间若出现发热、局部疼痛加重者，则应立即终止使用，采取相应的措施。

第六章　疮疡 ▷▷▷▷

习　题

一、选择题

(一) A₁ 型题

1. 局部红肿热痛，突起根浅，肿势局限，范围在 3cm 左右，易脓、易溃、易敛的疾病是（　　）

  A. 痈   B. 疔   C. 疖

  D. 有头疽   E. 无头疽

2. 暑疖的好发人群为（　　）

  A. 中老年   B. 儿童   C. 青壮年

  D. 中年   E. 青年

3. 托盘疔发生于（　　）

  A. 指端   B. 指甲下   C. 指甲背

  D. 手指关节   E. 手掌中心

4. 辨别蛇头疔成脓与否，用什么方法最为可行（　　）

  A. 痛剧而呈搏动性者   B. 应指验脓法   C. 穿刺验脓法

  D. 痛甚脉数者   E. 透光验脓法

5. 颜面部疔疮治宜（　　）

  A. 散风清热   B. 泻火解毒   C. 凉血活血

  D. 清热解毒   E. 和营解毒

6. 红丝疔使用砭镰法的操作要点为（　　）

  A. 沿红线两头针刺出血

  B. 梅花针沿红线打刺，使之微微出血

  C. 用三棱针从中挑断红线，微令出血

  D. 按 "B" 法，并加神灯照法

  E. 用三棱针沿红线寸寸挑断，并微微出血

7. 疫疔初期的局部症状是（　　）

  A. 小红斑丘疹   B. 小瘀斑结节   C. 小水疱

    D. 凹形脓疱   E. 小片糜烂

8. 疫疗的疮形特点为（　　　）

    A. 如脐凹陷

    B. 疮大如梅李，相连三五枚

    C. 疮口如蜂窝状

    D. 颜色黑，凹形如碟，容易腐烂

    E. 坚硬根深，如钉丁之状

9. 下列哪一项与烂疗关系最密切（　　　）

    A. 为皮肤炭疽

    B. 古称"鱼脐疗"

    C. 来势暴急，易并发走黄，可危及生命

    D. 能损筋伤骨，导致生命危险

    E. 好发于头面，其次是胫足、手臂等部

10. 疗疮走黄的原因以下哪一项可以不考虑（　　　）

    A. 早期失治误治   B. 挤压碰伤肿胀   C. 过早切开引流

    D. 麻痘余毒未清   E. 误食辛热之品

11. 蛇肚疗患指的表现是（　　　）

    A. 屈曲   B. 伸直   C. 外展

    D. 过伸   E. 内收

12. 颜面部疖和疗的鉴别要点是（　　　）

    A. 脓的形质   B. 皮肤颜色   C. 根脚深浅

    D. 起病速度   E. 发热程度

13. 锁喉痈初起治疗选用（　　　）

    A. 仙方活命饮   B. 普济消毒饮   C. 牛蒡解肌汤

    D. 犀角地黄汤   E. 五神汤

14. 治疗锁喉痈热伤胃阴证，应首选（　　　）

    A. 益胃汤   B. 仙方活命饮   C. 托里消毒散

    D. 青蒿鳖甲汤   E. 八珍汤

15. 治疗脐痈湿热火毒证，应首选（　　　）

    A. 普济消毒饮   B. 仙方活命饮   C. 黄连解毒汤

    D. 托里消毒散   E. 五神汤

16. 痈实证初起外治法宜用（　　　）

    A. 红灵油膏   B. 金黄膏   C. 阳和解凝膏

    D. 生肌百玉膏   E. 冲和膏

17. 痈溃后脓液黄浊质稠，色泽不净者，其病机为（　　　）

    A. 气血充足   B. 气火有余   C. 气血亏虚

    D. 蓄毒日久损伤筋骨   E. 血络受损

18. 发于体表皮肉之间部位，范围较大的急性化脓性疾患是（　　）

    A. 痈　　　　　　　　B. 疔　　　　　　　　C. 疖

    D. 发　　　　　　　　E. 有头疽

19. 相当于西医学的浅表脓肿、急性化脓性淋巴结炎的疾病是（　　）

    A. 疖　　　　　　　　B. 疔　　　　　　　　C. 痈

    D. 发　　　　　　　　E. 丹毒

20. 一般痈的成脓时间是（　　）

    A. 3 天　　　　　　　B. 7 天　　　　　　　C. 14 天

    D. 21 天　　　　　　E. 28 天

21. 脐痈脓成或溃脓不畅，可加用（　　）

    A. 茯苓　　　　　　　B. 红藤　　　　　　　C. 败酱草

    D. 皂角刺　　　　　　E. 赤芍

22. 颈痈的局部表现特点是（　　）

    A. 发病较快，结块形如鸡卵，漫肿无头，焮热疼痛

    B. 发病较慢，结块初起如豆，串生累累，不红不痛

    C. 继发感染，结块初起如豆，压之疼痛，很少化脓

    D. 结块形如堆粟，按之坚硬，生长迅速

    E. 起病较快，初起无头，红肿成片，四周色泽较淡

23. 痈的特征是下列哪项（　　）

    A. 初起有多个粟粒状脓头

    B. 初起光软无头，红肿疼痛，范围 6～9cm

    C. 初起疮形如粟粒状脓头，坚硬根深

    D. 初起皮肤片状红斑，边界清楚，压之退色，抬手即复

    E. 初起疮形如粟，突起根浅

24. "热胜则肉腐，肉腐则为脓，然不能陷，骨髓不为焦枯，五脏不为伤"所论述的疾患是（　　）

    A. 痈　　　　　　　　B. 疔　　　　　　　　C. 疖

    D. 发　　　　　　　　E. 有头疽

25. 有头疽的病因病机哪项不正确（　　）

    A. 感受风温、湿热之毒　B. 情志内伤，气郁化火　C. 肾气亏损，火邪炽盛

    D. 嗜食膏粱厚味，湿热火毒 E. 外感风温、风热夹痰

26. 有头疽的好发部位是（　　）

    A. 臀部　　　　　　　B. 面部　　　　　　　C. 四肢部

    D. 项后背部　　　　　E. 以上都不是

27. 初起皮肤上有粟粒样脓头，红肿热痛，病情发展则脓头增多，溃后状如蜂窝，范围在 9～12cm 之间是指（　　）

    A. 痈　　　　　　　　B. 疔　　　　　　　　C. 无头疽

D. 有头疽　　　　　　　　　E. 疖

28. 发生髂窝流注的患肢主要表现为（　　　）
　　A. 外旋　　　　　　　B. 内收　　　　　　　C. 外展
　　D. 过伸　　　　　　　E. 屈曲

29. 腮颊部疼痛结块，压迫局部后在第二臼齿相对颊膜腮腺开口处有脓性分泌物溢出，应诊断为（　　　）
　　A. 痄腮　　　　　　　B. 发颐　　　　　　　C. 疔疮
　　D. 骨槽风　　　　　　E. 痈

30. 丹毒的中医治疗原则以下哪一项最恰当（　　　）
　　A. 清热解毒　　　　　　　B. 利湿解毒　　　　　　　C. 活血祛瘀
　　D. 清热凉血，解毒化瘀　　E. 健脾利湿消肿

31. 诊断附骨疽，X 线摄片最早应在什么时候进行（　　　）
　　A. 发病 1～2 天内　　　B. 发病 1 周时　　　C. 发病 10～14 天
　　D. 发病 4 周时　　　　E. 发病 1 个月后

32. 可能发生髋关节畸形的疾病有（　　　）
　　A. 有头疽　　　　　　B. 环跳疽　　　　　　C. 历节风
　　D. 臀痈　　　　　　　E. 髂窝流注

33. 附骨疽的发病部位最多见于（　　　）
　　A. 胫骨　　　　　　　B. 股骨　　　　　　　C. 肱骨
　　D. 桡骨　　　　　　　E. 尺骨

34. 发生"走黄"的原因是（　　　）
　　A. 正虚　　　　　　　B. 伤津　　　　　　　C. 腑实
　　D. 表实　　　　　　　E. 邪盛

35. 发生"内陷"的原因是（　　　）
　　A. 正虚　　　　　　　B. 伤津　　　　　　　C. 腑实
　　D. 表实　　　　　　　E. 邪盛

36. 流痰的发生与哪脏亏损有关（　　　）
　　A. 心　　　　　　　　B. 肝　　　　　　　　C. 脾
　　D. 肺　　　　　　　　E. 肾

37. 流痰的病因病机是（　　　）
　　A. 肝气郁结，脾失健运，痰热内生，结于颈项
　　B. 余邪热毒未能外达，结聚于少阳、阳明之络，气血凝滞而成
　　C. 先天不足，肾亏髓空，风寒、痰浊凝聚骨骼而成
　　D. 肝郁化火，耗阴为痰而致
　　E. 毒气走散，扩入营血，流走全身而成

38. 瘰疬初期可以外敷（　　　）
　　A. 冲和膏　　　　　　B. 七三丹　　　　　　C. 生肌玉红膏

D. 白玉膏　　　　　　　　　　E. 八二丹

39. 褥疮的临床特点中最主要的是（　　　）

A. 好发于老年人

B. 经久不愈

C. 好发于易受压和摩擦部位

D. 好发于消渴病患者

E. 好发于下肢

40. 窦道的主要发病机制是（　　　）

A. 手术创伤　　　　　　B. 残留异物　　　　　　C. 腐肉不除

D. 余邪未尽　　　　　　E. 正气内虚

（二）A₂ 型题

1. 8 月上旬，一男性儿童前额部出现 2 个红肿结块，约 2cm×2cm，中央有 1 个脓头未溃，疼痛拒按；伴口渴便秘，尿短赤。应选用（　　　）

A. 五味消毒饮　　　　　　B. 仙方活命饮　　　　　　C. 清暑汤

D. 防风通圣散　　　　　　E. 黄连解毒汤

2. 某患儿，男性，6 岁。头顶皮肉较薄之处有疖肿 3 天，因引流不畅，头皮窜空。应诊为（　　　）

A. 痈　　　　　　　　　　B. 有头疽　　　　　　　　C. 附骨疽

D. 蝼蛄疖　　　　　　　　E. 多发性疖

3. 某患儿，男性，10 岁。头面部红肿结块 4 天。患儿 7 月 14 日无明显诱因相继出现前额部结块红肿 2 枚，先痒后痛，根脚很浅，范围局限，约 2cm×1cm，肿块中央有脓头 1 个，未溃。大便 2 日未行，无发热，舌红，苔薄黄，脉滑数。应诊断为（　　　）

A. 痈　　　　　　　　　　B. 疔　　　　　　　　　　C. 疖

D. 有头疽　　　　　　　　E. 无头疽

4. 某患者，男，60 岁。患糖尿病 6 年。半年来项部近发际处经常出现红肿块，灼热疼痛，出脓后即愈合，触之突起根浅，服用消炎药无明显效果。常口渴唇燥，舌红苔薄，脉细数。中医诊断为（　　　）

A. 有头疽　　　　　　　　B. 无头疖　　　　　　　　C. 蝼蛄疖

D. 疖病　　　　　　　　　E. 粉刺

5. 某患者，男性，35 岁。鼻翼右侧有一枚粟粒样脓头，麻痒并作，红肿热痛，顶突根深坚硬；舌红，苔薄黄，脉滑数。治则应为（　　　）

A. 清热解毒，和营托毒　　B. 清热利湿，和营消肿　　C. 散风清热，化痰消肿

D. 清热解毒　　　　　　　E. 和营托毒，清热利湿

6. 某患者，男，45 岁。因外伤手指生疮，整个患指红肿疼痛，并有以下特征：患指均匀肿胀，呈圆柱状；手指呈半屈曲状，做患指被动伸直运动时，引起剧烈疼痛；指腹有显著压痛。应诊断为（　　　）

    A. 蛇头疔   B. 蛇肚疔   C. 蛇眼疔

    D. 托盘疔   E. 烂疔

7. 某患者，男性，40岁。右手掌肿胀疼痛10天。病起前曾有清挖阴沟史，但未有明显手部破伤情况。近日右手背肿胀疼痛，日渐加重，正常的掌心凹陷消失，入夜痛甚，痛如鸡啄；发热38℃，舌质红，苔黄，脉数。应诊断为（   ）

    A. 有头疽   B. 痈   C. 烂疔

    D. 托盘疔   E. 蛇背疔

8. 某患者，男性，36岁，从事皮毛制革工作。出现右上肢皮肤发痒，随后见蚁迹红斑，继则形成水疱，溃破后疮面凹陷形如脐凹，疮周肿胀；伴有发热、无神昏等症，舌红，苔黄，脉数。应诊断为（   ）

    A. 烂疔   B. 疫疔   C. 红丝疔

    D. 蛇眼疔   E. 托盘疔

9. 柳某，男，25岁，工人。鼻旁生疮，伴发热3天，未做治疗。现症见：于鼻旁见一约5cm的疮疡，疮形平塌，皮色紫暗，焮热疼痛剧烈；伴高热，头痛，烦渴，溲赤，便秘，舌红，苔黄腻，脉洪数。应首选（   ）

    A. 五味消毒饮   B. 犀角地黄汤   C. 清暑汤

    D. 仙方活命饮   E. 托里消毒散

10. 程某，男，32岁。右手臂部破伤感染5天。于1周前劳动中不慎手部受伤，未及时处理后引发局部感染，诊查局部红肿，并有红肿处出现一条红丝向手臂部位延伸，但红丝较细；全身症状不明显，苔薄黄，脉濡数。应选用（   ）

    A. 五味消毒饮   B. 犀角地黄汤   C. 黄连解毒汤

    D. 仙方活命饮   E. 托里消毒散

11. 某患者，男，9岁。7天前左咽部出现肿痛，迅速累及双侧颈部，肿连咽喉，吞咽受限，左侧颈部红肿明显，触之质软，有波动感，疼痛明显；伴发热，舌质红，苔黄，脉数。下列治法不宜选用（   ）

    A. 调补气血   B. 和营托毒   C. 清热化痰

    D. 切开排脓   E. 外敷金黄膏或玉露膏

12. 某患者，男，28岁。4天前脐部红肿，灼热疼痛，自行外用红霉素软膏外搽，症状不减，局部肿胀高突，质地中等；伴恶寒发热，纳呆口苦，舌苔薄黄，脉滑数。治疗宜选用（   ）

    A. 仙方活命饮   B. 五味消毒饮   C. 活血散瘀汤合五神汤

    D. 托里消毒散   E. 黄连解毒汤合四苓散

13. 某患者，男，25岁。右颈部触及一肿块，形如鸡卵，皮色不变，质地坚实，皮温高，压痛明显；伴发热，体温最高38.2℃。治法宜选用（   ）

    A. 清热利湿，消肿化毒   B. 和营活血，消肿散结   C. 散风清热，化痰消肿

    D. 清热解毒，和营消肿   E. 清肝解郁，消肿化毒

14. 某患者，女，32岁。左臀部出现肿胀硬结，红热不显，有触痛，步行不便，有

患部肌内注射史。应首先考虑的是（　　　）

A. 流注　　　　　　　　B. 有头疽　　　　　　　　C. 臀痈

D. 环跳疽　　　　　　　E. 肉瘤

15. 某患者，女，30岁。右侧腋窝下肿胀疼痛3天，皮色不变，疼痛明显，右上肢活动不利；伴发热，头痛，胸胁牵痛，体温37.8℃，舌质红，苔黄，脉弦数。1周前有右前臂外伤史。治法宜选用（　　　）

A. 清热利湿，消肿化毒　　B. 和营活血，消肿散结　　C. 散风清热，化痰消肿

D. 清热解毒，和营消肿　　E. 清肝解郁，消肿化毒

16. 某患儿，男，12岁。结喉处红肿疼痛2天，肿势散漫，质地坚硬，灼热疼痛；伴壮热口渴，头痛项强，大便燥结，舌质红，苔黄腻，脉弦数。治疗宜选用（　　　）

A. 仙方活命饮　　　　　　B. 五味消毒饮　　　　　　C. 活血散瘀汤合五神汤

D. 普济消毒饮　　　　　　E. 黄连解毒汤合四苓散

17. 某患者，女，36岁。右足背红肿疼痛7天，足背红肿散漫，灼热疼痛，按之有波动感，触痛明显；伴发热，纳呆，舌质红，苔黄腻，脉滑数。治疗宜选用（　　　）

A. 仙方活命饮　　　　　　B. 柴胡清肝汤　　　　　　C. 五神汤

D. 普济消毒饮　　　　　　E. 黄连解毒汤

18. 某患者，女，60岁。6天前右侧腘窝出现木硬疼痛，皮色如常，后形成肿块，焮红疼痛，小腿屈伸活动受限；伴发热，口苦纳呆，舌质红，苔黄腻，脉滑数。其辨证属（　　　）

A. 热毒炽盛　　　　　　　B. 湿热蕴阻　　　　　　　C. 湿痰凝滞

D. 风热痰毒　　　　　　　E. 肝郁痰火

19. 某患者，男，40岁。左手背红肿疼痛3天，手背漫肿，边界不清，胀痛不舒；伴发热恶寒，舌质红，苔黄腻，脉数。治法宜选用（　　　）

A. 和营活血，利湿化痰　　B. 清热解毒，和营化湿　　C. 散风清热，化痰消肿

D. 和营活血，消肿散结　　E. 清肝解郁，消肿化毒

20. 某患者，男，48岁。颈部前区突发肿痛，红肿绕喉，肿势散漫不聚，坚硬灼热疼痛；伴壮热口渴。须警惕患者出现（　　　）

A. 昏迷　　　　　　　　　B. 窒息　　　　　　　　　C. 呕血

D. 咯血　　　　　　　　　E. 休克

21. 一中年男性，下腹部生疮，初起肿块上有粟粒样脓头，抓破之后，肿痛加重，色红灼热，脓头相继增多，溃后如蜂窝状，范围12cm×12cm左右；兼有发热头痛，食欲不振，便秘尿赤，舌红苔黄，脉弦数，应诊断为（　　　）

A. 疔　　　　　　　　　　B. 疖　　　　　　　　　　C. 有头疽

D. 脐痈　　　　　　　　　E. 胯腹痈

22. 一青年女性，5天前不慎被撞伤后右腿外侧肿胀疼痛，漫肿，皮色不红，影响行走，压痛明显；并有发热，舌淡边有瘀点，苔薄黄腻，脉涩。应诊断为（　　　）

A. 有头疽　　　　　　　　B. 附骨疽　　　　　　　　C. 痈

D. 丹毒 　　　　　　　　E. 流注

23. 张某，女，25 岁。自诉左颐颌部肿疼 5 天，以耳垂下部最为显著，稍感张口困难，并伴有高热，曾在某院口腔科输红霉素 3 天，高热稍退，但肿不消。检查：体温38.5℃，左颐颌部有漫肿如桃大，有压疼，右颐颌部也有如枣大一块肿硬，呈扁平形，边缘不明显；WBC12.4×109/L，N78%，L24%。伴身热恶寒，口渴，小便短赤，大便秘结；舌苔薄腻，脉弦数。应诊断为（　　　　）

A. 发颐 　　　　　　　　B. 痄腮 　　　　　　　　C. 颈痈

D. 骨槽风 　　　　　　　E. 疖

24. 吴某，女，31 岁。自诉 4 天前不慎刮伤致左下肢处皮肤微微破损，继则局部皮肤见小片红斑，迅速蔓延成大片鲜红斑，边界清楚，略高出皮肤表面，压之皮肤红色减退，放手后立即恢复，患部皮肤肿胀，触之局部皮温增高，触痛明显。检查：体温39.7℃，发育营养中等，左下肢大腿前有一 6cm×7cm 大小的红肿区，如丹涂之状，边缘清楚。WBC 12×109/L，N80%，L20%。舌红，苔黄腻，脉弦滑数。应诊断为（　　　　）

A. 发 　　　　　　　　　B. 丹毒 　　　　　　　　C. 类丹毒

D. 接触性皮炎 　　　　　E. 流火

25. 孙某，男，38 岁。8 天前左侧大腿部出现疼痛，以髋部为重，局部皮色不变，活动受限，近 4 日出现发热，疼甚不能行走。检查：体温 39℃，脉率 115 次 / 分，左环跳处肿有 10cm×8cm×5cm 大小，不红，局部发热，有压痛，无明显波动，下肢屈膝不能伸。WBC 16×109/L，N21%，L20%。不欲饮食，口干渴不欲饮，舌苔黄腻。治疗该病的方药为（　　　　）

A. 仙方活命饮 　　　　　B. 八珍汤合六味地黄丸　　C. 黄连解毒汤

D. 仙方活命饮合五神汤　　E. 黄连解毒汤合仙方活命饮

26. 杨某，女，25 岁。5 天前右侧鼻翼部生一粟粒大小丘疹，自行抓破挤压后，入夜患处疼痛加重，次日右侧鼻翼疔疮原发病灶处忽然疮顶凹陷，色黑无脓，肿势软漫，迅速向周围扩散，边界不清，皮色转为瘀暗；伴寒战、高热，体温39.3℃，头痛，烦躁，时有谵语，便秘尿少，舌质红，苔黄，脉数。此为疔疮（　　　　）

A. 走黄 　　　　　　　　B. 火陷 　　　　　　　　C. 干陷

D. 虚陷 　　　　　　　　E. 好转

27. 王某，男，50 岁。近两月来腹股沟区逐渐出现一破溃，时流脓水，每日午后低热，盗汗，纳呆，乏力。检查：体温37℃，左侧腹股沟有一约 8cm×10cm 大的坏死组织，中间呈黑色，周边有白色腐肉较深；舌质淡红，脉沉细。此诊断为（　　　　）

A. 流痰 　　　　　　　　B. 流注 　　　　　　　　C. 流火

D. 附骨疽 　　　　　　　E. 有头疽

28. 蒋某，女，35 岁。1 年前无明显诱因颈部两侧起数个小结节，孤立或成串状，皮色不变，按之坚实，推之活动，不热不痛。检查：颈项两侧结核累累如串珠，黄豆至纽扣大小不等，不红不疼，推之活动，面黄瘦无华。血常规正常，红细胞沉降率增快；结核菌素试验阳性。此诊断为（　　　　）

A. 瘿瘤	B. 瘰核	C. 失荣
D. 瘰疬	E. 颈痈	

29. 某患者，男，90 岁。右股骨骨折后卧床三个月余，骶尾受压部位初起皮肤出现暗红，渐趋暗紫，继之色黑，疼痛不明显，疮周肿势平坦散漫，之后出现皮肤坏死，液化溃烂，脓液臭秽，范围扩大，腐肉脱落，形成溃疡，深及筋膜、肌肉。此诊断为（　　　）

A. 附骨疽	B. 失荣	C. 流痰
D. 流注	E. 褥疮	

30. 李某，男，42 岁。有结核病史 7 年，近四个月左胸部出现多个结节，随之破溃。检查：破溃面约 11cm×18cm，有脓性分泌物覆盖，并出现多个窦道，最深窦道约 1.5cm，有黄白色分泌物渗出。该病的外治法不包括（　　　）

A. 腐蚀法	B. 垫棉法	C. 红外线照射法
D. 冲洗法	E. 扩创法	

（三）B₁ 型题

A. 多发于儿童	B. 好发于夏季	C. 坚硬根深
D. 范围在 3 ~ 6cm	E. 以上都不是	

1. 暑疖的临床特点是（　　　）
2. 蝼蛄疖的临床特点是（　　　）

A. 印堂疔	B. 眉棱疔	C. 虎须疔
D. 颧疔	E. 以上都不是	

3. 疔疮发于眉心的称（　　　）
4. 疔疮发于人中两旁的称（　　　）

A. 蛇头疔	B. 蛇眼疔	C. 蛇背疔
D. 蛇肚疔	E. 以上都不是	

5. 疔疮生于手指甲后的称（　　　）
6. 疔疮症见一指通肿，指微屈而难伸的称（　　　）

A. 蛇眼疔	B. 蛇头疔	C. 疖
D. 红丝疔	E. 以上都不是	

7. 易损伤筋骨的是（　　　）
8. 易并发走黄变证的是（　　　）

A. 附骨疽	B. 托盘疔	C. 有头疽
D. 红丝疔	E. 以上都不是	

9. 可采用"+"字切开法治疗的疾病是（　　　）

10. 可采用砭镰法治疗的疾病是（　　　）

　　A. 仙方活命饮　　　　　　　B. 柴胡清肝汤　　　　　C. 牛蒡解肌汤

　　D. 黄连解毒汤　　　　　　　E. 五神汤

11. 足发背的主方是（　　　）

12. 腋痈的主方是（　　　）

　　A. 急性化脓性淋巴结炎　　　B. 多发性肌肉深部脓肿　　C. 急性淋巴管炎

　　D. 蜂窝织炎　　　　　　　　E. 化脓性骨髓炎

13. 痈相当于西医学的（　　　）

14. 发相当于西医学的（　　　）

　　A. 风温、风热夹痰蕴结少阳、阳明之络

　　B. 风温毒邪客于肺胃，积热上蕴，夹痰凝结

　　C. 心脾湿热、火毒流于小肠，结于脐中，以致血凝毒滞而成

　　D. 湿热火毒蕴结，营气不从，逆于肉理

　　E. 湿热下注，壅遏不行，阻于脉络

15. 委中毒的病因病机是（　　　）

16. 锁喉痈的病因病机是（　　　）

　　A. 清肝解郁，消肿化毒　　　B. 散风清热，化痰消肿　　C. 清热利湿，消肿化毒

　　D. 清热解毒，化痰消肿　　　E. 清热利湿，和营祛瘀

17. 脐痈中医内治宜（　　　）

18. 足发背中医内治宜（　　　）

　　A. 颈痈　　　　　　　　　　B. 腋痈　　　　　　　　　C. 锁喉痈

　　D. 手发背　　　　　　　　　E. 足发背

19. 牛蒡解肌汤可用于（　　　）

20. 普济消毒饮可用于（　　　）

　　A. 痈　　　　　　　　　　　B. 皮肤浅表脓肿　　　　　C. 急性化脓性淋巴结炎

　　D. 蜂窝织炎　　　　　　　　E. 以上都不是

21. 有头疽相当于西医学的（　　　）

22. 流注相当于西医学的（　　　）

　　A. 丹毒　　　　　　　　　　B. 疖腮　　　　　　　　　C. 流注

D. 流痰　　　　　　　　　E. 以上都不是

23. 具有此处未愈、他处又起特点的疾病是（　　）

24. 具有传染性的疾病是（　　）

A. 内发丹毒　　　　　B. 赤游风　　　　　C. 流火
D. 抱头火丹　　　　　E. 以上都不是

25. 患者躯干部皮肤突然发红成片，色如丹涂的急性感染性疾病称（　　）

26. 患者手指被鱼虾之刺划破皮肤后，局部红斑，边界欠清的急性感染性疾病称（　　）

A. 附骨疽　　　　　　B. 瘰疬　　　　　　C. 流痰
D. 流注　　　　　　　E. 以上都不是

27. 多发于四肢长骨的疾病是（　　）

28. 多发于骨关节的疾病是（　　）

A. 有头疽　　　　　　B. 附骨疽　　　　　C. 发颐
D. 瘰疬　　　　　　　E. 以上都不是

29. 香贝养荣汤可用于（　　）

30. 五神汤可用于（　　）

A. 穿拐痰　　　　　　B. 渊疽　　　　　　C. 鹤膝痰
D. 蜣螂蛀　　　　　　E. 以上都不是

31. 流痰生于胸壁和肋骨者称（　　）

32. 流痰生于踝部，疮孔内外相通者称（　　）

A. 7 天　　　　　　　B. 1 个月　　　　　C. 数个月
D. 3 天　　　　　　　E. 14 天

33. 有头疽的成脓时间是（　　）

34. 瘰疬的成脓时间是（　　）

（四）X 型题

1. 疖病好发于（　　）
A. 颜面　　　　　　　B. 项后　　　　　　C. 背
D. 臀　　　　　　　　E. 四肢

2. 蛇头疔成脓切开时，错误的是（　　）
A. 指端背面纵切口　　B. 指端腹面纵切口　　C. 指端侧面纵切口
D. 指端侧面横切口　　E. 以上都不是

3. 托盘疗的局部症状是（　　　）

    A. 大鱼际和拇指指蹼肿胀压痛

    B. 掌心凹隙存在，拇指微屈且外展

    C. 食指呈半屈曲状

    D. 拇指对掌活动受限

    E. 肿甚延及手臂

4. 烂疗手术治疗宜（　　　）

    A. 多处纵深切开　　　　B. 彻底清除坏死组织　　　　C. 用过氧化氢溶液冲洗

    D. 用生理盐水冲洗　　　　E. 用高锰酸钾溶液冲洗

5. 容易引起走黄的疔疮有（　　　）

    A. 鼻疔　　　　　　　　B. 人中疔　　　　　　　　C. 唇疔

    D. 锁口疔　　　　　　　E. 托盘疔

6. 颈痈的病因病机为（　　　）

    A. 风温毒邪客于肺胃，积热上蕴，夹痰凝结

    B. 外感风温、风热夹痰蕴结少阳、阳明之络

    C. 上肢外伤染毒，或肝脾郁热，气血凝滞

    D. 湿热火毒蕴结，营气不从，逆于肉理

    E. 因乳蛾、口疳、龋齿或头面疮疖染毒诱发

7. 痈初起局部肿胀结块，皮肤焮红，灼热疼痛，发于上部者，方用仙方活命饮加（　　　）

    A. 牛蒡子　　　　　　　B. 龙胆草　　　　　　　　C. 野菊花

    D. 黄柏　　　　　　　　E. 川牛膝

8. 痈中期红热明显，肿势高突，疼痛剧烈，痛如鸡啄，舌红苔黄，脉数。治疗宜选用（　　　）

    A. 仙方活命饮　　　　　B. 五味消毒饮　　　　　　C. 牛蒡解肌汤

    D. 五神汤　　　　　　　E. 四苓散

9. 锁喉痈常用方可能选（　　　）

    A. 银翘散　　　　　　　B. 牛蒡解肌汤　　　　　　C. 黄连解毒汤

    D. 普济消毒饮　　　　　E. 益胃汤

10. 发的临床特点是（　　　）

    A. 初起无头，红肿蔓延成片，中央明显，四周较淡，边界不清，疼痛灼热

    B. 有的 3～5 天后中央色褐腐溃，周围湿烂

    C. 或中软而不溃，全身症状明显

    D. 好发于项背部肌肉丰厚处

    E. 初起有一粟粒样疮头，而后肿势逐渐扩大，形成多个脓头，溃后如蜂窝状

11. 在有头疽的治疗中，下列哪几项是正确的（　　　）

    A. 和营托毒　　　　　　B. 调补气血　　　　　　　C. 溃脓期"十"字形切开

D. 初期挤压疮口　　　　　E. 化痰消肿

12. 火陷的表现有（　　　）

　　A. 疮顶不高，根盘散漫　　B. 疮色紫滞，灼热剧痛　　C. 壮热口渴，烦躁不安

　　D. 神昏谵语　　　　　　　E. 舌红绛，苔黄腻，脉洪数

13. 附骨疽的早期局部表现是（　　　）

　　A. 胖肿骨胀　　　　　　　B. 不能活动　　　　　　　C. 疼痛彻骨

　　D. 肤红灼热　　　　　　　E. 死骨脱出而残废

14. 下列哪些是髂窝流注的特征（　　　）

　　A. 患肢不能伸直和弯曲　　B. 患肢能屈不能伸　　　　C. 行走障碍

　　D. 步履呈跛行　　　　　　E. 有反复发作史

15. 瘰疬初期的内治法是（　　　）

　　A. 清热解毒软坚

　　B. 滋肾补肺

　　C. 疏肝养血，健脾化痰，托毒透脓

　　D. 疏肝理气

　　E. 化痰散结

16. 下列哪些是可用于丹毒的内治主方（　　　）

　　A. 普济消毒饮　　　　　　B. 龙胆泻肝汤　　　　　　C. 柴胡清肝汤

　　D. 黄连解毒汤　　　　　　E. 五神汤

二、填空题

1. 疖之体虚毒恋，脾胃虚弱证，治法宜 _____、_____。

2. 疫疔的疮形特征是 _____。相当于西医学的 _____。

3. 颜面疔初期的局部特点为其形 _____，根 _____，如 _____ 之状。

4. 蛇眼疔、蛇头疔、蛇肚疔分别相当于西医学的 _____、_____、_____。

5. 红丝疔相当于西医学的 _____，多发于 _____ 内侧，因有 _____ 向上蔓延，故命名之。

6. 若治疗或护理不当，发于颜面部的疔易引起 _____，发于手足部的疔易 _____。

7. 手指部疔手术切口宜在 _____，红丝疔的局部治疗宜用 _____ 法。

8. 痈治疗宜清热解毒、和营消肿，并结合发病部位辨证用药，一般可分为 _____、_____、_____ 三型。

9. 发是病变范围较痈大的急性化脓性疾病，常和痈共同命名，有些虽名为痈，其实属于发的范围，如 _____、_____ 等。

10. 腋痈是发生于腋窝的急性化脓性疾病，其中医内治宜以 _____、_____ 为基本原则。

11. 脐痈溃后脓出臭秽，久不收敛，面色萎黄，肢软乏力，纳呆，便溏，舌苔薄，

脉濡。其治法是 _____，选方宜 _____。

12. 委中毒是发生在腘窝委中穴的急性化脓性疾病，其中医内治初起重在 _____，脓成宜 _____，溃后则宜 _____。

13. 手发背是发于手背部的急性化脓性疾病，其中医外治初起可用 _____ 或 _____ 外敷，脓成宜 _____，并用 _____ 引流；脓尽改用 _____、_____。

14. 有头疽按局部症状可分为四候，每候 _____ 左右，一候成形，二候成脓，三候 _____，四候 _____。

15. 流注相当于西医学的脓血症、 _____ 及髂窝部脓肿。

16. 丹毒发于躯干部者，称 _____；发于头面部者，称 _____。

17. 附骨疽生于大腿 _____，咬骨疽生于大腿 _____。

18. 内陷发于有头疽的 1～2 候毒盛期者，称 _____；发生于 2～3 候溃脓期者，称 _____。

19. 流痰病变部位以 _____ 最多。

20. 丹毒总由血热火毒为患。凡发于头面部者，多夹 _____；发于下肢者，多夹湿热；发于胸腹腰胯部者，多夹 _____。

三、简答题

1. 疖的临床特点是什么？

2. 简述疖的病因病机。

3. 简述疖的辨证分型。

4. 托盘疔切开的注意点有哪些？

5. 简述疔的临床特点。

6. 简述颜面疔的宜忌。

7. 简述红丝疔的病因病机。

8. 简述不同部位痈的中医内治法则。

9. 简述不同部位发的中医内治法则。

10. 足发背的外治疗法有哪些？

11. 简述臀痈的病因病机。

12. 简述腋痈的病因病机。

13. 委中毒脓成后切开引流的注意点有哪些？

14. 简述有头疽总的病因病机。

15. 发颐的临床特点是什么？

16. 丹毒的临床特点是什么？

17. 窦道的临床特点是什么？

18. 简述流痰发于儿童的病因病机。

19. 简述发颐的病因病机。

20.简述流注总的病因病机。

四、问答题

1.疖应与哪些疾病进行鉴别?

2.蝼蛄疖的临床特点是什么?

3.颜面部疔疮初期、中期、后期的临床表现分别有哪些?

4.疫疔的证候特点、治法和代表方剂有哪些?

5.足底疔之湿热下注证的证候特点、治法和代表方剂有哪些?

6.手足部疔疮溃脓期如何进行切开排脓?

7.烂疔的临床表现有哪些?

8.试述痈的定义、临床特点及预后。

9.试述发的定义、临床特点及预后。

10.试述脐痈的中医辨证论治思路。

11.试述锁喉痈的中医辨证论治思路。

12.试述痈、发、有头疽的鉴别要点。

13.试述痈的预防与调护要点。

14.有头疽的临床特点及好发部位有哪些?

15.丹毒与接触性皮炎的鉴别要点是什么?

16.火陷、干陷、虚陷三者的病因病机分别是什么?

17.试述丹毒与类丹毒的鉴别要点。

18.试述附骨疽与流痰的鉴别要点。

19.试述发颐与痄腮的鉴别要点。

20.试述瘰疬与臖核的鉴别要点。

五、病例分析题

1.某患者,男,24岁。

主诉:左小腿内侧红肿疼痛4天,伴恶寒发热。

现病史:患者素有足癣史,1周前足癣发作,搔抓后糜烂出滋水。4天前左小腿内侧出现红丝一条,迅速向上走窜达膝部,局部红线宽约0.5cm,疼痛剧烈,边界清楚,压痛明显,伴左腹股沟淋巴结肿痛。发热,体温39℃。舌质红,苔黄腻,脉洪数。

问题:

(1)该患者的中医诊断、西医诊断分别是什么?

(2)该病之中医证型是什么?并对证型进行辨证分析。

(3)该病的治法及代表方剂是什么?

(4)本病需与哪些疾病做鉴别诊断?

(5)针对本例患者,宜采取的外治法有哪些?

2. 某患者，男，29 岁。

主诉：反复右臀部肿痛 4 年，再发 3 天。

现病史：4 年前患者进食辛辣刺激饮食后肛门右侧出现硬结，逐渐增大，伴红肿疼痛。曾在当地医院诊断为"右臀部疖肿"，行抗感染及中药外敷治疗，疼痛可缓解，硬结缩小但不完全消失。4 年来反复发作，多在久坐后发作，无畏寒、发热。专科情况：右臀部红肿，范围 10cm×6cm，边界欠清，皮温高，触痛明显，其上可见陈旧手术瘢痕，长约 3cm。舌质红，苔黄腻，脉弦滑。

问题：

（1）该患者的中、西医诊断是什么？中医证型是什么？

（2）本病需与哪些疾病做鉴别诊断？

（3）对证型进行辨证分析。

（4）该病的治法及方药是什么？

（5）该病的外治方法有哪些？

3. 某患者，男，45 岁。

主诉：背部结块肿痛 7 天。

现病史：患者 7 天前无明显诱因背部始发结块，肿痛日渐加重，发热，体温 38℃，肿形高起，范围约 5cm×6cm，中央有 4 枚白色脓头，未溃破，质硬无波动感，压痛（＋）。神志清楚，口渴，尿赤，便秘。舌质红，苔黄，脉数有力。平素喜食厚味。

问题：

（1）该患者的中医诊断、西医诊断分别是什么？

（2）证型及辨证分析是什么？

（3）该病的治法是什么？

（4）简述该病的方药及随症加减。

（5）该病的预防与调护有哪些？

4. 某患者，男，46 岁。

主诉：腰背部结块肿痛 10 天，伴发热。

现病史：10 天前患者腰背部初发结块肿痛，日渐加重，脓头相继增多；伴高热，体温 39℃。腰背部正中红肿结块约 10cm×10cm，肿势不高，边界欠清楚，疼痛剧烈，有 7～8 枚脓头，已溃脓出不畅，质稀少不稠。口干唇燥，便秘溲赤。舌红苔黄燥，脉细数。素有消渴病史，近期因家中变故，操劳郁闷。

问题：

（1）该患者的中医诊断、西医诊断分别是什么？

（2）证型及辨证分析是什么？

（3）该病的治法是什么？

（4）该病的方药是什么？

（5）该病的外治法有哪些？

5. 某患者，男，27岁。

主诉：左大腿部漫肿疼痛2周。

现病史：患者自诉1个月前踢球时左大腿处受外伤，当时仅有局部小块青紫，疼痛不重。经内服、外敷治疗后青紫渐消。2周前出现左大腿外侧肿胀疼痛，皮色不红，影响行走，自行内服先锋霉素后，疗效不显，左大腿内侧亦出现肿胀疼痛，皮色不红，压痛明显，并有发热。舌淡边有瘀点，苔薄黄腻，脉涩。

问题：

（1）该患者的中医诊断、西医诊断分别是什么？

（2）证型及辨证分析是什么？

（3）该病的治法是什么？

（4）该病的方药是什么？

（5）该病的外治法有哪些？

6. 某患者，男，40岁。

主诉：右颐颌部肿胀疼痛4天。

现病史：患者近日外出劳顿，右颐颌部肿痛，皮色不红，张口不利，按压局部，右颊内膜上有略带咸味的黏稠分泌物溢出。伴身热恶寒，口渴，小便短赤，大便秘结。舌苔薄腻，脉弦数。

问题：

（1）该患者的中医诊断、西医诊断分别是什么？

（2）证型及辨证分析是什么？

（3）该病的治法是什么？

（4）该病的方药是什么？

（5）该病的预防与调护有哪些？

7. 某患者，男，67岁。

主诉：项后结块红肿溃烂3周。

现病史：患者3周前项后初发结块，有粟粒样脓头，脓头相继增多，互相融合溃烂。经切开扩创后，肿势渐退，腐肉渐净，新肉已生。但3天来脓水转稀薄色灰，新肉生长停滞，状如镜面，光白板亮。全身虚热不退，形神委顿，纳食日减。舌质淡，苔薄而少，脉虚大无力。

问题：

（1）该患者的中医诊断是什么？

（2）证型及辨证分析是什么？

（3）该病的治法是什么？

（4）该病的方药是什么？

（5）该病的预防与调护有哪些？

8.某患者，女，60岁。

主诉：左小腿焮红灼热疼痛伴高热3天。

现病史：患者3天前见左侧小腿皮肤鲜红一片，稍高出皮面，色如丹涂，扪之灼热，压痛明显，边界清楚，按压时红色稍退，放手后立即恢复。体温39℃，伴胃纳不佳，大便2日未行。舌红，苔黄腻，脉数。

问题：

（1）该患者的中医诊断、西医诊断分别是什么？

（2）中医证型是什么？

（3）该病的治法是什么？

（4）该病的方药是什么？

（5）该病的外治法有哪些？

9.某患者，女，35岁。

主诉：左侧面额部焮红灼热疼痛伴高热3天。

现病史：3天前左侧面额部皮肤鲜红一片，色如丹涂，扪之灼热，压痛明显，边界清楚，按压时红色稍退，放手后立即恢复。体温39℃，伴头痛咽痛、大便秘结。舌红，苔薄黄，脉浮数。

问题：

（1）该患者的中医诊断、西医诊断分别是什么？

（2）证型及辨证分析是什么？

（3）该病的治法是什么？

（4）简述该病的方药及随症加减。

（5）该病的外治用药是什么？

10.某患者，男，25岁。

主诉：胸背部肿胀疼痛伴流稀薄脓水八月余。

现病史：患者8个月前出现胸背部肿痛，逐渐加重，5个月前局部自溃流出脓水，稀薄如痰。伴午后潮热，夜间盗汗，口燥咽干，食欲减退。舌红，少苔，脉细数。

问题：

（1）该患者的中医诊断、西医诊断分别是什么？

（2）证型及辨证分析是什么？

（3）该病的治法是什么？

（4）该病的方药是什么？

（5）该病的预防与调护有哪些？

11. 某患者，女，28 岁。

主诉：双侧颈部结核累累，时溃时敛一年余。

现病史：患者 1 年前左侧颈部出现 2 枚结块，约黄豆大小，不痛不痒，皮色正常，缓慢增大，结核增多，累及右侧。结核部分相互融合，皮色转为暗红，自溃出脓，脓出清稀，稍夹败絮样物。治疗后收口，停药后又发。伴形体消瘦，精神倦怠，面色无华。舌淡嫩，苔薄，脉细。

问题：

（1）该患者的中医诊断、西医诊断分别是什么？

（2）证型及辨证分析是什么？

（3）该病的治法是什么？

（4）该病的方药是什么？

（5）该病的预防与调护有哪些？

12. 某患者，男，80 岁。

主诉：双外踝部溃烂不愈半年。

现病史：患者 1 年前因中风卧床不起，半年后双外踝部先出现潮红，后自行溃破，疮面日渐扩大，脓水渐多，腐肉色黑，有臭秽之气，疮周略有红肿，不觉疼痛。无发热，饮食尚可。舌红，苔少，脉细。

问题：

（1）该患者的中医诊断、西医诊断分别是什么？

（2）证型及辨证分析是什么？

（3）该病的治法是什么？

（4）该病的方药是什么？

（5）该病的预防与调护有哪些？

参考答案

一、选择题

（一）A₁ 型题

1.C　2.B　3.E　4.E　5.D　6.E　7.A　8.A　9.C　10.D　11.A　12.C　13.B　14.A
15.C　16.B　17.B　18.D　19.C　20.B　21.D　22.A　23.B　24.A　25.E　26.D
27.C　28.E　29.B　30.D　31.C　32.B　33.A　34.E　35.A　36.E　37.C　38.A
38.C　40.D

（二）A_2 型题

1.C　2.D　3.C　4.D　5.D　6.B　7.D　8.B　9.B　10.A　11.A　12.E　13.C　14.C
15.E　16.D　17.C　18.B　19.B　20.B　21.C　22.E　23.A　24.B　25.D　26.A
27.A　28.D　29.E　30.C

（三）B_1 型题

1.B　2.A　3.A　4.C　5.C　6.D　7.B　8.D　9.C　10.D　11.E　12.B　13.A　14.D
15.E　16.B　17.C　18.C　19.A　20.C　21.A　22.E　23.C　24.B　25.A　26.E
27.A　28.C　29.D　30.B　31.B　32.A　33.E　34.C

（四）X 型题

1.BCD　2.ABDE　3.ACDE　4.ABCE　5.ABCDE　6.BE　7.AC8.AB　9.DE
10.ABC　11.ABC　12.ABCDE　13.AC　14.BD　15.DE　16.ABCDE

二、填空题

1. 健脾和胃；清化湿热。

2. 如脐凹陷；皮肤炭疽。

3. 如粟；深；钉丁。

4. 甲沟炎；化脓性指头炎；急性化脓性腱鞘炎。

5. 急性管状淋巴管炎；四肢内侧；红丝。

6. 走黄；损伤筋骨。

7. 侧面；砭镰。

8. 火毒凝结证；热盛肉腐证；气血两虚证。

9. 锁喉痈；臀痈。

10. 清肝解郁；消肿化毒。

11. 健脾益气；四君子汤。

12. 消散；透脓托毒；补益生肌。

13. 金黄膏；玉露膏；切开排脓；八二丹；药线；生肌散；白玉膏。

14. 7 天；脱腐；生肌。

15. 多发性肌肉深部脓肿。

16. 内发丹毒；抱头火丹。

17. 外侧；内侧。

18. 火陷；干陷。

19. 脊柱。

20. 风热；肝脾郁火。

三、简答题

1. 答：疖肿势局限，范围多在 3cm 左右，具有突起根浅，色红、灼热、疼痛，易脓、易溃，易敛等临床特点。

2. 答：疖常因内郁湿火，外感风邪，两相搏结，蕴阻肌肤所致；或夏秋季节感受暑湿热毒而生；或因天气闷热，汗出不畅，暑湿蕴蒸肌肤，引起痱子，复经搔抓，破伤染毒而成。

3. 答：疖的辨证分型有：①热毒蕴结证；②暑热浸淫证；③体虚毒恋，阴虚内热证；④体虚毒恋，脾胃虚弱证。

4. 答：托盘疔切开时要注意应依掌横纹切开，切口应够大，保持引流通畅；注意不要因手背肿胀较手掌为甚而误认为脓腔在手背部而妄行切开。

5. 答：疔疮形虽小，但根脚坚硬，有如钉丁之状，病情变化迅速，容易造成毒邪走散。

6. 答：颜面疔的宜忌有：①有全身症状者宜静卧休息；②忌内服发散药，忌灸法，忌早期切开及针挑，忌挤脓，以免疔毒走散入血；③平素不要过食膏粱厚味，患疔后忌烟酒及辛辣、鱼腥发物。

7. 答：红丝疔外因手足部生疔，或足癣糜烂，或有皮肤破损感染毒邪，内有火毒凝聚，以致毒流经脉，向上走窜而继发红丝疔。若火毒走窜，内攻脏腑，可成走黄之证。

8. 答：颈痈宜散风清热、解毒化痰为主；腋痈宜清肝解郁、消肿化毒为主；脐痈宜清火利湿解毒为主；委中毒宜清热利湿、和营祛瘀为主，初起重在消散，脓成后透脓托毒，溃后则补益生肌。

9. 答：锁喉痈宜清热解毒，化痰消肿为主，病初兼用疏风清热之品，中期佐以凉血透脓，后期顾护气血津液及脾胃；臀痈宜清热利湿解毒为主；手发背初起宜清热解毒、利湿消肿，脓成后透脓托毒，溃后则补益生肌；足发背宜清热利湿解毒为主。

10. 答：初起用金黄膏或玉露膏外敷；脓成切开排脓，八二丹药线引流，红油膏盖贴；脓尽改用生肌散、白玉膏。

11. 答：急性者多由湿热火毒内生或臀部注射时感染邪毒，亦可从局部疮疖发展而来，导致湿热火毒相互搏结，逆于肉理，营气不从，腐肉化脓而成；慢性者多由湿痰凝结所致，或注射药液吸收不良所引起。

12. 答：腋痈常由上肢皮肤破损染毒，或有疮疡等病灶，毒邪循经流窜至腋部所致，或因肝脾郁热，导致气滞血壅，经脉阻滞而成。

13. 答：切开引流时，一般实行切口方向与腘横纹平行的横切口或"S"形切口，尽量避免越过关节，以免瘢痕形成后影响关节功能。

14. 答：本病总由外感风温、湿热，内有脏腑蕴毒，内外邪毒互相搏结，凝聚肌肤，以致营卫不和，气血凝滞，经络阻隔而成。

15. 答：常发于热病后期，多一侧发病，颐颌部肿胀疼痛，张口受限，全身症状明显，重者可发生内陷。

16. 答：病起突然，恶寒发热，局部皮肤忽然变赤，色如丹涂脂染，焮热肿胀，边界清楚，迅速扩大，数日内可逐渐痊愈，但容易复发。

17. 答：管道由深部组织通向体表，有 1 个或多个外口，管道或长或短，或直或弯，一般不与空腔脏器相通。

18. 答：儿童多因先天不足，肾气不充，骨骼柔嫩脆弱，或强令早坐，或跌仆损伤，再复感风寒邪气，留滞筋骨关节，气血凝聚，经络阻隔，日久而为病。

19. 答：外感风寒、风温之邪，或热病后遗毒于内，或情志郁结、饮食不节，郁热内生，致使火热不能外达而结聚于少阳、阳明之络，气血凝滞而成。

20. 答：总因正气不足，邪毒流窜，使经络阻隔、气血凝滞而成。

四、问答题

1. 答：疖应与以下几种疾病进行鉴别：①痈常为单发，初起无头，局部顶高色赤，表皮紧张光亮，肿势范围较大，多在 6～9cm，初起即伴有明显的全身症状。②颜面疔初起疮型如粟，根脚较深，状如钉丁，肿势散漫，肿胀范围显著大于疖，出脓时间较晚且有脓栓，大多数患者初起即有明显的全身症状。③囊肿型痤疮好发于面颊部和背部，初为坚实丘疹，挤之有豆渣样物质，反复挤压形成大小不等的结节，常继发化脓感染，破溃流脓，形成窦道及疤痕，病程较长，30 岁以后发病减少。

2. 答：蝼蛄疖多发于儿童头部。临床常见两种类型：一种是坚硬型，疮形肿势虽小，但根脚坚硬，溃破出脓而坚硬不退，疮口愈合后还会复发，常为一处未愈，他处又生；一种是多发型，疮大如梅李，相联三五枚，溃破脓出而不易愈合，日久头皮窜空，如蝼蛄串穴之状。

3. 答：颜面部疔疮多发于额前、颧、颊、鼻、口唇等部。①初期在颜面部某处皮肤上忽起一粟米样脓头，或痒或麻，逐渐红肿热痛，肿势范围虽然只有 3～6cm，但根深坚硬，如钉丁之状；重者有恶寒发热等全身症状。②中期第 5～7 日，肿势逐渐增大，四周浸润明显，疼痛加剧，脓头破溃；伴有发热口渴、便干溲赤等全身症状。③后期第 7～10 日，肿势局限，顶高根软溃脓，脓栓（疔根）随脓外出，肿消痛止，身热减退。一般 10～14 天可痊愈。

4. 答：疫疔多表现为疫毒蕴结证。

证候：患部皮肤发痒，出现小红斑丘疹，痒而不痛，状如蚊迹，继则形成水疱，破溃后形成黑色溃疡，疮面凹陷，形如鱼脐，疮周肿胀，绕以绿色水疱；伴有发热，骨节疼痛，甚则壮热神昏等；舌质红，苔黄，脉数。

治法：清热解毒，和营消肿。

代表方剂：仙方活命饮合黄连解毒汤加减。

5. 答：足底疔之湿热下注证。

证候：足底部红肿热痛；伴恶寒，发热，头痛，纳呆；舌质红，苔黄腻，脉滑数。

治法：清热解毒利湿。

代表方剂：五神汤合萆薢渗湿汤加减。

6. 答：手足部疔疮脓成应及早切开排脓，一般应尽可能循经直开。蛇眼疔宜沿甲旁0.2cm挑开引流。蛇头疔宜在指掌面一侧做纵形切口，务必引流通畅，必要时可对口引流，不可在指掌面正中切开；蛇肚疔宜在手指侧面做纵形切口，切口长度不得超过上下指关节面。托盘疔应依掌横纹切开，切口应够大，保持引流通畅，手掌处显有白点者，应先剪去厚皮，再挑破脓头。注意不要因手背肿胀较手掌为甚而误认为脓腔在手背部而妄行切开。甲下溃空者须拔甲，拔甲后敷以红油膏纱布包扎。

7. 答：烂疔的临床表现有：初起患肢有沉重和包扎过紧的感觉，继则出现"胀裂样"疼痛，疮口周围皮肤高度水肿，紧张光亮，按之陷下不能即起，迅速蔓延成片，状如丹毒，但皮肤颜色暗红；伴高热、寒战、头痛、烦躁、呕吐，面色苍白或神昏谵语。1～2天后，肿胀疼痛剧烈，皮肤上出现许多含暗红色液体的小水疱，很快积聚融合成数个大水疱，破后流出淡棕色浆水，气味臭秽。疮口四周皮色转为紫黑色，中央有浅黄色死肌，疮面略带凹形，轻按患处有捻发音，重按则有污脓溢出，稀薄如水，混以气泡。随后腐肉大片脱落，疮口日见扩大。

8. 答：痈指发于体表皮肉之间的急性化脓性疾病。临床特点是局部光软无头，红肿疼痛，结块范围多在6～9cm，发病迅速，易肿、易脓、易溃、易敛；或伴有恶寒、发热、口渴等全身症状。预后：一般不会损伤筋骨，也不易造成内陷。

9. 答：发是病变范围较痈大的急性化脓性疾病。临床特点是初起无头，红肿蔓延成片，中央明显，四周较淡，边界不清，灼热疼痛。预后：有的3～5天后中央色褐腐溃，周围湿烂，或中软而不溃，全身症状明显，若溃迟难敛，久则损伤筋骨。

10. 答：①湿热火毒证。证候：脐部红肿高突，灼热疼痛；伴恶寒发热，纳呆口苦，舌苔薄黄，脉滑数。治法：清火利湿解毒。方药：黄连解毒汤合四苓散加减。

②脾气虚弱证。证候：溃后脓出臭秽，或夹有粪汁，或脐部胬肉外翻，久不收敛；伴面色萎黄，肢软乏力，纳呆，便溏，舌苔薄，脉濡。治法：健脾益气托毒。方药：四君子汤合托里透脓汤加减。

11. 答：①痰热蕴结证，证候：红肿绕喉，坚硬疼痛，肿势散漫，壮热口渴，头痛项强，大便燥结，小便短赤，舌红绛，苔黄腻，脉弦滑数或洪数。治法：疏风清热，化痰解毒。方药：普济消毒饮加减。②热胜肉腐证。证候：肿势局限，按之中软应指，脓出黄稠，热退肿减，舌红苔黄，脉数。治法：清热化痰，和营托毒。方药：仙方活命饮加减。③热伤胃阴证。证候：溃后脓出稀薄，疮口有空壳，收口缓慢，胃纳不香，口干少津，舌光红，脉细。治法：清养胃阴。方药：益胃汤加减。

12. 答：鉴别诊断：

	痈	发	有头疽
定义	发于体表皮肉之间的急性化脓性疾病	病变范围较痈大的急性化脓性疾病	发于肌肤间的急性化脓性疾病
西医学病名	皮肤浅表脓肿、急性化脓性淋巴结炎	蜂窝织炎	痈

	痈	发	有头疽
分类	颈痈、腋痈、脐痈、委中毒等	锁喉痈、臀痈、手发背、足发背等	百会疽、脑疽、背疽等
好发	可发生于体表任何部位		老年人及糖尿病患者,项背部肌肉丰厚处
局部特点	发病迅速,易肿、易脓、易敛,7天左右成脓,伴发热、口渴、恶寒。6~9cm	初起无头,红肿蔓延成片,中央明显,四周较淡,边界不清,灼热疼痛。>9cm	初起有一粟粒样疮头,而后肿势逐渐扩大,形成多个脓头,溃后状如蜂窝,全身症状明显,病程较长。>9cm
预后	不会损伤筋骨,不会内陷	3~5日坏死,腐烂;全身症状明显	容易发生内陷

13. 答:①经常保持局部皮肤清洁;②平素少食辛辣炙煿助火之物及肥甘厚腻之品,患病时忌烟酒及辛辣、鱼腥发物;③有全身症状者宜静卧休息,并减少患部活动;④疮口收敛后可加强患肢功能锻炼以恢复其功能。

14. 答:初起皮肤上即有粟粒样脓头,掀热红肿胀痛,迅速向深部及周围扩散,脓头相继增多,溃烂后状如莲蓬、蜂窝,范围常超过 9~12cm,大者可在 30cm 以上。好发于项后、背部等皮肤厚韧之处。

15. 答:(1)接触史:接触性皮炎有过敏物接触史;丹毒则没有。

(2)局部症状:接触性皮炎以红肿、水疱、丘疹为主,伴掀热、瘙痒;丹毒以鲜红肿胀,色如丹涂,灼热疼痛为主。

(3)全身症状:接触性皮炎一般无明显全身症状;丹毒则常伴高热恶寒等全身症状。

16. 答:火陷由于阴液不足,火毒炽盛,复因挤压疮口,或治疗不当或失时,以致正不胜邪,毒邪客于营血,内犯脏腑而成;干陷由于气血两亏,正不胜邪,不能酿化为脓,载毒外泄,以致正愈虚,毒愈盛,从而形成内闭外脱;虚陷多因毒邪虽已衰退而气血大伤,脾气不复,肾阳亦衰,导致生化乏源,阴阳两竭,从而余邪走窜入营。

17. 答:(1)丹毒多发于下肢与颜面部;类丹毒多发于手部。

(2)丹毒发病前多有皮肤或黏膜破损史;类丹毒则手指部多有猪骨或鱼虾之刺划破皮肤史。

(3)丹毒红肿范围较大,边界清楚,有明显的全身症状;类丹毒红肿范围小,症状轻,无明显的全身症状。

18. 答:附骨疽与流痰的鉴别要点有:

(1)附骨疽好发于四肢长骨;流痰好发于骨关节间。

(2)附骨疽初起即感患肢持续剧痛,疼痛彻骨;流痰初起局部和全身症状均不明显,化脓迟缓。

(3)附骨疽溃后常可探及粗糙的朽骨,或有朽骨排出;流痰溃后脓水清稀,多夹有败絮样物，常造成残废。

19. 答：发颐与痄腮的鉴别要点为：

（1）发颐多发生于成人；痄腮多发生于 5 ～ 15 岁的儿童。

（2）发颐多一侧发病，颐颌部肿胀疼痛，易化脓；痄腮多双侧发病，颐颌部漫肿色白，不会化脓。

（3）发颐无传染性；痄腮有传染性。

20. 答：瘰疬与臖核的鉴别要点为：

（1）瘰疬病前多有虚痨病史；臖核病前可由头面、口腔或四肢等部皮肤损伤或生疮引起。

（2）瘰疬一般结核多个窜生，相互融合；臖核一般为单个，边界清楚。

（3）瘰疬发病缓慢，疼痛不明显，溃后脓出稀薄，常伴潮热盗汗等阴虚症状；臖核发病迅速，压之疼痛，很少化脓溃破，一般无全身症状。

五、病例分析题

1. 答：（1）中医诊断：红丝疔；西医诊断：急性淋巴管炎。

（2）证型：火毒入营证。辨证分析：因足癣糜烂，感染毒邪，内有火毒凝聚，以致毒循经脉向上走窜而继发红丝疔。火毒炽盛，侵入营分，故红丝粗大；伴有恶寒发热，舌质红，苔黄腻，脉洪数。证属火毒入营。

（3）治法为凉血清营，解毒散结。主方：犀角地黄汤、黄连解毒汤、五味消毒饮加减。

（4）本病应与以下疾病进行鉴别诊断：①青蛇毒：患者常有下肢筋瘤史，下肢有条索状红肿，压痛，发展较慢，全身症状较轻，局部病变消退较慢，消退后常在病变局部出现条索状硬结，周围皮肤颜色暗紫。②股肿：常有久卧、久坐，或外伤、手术、分娩史，局部疼痛，肿胀，压痛，将患侧足背向背侧急剧弯曲时，可引起小腿肌肉疼痛。

（5）本病外治宜外敷金黄膏、玉露散。因红丝较粗，不宜用砭镰法。

2. 答：（1）中医诊断：臀痈（证型：湿火蕴结证）；西医诊断：右臀部蜂窝织炎。

（2）鉴别诊断：①有头疽：初起有一粟粒样疮头，而后肿势逐渐扩大，形成多个脓头，溃后状如蜂窝。②流注：患处漫肿疼痛，皮色如常，有此处未愈他处又起的特点。

（3）进食辛辣刺激之物，湿热、火毒相互搏结，逆于肉理，营气不从，长期久坐，局部气血凝滞，湿热蕴结而成。病位在下，局部红肿，皮温高，触痛明显；舌质红，苔黄腻，脉弦滑。证属湿火蕴结。

（4）治法为清热解毒，和营化湿；方用黄连解毒汤和仙方活命饮加减。

（5）本病外治：先局部外敷金黄膏或玉露膏。待脓成时切开排脓，切口应注意低位、够大够深，并清除腐肉。溃后用八二丹、红油膏盖贴，脓腔深者用药线引流。

3. 答：（1）中医诊断：有头疽；西医诊断：痈。

（2）证型：火毒凝结证。辨证分析：恣食膏粱厚味，脾胃运化失常，湿热火毒内生，导致脏腑蕴毒而发。局部肿形高起，疼痛较重，发热口渴，舌红苔黄，脉数有力，为一派火毒炽盛之象。证属火毒凝结。

（3）治法：清热泻火，和营托毒。

（4）方药：黄连解毒汤合仙方活命饮加减。便秘可加生大黄、枳实；尿赤可加萆薢、车前子。

（5）预防与调护：保持疮周皮肤清洁，可用生理盐水清洗；切忌挤压，睡时宜侧卧；饮食宜清淡，忌食辛辣、鱼腥等发物。

4.答：（1）中医诊断：有头疽；西医诊断：痈。

（2）证型：阴虚火炽证。辨证分析：情志内伤，思虑伤脾，肝脾郁结，气郁化火，脏腑蕴毒，凝聚肌肤而发病。患者素有消渴病史，阴虚之体水亏火炽，则热毒蕴结更甚，故见脓出不多，口干唇燥，舌红苔黄燥，脉细数。证属阴虚火炽。

（3）治法：滋阴生津，清热托毒。

（4）方药：竹叶黄芪汤加减。

（5）外治：脓已成如排出不畅，应行切开扩创术，切口选"＋"字形，皮瓣尽量保留，外用八二丹棉嵌提脓祛腐，外敷金黄膏。腐去新生时，可运用垫棉法以促使皮瓣与基底新肉黏合。

5.答：（1）中医诊断：流注；西医诊断：左大腿部多发性肌肉深部脓肿。

（2）证型：瘀血凝滞证。辨证分析：因踢球撞击，局部挫伤，脉络受损，血溢脉外，形成瘀血，瘀血停滞，日久化热而发病。瘀血热毒不得外泄，循经流窜，阻滞经络，故肿痛此处未愈，他处又起；舌淡边有瘀点，脉涩。证属瘀血凝滞。

（3）治法：和营活血，祛瘀通络。

（4）方药：活血散瘀汤加减。

（5）外治：可外用金黄膏或玉露膏。B超检查后若确定脓液已成，可行切开引流术，术后用八二丹药线引流。

6.答：（1）中医诊断：发颐；西医：化脓性腮腺炎。

（2）证型：热毒蕴结证。辨证分析：多因劳累体乏，正气不足，内留遗毒郁而化火，火热之毒结聚于少阳、阳明之络，气血凝滞而成。证属热毒蕴结。

（3）治法：清热解毒。

（4）方药：普济消毒饮加减。

（5）预防与调护：给予流质或半流质饮食，避免酸性饮食及辛辣刺激之品；保持口腔清洁，经常漱口；注意休息。

7.答：（1）中医诊断：有头疽内陷。

（2）证型：脾肾阳虚证。辨证分析：患者年老体弱，气血不足，热病以后毒邪虽已衰退，而机体气血耗损严重，脾气不复，肾阳亦衰，不能透余毒外出，导致生化乏源，故见形神委顿，新肉不生，纳食减少，舌质淡，苔薄，脉虚大无力。证属脾肾阳衰。

（3）治法：温补脾肾。

（4）方药：附子理中汤加减。

（5）预防与调护：卧床休息，注意营养，宜食甘香开胃食品。

8.答:（1）中医诊断：流火；西医诊断：下肢丹毒。

（2）证型：湿热毒蕴证。

（3）治法：清热利湿解毒。

（4）方药：五神汤合萆薢渗湿汤加减。

（5）外治：外敷金黄膏或玉露膏。患处消毒后可应用砭镰法放血泄毒。

9.答:（1）中医诊断：颜面部丹毒；西医诊断：颜面部丹毒。

（2）证型：风热毒蕴证。辨证分析：因风热之毒乘隙侵入头面部，郁阻肌肤而发病。证属风热毒蕴。

（3）治法：疏风清热解毒。

（4）方药及随症加减：普济消毒饮加减。咽痛者，加生地黄、玄参；大便干结者，加生大黄、芒硝。

（5）外治用药：外敷玉露散或金黄散。以冷开水或金银花露等调敷。

10.答:（1）中医诊断：流痰；西医诊断：骨结核。

（2）证型：阴虚内热证。辨证分析：多因先天不足，肾气不充，骨骼柔嫩脆弱，复感风寒邪气，留滞筋骨关节，气血凝聚，经络阻隔，日久而发病。阴液不足，内热由生，则见午后潮热，夜间盗汗。证属阴虚内热。

（3）治法：养阴清热托毒。

（4）方药：六味地黄丸合清骨散加减。

（5）预防与调护：需予抗结核治疗；需睡木板床；平时宜多食富含营养的食物，如牛奶、鸡蛋、骨髓等；在病变进展期，忌食鱼腥、酒类及葱、椒、蒜等。

11.答:（1）中医诊断：瘰疬；西医诊断：颈部淋巴结结核。

（2）证型：气血两虚证。辨证分析：忧思郁怒，肝气郁结，气郁伤脾，脾失健运，痰湿内生，结于颈项而成；得病日久，耗伤气血，则脓出清稀，痰湿邪毒难祛。证属气血两虚。

（3）治法：益气养血。

（4）方药：香贝养荣汤加减。

（5）预防与调护：保持心情舒畅，情绪稳定；节制房事；注意劳逸结合；增加营养；积极诊治其他部位的虚痨疾患。

12.答:（1）中医诊断：褥疮；西医诊断：褥疮。

（2）证型：蕴毒腐溃证。辨证分析：由于久卧伤气，气虚而血行不畅；再则躯体局部长期受压，导致气血瘀滞，肌肤失养，皮肉坏死而发病。疮面脓水淋漓，腐肉色黑，夹有臭秽之气。证属蕴毒腐溃。

（3）治法：益气养血。

（4）方药：益气养阴，理湿托毒。

（5）预防与调护：应加强受压部位的皮肤护理，保持清洁干燥，定时翻身，发现受压部位皮肤颜色变暗应及早处理；积极治疗全身疾病，加强康复治疗，辅助功能锻炼；注意饮食营养。

第七章 乳房疾病 ▷▷▷▷

习 题

一、选择题

(一) A₁型题

1. 提出"妇女之疾,关系最钜者,则莫如乳"观点的中医专著是( )
    A.《外科正宗》 B.《疡科心得集》 C.《妇科玉尺》
    D.《外证医案汇编》 E.《外科精义》

2. 检查乳房的时间最好选在( )
    A. 月经来潮第1~7天 B. 月经来潮第7~10天
    C. 月经来潮第10~17天 D. 月经来潮前后1周 E. 以上都不是

3. 检查乳房的方法,以下错误的是( )
    A. 先检查患侧乳房,再检查健侧乳房
    B. 四指并拢,用指腹平放在乳房上轻柔触摸
    C. 先触按整个乳房,然后按照内上、外上、外下、内下象限顺序触按乳房
    D. 可用手指轻轻提起肿块附近的皮肤,以确定有无粘连
    E. 触按乳晕部,需挤压乳头,注意有无液体从乳窍溢出

4. 以清热解毒法治疗热盛肉腐阶段乳房疾病的方剂是( )
    A. 瓜蒌牛蒡汤 B. 银翘散 C. 五味消毒饮
    D. 牛蒡解肌汤 E. 托里消毒散

5. 发生在妊娠期的急性乳腺炎,中医称为( )
    A. 外吹乳痈 B. 内吹乳痈 C. 不乳儿乳痈
    D. 传囊乳痈 E. 乳发

6. 乳痈最多见于( )
    A. 青年妇女 B. 中年妇女 C. 妊娠期妇女
    D. 初产妇女 E. 多产妇女

7. 导致乳痈发生的主要致病菌,最常见的是( )
    A. 结核分枝杆菌 B. 铜绿色假单胞菌 C. 肺炎链球菌
    D. 大肠埃希氏菌 E. 金黄色葡萄球菌

8. 乳痈初起，证属肝气不舒，胃热壅滞，最常用的方剂是（　　）
　　A. 瓜蒌牛蒡汤　　　　　　B. 牛蒡解肌汤　　　　　C. 透脓散
　　D. 橘叶散　　　　　　　　E. 托里消毒散

9. 乳痈成脓阶段常用的方剂有（　　）
　　A. 瓜蒌牛蒡汤　　　　　　B. 橘叶散　　　　　　　C. 透脓散
　　D. 开郁散　　　　　　　　E. 柴胡清肝汤

10. 乳痈成脓一般需（　　）
　　A. 3 天左右　　　　　　　B. 5 天左右　　　　　　C. 10 天左右
　　D. 1 个月左右　　　　　　E. 2 个月左右

11. 治疗乳痈溃后肿痛渐消，脓汁清稀，应首选（　　）
　　A. 托里消毒散　　　　　　B. 透脓散　　　　　　　C. 龙胆泻肝汤
　　D. 瓜蒌牛蒡汤　　　　　　E. 四妙汤

12. 乳痈溃后乳汁自疮口流出，久不愈合，则形成（　　）
　　A. 乳衄　　　　　　　　　B. 乳痨　　　　　　　　C. 乳溢
　　D. 乳漏　　　　　　　　　E. 乳疬

13. 粉刺性乳痈溃破后脓液中常夹有（　　）
　　A. 败絮样物　　　　　　　B. 毛发样物　　　　　　C. 粉渣样物
　　D. 腐肉样物　　　　　　　E. 胶冻样物

14. 粉刺性乳痈反复发作，脓肿自溃或切开后久不收口，脓水淋漓，易形成（　　）
　　A. 乳痨　　　　　　　　　B. 乳疬　　　　　　　　C. 乳漏
　　D. 乳发　　　　　　　　　E. 乳衄

15. 粉刺性乳痈肝经郁热证的常用方剂是（　　）
　　A. 逍遥散　　　　　　　　B. 柴胡清肝汤　　　　　C. 柴胡疏肝散
　　D. 透脓散　　　　　　　　E. 托里消毒散

16. 乳痨相当于西医学的（　　）
　　A. 急性乳腺炎　　　　　　B. 浆细胞性乳腺炎　　　C. 乳腺增生病
　　D. 乳房结核　　　　　　　E. 乳腺癌

17. 导致乳痨发生的主要致病菌是（　　）
　　A. 结核杆菌　　　　　　　B. 绿脓杆菌　　　　　　C. 大肠杆菌
　　D. 肺炎杆菌　　　　　　　E. 金黄色葡萄球菌

18. 乳痨的好发年龄是（　　）
　　A. 青少年　　　　　　　　B. 20～40 岁　　　　　C. 更年期
　　D. 老年　　　　　　　　　E. 以上都不是

19. 乳痨初起的治疗原则为（　　）
　　A. 疏肝解郁，滋阴化痰　　B. 理气解郁，滋阴清热　C. 清热疏肝，化痰利湿
　　D. 理气活血，清热利湿　　E. 疏肝理气，活血清热

20. 下列哪项不是乳痨的临床特点（　　）

A. 多见于 20 ～ 40 岁已婚体弱妇女

B. 大多数患者有先天性乳头全部凹陷或部分凹陷

C. 初起乳房一个或数个结块，边界不清，硬而不坚，推之可动，皮色不变

D. 日久破溃，脓液稀薄，夹有败絮样物，可形成乳漏。

E. 脓液涂片可找到抗酸杆菌

21. 以下哪个不是引起乳房部漏的常见疾病（　　　）

    A. 乳痨　　　　　　　　　B. 乳痈　　　　　　　　　C. 乳癖

    D. 乳发　　　　　　　　　E. 粉刺性乳痈

22. 治疗乳漏疮口流脓，经久不愈，余毒未清时的主要方剂是（　　　）

    A. 柴胡疏肝散　　　　　　B. 瓜蒌牛蒡汤　　　　　　C. 银花甘草汤

    D. 柴葛解肌汤　　　　　　E. 神效瓜蒌汤

23. 乳癖属于何种类型疾病（　　　）

    A. 乳腺炎症性疾病　　　　B. 乳腺良性肿瘤　　　　　C. 乳腺恶性肿瘤

    D. 乳腺增生性疾病　　　　E. 以上都不是

24. 乳癖的乳痛和肿块，常随以下哪项而发生变化（　　　）

    A. 月经周期　　　　　　　B. 饮食喜好　　　　　　　C. 运动强度

    D. 睡眠长短　　　　　　　E. 季节变换

25. 乳癖的肿块最多发于乳房哪个部位（　　　）

    A. 内上象限　　　　　　　B. 内下象限　　　　　　　C. 外上象限

    D. 外下象限　　　　　　　E. 乳晕周围

26. 关于乳癖疼痛的特点，不正确的描述是（　　　）

    A. 多以胀痛为主　　　　　B. 多在经前加重　　　　　C. 可随情绪变化

    D. 多为灼热跳痛　　　　　E. 可涉及肩背部

27. 关于乳癖肿块的特点，不正确的是（　　　）

    A. 单侧或双侧发生　　　　B. 质地中等　　　　　　　C. 多伴有压痛

    D. 与皮肤粘连　　　　　　E. 随月经周期而变化

28. 治疗乳癖肝郁痰凝证，常选用（　　　）

    A. 十全流气饮　　　　　　B. 四海疏郁丸　　　　　　C. 逍遥蒌贝散

    D. 海藻玉壶汤 E 以上都不是

29. 乳核的好发年龄是（　　　）

    A. 10 ～ 20 岁　　　　　　B. 20 ～ 25 岁　　　　　　C. 40 ～ 60 岁

    D. 60 岁以上　　　　　　　E. 以上都不是

30. 乳核相当于西医学的（　　　）

    A. 乳腺纤维腺瘤　　　　　B. 乳腺增生性疾病　　　　C. 乳腺恶性肿瘤

    D. 乳房肥大症　　　　　　E. 乳房异常发育症

31. 对单发而增大较快的乳核，宜采取何种治疗方法（　　　）

    A. 手术切除　　　　　　　B. 中药治疗　　　　　　　C. 放射治疗

D. 抗结核治疗　　　　　　　E. 以上都不是

32. 10 岁以前的女孩出现乳晕部肿块，中医学称之为（　　　）

A. 乳核　　　　　　　B. 乳疬　　　　　　　C. 乳痰

D. 乳癖　　　　　　　E. 乳发

33. 乳疬相当于西医学的（　　　）

A. 乳腺纤维腺瘤　　　　　B. 乳腺异常发育症　　　　C. 乳腺导管扩张症

D. 乳房肥大症　　　　　　E. 以上都不是

34. 下列关于乳疬的说法，不正确的是（　　　）

A. 好发于 10 岁以前的女孩、13 ～ 17 岁的男孩、50 ～ 70 岁中老年男性

B. 乳晕下有扁圆形肿块，质地中等或稍硬，边缘清楚，与皮肤无粘连

C. 可发生在单侧也可发生在双侧乳房

D. 部分患者肿块会自行消失

E. 首选手术治疗

35. 乳岩的好发年龄是（　　　）

A. 20 ～ 30 岁　　　　　　B. 30 ～ 40 岁　　　　　　C. 20 ～ 40 岁

D. 40 ～ 60 岁　　　　　　E. 60 岁以上

36. 下列哪项不是乳岩的好发因素（　　　）

A. 未曾生育或哺乳　　　　B. 有乳腺癌家族史　　　　C. 月经初潮早

D. 绝经早　　　　　　　　E. 高脂肪、高蛋白质饮食

37. 下列哪项不是乳岩的肿块特点（　　　）

A. 无痛无热　　　　　　　B. 皮色不变　　　　　　　C. 表面光滑

D. 质地坚硬　　　　　　　E. 推之不移

38. 对于早期乳岩患者，一般首选的治疗方法是（　　　）

A. 中药治疗　　　　　　　B. 放射治疗　　　　　　　C. 化学治疗

D. 手术治疗　　　　　　　E. 针灸治疗

39. 乳衄的病因病机为（　　　）

A. 肝经湿热，湿热下注　　B. 心火亢盛，血不归经　　C. 肝郁化火，迫血妄行

D. 外感风寒，化热伤阴　　E. 以上都不是

40. 乳衄脾虚失统证的常用方剂是（　　　）

A. 逍遥散　　　　　　　　B. 四君子汤　　　　　　　C. 参苓白术散

D. 归脾汤　　　　　　　　E. 补中益气汤

（二）A₂ 型题

1. 某患者，女，26 岁，产后近 1 个月。乳房结块疼痛 1 天，位于右乳外上方，皮肤焮红，结块压痛明显，按之有波动感；伴壮热，口渴。切开引流的部位及切口考虑选择（　　　）

A. 乳晕旁做弧形切口

B. 脓肿处做任意切口

C. 脓肿处循经络方向做放射状切口

D. 乳房下切迹处做十字切口

E. 脓肿处做横向切口

2. 某患者，女，30岁，产后3周。5天前右乳内下方突然肿胀疼痛，伴泌乳欠畅，自行按摩热敷后减轻。1天前右乳结块肿痛又起，可处理的外治方法有（　　　）

A. 红油膏外敷　　　　　　　　B. 手法按摩，外敷金黄膏

C. 成脓后宜切开引流　　　　　D. 用九一丹、八二丹引流

E. 用生肌散盖贴

3. 某患者，女，27岁，产后15天。9天前与家人争执后出现左乳结块，乳汁排出不畅。现左乳肿胀疼痛加重，局部皮色焮红，皮肤灼热；伴发热，头痛，大便干结；舌红，苔黄腻，脉洪数。诊断为乳痈，其中医证候及首选方药是（　　　）

A. 热毒炽盛证，五味消毒饮合透脓散加减

B. 热毒炽盛证，瓜蒌牛蒡汤加减

C. 气血凝滞证，四逆散加减

D. 气血凝滞证，透脓散加减

E. 肝胃郁热证，柴胡疏肝散加减

4. 某患者，女，25岁。平素体弱，现产后三月余，乳汁清稀量少，2周前因哺乳不当，出现左乳结块疼痛，5天前结块成脓破溃，左乳肿痛减轻，但疮口仍有清稀脓液伴乳汁流出；伴头晕，乏力，纳差，低热；舌淡，苔薄，脉细无力。其中医诊断及首选处方是（　　　）

A. 乳痈，瓜蒌牛蒡汤加减　　　B. 乳痈，托里消毒散加减

C. 乳痈，透脓散加减　　　　　D. 乳发，龙胆泻肝汤加减

E. 乳发，仙方活命饮加减

5. 某患者，女，31岁，产后两月余。5天前右乳外侧突发红肿疼痛，患处毛孔深陷，肤温明显升高；伴高热，头痛，纳差，便秘。就诊时右乳外侧皮肤暗红，患处灼热，疼痛剧烈，肿块约10cm×10cm×8cm，周边漫肿，中央湿烂。舌质红，苔黄腻，脉弦数。中医诊断及证型是（　　　）

A. 乳发，肝胃郁热证　　　　B. 乳痈，肝胃郁热证　　　　C. 乳发，火毒炽盛证

D. 乳痈，气血凝滞证　　　　E. 乳痈，热毒炽盛证

6. 某患者，女，30岁，已婚。双乳头先天性凹陷，1个月前右乳晕内侧突然出现一直径约3cm的肿块，疼痛不适，形态不规则，边界尚清，质地硬韧，挤压乳头后见白色脂质样物质溢出。诊断应考虑（　　　）

A. 乳疬　　　　　　　　B. 乳痈　　　　　　　　C. 粉刺性乳痈

D. 乳核　　　　　　　　E. 乳癖

7. 某患者，女，20岁，未婚。自幼左乳头凹陷，2年前开始左乳头有粉渣样分泌物排出，乳晕内侧缘处反复出现结块、破溃流脓，每于月经前、情绪紧张后发作，至今已

发作 5 次，疮口见脓水淋漓，周围皮肤潮湿浸渍。首先考虑的诊断是（　　）

    A.乳漏   B.乳痈   C.乳癖

    D.乳岩   E.乳痨

8.某患者，女，19 岁，未婚。自幼双乳头凹陷，3 年前因学业压力过大出现右乳晕内侧肿块，成脓破溃，反复发作，约半年发作一次。现右乳乳晕内侧复出现肿块，疼痛，乳头分泌物呈粉刺样。其西医诊断首先考虑是（　　）

    A.急性乳腺炎   B.浆细胞性乳腺炎   C.乳房异常发育症

    D.乳腺癌   E.乳腺导管内乳头状瘤

9.某患者，女，35 岁，自幼双乳头凹陷，有粉刺样分泌物，右乳乳晕内侧反复结块，疼痛，现触诊肿块约 2cm×2cm，质韧硬，与皮肤粘连，患侧腋下淋巴结肿大；伴大便干结；舌红，苔黄腻，脉弦数。请给出中医诊断及证型（　　）

    A.肝郁气滞证   B.肝郁痰凝证   C.肝经郁热证

    D.冲任失调证   E.阴虚痰热证

10.某患者，女，26 岁，产后 3 年。平素体弱，半年前出现左乳内上侧肿块，状如梅李，无疼痛。4 个月前左乳内下侧又出现 1 枚肿块，边界不清，推之可动，无全身不适。左乳肿块逐渐增大，至 2 周前患处皮色暗红，肿块变软溃破，流清稀脓液，夹有败絮样物；伴潮热盗汗，干咳，纳差，失眠；舌红少苔，脉细数。请给出中医诊断及证型（　　）

    A.粉刺性乳痈，肝经蕴热证 B.粉刺性乳痈，余毒未清证

    C.乳痨，气滞痰凝证   D.乳痨，正虚邪恋证

    E.乳痨，阴虚痰热证

11.某患者，女，30 岁，产后 2 年。3 个月前右乳外上象限出现肿块，边界不清，推之可动，无疼痛。近来右乳肿块渐增大，1 周前右乳肿块变软，局部皮色暗红，破溃后脓水稀薄，夹有败絮状物质；伴面色㿠白，神疲乏力，食欲不振；舌淡，苔薄白，脉虚无力。考虑的治疗方剂是（　　）

    A.开郁散合消疬丸   B.托里消毒散   C.透脓散

    D.六味地黄丸合清骨散   E.五味消毒饮

12.某患者，女，30 岁。两乳房胀痛已四年余，常随喜怒消长。查体两乳可及散在结节及条索样肿块，质地中等，轻度压痛；伴有胸闷胁胀，善郁易怒，心烦口苦；苔薄黄，脉弦滑。其中医诊断及证型考虑为（　　）

    A.乳癖，冲任失调证   B.乳痨，肝郁痰凝证   C.乳癖，肝郁痰凝证

    D.乳痨，冲任失调证   E.乳核，肝郁痰凝证

13.某患者，女，45 岁。双乳肿块疼痛十余年。平素体弱，神疲倦怠，短气乏力，腰膝酸软，畏寒肢冷，月经失调。查双乳腺体增厚，多个象限可触及片块结节，质韧，活动可，与皮肤无粘连，压痛，挤压乳头有少量清水样溢液。舌淡苔白，脉沉细。其中医诊断及证型考虑为（　　）

    A.乳癖，冲任失调证   B.乳痨，肝郁痰凝证   C.乳岩，正虚毒恋证

D. 乳核，血瘀痰凝证　　　　　E. 乳痨，肝肾不足证

14. 某患者，女，8 岁。发现右乳晕下扁圆形肿块 1 个月，约 1.5cm×1.5cm，质地中等，边界清楚，活动良好，局部轻度胀感。应考虑为（　　　）

　　　A. 乳痈　　　　　　　　　　　B. 乳疬　　　　　　　　C. 乳岩

　　　D. 乳核　　　　　　　　　　　E. 乳痨

15. 某患者，男，70 岁。右乳晕下肿块 3 个月，轻度胀痛。查体见右乳增大，乳晕下触及扁平肿块，直径约 2.5cm，质地中等，边缘清楚，活动良好，局部有轻度压痛。患者自述有前列腺肥大病史，相关药物治疗多年。应考虑为（　　　）

　　　A. 乳痈　　　　　　　　　　　B. 乳岩　　　　　　　　C. 乳疬

　　　D. 乳核　　　　　　　　　　　E. 乳痨

16. 某患者，男，65 岁。有肝硬化病史。半年前出现双侧乳房肿大，胀痛，口服抗生素未见减轻。现双乳外观如成年女性大小，有胀痛；伴畏寒肢冷，腰膝酸软。查双乳晕后均触及 3cm×3cm 大小的肿块，质韧，推之活动，腋下未及肿大淋巴结。舌淡苔白，脉沉细。请给出中医诊断及证型（　　　）

　　　A. 乳癖，冲任失调证　　　　B. 乳核，血瘀痰凝证　　　C. 乳岩，正盛毒恋证

　　　D. 乳疬，肾气亏虚证　　　　E. 乳痨，肝肾不足证

17. 某患者，男，71 岁。诉双侧乳房胀痛伴乳晕肿块半个月。性情急躁，遇事易怒，胸胁牵痛。查体乳房肿块约 1.5cm×1.5cm，质韧，边界清楚，触痛明显；舌红，苔白，脉弦。首选的代表方剂是（　　　）

　　　A. 逍遥蒌贝散　　　　　　　B. 左归丸加小金丹　　　C. 右归丸加小金丹

　　　D. 神效瓜蒌散合开郁散　　　E. 四君子汤合知柏地黄丸

18. 某患者，女，25 岁。右乳肿块 2 年，初起肿块如花生粒大小，逐渐增大。近期伴乳房坠胀疼痛，胸闷叹息，烦躁易怒，月经不调。查右乳外侧肿块呈圆形，直径约 2cm，质中，表面光滑，推之活动，无压痛。舌暗红苔薄，脉弦涩。其中医治疗主方应为（　　　）

　　　A. 逍遥蒌贝散　　　　　　　B. 六味地黄汤合清骨汤　　C. 柴胡清肝汤

　　　D. 开郁散合消疬丸　　　　　E. 逍遥散合桃红四物汤

19. 某患者，女，22 岁。2 天前洗澡时发现左乳一肿块，无明显疼痛，查体左乳外上象限肿块，大小约 1.5cm×1.5cm，质地中等，边界清楚，表面光滑，推之活动，与皮肤无粘连，双腋下未触及肿大淋巴结。B 超检查可见肿块边界清楚，有包膜，内部回声分布均匀。舌质正常，苔薄白，脉弦。首先考虑的诊断是（　　　）

　　　A. 乳核　　　　　　　　　　　B. 乳疬　　　　　　　　C. 乳癖

　　　D. 乳岩　　　　　　　　　　　E. 乳衄

20. 某患者，女，45 岁。左乳头单孔血性溢液 2 周。自觉头晕乏力，心悸多梦，纳差，乳房无疼痛不适。查左乳头中央乳孔有血痂，乳晕下可扪及 0.8cm×0.5cm 肿块，质韧，无压痛，与皮肤无粘连，按压肿块时自中央乳孔流出血性液体。其中医诊断及治疗原则应为（　　　）

A. 乳癖，药物治疗　　　　B. 乳衄，手术治疗

C. 粉刺性乳痈，药物治疗　D. 乳痨，手术治疗　　　E. 乳核，手术治疗

21. 某患者，女，35 岁。双乳头多孔清水样溢液 1 年。平素双乳经前时有胀痛，经后痛减。查挤压双乳头多孔溢液，清水样，双乳外上象限有散在结节感，质韧，轻压痛，与皮肤无粘连。其中医诊断应为（　　）

A. 乳衄　　　　　　　　B. 乳漏　　　　　　　C. 粉刺性乳痈

D. 乳痨　　　　　　　　E. 乳癖

22. 某患者，女，48 岁。发现右乳肿块 1 周，无明显疼痛。查体右乳外上象限肿块约 3cm×3cm，质地偏硬，边界欠清，活动欠佳，双侧锁骨上及腋下未触及肿大淋巴结。乳房钼靶 X 线摄片见右乳外上象限一致密的肿块阴影，形状不规则，边缘呈毛刺状或结节状。首先考虑的诊断是（　　）

A. 乳核　　　　　　　　B. 乳痨　　　　　　　C. 乳癖

D. 乳岩　　　　　　　　E. 乳衄

23. 某患者，女，42 岁。发现左乳肿块 1 周。查体左乳内下象限肿块约 2.5cm×2.5cm，质地偏硬，边界欠清，活动欠佳。乳房钼靶 X 线摄片见左乳内下象限一密度增高的肿块影，边界不规则，其内见细小成堆的钙化点。该患者平素性情急躁，胸闷胁胀。苔薄，脉弦。应辨证为（　　）

A. 邪毒旁窜证　　　　　B. 正虚毒盛证　　　　C. 冲任失调证

D. 肝郁痰凝证　　　　　E. 气血两亏证

24. 某患者，女，48 岁。右乳肿块 4 个月，逐渐增长，无疼痛。查体见右乳外上象限局部皮肤凹陷，可触及肿块约 4cm×5cm 大小，质硬，表面不平，与皮肤粘连，无压痛，右腋下可触及肿大淋巴结，质韧，活动差。考虑其中西医诊断为（　　）

A. 乳癖，双乳乳腺增生病

B. 乳核，右乳腺纤维腺瘤

C. 乳岩，右乳癌

D. 粉刺性乳痈，右乳浆细胞性乳腺炎

E. 乳痨，右乳房结核

25. 某患者，女，52 岁。2 个月前行左乳改良根治术，病理示左乳浸润性导管癌。术后行常规化疗，化疗过程中该患者食欲不振，神疲肢软，恶心欲呕。舌淡，苔薄，脉细弱。首先考虑的证型是（　　）

A. 脾虚胃弱证　　　　　B. 气阴两虚证　　　　C. 冲任失调证

D. 气血两亏证　　　　　E. 正虚毒盛证

26. 某患者，女，48 岁。左乳改良根治术后 2 年，对侧乳房皮肤结节，质硬不移，穿刺病理示转移性腺癌。患者形体消瘦，神疲乏力。舌紫，苔薄黄，脉弱无力。治疗宜首选（　　）

A. 健脾和胃，理气散结　B. 益气健脾，清利痰湿　C. 调补气血，解毒散结

D. 调摄冲任，理气散结　E. 以上均不是

27. 某患者，女，60岁。发现右乳肿块5年，曾行右乳肿块穿刺提示右乳浸润性癌，患者因害怕拒绝治疗，右乳肿块逐渐扩大并破溃，渗流血水，剧痛。伴精神萎靡，面色晦暗，心悸失眠。舌紫或有瘀斑，苔黄，脉弱无力。首先考虑的证型是（　　　）

  A. 脾虚胃弱证　　　　　　B. 气阴两虚证　　　　　　C. 冲任失调证
  D. 气血两亏证　　　　　　E. 正虚毒盛证

（三）B₁ 型题

  A. 肝、肾　　　　　　　　B. 肝、脾　　　　　　　　C. 肝、胃
  D. 脾、肾　　　　　　　　E. 脾、胃
1. 女子乳头和乳房分属的经络是（　　　）
2. 男子乳头和乳房分属的经络是（　　　）

  A. 垫棉法　　　　　　　　B. 熏洗法　　　　　　　　C. 烙法
  D. 砭镰法　　　　　　　　E. 针灸法
3. 治疗乳房部袋脓可选用（　　　）
4. 治疗乳房部窦道可选用（　　　）

  A. 肝气郁结　　　　　　　B. 肾气亏虚　　　　　　　C. 胃热蕴结
  D. 肝郁乘脾　　　　　　　E. 外邪侵袭
5. 妇女产后饮食不节，多食辛辣甘甜易致（　　　）
6. 妇女产后体虚多汗，露胸哺乳易致（　　　）

  A. 乳衄　　　　　　　　　B. 乳漏　　　　　　　　　C. 乳岩
  D. 乳痨　　　　　　　　　E. 传囊乳痈
7. 乳痈溃后脓液波及其他乳络，可能形成（　　　）
8. 乳痈溃后乳汁自疮口溢出，可能形成（　　　）

  A. 乳房僵块　　　　　　　B. 乳漏　　　　　　　　　C. 传囊乳痈
  D. 乳发　　　　　　　　　E. 袋脓
9. 乳痈治疗过用寒凉中药，会形成（　　　）
10. 乳痈溃后脓出不畅，会形成（　　　）

  A. 乳痈　　　　　　　　　B. 乳疬　　　　　　　　　C. 乳痨
  D. 乳核　　　　　　　　　E. 乳岩
11. 因阴虚痰凝而形成的乳房疾病，常见的是（　　　）
12. 因肝胃郁热而形成的乳房疾病，常见的是（　　　）

A. 乳痈　　　　　　　　B. 乳癖　　　　　　　　C. 乳岩

D. 乳疬　　　　　　　　E. 乳痨

13. 乳房肿块化脓破溃后脓液稠厚，夹有乳汁溢出，易溃易敛的疾病是（　　　）

14. 乳房肿块化脓破溃后脓液呈败絮样，易形成潜行性窦道的是（　　　）

A. 结核杆菌　　　　　　B. 绿脓杆菌　　　　　　C. 幽门螺旋菌

D. 肺炎球菌　　　　　　E. 金黄色葡萄球菌

15. 导致乳痨发生的主要致病菌是（　　　）

16. 导致乳痈发生的主要致病菌是（　　　）

A. 内吹乳痈　　　　　　B. 粉刺性乳痈　　　　　C. 外吹乳痈

D. 不乳儿乳痈　　　　　E. 乳发

17. 发生在哺乳期的乳痈称（　　　）

18. 发生在妊娠期的乳痈称（　　　）

A. 20～25 岁　　　　　B. 30～40 岁　　　　　C. 20～40 岁

D. 40～60 岁　　　　　E. 60 岁以上

19. 乳核的好发年龄是（　　　）

20. 乳岩的好发年龄是（　　　）

A. 炎性疾病　　　　　　B. 良性增生性疾病　　　C. 良性肿瘤

D. 恶性肿瘤　　　　　　E. 以上都不是

21. 乳癖属于乳房的（　　　）

22. 乳核属于乳房的（　　　）

A. 乳疬　　　　　　　　B. 乳痨　　　　　　　　C. 乳癖

D. 乳发　　　　　　　　E. 乳痈

23. 乳中结核，形如鸡卵，表面光滑，推之移动的单发肿块，多考虑为（　　　）

24. 男性，50 岁，乳房肥大，乳晕后方中央有扁圆形肿块，轻压痛，多考虑为（　　　）

（四）X 型题

1. 与乳房疾病有密切关系的经络是（　　　）

A. 肝　　　　　　　　　B. 肺　　　　　　　　　C. 胃

D. 肾　　　　　　　　　E. 冲任

2. 乳房触诊的正确检查方法是（　　　）

A. 先检查患侧乳房，再检查健侧乳房

    B. 先检查健侧乳房，再检查患侧乳房

    C. 须用手指抓捏检查

    D. 须四指并拢检查

    E. 以指腹平放乳房上触摸

3. 导致初产妇乳汁郁积的原因有（　　　　）

    A. 乳头内陷　　　　　　　　B. 乳汁过少　　　　　　　C. 哺乳不当

    D. 断乳过晚　　　　　　　　E. 乳头破损

4. 急性化脓性乳腺炎的常见致病菌有（　　　　）

    A. 金黄色葡萄球菌　　　　　B. 白色葡萄球菌　　　　　C. 肺炎克雷伯菌

    D. 链球菌　　　　　　　　　E. 结核杆菌

5. 好发于哺乳期妇女的乳房疾病有（　　　　）

    A. 乳核　　　　　　　　　　B. 乳痈　　　　　　　　　C. 乳发

    D. 乳癖　　　　　　　　　　E. 炎性乳癌

6. 乳房脓肿切开引流常选用的切口有（　　　　）

    A. 乳晕处"＋"字形切口　　B. 乳房部横向切口　　　　C. 乳房部放射状切口

    D. 乳晕部弧形切口　　　　　E. 乳房下切迹"＋"字形切口

7. 粉刺性乳痈的临床表现包括（　　　　）

    A. 乳头内陷　　　　　　　　B. 乳房肿块　　　　　　　C. 乳漏

    D. 寒战高热　　　　　　　　E. 破溃流脓

8. 可能形成乳漏的疾病有（　　　　）

    A. 乳痈　　　　　　　　　　B. 乳发　　　　　　　　　C. 粉刺性乳痈

    D. 乳痨　　　　　　　　　　E. 乳衄

9. 乳痨的临床特点有（　　　　）

    A. 初起肿块状如梅李　　　　B. 肿块界清，活动度大

    C. 脓液稀薄，夹有败絮样物　D. 局部形成潜形性空腔　　E. 反复发作，形成乳漏

10. 乳癖肿块的特点是（　　　　）

    A. 大小不等　　　　　　　　B. 形态不同　　　　　　　C. 边界不清

    D. 质地坚硬　　　　　　　　E. 位置固定

11. 乳癖肿块常见的形态有（　　　　）

    A. 条索　　　　　　　　　　B. 片块　　　　　　　　　C. 结节

    D. 扁平　　　　　　　　　　E. 砂粒

12. 乳核的临床表现是（　　　　）

    A. 多发于青年女性　　　　　B. 肿块多呈圆形或椭圆形　C. 肿块推之活动度差

    D. 肿块与皮肤无粘连　　　　E. 肿块大小与月经有关

13. 可引起乳衄的疾病有（　　　　）

    A. 乳房结核　　　　　　　　B. 乳腺增生病　　　　　　C. 乳腺纤维腺瘤

    D. 乳腺癌　　　　　　　　　E. 乳腺导管内乳头状瘤

14.乳房疾病常用的外治方法有（　　　）

    A. 外敷法　　　　　　　　B. 拖线法　　　　　　　C. 砭镰法

    D. 熏洗法　　　　　　　　E. 针灸法

二、填空题

1. 乳房位于胸前第 2～6 肋骨水平之间，分乳房、乳晕、_____、_____ 等四部分。

2. "男子乳头属肝，乳房属 _____；女子乳头属肝，乳房属 _____。"

3. 乳痈发生于哺乳期的称为外吹乳痈，发生于妊娠期的称为 _____，在非哺乳期和非妊娠期发生的称为 _____。

4. 外吹乳痈总因 _____ 或 _____，引起乳汁郁积，乳络闭阻，气血瘀滞，热盛肉腐而成脓。

5. 乳痈的内治原则是 _____、_____。

6. 乳痈患者脓肿形成后的外治方法应以切开排脓为要，脓肿在乳房部做 _____ 切口、乳晕部脓肿可在乳晕旁做 _____ 切口。

7. 乳发是发生在乳房部且容易腐烂坏死的急性化脓性疾病，其病变范围较乳痈大，相当于西医学的乳房部蜂窝织炎或 _____。

8. 粉刺性乳痈是发生于非哺乳期和非妊娠期妇女的慢性化脓性乳腺疾病，相当于西医学的 _____、_____、乳腺导管扩张症等。

9. 粉刺性乳痈临床表现复杂多样，常见 _____、_____、瘘管形成。

10. 乳痨是乳房部的慢性化脓性疾病，又名乳痰，相当于西医学的 _____。

11. 乳漏治疗的关键是要了解 _____ 的走向及分支情况，以外治为主，内治起辅助作用。

12. 乳癖是乳腺组织的既非炎症也非肿瘤的良性增生性疾病，相当于西医学的 _____。

13. 乳癖的主要临床症状为乳痛和肿块，两者与 _____ 及情志变化密切相关。

14. 治疗乳癖的要点为 _____ 和 _____。

15. 在临床上，乳癖最常见的两个证型为 _____ 和 _____。

16. 男、女儿童或老年男性在乳晕部出现疼痛性结块，中医学称之为 _____。

17. 老年男性发生乳疬的病因病机主要是 _____。

18. 乳岩的发病是情志失调、饮食失节、冲任不调或先天禀赋不足引起机体 _____、脏腑失和而发病。

19. 早期诊断是乳腺癌治疗的关键，原则上以 _____ 治疗为主。

20. 乳衄肝火偏旺证代表方为 _____，脾虚失统证代表方为 _____。

三、简答题

1. 简述乳房与脏腑经络的关系。

2. 简述乳房疾病的辨证要点。

3. 简述乳房望诊的主要内容。

4. 简述乳房触诊的正确方法。

5. 简述乳痈的主要病因。

6. 乳痈有哪些变证?

7. 乳痈辨证内治分为哪些证型? 简述治法及主方。

8. 简述乳痈热毒炽盛证的证候、治法及代表方。

9. 乳痈初起的外治方法有哪些?

10. 乳痈脓成后如何选择切口排脓?

11. 简述粉刺性乳痈的临床特点。

12. 乳痨溃后的主要临床特点有哪些?

13. 乳癖疼痛的特点是什么?

14. 简述乳癖的病因病机。

15. 乳癖辨证内治分为哪些证型? 简述治则及代表方。

16. 乳癖肿块的特点是什么?

17. 乳疬的发病原因有哪些?

18. 乳疬乳房肿块的特点是什么?

19. 乳核的主要临床表现是什么?

20. 乳岩的发病原因及临床表现有哪些?

四、问答题

1. 乳房触诊时应注意哪些问题?

2. 乳房疾病常见的内治方法、适应证及代表方剂有哪些?

3. 粉刺性乳痈应与哪些疾病相鉴别? 鉴别要点是什么?

4. 化脓性乳房疾病和肿块性乳房疾病的内治有何异同?

5. 乳房疾病外治中如何运用垫棉法?

6. 乳漏的治疗原则及常用外治方法有哪些?

7. 乳癖与乳核在乳房肿块方面有何区别?

8. 临床治疗乳癖常用的辨证论治方法有哪些?

9. 乳癖、乳岩与粉刺性乳痈的肿块期如何鉴别诊断?

10. 乳头溢液如何鉴别诊断?

五、病例分析题

1. 某患者,女,25 岁。

主诉:产后两月余,左乳结块疼痛 10 天。

现病史:患者产后两月余,10 天前出现左乳结块疼痛,乳汁排出不畅,伴恶寒发热,曾口服西药治疗,但结块未消散,疼痛日重。现左乳外侧结块约 6cm×6cm×4cm 大小,表皮剥脱,皮色红,肤温高,结块中央变软,压痛明显,体温最高 39.5℃。舌质红，苔黄腻，脉洪数。

检查：血常规示 WBC 14×109/L。

问题：

（1）该患者的中、西医诊断，中医证型是什么？

（2）本病需与哪些疾病做鉴别诊断？

（3）本病成脓期的临床表现是什么？如何确定肿块已成脓？

（4）针对本例患者，宜采取的治法、方药有哪些？（包含外治法）

（5）切开排脓应注意哪些问题？若切开处理不当，可出现哪些变证？

2. 某患者，女，35 岁。

主诉：右乳红肿疼痛 2 周。

现病史：患者 2 周前突然右侧乳晕处出现肿块，轻度疼痛，肿块日渐增大，无发热。患者平素右乳头孔常有脂渣样分泌物排出。现右乳头内侧乳晕处可触及一肿块，大小约 3cm×3cm，皮色发红，皮温略高，质地偏硬，边界欠清，活动度差，轻压痛，与皮肤粘连（＋）。双侧腋下未触及肿大淋巴结。

乳房超声：右乳 9 ～ 10 点间 2.6cm×3cm 低回声。

问题：

（1）该患者的中医诊断、辨证分型是什么？

（2）该患者可能的西医诊断有哪些？

（3）本病需与哪些疾病做鉴别诊断？

（4）试述本病证的治疗原则和主方，包括主要的药物。

（5）简述该患者的外治方法。

3. 某患者，女，38 岁。

主诉：双乳肿块伴疼痛 2 年。

现病史：2 年来患者月经前或情绪激动时觉双乳肿块增大变硬，疼痛加剧，月经后症状减轻。平素烦躁易怒，胸闷胁胀，心烦口苦，失眠多梦。现双乳外上象限可触及片块样结节，质韧，压痛。舌红苔薄黄，脉弦滑。

问题：

（1）该患者的西医、中医诊断是什么？

（2）该患者辨证分型是什么？请陈述辨证分析。

（3）本病需与何疾病做鉴别诊断？鉴别要点是什么？

（4）试述本病证内治的治疗原则和主方，包括主要的药物。

（5）简述该病乳房疼痛的特点。

参考答案

一、选择题

（一）A₁ 型题

1.C　2.B　3.A　4.C　5.B　6.D　7.E　8.A　9.C　10.C　11.A　12.D　13.C　14.C
15.B　16.D　17.A　18.B　19.A　20.B　21.C　22.C　23.D　24.A　25.C　26.D
27.D　28.C　29.B　30.A　31.A　32.B　33.B　34.E　35.D　36.D　37.C　38.D
39.C　40.D

（二）A₂ 型题

1.C　2.B　3.A　4.B　5.C　6.C　7.A　8.B　9.C　10.E　11.B　12.C　13.A　14.B
15.C　16.D　17.A　18.E　19.A　20.B　21.E　22.D　23.D　24.C　25.A　26.C
27.E

（三）B₁ 型题

1.C　2.A　3.A　4.A　5.C　6.E　7.E　8.B　9.A　10.E　11.C　12.A　13.A　14.E
15.A　16.E　17.C　18.A　19.A　20.D　21.B　22.C　23.C　24.A

（四）X 型题

1.ACDE　2.BDE　3.ACE　4.ABD　5.BCE　6.CD　7.ABCE　8.ABCD
9.ACDE　10.ABC　11.ABCDE　12.ABD　13.BDE　14.ABDE

二、填空题

1. 乳络；乳囊。
2. 肾；胃。
3. 内吹乳痈；不乳儿乳痈。
4. 肝郁胃热；风热毒邪侵袭。
5. 疏肝清胃；和营通乳。
6. 放射状；弧形。
7. 乳房坏疽。
8. 浆细胞性乳腺炎；肉芽肿性乳腺炎。
9. 乳头溢液；乳房肿块。
10. 乳房结核。
11. 瘘管。
12. 乳腺增生病。

13. 月经周期。

14. 止痛；消块。

15. 肝郁痰凝证；冲任失调证。

16. 乳病。

17. 肾气不足；肝失所养。

18. 阴阳平衡失调。

19. 手术。

20. 丹栀逍遥散；归脾汤。

三、简答题

1. 答：脏腑的盛衰与乳房的生理病理关系密切。其中主要和肾、脾胃及肝关系密切。经络与肝经、胃经、肾经及冲、任二脉息息相关。若脏腑功能失常，或经脉闭阻不畅，冲任失调，均可导致乳房疾病发生。

2. 答：乳房疾病辨证要点主要包括肝胃郁热、肝气郁结、肝肾不足、阴虚痰凝等。

3. 答：乳房视诊要注意乳房的形状、大小是否对称；乳房表面有无突起或凹陷；乳头有无内缩或抬高；乳房皮肤有无发红、水肿或橘皮样、湿疹样改变等；乳房浅表静脉是否怒张等。

4. 答：乳房部体检应先检查健侧乳房，再检查患侧，触诊时四指并拢，以指腹平放乳上轻柔触摸，先触按整个乳房，再按一定顺序触按乳房的四个象限，继而触按乳晕部，挤压乳头注意有无溢液。最后触摸腋窝及锁骨上、下区域淋巴结。

5. 答：乳痈的病因病机：①中医学认为，本病因肝郁胃热，或夹风热毒邪侵袭，引起乳汁淤积，乳络闭阻，气血瘀滞，热盛肉腐而成脓。②西医学认为，本病多因产后乳汁淤积，或乳头破损，细菌沿淋巴管、乳管侵入乳房，继发感染而成。

6. 答：初起大量使用抗生素或过用寒凉中药，导致乳房局部结块质硬，迁延数月难消；若邪热盛则可发展为乳发、乳疽，甚至出现热毒内攻脏腑的危象；若脓出肿痛不减，身热不退，可能形成袋脓；脓液旁侵形成传囊乳痈；若乳汁从疮口溢出，或疮口脓水淋漓，久不收口，则为乳漏。

7. 答：乳痈辨证内治可分为：①肝胃郁热证。治法：疏肝清胃，通乳消肿。代表方：瓜蒌牛蒡汤加减。②热毒炽盛证。治法：清热解毒，托里透脓。代表方：五味消毒饮合透脓散加减。③正虚邪滞证。治法：益气和营，托毒生肌。代表方：托里消毒散加减。④气血凝滞证。治法：疏肝活血，温阳散结。代表方：四逆散加鹿角片、桃仁、丹参等。

8. 答：证候：乳房肿痛加重，结块增大，皮肤焮红灼热，继之结块中软应指，或脓出不畅，红肿热痛不消；伴壮热不退，口渴喜饮，便秘溲赤；舌质红，苔黄腻，脉洪数。治则：清热解毒，托里透脓。代表方：五味消毒饮合透脓散加减。

9. 答：乳痈初期乳汁淤积，乳房肿痛结块，可用热敷加乳房按摩以疏通乳络。可用金黄散或玉露散外敷，或用鲜菊花叶、蒲公英、仙人掌去刺捣烂外敷。

10. 答：乳痈成脓后应在波动感及压痛最明显处及时切开排脓，切口应按乳络方向，切口位置应选择脓肿稍低处。一般乳房部脓肿沿乳络方向做放射状切口或循皮纹切开，乳晕部脓肿宜在乳晕旁做弧形切口，乳房后位脓肿宜在乳房下方皱折处做弧形切口。

11. 答：粉刺性乳痈多在非哺乳期或非妊娠期发病，常有乳头凹陷或溢液，化脓溃破后脓中夹有粉刺样物质，易反复发作，形成瘘管，经久难愈，全身炎症反应较轻。

12. 答：乳痨脓肿溃破后，可形成单个或数个溃疡，脓出稀薄，夹有败絮样物，局部形成潜行性空腔或窦道；伴身体瘦弱、潮热盗汗、食欲减退、神疲乏力等全身症状。

13. 答：乳癖患者乳房疼痛以胀痛为主，可有刺痛或牵拉痛。疼痛常在月经前加剧，经后减轻，或疼痛随情绪波动而变化，痛甚者不可触碰，行走活动时也有乳痛。乳痛主要以乳房肿块处为甚，常涉及胸胁或肩背部。有些患者还伴乳头疼痛和作痒，乳痛重者影响工作和生活。

14. 答：乳癖的病因病机为：①由于情志不遂，久郁伤肝，或受到精神刺激，致肝气郁结，气机阻滞乳房，经络阻塞不通，引起乳房疼痛；肝气郁久化热，灼津为痰，气滞、痰凝、血瘀，即可形成乳房肿块。②因肝肾不足，冲任失调，使气血瘀滞；或脾肾阳虚，痰湿内结，经脉阻塞而致乳房结块、疼痛、月经不调。

15. 答：乳癖辨证内治可分为：①肝郁痰凝证。治则为疏肝解郁，化痰散结。代表方为逍遥蒌贝散。②冲任失调证。治则为调摄冲任，和营散结。代表方为二仙汤合四物汤。

16. 答：乳癖的乳房肿块可发生于单侧或双侧，大多位于乳房的外上象限，也可见于其他象限。肿块的质地中等或硬韧，表面光滑或呈颗粒状，活动度好，大多伴有压痛。肿块的大小不一，直径一般是 1 ～ 2cm，大者可超过 3cm。肿块的形态常可分为片块型、结节型、混合型和弥漫型。乳房肿块可于经前期增大变硬，经后稍见缩小变软。

17. 答：乳疬的发病原因，中医学认为：①男子由于肾气不充，肝失所养，女子因冲任失调，气滞痰疑所致。②中老年男性发病多因年高肾亏，或房劳伤肾，虚火自炎，或情志不畅，气郁化火，炼津成痰，导致痰火互结而成。西医学认为，本病与性激素代谢有关。

18. 答：乳房稍大或肥大，乳晕下有扁圆形肿块，一般发生于一侧，也可见于双侧，质地中等，边缘清楚，活动良好，局部有轻度压痛或胀痛感。

19. 答：乳核多发于 20 ～ 25 岁女性，肿块常单个发生，也可见多个在单侧或双侧乳房内同时出现或先后出现。肿块呈圆形或椭圆形，大小不一，边界清楚，质地坚实，表面光滑，与周围组织无粘连，活动度大。一般无疼痛感，生长缓慢。

20. 答：乳岩的发病是因情志失调、饮食失节、冲任不调或先天禀赋不足，引起机体阴阳平衡失调、脏腑失和所致。初期临床表现为乳房部出现无痛性肿块、边界不清，质地坚硬，表面不光滑，推之不移，常与皮肤粘连。晚期乳房肿块溃烂，凹似岩穴，凸如泛莲，恶臭难闻。

四、问答题

1. 答：①发现乳房内有肿块时，应注意肿块的位置、数目、形状、大小、质地、边界、表面情况、活动度及有无压痛。②肿块是否与皮肤粘连，可用手指轻轻提起肿块附近的皮肤，以确定有无粘连。③检查乳房的时间最好选择在月经来潮的第 7 ～ 10 天，因为这段时间是乳房生理最平稳时期，如有病变容易被发现。④确定肿块的性质还需要结合年龄、病史及其他辅助检查结果。

2. 答：①疏风解表法：适用于乳痈、乳发等初起证属邪阻经络，营卫不和者。方选瓜蒌牛蒡汤、银翘散等。②疏肝清热法：适用于乳痈、粉刺性乳痈等证属肝郁化热者。方选内疏黄连汤、柴胡清肝散等。③扶正托毒法：适用于乳痈、乳痨、乳漏、乳岩等证属气血两虚，不能托毒外出，或脓虽外泄却难以生肌收口者。方选托里透脓汤、托里消毒散、香贝养荣汤等。④解郁化痰法：适用于乳癖、乳岩等证属肝失疏泄、痰气互结者。方选开郁散、逍遥蒌贝散、小金丹等。⑤调摄冲任法：适用于乳疬、乳癖等证属肝肾不足、冲任失调者。方选二仙汤、右归饮、六味地黄丸等。⑥滋阴化痰法：适用于乳痨证属肺肾阴虚、痰火凝结者。方选消痨方、清骨散、六味地黄丸等。

3. 答：①与乳岩相鉴别：粉刺性乳痈在急性炎症期易误诊为炎性乳腺癌。炎性乳腺癌多见于妇女妊娠期及哺乳期，乳房迅速增大，发热，皮肤呈红色或紫红色弥漫性肿胀，无明显肿块，同侧腋窝淋巴结明显肿大，质硬固定。病变进展迅速，预后不良，甚至于发病后数周死亡。②与乳衄相鉴别：粉刺性乳痈的溢液性质多为浆液性，也可为乳汁样、脓血性，夹杂有粉渣样或油脂样物，后者乳头溢液多呈血性及淡黄色液体，或在乳晕部触到绿豆大小圆形肿块，但无乳头凹陷畸形，乳窍无粉刺样物排出，肿块不会化脓。③与乳晕部痈或疖相鉴别：粉刺性乳痈在急性期局部有红肿疼痛等炎症反应，常误诊为乳晕部一般痈或疖，根据素有乳头凹陷，反复发作的炎症及切开排脓时脓液中夹有脂质样物等特点，可与发生在乳晕部痈或疖相鉴别。乳晕部痈或疖的病位较为浅显，化脓较快，通常脓出易愈。

4. 答：化脓性乳房疾病多由乳头破碎或凹陷畸形、感染邪毒，或嗜食厚味，脾胃积热，或情志内伤，肝气不舒，以致乳汁淤积，排泄障碍，或痰浊壅滞，郁久化热，热胜肉腐而成脓肿。治疗方法：①疏风解表法，适用于乳痈、乳发等初起证属邪阻经络、营卫不和者，选方瓜蒌牛蒡汤、银翘散等；②疏肝清热法，适用于乳痈、粉刺性乳痈等证属肝郁化热者，选方内疏黄连汤、柴胡清肝散等；③扶正托毒法，适用于乳痈、乳痨、乳漏等证属气血两虚，不能托毒外出者，选方托里透脓汤、托里消毒散、香贝养荣汤、归脾汤等；④滋阴化痰法，适用于乳痨证属肺肾阴虚、痰火凝结者，选方消痨丸、六味地黄汤、清骨散等。

肿块性乳房疾病多因忧思郁怒，肝脾受损，气滞痰凝，或肝肾不足，冲任失调，气血运行失常，导致气滞、血瘀、痰凝阻滞乳络而成。治疗方法：①解郁化痰法，适用于乳癖、乳岩等证属肝失疏泄、痰气互结者，选方开郁散、逍遥蒌贝散、小金丹等；②调摄冲任法，适用于乳疬、乳癖等证属肝肾不足、冲任失调者，选用二仙汤、右归饮、六味地黄丸等。

5. 答：垫棉法是用棉花或纱布折叠成块以衬垫疮部的一种辅助疗法。它是借着加压的力量，使溃疡的脓液不致发生潴留，或使过大的溃疡空腔皮肤与新肉得以黏合而达到愈合的目的。化脓性乳房疾病如乳痈、粉刺性乳痈、乳痨等在脓肿溃破后脓出不畅有袋脓的，或疮孔窦道形成而脓水不易排尽的，或溃疡脓腐已尽，新肉已生，但皮肉一时不能黏合的，都可以配合使用垫棉法促进疮腔窦道愈合。

6. 答：乳漏治疗的关键是要了解漏管管道的走向及其分支情况，以外治为主，内治起辅助作用，但乳痨所致的乳漏应配合抗结核药物治疗。

常用外治法有：①腐蚀法：先用提脓祛腐药，如八二丹或七三丹药捻，外敷红油膏。脓尽后改用生肌散、生肌玉红膏，使创面从基底部长起。②垫棉法：适用于疮口漏乳不止和乳房部脓腐脱尽后，促进疮口愈合。③切开疗法：适用于浅层漏管及腐蚀法失败者，切开后创面用药同腐蚀法。④挂线疗法：适用于深层漏管，常配合切开疗法。

7. 答：乳癖肿块可发生于单侧或双侧乳房，大多位于外上象限，也可见于其他象限。肿块质地中等或硬韧，表面光滑或呈颗粒状，活动度好，多伴压痛，大小不一，可有片块型、结节型、混合型、弥漫型等不同形态。肿块可于经前增大变硬，经后稍见缩小变软。

乳核肿块常单个发生，也可见多个单侧或双侧乳房内同时或先后出现，形状呈圆形或椭圆形，直径多在 0.5 ～ 5cm 之间，边界清楚，质地坚实，表面光滑，活动度大，一般无疼痛，生长缓慢，妊娠期可迅速增大。

8. 答：止痛与消块是治疗本病之要点。临床常见证型有：①肝郁痰凝证。多见于青壮年妇女，乳房肿块，质韧不坚，胀痛或刺痛；症状随喜怒消长；伴有胸闷胁胀，善郁易怒，失眠多梦，心烦口苦；苔薄黄，脉弦滑。采用疏肝解郁、化痰散结的治疗方法，常用逍遥蒌贝散加减。②冲任失调证。多见于中年妇女，乳房肿块月经前加重，经后减缓，乳房疼痛较轻或无疼痛；伴有腰酸乏力，神疲倦怠，月经失调，量少色淡，或闭经；舌淡，苔白，脉沉细。采用调摄冲任、和营散结的治疗方法，常用二仙汤合四物汤加减。

9. 答：乳癖为大小不等的结节状或片块状肿块，边界不清，质地柔韧，常为双侧性。肿块和皮肤不粘连，多伴压痛。可于经前增大变硬，经后缩小变软。

一般类型的乳岩乳房肿块多无疼痛，逐渐长大，肿块质地坚硬，表面高低不平，边界不整齐，常与皮肤粘连，活动度差，患侧淋巴结可肿大，后期溃破呈菜花样。

粉刺性乳痈的乳房肿块往往起病突然，发展迅速，伴有刺痛或钝痛。肿块多位于乳晕部，常伴有乳头先天性凹陷。初起肿块形状不规则，质地硬韧，表面可呈结节样，边界欠清，有的乳房皮肤水肿，呈橘皮样变，此时易与乳腺癌混淆。继则肿块局部可出现红肿热痛，形成脓肿，溃破后容易形成窦道，与乳孔相通。

10. 答：引起乳衄的疾病有多种，如乳腺导管内乳头状瘤、乳腺癌、乳腺增生病等。

导管内乳头状瘤所引起乳衄，乳头溢出血性液体常为间歇性、自发性，或仅在内衣上见有棕黄色血迹。有的乳晕部能摸到豆大圆形肿物，质地较软，不与皮肤粘连，推之活动。压迫肿物时，常可见从乳头内溢出血性或黄色液体。多无明显痛感，仅少数当肿块较大而阻塞输乳管或因积血不易排出时，可出现疼痛。

乳腺癌所引起的乳衄，其溢液多为单侧单孔，常伴明显肿块，且多位于乳晕区以外，肿块质地坚硬，活动度差，表面不光滑。溢液涂片细胞学检查可找到癌细胞。

乳癖部分患者可伴有乳头溢液，常为双侧多孔溢液，以浆液性为多，血性较少，且有乳房肿块，并有周期性乳房疼痛等症。

乳腺导管内窥镜、乳腺导管造影及乳头分泌物细胞学检查有助于诊断。

五、病例分析题

1.答：（1）中医诊断：乳痈（热毒炽盛证）；西医诊断：急性乳腺炎。

（2）本病应与粉刺性乳痈相鉴别。后者多发生于非哺乳期、非妊娠期，可伴有先天性乳头凹陷畸形，乳头常有粉刺样物质溢出。初起肿块多位于乳晕部，局部红肿热痛程度和全身症状通常比乳痈轻。溃后脓液中夹有粉刺样物质，不易收口，可反复发作，形成乳漏。本病还应与炎性乳腺癌相鉴别，后者多见于青年妇女，尤其是在妊娠期或哺乳期。患乳迅速肿胀变硬，常累及整个乳房的1/3以上。病变部位皮肤颜色暗红或紫红色，皮肤肿胀，毛孔深陷呈橘皮样改变，局部不痛或轻压痛。同侧腋窝淋巴结肿大，质硬固定。一般无恶寒发热等全身症状，不化脓，抗炎治疗无效。疾病进展较快，预后不良。

（3）①乳痈成脓期肿块逐渐增大，疼痛加重，或有跳痛，皮色焮红，皮肤灼热，同侧淋巴结肿大、压痛。至乳房红肿热痛第10天左右，肿块中央渐变软，按之应指，有波动感。全身症状加剧，壮热不退，口渴，小便短赤。舌红，苔黄腻，脉洪数。②肿块中央变软，按之应指，或B超检查发现液性暗区，或穿刺抽吸出脓液等可明确诊断已成脓。

（4）①内治：治法宜清热解毒、托毒透脓；方药以五味消毒饮合透脓散加减，常用金银花、野菊花、紫花地丁、蒲公英、当归、生黄芪、皂角刺、连翘、白芷、天花粉、陈皮；热甚者，加生石膏、知母。②外治法：切开排脓，充分引流；切口用药线蘸九一丹引流，外敷金黄膏；每日换药1～2次。

（5）①应在波动感及压痛最明显处及时切开排脓，切口位置应选择脓肿稍低的部位，使引流通畅而不至形成袋脓。②脓肿在乳房部做放射状切口或循皮纹切开；乳晕部脓肿宜在乳晕旁做弧形切口；乳房后位脓肿宜在乳房下方皱折部做弧形切口。应避免手术损伤乳络而形成乳漏。若脓腔小而浅者，可用针吸穿刺抽脓或火针刺脓。③切开排脓后引流不畅可出现袋脓或传囊之变，若切开时损伤乳络可形成乳漏，导致切口久不愈合。

2.答：（1）中医诊断：粉刺性乳痈。辨证分型：肝经蕴热证。

（2）浆细胞性乳腺炎、肉芽肿性乳腺炎、乳腺导管扩张症等。

（3）①与乳岩相鉴别：粉刺性乳痈在急性炎症期易误诊为炎性乳腺癌。炎性乳腺癌多见于妇女妊娠期及哺乳期，乳房迅速增大，发热，皮肤呈红色或紫红色弥漫性肿块，无明显肿块，同侧腋窝淋巴结明显肿大，质硬固定。病变进展迅速，预后不良，甚至于发病后数周死亡。②与乳衄相鉴别：粉刺性乳痈的溢液性质多为浆液性，也可为乳汁样、脓血性，夹杂有粉渣样或油脂样物，后者乳头溢液多呈血性及淡黄色液体，或在乳晕部触到绿豆大小圆形肿块，但无乳头凹陷畸形，乳窍无粉刺样物排出，肿块不会化脓。③与乳晕部痈或疖相鉴别：粉刺性乳痈在急性期局部有红肿疼痛等炎症反应，常误诊为乳晕部一般痈或疖，根据素有乳头凹陷，反复发作的炎症及切开排脓时脓液中夹有脂质样物等特点，可与发生在乳晕部痈或疖相鉴别。乳晕部痈或疖的病位较为浅显，化脓较快，通常脓出易愈。

（4）治疗原则：疏肝清热，活血消肿。方药：柴胡清肝汤加白花蛇舌草、山楂等。主要药物有柴胡、当归、赤芍、黄芩、夏枯草、白花蛇舌草、生山楂、虎杖。

（5）该病初起可选用金黄膏外用箍围。

3. 答：（1）西医诊断：乳腺增生病。中医诊断：乳癖。

（2）辨证分型：肝郁痰凝证。辨证分析：肝郁气滞，痰凝血瘀，乳络不畅，故见乳房肿块、疼痛，随喜怒消长；肝郁不舒，郁而化火，故有胸闷胁胀、烦躁易怒、失眠多梦、心烦口苦；舌脉为肝郁痰凝之象。

（3）本病需与乳岩做鉴别诊断。乳岩的乳房肿块多无疼痛，逐渐长大，肿块质地坚硬，表面高低不平，边界不整齐，常与皮肤粘连，活动度差，患侧淋巴结可肿大，后期破溃呈菜花样。

（4）治疗原则：疏肝解郁，化痰散结。主方：逍遥蒌贝散。主要药物：柴胡、郁金、当归、白芍、茯苓、瓜蒌、半夏、贝母等。

（5）本病乳房疼痛以胀痛为主，可有刺痛或牵拉痛。疼痛常在月经前加剧，经后疼痛减轻，或疼痛随情绪波动而变化，痛甚者不可触碰，行走或活动时也有乳痛。乳痛主要以乳房肿块处为甚，常涉及胸胁部或肩背部。有些患者还可伴有乳头疼痛和作痒，乳痛重者影响工作或生活。

第八章　瘿　▷▷▷▷

习　题

一、选择题

（一）A₁型题

1.瘿病相当于西医学的（　　　）

    A.颈部肿瘤　　　　　　　B.颈部淋巴结肿大　　　　C.甲状腺疾病

    D.咽喉疾病　　　　　　　E.气管疾病

2.以下选项不属于瘿病的病因病机的是（　　　）

    A.气滞　　　　　　　　　B.血瘀　　　　　　　　　C.痰凝

    D.外感　　　　　　　　　E.血虚风燥

3.现代临床中常见的瘿病是（　　　）

    A.气瘿　　　　　　　　　B.肉瘿　　　　　　　　　C.石瘿

    D.瘿痈　　　　　　　　　E.以上皆是

4.颈前结喉部漫肿伴结块，按之柔软，肿块可随喜怒而消长，中医诊断是（　　　）

    A.气瘿　　　　　　　　　B.肉瘿　　　　　　　　　C.血瘿

    D.石瘿　　　　　　　　　E.瘿痈

5.甲状腺结节怀疑恶变时，基本可以明确结节性质的检查是（　　　）

    A.甲状腺功能

    B.甲状腺彩超

    C.颈部核磁

    D.甲状腺细针穿刺细胞学检查

    E.甲状腺核素扫描

6.舒肝解郁法治疗气瘿的代表方剂是（　　　）

    A.海藻玉壶汤　　　　　　B.右归饮　　　　　　　　C.四海舒郁丸

    D.柴胡清肝散　　　　　　E.逍遥散

7.气瘿肝郁痰凝证的治疗原则是（　　　）

    A.疏肝解郁，化痰软坚　　B.疏肝补肾，调摄冲任　　C.理气活血，化痰通络

    D.疏肝解郁，化痰活血　　E.疏肝和胃，软坚散结

8. 肉瘿若肿物突然增大，伴有局部疼痛，诊断首先考虑是（　　）
　　A. 合并急性甲状腺炎　　　　B. 甲状腺结节癌变　　　C. 甲状腺腺瘤囊内出血
　　D. 桥本甲状腺炎　　　　　　E. 外伤所致

9. 治疗肉瘿的方剂不包括（　　）
　　A. 逍遥散　　　　　　　　　B. 牛蒡解肌汤　　　　　C. 消瘰丸
　　D. 生脉饮　　　　　　　　　E. 海藻玉壶汤

10. 不适合用富碘中药治疗的瘿病是（　　）
　　A. 气瘿　　　　　　　　　　B. 肉瘿　　　　　　　　C. 瘿痈
　　D. 瘿病伴有甲亢　　　　　　E. 石瘿

11. 瘿痈的临床特点不包括（　　）
　　A. 结喉处结块　　　　　　　B. 肿块疼痛　　　　　　C. 伴有发热
　　D. 起病急骤　　　　　　　　E. TPOAb、TGAb 升高

12. 不属于桥本甲状腺炎常见中医证候的是（　　）
　　A. 血瘀痰凝证　　　　　　　B. 肝气郁滞证　　　　　C. 气阴两虚证
　　D. 脾肾阳虚证　　　　　　　E. 痰火上扰证

13. 瘿痈后期颈前结块及疼痛消失，畏寒肢冷，腹胀纳呆，乏力气短，其中医证候是（　　）
　　A. 风热痰凝证　　　　　　　B. 肝郁内热证　　　　　C. 气虚阳虚证
　　D. 肝气郁滞证　　　　　　　E. 瘀热伤阴证

14. 甲状腺癌最常见的病理类型是（　　）
　　A. 未分化癌　　　　　　　　B. 滤泡状癌　　　　　　C. 甲状腺肉瘤
　　D. 髓样癌　　　　　　　　　E. 乳头状癌

15. 慢性淋巴细胞性甲状腺炎实验室检查的主要特点是（　　）
　　A. 甲状腺吸碘率升高　　　B. 血清 T_3、T_4 升高　　　C. TG 升高
　　D. TPOAb、TGAb 显著增高 E.TSH 升高

16. 治疗石瘿气阴两虚证的首选方剂是（　　）
　　A. 逍遥散加味　　　　　　　B. 生脉饮加味　　　　　C. 消瘰丸加味
　　D. 桃红四物汤　　　　　　　E. 海藻玉壶汤

17. 肉瘿若属于甲状腺高功能自主性腺瘤，甲状腺同位素扫描的特点是（　　）
　　A. 热结节　　　　　　　　　B. 凉结节　　　　　　　C. 内有液性暗区
　　D. 温结节　　　　　　　　　E. 实性结节

18. 瘿病压迫喉返神经时常出现的症状是（　　）
　　A. 吞咽困难　　　　　　　　B. 呛咳　　　　　　　　C. 呼吸困难
　　D. 声音嘶哑　　　　　　　　E. 颈部疼痛

19. 瘿痈的主要病因病机是（　　）
　　A 肝郁气滞　　　　　　　　B. 血瘀阻络　　　　　　C. 气滞痰凝
　　D. 风热痰蕴　　　　　　　　E. 热病伤阴

20. 不属于古代五瘿范畴的瘿病是（　　　）
    A. 气瘿   B. 瘿痈   C. 石瘿
    D. 筋瘿   E. 肉瘿

（二）B₁型题

    A. 气瘿   B. 肉瘿   C. 肉瘿
    D. 石瘿   E. 瘿痈

1. 瘿病结块坚硬如石，不可移动者，诊断考虑是（　　　）
2. 西医学的单纯性甲状腺肿所对应的中医病名是（　　　）

    A. 逍遥散   B. 四海舒郁丸   C. 消瘰丸
    D. 桃红四物汤   E. 海藻玉壶汤

3. 颈前结喉一侧肿块，呈圆形，质地柔韧，无明显全身症状，苔薄腻，脉弦滑。治疗首选方药为（　　　）
4. 颈前结喉处漫肿结块，随喜怒消长；伴急躁易怒，善太息；舌质淡红，苔薄，脉沉弦。治疗首选方药是（　　　）

    A. 牛蒡解肌汤   B. 瓜蒌牛蒡汤   C. 银翘散
    D. 五味消毒饮   E. 柴胡清肝饮

5. 治疗瘿痈肝郁内热证首选方剂是（　　　）
6. 治疗瘿痈风热痰凝证首选方剂是（　　　）

    A. 颈痈   B. 瘿痈   C. 锁喉痈
    D. 臂核   E. 肉瘿

7. 颈部两侧肿块，皮肤发红，可化脓破溃，诊断考虑是（　　　）
8. 结喉一侧突然肿大疼痛，头面放射痛，发热以午后为重，诊断考虑是（　　　）

    A. 海藻、甘草   B. 海藻、海螵蛸   C. 玄参、浙贝
    D. 连翘、瓜蒌   E. 陈皮、牛蒡

9. 海藻玉壶汤中含有的药物是（　　　）
10. 消瘰丸中含有的药物是（　　　）

（三）X型题

1. 瘿病初期出现的理化检查异常有（　　　）
    A. T_3、T_4升高   B. 血沉增快   C. 甲状腺吸碘降低
    D. T_3、T_4降低   E. 白细胞显著增高
2. 导致单纯性甲状腺肿的原因有（　　　）

A. 碘缺乏　　　　　　B. 甲状腺激素需求增多　　C. 甲状腺激素合成障碍
D. 甲状腺激素分泌障碍　　E. 自身免疫功能异常

3. 瘿痈常见的症状表现是（　　　）
A. 发热　　　　　　　B. 颈前肿块疼痛　　　　C. 颈前肿块发红
D. 肿块随气消长　　　E. 伴有头面放射痛

4. 桥本甲状腺炎的常见中医证候是（　　　）
A. 肝气郁滞证　　　　B. 血瘀痰结证　　　　　C. 肝郁脾虚证
D. 脾肾阳虚证　　　　E. 风热痰凝证

5. 甲状腺癌检查比较有诊断意义的是（　　　）
A. 甲状腺同位素扫描"冷结节"
B. 超声甲状腺结节边界不清，内有沙粒样钙化
C. 甲状腺功能异常
D. 超声检查甲状腺弥漫性肿大
E. 甲状腺穿刺细胞学检查有大量淋巴细胞浸润

二、填空题

1. 瘿是发生在 _____ 两侧肿块性疾病的总称。
2. 瘿的治疗方法主要包括 _____ 和 _____ 两大类。
3. 瘿痈颈部肿痛可选用 _____ 和 _____ 水调外敷。
4. 桥本甲状腺炎可选用 _____ 外敷。
5. 古代瘿病分类中记载"坚硬不可移者为 _____"。
6. 瘿病伴有甲亢，宜少用 _____ 类中药。
7. 瘿病肿块增大，出现明显压迫症状时，宜选择 _____ 治疗方法。
8. 甲状腺的结节会随 _____ 动作而上下移动。
9. 桥本甲状腺炎触诊时，甲状腺质地 _____。
10. 甲状腺肿大明显时，通过 _____ 检查可以帮助判断有无气管受压、偏移。

三、简答题

1. 甲状腺触诊发现结节，要重点关注检查哪些内容？
2. 瘿肿在什么情况下宜选用手术治疗？
3. 亚急性甲状腺炎的甲状腺功能会有什么变化？
4. 肉瘿甲状腺结节突然增大，诊断考虑有哪几种可能情况？
5. 亚急性甲状腺炎甲状腺功能与甲状腺吸碘率出现分离现象是指什么？
6. 肉瘿和气瘿如何鉴别？
7. 为什么古代治疗瘿病常用含碘药物，而现在则应用减少？
8. 瘿痈根据其病程阶段变化，治疗原则和治法如何？
9. 常用的甲状腺疾病辅助理化检查项目有哪些？

10. 治疗瘿病常用的散结消瘿类中成药有哪些？
11. 瘿痈的辅助检查特点是什么？
12. 气瘿的临床特点是什么？
13. 气瘿和石瘿应如何鉴别？
14. 瘿病药物治疗和手术治疗应如何选择？
15. 肉瘿的中医病因病机是什么？

四、问答题

1. 瘿病的病因病机是什么？
2. 甲状腺疾病如何进行体格检查？
3. 瘿病的归经及其和脏腑的联系是什么？
4. 桥本甲状腺炎的临床表现特点是什么？
5. 含碘中药古今运用有何不同？使用时应注意哪些情况？
6. 甲状腺癌临床表现有何特点？
7. 桥本甲状腺炎气阴两虚证的证候特点及其治法和常用方剂是什么？
8. 海藻玉壶汤与四海舒郁丸的适用病证有何不同？
9. 石瘿瘀热伤阴证的证候表现及治疗方药是什么？
10. 肉瘿什么情况下可选用手术治疗？

五、病例分析题

1. 王某，女，30 岁。

主诉：右侧颈前肿痛伴发热 1 周。

现病史：患者 1 周前因感冒后出现右侧颈前肿块疼痛；伴同侧耳后、头额部疼痛，午后开始发热，晨起热退，体温 38 ～ 39℃，咳嗽，口干咽燥。舌红苔薄黄，脉浮数。

检查：右侧甲状腺可及 2.5cm 结节，质韧，触压痛，随吞咽上下移动。T38.5℃，HR90 次 / 分。血常规：WBC7.2×109/L，N57.6%。ESR72mm/h。FT35.2ng/L，FT427.9ng/L，TSH0.01mIU/L。吸碘率检查显示甲状腺吸碘率低下。B 超：右甲状腺 2.3cm×1.5cm 片状低回声。

问题：

（1）试给出上述病例的中西医诊断。

（2）分析其中医证候。

（3）写出该病的诊断依据。

（4）写出其治则方药。

（5）该病外治法有哪些？

2. 李某，女性，50 岁。

主诉：甲状腺结节术后 10 年，复发 5 年。

现病史：患者 10 年前发现右侧甲状腺结节，行结节切除术，术后甲状腺功能正常，未再治疗。5 年前体检 B 超检查显示双侧甲状腺多发结节。现颈部憋闷，生气时加重，急躁，失眠多梦，食纳及二便正常。舌淡红，苔薄白，脉弦。

检查：左侧甲状腺 2.5cm 结节，右侧甲状腺 1cm 结节，质中，随吞咽上下移动。B 超：双甲状腺肿大，多发性囊实性结节。甲状腺功能：正常。

问题：

（1）试给出上述病例的中西医诊断。

（2）分析其中医证候。

（3）写出其治则方药。

（4）该病何时应选择手术治疗？

（5）该病平时应如何预防与调护？

参考答案

一、选择题

（一）A₁ 型题

1.C 2.E 3.E 4.A 5.D 6.C 7.A 8.D 9.B 10.D 11.E 12.E 13.C 14.E 15.D 16.B 17.A 18.D 19.D 20.B

（二）B₁ 型题

1.D 2.A 3.E 4.B 5.E 6.A 7.A 8.B 9.A 10.C

（三）X 型题

1.ABC 2.ABCD 3.ABE 4.ABD 5.AB

二、填空题

1. 颈前结喉。

2. 药物；手术。

3. 金黄散；四黄散。

4. 冲和膏或阳和解凝膏。

5. 石瘿。

6. 富碘中药。

7. 手术。

8. 吞咽。

9. 坚硬。

10. 颈部 X 线。

三、简答题

1. 答：甲状腺触诊发现结节，应重点关注结节的位置、大小、质地、活动度、有无压痛、边界是否清楚等。

2. 答：石瘿及其他瘿病肿物较大，出现明显压迫症状时，可以选择手术治疗。

3. 答：初期出现甲亢，后期可出现短暂性甲减。

4. 答：比较常见的是甲状腺腺瘤囊内出血，还要除外恶变的可能性。

5. 答：指亚急性甲状腺炎 T_3、T_4 值高，而吸碘率反而降低。与甲亢一般情况下的 T_3、T_4 高，甲状腺吸碘率也会相应增高的情况不同。

6. 答：肉瘿多为结喉处一侧单个圆形结节，边界清楚，相当于甲状腺腺瘤。气瘿多为结喉处漫肿，伴有多个结节，并随气消长，相当于结节性甲状腺肿。

7. 答：因古代的瘿病多为缺碘导致的地方性甲状腺肿大，历代医家多采用含碘丰富的植物类药，如海藻、昆布、黄药子等。而现在随着食盐补碘的推广，碘缺乏甲状腺疾病减少，并结合西医学认识，现代主张对伴有甲亢的瘿病宜慎用富碘中药。

8. 答：初期以疏风清热、化痰散结为主，热退痛减以疏肝清热、养阴散结为主，后期甲减时以益气温阳为主。

9. 答：甲状腺激素、甲状腺自身抗体、超声、甲状腺核素检查、甲状腺穿刺细胞学检查等。

10. 答：如小金丹、夏枯草胶囊等。

11. 答：初期血清 T_3、T_4 值升高，甲状腺吸碘率降低，两者呈分离现象。血沉增快。白细胞总数及中性粒细胞比例正常或增高。甲状腺超声有助于诊断。后期可出现短暂性甲状腺功能减退。

12. 答：其临床特点是颈前结喉两侧弥漫性肿大，伴有结节，质地不硬，皮色如常，生长缓慢；女性多见；好发于高原、山区等缺碘地区。

13. 答：气瘿增长迅速、质地变硬时需警惕癌变，通过 B 超和甲状腺细针穿刺相鉴别。

14. 答：瘿的治疗分为药物治疗和手术治疗两大类。瘿痈、桥本甲状腺炎适宜药物治疗。气瘿、肉瘿及晚期石瘿不适合手术者，可运用药物疗法。石瘿及其他瘿病肿物较大出现压迫症状或伴有甲亢等，以手术治疗为主。

15. 答：由于忧思郁怒，气滞、痰浊、瘀血凝结而成。情志抑郁，肝失条达，气滞血瘀；或忧思郁怒，肝旺侮土，脾失运化，痰湿内蕴。气滞、湿痰、瘀血随经络而行，留注于结喉，聚而成形，乃成肉瘿。

四、问答题

1. 答：瘿病的病因与情志失调、水土因素、禀赋遗传、外感六淫等有关。病机主要为致病因素导致脏腑功能失调，气滞、痰凝、血瘀等结聚颈部所致。

2. 答：①望诊：检查者位于患者对面，观察两侧甲状腺大小是否对称，有无肿块隆起等。②触诊：可位于患者对面，也可站在患者后面，双手放于甲状腺部位触摸有无结节。若有结节，要注意其位置、大小、数目、硬度、活动度、有否压痛、边界是否清晰，并检查肿块是否随吞咽动作上下移动。触诊时还要注意有无血管震颤，气管有无移位，颈部淋巴结是否肿大等。

3. 答：颈部经络所属与任、督、肝、肾经络有一定的联系。瘿病发于颈前结喉两侧，颈前属任脉所主，颈部也属督脉之分支所过，任、督两脉皆系于肝肾，肝肾之经脉皆循喉咙。

4. 答：桥本甲状腺炎的临床特点是甲状腺弥漫性肿大，质地韧，可有颈部憋闷不适，病程长久，大多发展成甲减。伴有甲减时，表现为乏力、怕冷、心动过缓、肿胀等。伴有甲亢时，表现为怕热、心慌、消瘦、急躁、心动过速等。实验室检查有甲状腺功能的异常，TPOAb、TGAb 增高等。

5. 答：含碘中药具有散结消瘿作用，古代瘿病多由缺碘原因引起，所以应用含碘中药治疗十分普遍和有效。但随着加碘盐普遍推广使用，缺碘性疾病基本控制，富碘中药运用相对减少。特别是高碘对甲亢病情不良，所以对伴有甲亢的甲状腺肿大及结节患者，宜少用这类药物。

6. 答：甲状腺癌多为甲状腺单个结节，质硬，活动差，肿块增长较快，可伴有声音沙哑等。甲状腺 B 超多显示肿块边界不清、形态不规则、有沙粒样钙化等特点。甲状腺穿刺细胞学检查可确诊。

7. 答：主要表现为颈部肿块质韧，神疲乏力，心慌气短，怕热多汗，失眠多梦，舌红，脉细等。治疗宜益气养阴，化痰散结；方药用生脉饮和消瘰丸加减。

8. 答：两个方剂均含有海藻、昆布等软坚散结类中药。四海舒郁丸主要组成为含碘类软坚散结药，如海螵蛸、海蛤粉等，更适合缺碘导致的气瘿病。海藻玉壶汤功效以化痰散结、行气解郁为主，含有陈皮、半夏、贝母等化痰散结药，当归、川芎等活血散结药，对肉瘿等甲状腺结节等更为常用。

9. 答：多见颈部结喉处肿块坚硬，或术后复发转移性肿块；伴有口干咽燥，声音嘶哑，咳嗽痰黏，舌暗有瘀斑，脉细。治疗宜化痰散结，和营养阴；方药可选通窍活血汤合养阴清肺汤加减。

10. 答：结节较大，中药治疗 3 个月以上无效，或伴有甲亢，或肿块怀疑有恶变倾向者可手术。

五、病例分析题

1. 答：（1）中医诊断：瘿痈（风热痰凝证）；西医诊断：亚急性甲状腺炎。

（2）辨证分析：因外感风热加之内伤七情，情志不舒，肝郁化火，灼津成痰，导致风热上扰，夹痰上攻，壅滞于颈前，出现颈部肿块疼痛伴头面疼痛；风热邪侵肺卫，故见发热、咳嗽、口干等；舌红苔薄黄、脉浮数为风热之征。证属风热痰凝。

（3）诊断依据：发病前有感冒病史。颈前结喉处突然出现肿胀疼痛，疼痛牵引至同侧头面部，T_3、T_4值升高，甲状腺吸碘率降低，两者呈分离现象。血沉增快。体温38.5℃，B超：右甲状腺 2.3cm×1.5cm 片状低回声。

（4）治则：疏风清热化痰。方药：牛蒡解肌汤加减。主要药物有牛蒡子、薄荷、连翘、夏枯草、玄参、菊花、象贝母、栀子等。

（5）外治：金黄散、四黄散等水调外敷于颈部肿大处，每日 1～2 次。

2. 答：（1）中医诊断：气瘿（肝郁痰凝证）；西医诊断：结节性甲状腺肿术后复发。

（2）辨证分析：患者平素喜忧思郁怒，情志抑郁，肝失条达，肝旺侮土，脾失运化，痰湿内蕴。气滞、湿痰随经络而行，留注于结喉，聚而成形，乃成气瘿。证属肝郁痰凝。

（3）治法：疏肝解郁，化痰软坚。方药：四海舒郁丸加减。主要药物有海藻、昆布、郁金、夏枯草、陈皮、贝母、半夏、青皮、莪术等。

（4）手术时机：若结节较大，出现压迫症状，或伴有甲状腺功能亢进，或近期肿块增大较快，有恶变倾向者，可考虑手术治疗。

（5）预防与调护：保持心情舒畅，避免忧思郁怒；注意观察肿物大小和质地变化。

第九章 瘤、岩 ▷▷▷▷

习　题

一、选择题

（一）A₁型题

1. 下列瘤《灵枢》中没有记载的是（　　　）
  A. 筋瘤　　　　　　　　　　B. 血瘤　　　　　　　　　C. 肠瘤
  D. 脊瘤　　　　　　　　　　E. 肉瘤

2. 下列瘤《医宗金鉴》中没有记载的是（　　　）
  A. 肠瘤　　　　　　　　　　B. 肉瘤　　　　　　　　　C. 筋瘤
  D. 气瘤　　　　　　　　　　E. 血瘤

3. 中医学所说的瘤相当于西医学的（　　　）
  A. 体表肿物　　　　　　　　B. 恶性肿瘤　　　　　　　C. 体表良性肿瘤
  D. 体内肿瘤　　　　　　　　E. 内脏肿瘤

4. 中医学的岩相当于西医学所说的（　　　）
  A. 体表肿物　　　　　　　　B. 恶性肿瘤　　　　　　　C. 体表恶性肿物
  D. 体内肿瘤　　　　　　　　E. 内脏肿瘤

5. 以下不是岩的特点的是（　　　）
  A. 质地坚硬　　　　　　　　B. 表面凹凸不平　　　　　C. 多发于青少年
  D. 皮色不变　　　　　　　　E. 预后不良

6. 下列不是瘤和岩的病因病机的是（　　　）
  A. 六淫之邪　　　　　　　　B. 情志郁结　　　　　　　C. 脏腑失调
  D. 瘀血阻滞　　　　　　　　E. 饮食不节

7. 瘤、岩疾病中，肿块坚硬，表面不平，推之不动，自觉疼痛；伴胁胀不适，易急躁。证属（　　　）
  A. 气郁痰凝证　　　　　　　B. 寒痰凝聚证　　　　　　C. 气血瘀滞证
  D. 毒热蕴结证　　　　　　　E. 正虚邪实证

8. 治疗瘤、岩寒痰凝滞证宜选用的方剂是（　　　）
  A. 开郁散　　　　　　　　　B. 阳和汤　　　　　　　　C. 散肿溃坚汤

D. 五味消毒饮　　　　　　　　E. 保元汤

9. 以下不是血瘤的特点的是（　　　　）

    A. 边界清或尚清　　　　　　B. 触之如海绵状　　　　C. 柔软而局限

    D. 色泽鲜红或暗紫　　　　　E. 盘曲如蚯蚓状

10. 中医学认为，与血瘤的发生关系最密切的是（　　　　）

    A. 外伤　　　　　　　　　　B. 风　　　　　　　　　　C. 湿

    D. 外感　　　　　　　　　　E. 火

11. 以下符合毛细血管瘤的特点是（　　　　）

    A. 界限不清　　　　　　　　B. 瘤体巨大　　　　　　　C. 质地坚硬

    D. 压缩性大　　　　　　　　E. 皮色鲜红或紫红

12. 海绵状血管瘤的显著特点是（　　　　）

    A. 皮色鲜红　　　　　　　　B. 压缩性大　　　　　　　C. 青筋累累

    D. 边界不清　　　　　　　　E. 质地坚硬

13. 肉瘤相当于西医学的（　　　　）

    A. 脂肪肉瘤　　　　　　　　B. 骨骼肌肉瘤　　　　　　C. 脂肪瘤

    D. 纤维肉瘤　　　　　　　　E. 平滑肌肉瘤

14. 发于皮里膜外，柔软如绵，其形如馒，属于（　　　　）

    A. 气瘤　　　　　　　　　　B. 血瘤　　　　　　　　　C. 筋瘤

    D. 肉瘤　　　　　　　　　　E. 骨瘤

15. 筋瘤中的"筋"常指的是（　　　　）

    A. 筋膜　　　　　　　　　　B. 肌腱或腱鞘　　　　　　C. 筋络

    D. 浅表静脉　　　　　　　　E. 腱膜

16. 下列不是筋瘤的常见证型的是（　　　　）

    A. 劳倦伤气证　　　　　　　B. 火旺血燥证　　　　　　C. 外伤瘀滞证

    D. 气郁痰凝证　　　　　　　E. 寒湿凝筋证

17. 相当于西医学的恶性肿瘤颈部淋巴结转移癌的疾病是（　　　　）

    A. 颈痈　　　　　　　　　　B. 茧唇　　　　　　　　　C. 失荣

    D. 舌菌　　　　　　　　　　E. 石瘿

18. 下列不是失荣的常见证型的是（　　　　）

    A. 气郁痰结证　　　　　　　B. 湿毒瘀结证　　　　　　C. 瘀毒化热证

    D. 阴毒结聚证　　　　　　　E. 气血两亏证

19. 阴茎部恶性肿瘤中医学称之为（　　　　）

    A. 阴茎痰核　　　　　　　　B. 囊痈　　　　　　　　　C. 子痈

    D. 肾岩　　　　　　　　　　E. 子痰

20. 下列因素与肾岩翻花的发生最为密切的是（　　　　）

    A. 遗传　　　　　　　　　　B. 不洁性交　　　　　　　C. 包茎

    D. 环境污染　　　　　　　　E. 营养不良

（二）A₂ 型题

1. 某患儿，男，1岁。出生1个月后出现右侧面部红斑，逐渐扩大，现可见一约2cm×2cm大小的紫红色肿块，界限清楚，质软可压缩，压之可退色，抬手复原。诊断应考虑（　　）

    A. 肉瘤   B. 血瘤   C. 失荣

    D. 气瘤   E. 筋瘤

2. 某患儿，女，出生3个月。患儿出生后，发现面部、颈部多处鲜红色柔软肿块，大小不一，色泽鲜红，边界不清，不痛不痒；伴面赤，尿黄，便干；舌质红，苔薄黄，脉细数。辨证属于（　　）

    A. 心肾火毒证   B. 肝经火旺证   C. 脾统失司证

    D. 心火妄动证   E. 肝郁化火证

3. 某患者，胸胁部肿块，结节状，表面色红，易出血；伴心烦易怒，咽干口苦，舌质红；苔微黄，脉弦数。宜选用的方药是（　　）

    A. 芩连二母丸合凉血地黄汤加减

    B. 丹栀逍遥散合清肝芦荟丸加减

    C. 顺气归脾丸加减

    D. 化坚二陈丸加减

    E. 活血散瘀汤加减

4. 某患者，男，下肢鸽蛋大红色肿块，边界不清，质地柔软易出血，无疼痛；伴肢软乏力，面色萎黄，纳差；舌质淡，苔白，脉细。辨证属于（　　）

    A. 心肾火毒证   B. 肝经火旺证   C. 脾失统血证

    D. 心火妄动证   E. 肝郁化火证

5. 某患者，女，40岁。前臂一个皮下肿物3年，缓慢生长，边界清楚，皮色不变，触之柔软，扁平团块状，推之可移，无疼痛。诊断应考虑（　　）

    A. 肉瘤   B. 血瘤   C. 失荣

    D. 气瘤   E. 筋瘤

6. 某患者，女，52岁。腹部、四肢多发皮下肿物，大小不一，柔软如绵，推之可移动，皮色不变，生长缓慢；舌淡，苔白，脉滑。辨证属于（　　）

    A. 脾肾亏虚证   B. 气滞血瘀证   C. 气血两亏证

    D. 气郁痰凝证   E. 火毒炽盛证

7. 某患者，男，52岁。十余年来左下肢浅静脉逐渐怒张，小腿静脉盘曲成条索状，色青紫，状如蚯蚓，久站久行时症状加重。诊断应考虑（　　）

    A. 气瘤   B. 筋瘤   C. 脂瘤

    D. 肉瘤   E. 血瘤

8. 某患者，女，36岁。症见左下肢青筋盘曲，自觉瘤体灼热；伴口干口苦；舌红，苔黄，脉细数。治宜选方（　　）

A. 龙胆泻肝汤　　　　　B. 清肝芦荟丸　　　　　C. 丹栀逍遥散

D. 黄连解毒汤　　　　　E. 犀角地黄汤

9. 某患者，男，45 岁。颈部可见数个肿物，后肿物逐渐增多，部分融合成团，表面不平，质硬，活动度差；伴疲劳乏力，体重近半年减轻 5kg。应首先考虑的是（　　　）

A. 石瘿　　　　　　　　B. 失荣　　　　　　　　C. 颈痈

D. 肉瘿　　　　　　　　E. 肉瘤

10. 患者，男，65 岁。包茎，1 个月前发现阴茎尿道口处有一肿物，伴刺痛瘙痒，未予重视及处理，一个月前肿物逐渐增大，并且破溃，流脓滋水，恶臭难闻，疼痛较重。应首先考虑的是（　　　）

A. 阴茎痰核　　　　　　B. 肾岩翻花　　　　　　C. 子痈

D. 囊痈　　　　　　　　E. 子痰

（三）B₁ 型题

A. 气郁痰凝证　　　　　B. 寒痰凝聚证　　　　　C. 气血瘀滞证

D. 毒热蕴结证　　　　　E. 正虚邪实证

1. 瘤、岩中局部肿块坚硬，表面光滑，皮肤色白，肤温不高，伴畏寒怕冷、周身倦怠者属于（　　　）

2. 瘤、岩中肿块增大，压痛，皮肤色红，或肿块溃烂，状如翻花，时流血水，痛如火燎，分泌物有臭味者属于（　　　）

A. 曲张静脉团　　　　　B. 毛细血管瘤　　　　　C. 蔓状血管瘤

D. 冠状动脉瘤　　　　　E. 海绵状血管瘤

3. 浅表毛细血管增生扩张，迂曲所形成的血瘤属于（　　　）

4. 由多数充满血液的腔隙所构成的血瘤属于（　　　）

A. 中药内服　　　　　　B. 针刺　　　　　　　　C. 中药注射

D. 手术切除　　　　　　E. 不予处理

5. 体积较小，无症状单发的肉瘤最宜采用的处理方法是（　　　）

6. 肉瘤体积较大者最宜采用的处理方法是（　　　）

A. 血瘤　　　　　　　　B. 气瘤　　　　　　　　C. 筋瘤

D. 肉瘤　　　　　　　　E. 脂瘤

7. 相当于西医学中皮脂腺囊肿的是（　　　）

8. 相当于西医学中下肢静脉曲张的是（　　　）

A. 可自瘤体中心挤出白色分泌物

B. 青筋垒垒，盘曲成团，如蚯蚓聚结

C. 自肌肉肿起，久之可见赤缕或皮色青紫

D. 颈部硬结肿块，聚结成团，表面不平，推之不移

E. 软如棉，肿似馒，皮色不变，不宽不紧

9. 筋瘤的特点是（　　　）

10. 失荣的特点是（　　　）

（四）X 型题

1. "岩"的特点为（　　　）

A. 局部肿块软，与组织分界清楚

B. 局部肿块坚硬，与正常组织分界不清

C. 局部肿块光滑，活动度好

D. 局部肿块高低不平，推之不移

E. 溃烂后如翻花石榴，色紫恶臭

2. 瘤、岩的常用治疗法则为（　　　）

A. 理气解郁法　　　　　B. 化痰散结法　　　　　C. 清热解毒法

D. 益气养血法　　　　　E. 活血化瘀法

3. 肉瘤瘤体的特点是（　　　）

A. 质地柔软似棉　　　　B. 外观肿形似馒　　　　C. 用力可以压扁

D. 推之可以移动　　　　E. 表面皮肤如常

4. 筋瘤常见的证型有（　　　）

A. 劳倦伤气证　　　　　B. 寒湿凝筋证　　　　　C. 火旺血燥证

D. 外伤瘀滞证　　　　　E. 气郁痰凝证

5. 失荣与下列哪些脏腑关系密切（　　　）

A. 肝　　　　　　　　　B. 肾　　　　　　　　　C. 肺

D. 胆　　　　　　　　　E. 三焦

二、填空题

1. 瘤的临床特点是 _____、_____、_____、一般没有自觉症状。

2. 血瘤是因为体表 _____、_____ 而形成的一种 _____。

3. 血瘤相当于西医学的 _____，包括 _____ 和 _____。

4. 肉瘤的特点是：软 _____，肿 _____，皮色 _____，_____。

5. 肉瘤小的可以 _____，大的以 _____ 治疗为主，可配合 _____ 治疗。

6. 筋瘤是以 _____、_____、_____、形成团块为主要表现的浅表静脉病变。

7. 筋瘤相当于西医学的 _____，常与 _____ 相鉴别。

8. 失荣的辨证分型可分为 _____、_____、_____、_____ 这四种。

9. 失荣相当于西医学中的 _____ 和 _____。

10. 肾岩常与 _____、_____、_____ 疾病相鉴别。

三、简答题

1. 什么是瘤？

2. 什么是岩？

3. 瘤有什么特点？

4. 岩有什么特点？

5. 血瘤的特点是什么？

6. 肉瘤的特点是什么？

7. 筋瘤病的病因病机是什么？

8. 常用于判断下肢静脉曲张疾病性质的试验有哪些？

9. 试述失荣中瘀毒化热证的治法及方药。

10. 试述肾岩翻花的临床特点。

四、问答题

1. 瘤岩的内治法包括哪些？治则和代表方剂是什么？

2. 毛细血管瘤有什么特点？

3. 肉瘤的临床表现是什么？

4. 筋瘤的辨证分型、治法及方药是什么？

5. 肾岩的辨证分型、治法及方药是什么？

五、病例分析题

1. 李某，男，出生 5 个月。

主诉：额部肿块 5 个月。

现病史：患者出生时额头一小肿块，逐渐变大，不痛不痒，未予治疗；伴手足心热，面赤，易生口疮，尿黄便干。舌质红，苔黄，脉细数。

检查：额头一约 0.5cm×0.5cm 大小的肿块，色泽鲜红，边界清楚。

问题：

（1）该患者的中、西医诊断是什么？

（2）该患者的中医证型是什么？请陈述辨证分析。

（3）本病需与什么疾病做鉴别诊断？鉴别要点是什么？

（4）针对本例患者，宜采取的中医内治法、方药是什么？

（5）本病预防与调护应注意什么？

2. 张某，女，50 岁。

主诉：左小腿青筋暴露，盘曲成团五年余。

现病史：患者 5 年多来发现左小腿浅静脉逐渐怒张，小腿静脉盘曲成条索状，状如蚯蚓，色青紫，久站久行或劳累时瘤体增大，偶感左下肢坠胀不适；伴有气短乏力，脘腹坠胀不适；舌淡，苔薄白，脉细。

问题：

（1）该病案的中西医诊断是什么？

（2）该病的诊断依据是什么？

（3）此病案主要的治法是什么？

（4）此病案宜用什么方药？

（5）该病的其他治疗方法有什么？

参考答案

一、选择题

（一）A₁ 型题

1.B　2.A　3.C　4.C　5.C　6.D　7.C　8.B　9.E　10.E　11.E　12.C　13.C　14.D　15.D　16.D　17.C　18.B　19.D　20.C

（二）A₂ 型题

1.B　2.A　3.B　4.C　5.A　6.D　7.B　8.B　9.B　10.B

（三）B₁ 型题

1.B　2.D　3.B　4.E　5.E　6.D　7.E　8.C　9.B　10.D

（四）X 型题

1.BDE　2.ABCDE　3.ABCDE　4.ABCD　5.AD

二、填空题

1. 局限性肿块；多生于体表；发展缓慢。

2. 血络扩张；纵横交集；肿瘤。

3. 血管瘤；毛细血管瘤；海绵状血管瘤。

4. 似绵；似馒；不变；不紧不宽。

5. 不处理；手术；中医药。

6. 筋脉色紫；盘曲突起；状如蚯蚓。

7. 下肢静脉曲张；血瘤。

8. 气郁痰结；阴毒结聚；瘀毒化热；气血两亏。

9. 原发性颈部恶性肿瘤；颈部淋巴结转移癌。

10. 阴茎乳头状瘤；尖锐湿疣；阴茎结核。

三、简答题

1. 答：瘤是瘀血、痰凝、浊气停留于机体组织间而产生的结块。

2. 答：岩是发生于体表的恶性肿物的统称，因其质地坚硬，表面凹凸不平，形如岩石而得名。

3. 答：局限性肿块，多发生于体表，发展缓慢，一般没有自觉症状。

4. 答：多发生于中老年人，局部肿块坚硬，高低不平，皮色不变，推之不移，溃烂后如翻花石榴，色紫恶臭，疼痛剧烈，难于治愈，预后不良，故有绝症之称。

5. 答：可发生于身体任何部位，大多数为先天性；病变局部色泽鲜红或紫暗，或呈局限性柔软肿块，边界清或尚清，触之或如海绵。

6. 答：瘤体质地柔软似棉，外观肿形似馒，用力可以压扁，推之可以移动，与皮肤无粘连，瘤体表面皮肤如常，亦无疼痛，生长缓慢。

7. 答：由于长期从事站立负重工作，劳倦伤气，或多次妊娠，气滞血瘀，血壅于下，结成筋瘤；或骤受风寒或涉水淋雨，寒湿侵袭，凝结筋脉，筋挛血瘀，成块成瘤；或因外伤筋脉，瘀血凝滞，阻滞筋脉络道而成。

8. 答：大隐静脉瓣膜功能试验和深静脉通畅试验。

9. 答：失荣中瘀毒化热证的治法是清热散瘀，化瘀解毒；常用的方药是黄连解毒汤合化坚二陈丸加减。

10. 答：肾岩翻花的临床特点是阴茎表面出现丘疹、结节、疣状物突起坚硬，溃后状如翻花；好发于阴茎马口及其边缘，后期可侵犯整个阴茎。

四、问答题

1. 答：

	治则	代表方剂
气郁痰凝证	理气化痰，解毒散结	开郁散合通气散坚丸加减
寒痰凝结证	温经化痰，解毒散结	阳和汤合万灵丹加减
气滞血瘀证	软坚化瘀，解毒散结	散肿溃坚汤合活血散瘀汤加减
毒热蕴结证	清热凉血，解毒散结	黄连解毒汤合当归芦荟丸加减
正虚邪实证	益气养血，解毒散结	保元汤合散肿溃坚汤加减

2. 答：多在出生后 1～2 个月内出现，部分在 5 岁左右自行消失，多发生在颜面、颈部，可单发，也可多发。多数表现为在皮肤上有红色丘疹或小的红斑，逐渐长大，界限清楚，大小不等，质软可压缩，色泽为鲜红或紫红色，压之可退色，抬手复原。

3. 答：多见于成年的女性，可发于身体的各部，好发于肩、背、腹、臀及前臂皮下。大小不一，边界清楚，皮色不变，生长缓慢，触之柔软，呈扁平团块状或分叶状，推之可移动，基底较广阔，一般无疼痛，多发者常见于四肢、胸或腹部，呈多个较小的圆形或卵圆形结节，质地较一般肉瘤略硬，压之有轻度疼痛。

4.答：（1）劳倦伤气证：补中益气，活血舒筋。用补中益气汤加减。

（2）寒湿凝筋证：暖肝散寒，益气通脉。用暖肝煎合当归四逆汤加减。

（3）外伤瘀滞证：活血化瘀，和营消肿。用活血散瘀汤加减。

（4）火旺血燥证：清肝泻火，养血生津。用清肝芦荟丸加减。

5.答：（1）湿毒瘀结证：利湿行浊，化瘀解毒。用三妙丸合散肿溃坚汤加减。

（2）火毒炽盛证：清热泻火，消肿解毒。用龙胆泻肝汤合四妙勇安汤加减。

（3）阴虚火旺证：滋阴壮水，清热解毒。用大补阴丸合知柏地黄丸加减。

五、病例分析题

1.答：（1）中医诊断：血瘤；西医诊断：毛细血管瘤。

（2）心肾火毒证。心主血脉，肾藏精，精血可相互化生。禀受父母肾中伏火可迫血结瘤，肾水不能上济心火，致心火旺盛，煎熬阴血，凝聚成瘤。心肾火旺，则手足心热、面赤、易生口疮、尿黄便干，舌质红、苔黄、脉细数。证属心肾火毒。

（3）本病需与血痣做鉴别。血痣指压其色泽和大小无明显变化，血瘤压之可退色。

（4）治法：清心泻火，凉血解毒。方药：芩连二母丸合凉血地黄汤加减。

（5）母亲妊娠期间勿过食辛辣厚味，以免化热，引动胎火；防止瘤体破裂出血。

2.答：（1）中医诊断：筋瘤（劳倦伤气证）；西医诊断：下肢静脉曲张。

（2）该病的诊断依据是：左小腿浅静脉逐渐怒张，小腿静脉盘曲成条索状，状如蚯蚓，色青紫，久站久行或劳累时瘤体增大，偶感左下肢坠胀不适；伴有气短乏力，脘腹坠胀不适。

（3）主要的治法是：补中益气，活血舒筋。

（4）宜用的方药：补中益气汤加减。

（5）该病其他的治疗方法有外治疗法（穿弹力袜或弹力绷带）、手术疗法、硬化剂注射疗法。

第十章 皮肤及性传播疾病 ▷▷▷▷

习 题

一、选择题

（一）A₁型题

1.皮损发无定处，骤起骤消，剧烈瘙痒，皮肤干燥、脱屑，其病因为（　　）
　　A.风　　　　　　　　　　B.寒　　　　　　　　　　C.湿
　　D.燥　　　　　　　　　　E.热

2.皮肤损害以红斑、红肿、脓疱、糜烂为主，自觉瘙痒或疼痛，其病因为（　　）
　　A.风　　　　　　　　　　B.暑　　　　　　　　　　C.湿
　　D.燥　　　　　　　　　　E.热

3.以下哪项不是由毒引起的皮肤病的病因（　　）
　　A.药物毒　　　　　　　　B.食物毒　　　　　　　　C.湿毒
　　D.漆毒　　　　　　　　　E.虫毒

4.下列哪项不是血瘀的表现（　　）
　　A.色暗、紫红　　　　　　B.肌肤甲错　　　　　　　C.色素沉着
　　D.囊肿　　　　　　　　　E.瘢痕

5.下列哪项不是血虚风燥的表现（　　）
　　A.爪甲失养　　　　　　　B.白斑　　　　　　　　　C.疣目
　　D.血痣　　　　　　　　　E.毛发干枯易脱

6.虫淫所致瘙痒表现为（　　）
　　A.发无定处　　　　　　　B.流滋或水疱　　　　　　C.痒如蚁走
　　D.色素沉着　　　　　　　E.皮肤干裂

7.皮损呈局限性皮肤明显的颜色改变，不隆起，也不凹陷，属于哪种皮损（　　）
　　A.风团　　　　　　　　　B.斑疹　　　　　　　　　C.斑丘疹
　　D.结节　　　　　　　　　E.苔藓样变

8.皮肤常突然发生片状水肿性隆起的皮损，自觉剧痒，可时起时消，属于哪种皮损（　　）
　　A.斑疹　　　　　　　　　B.丘疹　　　　　　　　　C.风团

D. 结节　　　　　　　　　　　E. 斑丘疹

9. 为境界清楚的实质性损害，质较硬，深在皮下或高出皮面，属于哪种皮损
（　　　）

　　A. 结节　　　　　　　　B. 瘢痕　　　　　　　　C. 苔藓样变

　　D. 风团　　　　　　　　E. 囊肿

10. 丘疹顶部有较小水疱时，称为（　　　）

　　A. 斑丘疹　　　　　　　B. 脓疱疹　　　　　　　C. 水疱疹

　　D. 丘疱疹　　　　　　　E. 风团

11. 下列哪项不属于原发性皮损（　　　）

　　A. 斑疹　　　　　　　　B. 丘疹　　　　　　　　C. 风团

　　D. 结节　　　　　　　　E. 糜烂

12. 皮肤上有局限性的表皮或黏膜上皮缺损，属于哪种皮损（　　　）

　　A. 糜烂　　　　　　　　B. 溃疡　　　　　　　　C. 痂

　　D. 皲裂　　　　　　　　E. 萎缩

13. 血热络伤，血溢所结痂为（　　　）

　　A. 脓痂　　　　　　　　B. 浆痂　　　　　　　　C. 血痂

　　D. 黑痂　　　　　　　　E. 滋痂

14. 溃疡愈后可留（　　　）

　　A. 结痂　　　　　　　　B. 瘢痕　　　　　　　　C. 色素沉着

　　D. 色素减退　　　　　　E. 萎缩

15. 苔藓样变常见于（　　　）

　　A. 急性湿疮　　　　　　B. 瘾疹　　　　　　　　C. 猫眼疮

　　D. 牛皮癣　　　　　　　E. 风热疮

16. 抓痕为搔抓将表皮抓破、擦伤而形成的线状或点状损害，多由以下哪项引起
（　　　）

　　A. 风盛　　　　　　　　B. 血热　　　　　　　　C. 湿热

　　D. 风热　　　　　　　　E. 风湿

17. 下列哪项不属于继发性皮损（　　　）

　　A. 鳞屑　　　　　　　　B. 脓疱　　　　　　　　C. 糜烂

　　D. 溃疡　　　　　　　　E. 皲裂

18. 急性皮肤病渗出较多或剧烈红肿或脓性分泌物多的皮损，外用药可用（　　　）

　　A. 溶液湿敷　　　　　　B. 洗剂　　　　　　　　C. 粉剂

　　D. 油剂　　　　　　　　E. 软膏

19. 下列哪项不是粉剂的作用（　　　）

　　A. 保护　　　　　　　　B. 吸收　　　　　　　　C. 干燥

　　D. 止痒　　　　　　　　E. 润泽

20. 以下哪项是酊剂不适应的部位（　　　）

A. 头部   B. 颈部   C. 四肢

D. 外阴   E. 背部

（二）A₂型题

1. 某患者，男，56岁。皮肤表现为干燥、肥厚、粗糙、脱屑，伴毛发枯槁、脱发、指甲受损，并有血痣。其病因病机为（　　）

A. 血瘀   B. 血虚风燥   C. 肝风内动

D. 肝肾不足   E. 脾肾阳虚

2. 某患者，女，62岁。患右侧头面蛇串疮已20余天，皮损已结痂消退，局部仍疼痛难忍，呈阵发性串痛。其疼痛为（　　）

A. 热证疼痛   B. 寒证疼痛   C. 气滞血瘀疼痛

D. 痰凝血瘀疼痛   E. 气血亏虚疼痛

3. 某患者，男，32岁。右小腿皮肤发红、红肿、疼痛5天，诊断为急性丹毒。其皮损为（　　）

A. 斑疹   B. 丘疹   C. 结节

D. 风团   E. 疱疹

4. 某患者，男，76岁。掌跖部位皮肤上的线形坼裂，干燥，疼痛。其皮损为（　　）

A. 溃疡   B. 痂   C. 皲裂

D. 抓痕   E. 萎缩

5. 某患者，女，25岁。全身皮肤起风团1周，瘙痒，早晨遇风冷加重；舌淡红，苔薄白，脉浮紧。治疗宜选何方（　　）

A. 消风散   B. 银翘散   C. 桑菊饮

D. 桂枝麻黄各半汤   E. 独活寄生汤

6. 某患者，女，16岁。右手臂亚急性湿疮，有少量渗出、鳞屑、痂皮。外用药宜用（　　）

A. 三黄洗剂   B. 炉甘石洗剂   C. 六一散

D. 紫草油   E. 黄柏溶液

（三）B₁型题

A. 风   B. 湿   C. 热

D. 虫   E. 毒

1. 皮肤损害以红斑、红肿、脓疱、糜烂为主，自觉瘙痒或疼痛者，其病因为（　　）

2. 其症状是皮肤瘙痒甚剧，有的表现为糜烂，有的能互相传染，有的可伴局部虫斑、脘腹疼痛者，其病因为（　　）

A. 斑疹   B. 丘疹   C. 风团

D. 结节   E. 疱疹

3. 高出皮面的实性丘形小粒，直径一般小于 1cm 的为（   ）

4. 大小不一、境界清楚的实质性损害，质较硬，深在皮下或高出皮面的为（   ）

A. 糜烂   B. 溃疡   C. 皲裂

D. 抓痕   E. 萎缩

5. 局限性的表皮或黏膜上皮缺损为（   ）

6. 皮肤或黏膜深层真皮或皮下组织的局限性缺损为（   ）

A. 肝、心、脾   B. 肺、脾、心   C. 肝、脾

D. 脾、肾   E. 肝、肾

7. 急性皮肤病一般与何脏有关（   ）

8. 慢性皮肤病一般与何脏有关（   ）

A. 溶液   B. 散剂   C. 油剂

D. 软膏   E. 乳剂

9. 局限性皮肤肥厚无破损而瘙痒，可选用以上哪项治疗（   ）

10. 急性皮炎有明显渗出之皮损与创面，可选用以上哪项治疗（   ）

（四）X 型题

1. 皮肤病的病因复杂，其内因主要有哪些（   ）

A. 虫毒   B. 七情内伤   C. 饮食劳倦

D. 肝肾亏损   E. 六淫

2. 皮肤病的病因病机主要有哪些（   ）

A. 血瘀   B. 血虚风燥   C. 外感风热

D. 肝肾不足   E. 感染

3. 皮肤病自觉症状主要有哪些（   ）

A. 瘙痒   B. 疼痛   C. 灼热

D. 搔抓   E. 麻木

4. 下列哪项属于原发性皮损（   ）

A. 斑疹   B. 丘疹   C. 结节

D. 糜烂   E. 风团

5. 下列哪项属于继发性皮损（   ）

A. 脓疱   B. 鳞屑   C. 瘢痕

D. 溃疡   E. 糜烂

6. 以下哪项属于中药外用药的剂型（   ）

A. 酊剂 　　　　　　B. 油剂 　　　　　　C. 软膏

D. 醋剂 　　　　　　E. 粉剂

二、填空题

1. 皮肤病的外因主要是 _____（特别是风、湿、热）_____、_____ 等；内因主要是 _____、饮食劳倦和肝肾亏损。

2. 皮肤病的常见自觉症状主要有 _____、_____、_____、_____、_____。

3. 皮肤病原发性皮损主要有 _____、_____、_____、_____、_____ 等。

4. 皮肤病原发性皮损主要有 _____、_____、_____、_____ 和苔藓样变、瘢痕、色素沉着、萎缩等。

5. 皮肤病外用药剂型主要有 _____、_____、_____、_____、_____ 等。

三、简答题

1. 试述皮肤病的总的病因。

2. 什么是原发性皮损？原发性皮损有哪些？

3. 什么是继发性皮损？继发性皮损有哪些？

4. 什么是皮肤病外用药物溶液？如何使用溶液？

5. 什么是皮肤病外用药物洗剂？如何使用洗剂？

四、问答题

1. 皮肤病的自觉症状有哪些？如何辨证？

2. 试述皮肤病的内治法。

3. 试述皮肤病的外用药物使用原则。

参考答案

一、选择题

（一）A₁ 型题

1.A　2.E　3.C　4.D　5.B　6.C　7.B　8.C　9.A　10.D　11.E　12.A　13.C　14.B　15.D　16.A　17.B　18.A　19.E　20.D

（二）A₂ 型题

1.D　2.C　3.A　4.C　5.D　6.D

（三）B₁ 型题

1.C　2.D　3.B　4.D　5.A　6.B　7.B　8.E　9.D　10.A

（四）X 型题

1.BCD　2.ABD　3.ABCE　4.ABCE　5.BCDE　6.ABCE

二、填空题

1.六淫；虫；毒；七情内伤。
2.瘙痒；疼痛；灼热；麻木；蚁行感。
3.斑疹；丘疹；风团；结节；疱疹；脓疱。
4.鳞屑；糜烂；溃疡；痂；抓痕；皲裂；苔藓样变；瘢痕；色素沉着；萎缩。
5.溶液；粉剂；洗剂；酊剂；油剂；软膏。

三、简答题

1.答：皮肤病的病因复杂，但归纳起来不外乎内因、外因两类。外因主要是六淫（特别是风、湿、热）、虫、毒等；内因主要是七情内伤、饮食劳倦和肝肾亏损。其病机主要因气血失和、脏腑失调、邪毒结聚而致生风、生湿、化燥、致虚、致瘀、化热、伤阴等。

2.答：原发性皮损是皮肤病在其病变过程中，直接发生及初次出现的皮损，主要有斑疹、丘疹、风团、结节、疱疹、脓疱等。

3.答：继发性皮损是原发性皮损经过搔抓、感染、治疗处理和在损害修复过程中演变而成，主要有鳞屑、糜烂、溃疡、痂、抓痕、皲裂、苔藓样变、瘢痕、色素沉着、萎缩等。

4.答：溶液是药物的水溶液，将单味药或复方加水，煎熬至一定浓度，滤过药渣所得。具有清洁、止痒、消肿、收敛、清热解毒的作用。适用于急性皮肤病渗出较多或剧烈红肿或脓性分泌物多的皮损。可用于湿敷和熏洗。常用药物如苦参、黄柏、蛇床子、马齿苋、生地榆、金银花、野菊花、蒲公英、千里光等煎出液，或10% 黄柏溶液、3% 硼酸溶液、生理盐水及蒸馏水等。溶液用于湿敷是治疗皮肤病常用的方法，适用于急性红肿、渗出糜烂的皮损，或浅表溃疡。使用时将5～6 层消毒纱布置于溶液中浸透，稍加拧挤至不滴水为度，冷敷于患处，一般每1～2 小时换1 次即可；如渗液不多，可4～5 小时换1 次。溶液熏洗应温度适当，一般以40℃左右为宜，太热易烫伤皮肤，太凉则疗效不佳。

5. 答：洗剂又名混悬剂、悬垂剂，是粉加水混合在一起的制剂，粉不溶于水，故久置后一些药粉沉淀于水底，使用时需振荡摇匀。有清凉止痒、保护、干燥、消斑解毒的作用。适应证同粉剂。常用药物如三黄洗剂、炉甘石洗剂、颠倒散洗剂等。用法为用前摇匀，外搽皮损处，每日 4 ～ 6 次。若制剂中有薄荷脑、樟脑、冰片等清凉药物，婴儿面部、外阴等薄嫩处及寒冷冬天不宜使用。

四、问答题

1. 答：皮肤病的自觉症状，即患者主观的感觉。皮肤病的自觉症状取决于原发病的性质、病变程度及患者的个体差异等。最常见的症状是瘙痒，其次是疼痛，此外尚有灼热、麻木、蚁行感等。

（1）瘙痒：可由多种因素引起，但重在风邪及热邪的辨证。一般急性皮肤病的瘙痒多由外风所致，故其有症状流窜不定、泛发而起病迅速的特点，可有风寒、风热、风湿热的不同。风寒所致瘙痒，遇寒加重而皮疹色白；风热所致瘙痒，皮疹色红，遇热加重；风湿热所致瘙痒，抓破有渗液或起水疱。此外，营血有热所致瘙痒，皮损色红灼热，见丘疹、红斑、风团，瘙痒剧烈，抓破出血。慢性皮肤病的瘙痒原因复杂，寒、湿、痰、瘀、虫淫、血虚风燥、肝肾不足等因素均可导致瘙痒。寒证瘙痒除因寒邪外袭外，尚可由脾肾阳虚生内寒而致瘙痒，皮疹色红及发热症状不明显，或呈寒性结节、溃疡等；湿热所致瘙痒皮疹可表现为流滋或水疱；痰邪所致瘙痒则常出现结节；瘀血所致瘙痒可见紫斑、色素沉着等；瘀血夹湿所致瘙痒剧烈，皮损结节坚硬，顽固难愈；虫淫所致瘙痒表现为痒如虫行或蚁走，阵发性奇痒难忍，且多具传染性；血虚风燥及肝肾不足所致瘙痒常有血痂或糠秕样脱屑、皮肤干裂、苔藓样变等。

（2）疼痛：皮肤病有疼痛症状者不多，一般多由寒邪或热邪或痰凝血瘀，阻滞经络不通所致，"通则不痛，痛则不通"。寒证疼痛表现为局部青紫，遇寒加剧，得温则缓；热证疼痛有红肿、发热与疼痛性皮损；痰凝血瘀疼痛可有痰核结节或瘀斑、青紫，疼痛位置多固定不移。此外，在有些较重的皮肤病后期或年老体弱、气血亏虚的蛇串疮患者，虽皮肤损害已愈，但后遗疼痛，且较剧烈，属虚证兼气滞血瘀疼痛。

（3）灼热感、蚁行感、麻木感：为皮肤病较特殊的局部自觉症状。灼热感为热邪蕴结或火邪炽盛，灸灼肌肤的自觉感受，常见于急性皮肤病；蚁行感与瘙痒感颇为近似，但程度较轻，由虫淫为患或气血失和所致；麻木感常见于一些特殊的皮肤病，如麻风病的皮损，有的慢性皮肤病后期也偶见麻木的症状，一般认为麻木为气血虚或毒邪炽盛或湿痰瘀血阻络，导致经脉失养，或气血凝滞，经络不通所致。

2. 答：皮肤病的内治法主要有：

（1）祛风法：①疏风清热：用于风热证。代表方如银翘散、桑菊饮、消风散。常用药物如荆芥、防风、蝉蜕、牛蒡子、金银花、连翘、桑叶、菊花、黄芩、生地黄、栀子等。②疏风散寒：用于风寒证。代表方如麻黄汤、桂枝麻黄各半汤。常用药物如麻黄、桂枝、羌活、荆芥、防风等。③祛风胜湿：用于风湿证。代表方如独活寄生汤。常用药物如细辛、防风、独活、桑寄生、秦艽、茯苓等。④驱风潜镇：用于风邪久羁证或顽癣类皮肤病。常用药物如乌梢蛇、蝉蜕、僵蚕、全蝎等，用于血虚肝旺证或疣类皮肤病。或由皮肤病所引起的神经痛，方选天麻钩藤饮，常用药物如龙骨、牡蛎、灵磁石、珍珠母、石决明、钩藤、白芍等。

（2）清热法：①清热解毒：用于实热证。代表方如五味消毒饮、黄连解毒汤。常用药物如金银花、蒲公英、紫花地丁、连翘、黄连、黄芩、栀子、黄柏、板蓝根等。②清热凉血：用于血热证。代表方如犀角地黄汤、化斑解毒汤。常用药物如水牛角粉、栀子、黄连、赤芍、牡丹皮、生石膏、槐花、生地黄、白茅根、紫草等。

（3）祛湿法：①清热利湿：用于湿热证和暑湿证。代表方如茵陈蒿汤、龙胆泻肝汤、萆薢渗湿汤。常用药物如茵陈、车前草、栀子、龙胆草、黄柏、萆薢、薏苡仁、滑石等。②健脾化湿：用于脾湿证。代表方如除湿胃苓汤。常用药物如苍术、厚朴、陈皮、薏苡仁、藿香、佩兰等。③滋阴除湿：用于渗利伤阴证。代表方如滋阴除湿汤。常用药物如生地黄、当归、玄参、茯苓、泽泻、黄柏等。

（4）润燥法：①养血润燥：用于血虚风燥证。代表方如四物汤、当归饮子。常用药物如熟地黄、当归、川芎、白芍、女贞子、旱莲草、白蒺藜、何首乌、胡麻仁等。②凉血润燥：用于血热风燥证。代表方如凉血消风散。常用药物如生地黄、牡丹皮、水牛角粉、当归、丹参、槐花、白茅根、紫草、生石膏等。

（5）活血法：①理气活血：用于气滞血瘀证。代表方如桃红四物汤。常用药物如当归、赤芍、桃仁、红花、川芎、生地黄、香附、郁金等。②活血化瘀：用于瘀血凝结证。代表方如通窍活血汤、血府逐瘀汤。常用药物如川芎、桃仁、红花、赤芍、牛膝、水蛭、枳壳等。

（6）温通法：①温阳通络：用于寒湿阻络证。代表方如当归四逆汤、独活寄生汤。常用药物如麻黄、桂枝、当归、羌活、独活、制川乌、红花、细辛、牛膝等。②通络除痹：用于寒凝皮痹证。代表方如阳和汤、独活寄生汤。常用药物如麻黄、熟地黄、肉桂、干姜、白芥子、独活、鹿角胶等。

（7）软坚法：①消痰软坚：用于痰核证。代表方如海藻玉壶汤。常用药物如法半夏、贝母、陈皮、青皮、海藻、昆布等。②活血软坚：用于瘀阻结块证。代表方如活血散瘀汤。常用药物如当归、川芎、赤芍、桃仁、三棱、莪术、苏木等。

（8）补肾法：①滋阴降火：用于阴虚内热证或肝肾阴虚证。代表方如知柏地黄汤、大补阴丸。常用药物如生地黄、玄参、麦冬、山茱萸、龟甲、女贞子、旱莲草、知母、黄柏等。②温补肾阳：用于脾肾阳虚证。代表方如肾气丸、右归丸。常用药物如肉桂、附子、枸杞子、山茱萸、菟丝子、巴戟天、仙茅、淫羊藿等。

3. 答：皮肤病的外用药物使用原则主要是根据皮损的表现来选择适当的剂型和药物。①根据病情阶段正确选择剂型：皮肤炎症在急性阶段，若仅有红斑、丘疹、水疱而无糜烂、渗液者，应选洗剂、粉剂；若有大量渗液或明显红肿，则用溶液做开放性冷湿敷。皮肤炎症在亚急性阶段，渗液与糜烂很少，红肿减轻，有鳞屑和结痂，则用油剂为宜。皮肤炎症在慢性阶段，有浸润肥厚、苔藓样变者，应选软膏及酊剂。②根据疾病性质合理选择药物：如有感染时先用清热解毒、抗感染制剂控制感染，然后再针对原有皮损选用药物。③用药宜先温和后强烈：先用性质比较温和的药物，尤其是儿童或女性患者不宜使用刺激性强、浓度高的药物。面部、阴部皮肤慎用刺激性强的药物。④用药浓度宜先低后浓：先用低浓度制剂，根据病情需要再提高浓度。一般急性皮肤病用药宜温和安抚，顽固性慢性皮损可用刺激性较强和浓度较高的药物。⑤随时注意用药反应：一旦出现皮肤过敏、刺激或中毒反应，应立即停用，并给予相应处理。

第一节　热疮（附：生殖器疱疹）

习　题

一、选择题

（一）A₁型题

1. 热疮相当于西医学的什么疾病（　　）
   A. 带状疱疹　　　　　　　B. 脓疱疮　　　　　　　C. 单纯疱疹
   D. 湿疹　　　　　　　　　E. 接触性皮炎
2. 热疮的皮损特点是（　　）
   A. 呈带状分布的红斑上成簇的水疱
   B. 皮肤黏膜交界处成群的水疱
   C. 皮肤上浅在性脓疱和脓痂
   D. 瘙痒性风团，发无定处，骤起骤退
   E. 对称分布，多形性损害，剧烈瘙痒
3. 热疮好发于什么部位（　　）
   A. 四肢伸侧　　　　　　　B. 四肢屈侧　　　　　　C. 皮肤黏膜交界处
   D. 泛发全身　　　　　　　E. 面部
4. 热疮多因感受何种毒邪所致（　　）
   A. 湿热　　　　　　　　　B. 火毒　　　　　　　　C. 燥热
   D. 风热　　　　　　　　　E. 暑热
5. 热疮反复发作者，应以何法则治疗（　　）
   A. 祛邪为主　　　　　　　B. 扶正为主　　　　　　C. 先祛邪，后扶正
   D. 先扶正，后祛邪　　　　E. 扶正祛邪并治
6. 热疮水疱破溃，糜烂、渗出明显者，临床多应用以下哪种药物煎水湿敷（　　）
   A. 百部　　　　　　　　　B. 乌梅　　　　　　　　C. 蛇床子
   D. 鸦胆子　　　　　　　　E. 马齿苋

7. 热疮外用常选用的西药是（　　　）

    A. 阿昔洛韦软膏　　　　　　　B. 维A酸软膏　　　　　　　C. 红霉素软膏

    D. 芦荟凝胶　　　　　　　　　E. 莫匹罗星软膏

8. 热疮湿热下注证的主症为（　　　）

    A. 疱疹发于颜面部　　　　　　B. 疱疹发于口唇部　　　　　C. 疱疹发于鼻部

    D. 疱疹发于外阴　　　　　　　E. 疱疹间歇发作

9. 热疮肺胃热盛证治疗常选用的方剂是（　　　）

    A. 辛夷清肺饮　　　　　　　　B. 龙胆泻肝汤　　　　　　　C. 增液汤

    D. 枇杷清肺饮　　　　　　　　E. 连翘散

10. 关于热疮的预防和调护，下列说法错误的是（　　　）

    A. 饮食宜清淡，忌食辛辣炙煿之品

    B. 多饮水，多吃蔬菜、水果

    C. 保持大便通畅

    D. 保持清洁，热疮发生时应多用水清洗局部

    E. 避免诱发因素，防止继发感染

11. 关于生殖器疱疹，以下说法错误的是（　　　）

    A. 病在下焦，与肝、脾、肾密切相关

    B. 多发生于外阴处

    C. 皮损为群集小水疱，可有糜烂

    D. 自觉瘙痒、灼痛感

    E. 一般不反复发作

（二）A₂型题

1. 患者因劳累后，唇缘、口角处可见群集的小水疱，灼热痒痛，周身不适，心烦郁闷，大便干，小便黄，舌红，苔黄，脉弦数。治疗宜用下列何种方剂（　　　）

    A. 龙胆泻肝汤　　　　　　　　B. 五味消毒饮　　　　　　　C. 黄连解毒汤

    D. 导赤散　　　　　　　　　　E. 辛夷清肺饮

2. 黄某，男，34岁。日晒后，唇缘、口角处见群集的小水疱，灼热痒痛；心烦郁闷，便干溲赤；舌红苔黄，脉弦数。治疗宜选用的方剂是（　　　）

    A. 龙胆泻肝汤　　　　　　　　B. 增液汤加板蓝根等　　　　C. 辛夷清肺饮

    D. 半夏泻心汤　　　　　　　　E. 连翘散

3. 徐某，女，29岁。每次月经来潮后，外阴处均会出现成群的水疱，而且劳累后也会间歇发作；伴有口干唇燥，午后微热；舌红，苔薄，脉细数。宜选用何方（　　　）

    A. 龙胆泻肝汤　　　　　　　　B. 增液汤　　　　　　　　　C. 二仙汤

    D. 四物汤　　　　　　　　　　E. 四君子汤

4. 王某，女，30岁。在外阴部可见成簇细小水疱，水疱容易破裂，局部灼热痛痒；伴有尿频、尿痛；舌红，苔黄，脉数。宜选用的方剂是（　　　）

A. 龙胆泻肝汤   B. 增液汤   C. 八珍汤

D. 辛夷清肺饮   E. 八正散

5. 李某，女，49岁。外阴部反复出现细小水疱，自觉瘙痒灼痛感明显；自觉发病时有全身不适，尿频尿急等症；舌红，苔黄，脉数。其采用的中医治则应为（   ）

A. 疏风清热   B. 清热利湿   C. 养阴清热

D. 健脾益气   E. 清热解毒

6. 张某，男，35岁。5天前嘴角部出现成簇水疱，自觉疼痛感，现水疱已全部干瘪，以结痂为主。宜选用下列哪种外用药物进行涂擦治疗（   ）

A. 二味拔毒散   B. 金黄散   C. 青黛膏

D. 紫金锭   E. 硫黄膏

7. 王某，女，44岁。外阴部反复出现成簇水疱，一般复发间歇期为1个月左右，每于劳累或发热后发作；伴局部疼痛明显，午后潮热，心烦口干，盗汗；舌红，苔少，脉细数。治疗宜选用的方剂是（   ）

A. 龙胆泻肝汤   B. 知柏地黄丸   C. 六味地黄丸

D. 八正散   E. 大补阴丸

8. 某患者，女，30岁。近期因工作压力较大，情志不遂，在外阴部出现散在细小水疱，自觉疼痛、瘙痒感明显。既往患者有相似病史。其最可能诊断为何种疾病（   ）

A. 热疮   B. 蛇串疮   C. 黄水疮

D. 疥疮   E. 湿疮

（三）B₁型题

A. 热疮   B. 脓疱疮   C. 缠腰火丹

D. 疥疮   E. 湿疮

1. 唇缘部有绿豆大小的水疱，簇集状，伴痒和烧灼感，应诊断为（   ）

2. 一侧腰部皮肤有成簇状丘疱疹，呈带状排列，痛如火燎，应诊断为（   ）

A. 发际   B. 口唇周围   C. 四肢屈侧

D. 颈项部   E. 颜面部

3. 热疮常发生于哪个部位（   ）

4. 湿疮常发生于哪个部位（   ）

A. 肺胃热盛   B. 湿热下注   C. 阴虚内热

D. 阳气不足   E. 心火上炎

5. 热疮初期的主要病机是（   ）

6. 热疮后期的主要病机是（   ）

A. 二味拔毒散   B. 回阳玉龙膏   C. 马齿苋外洗

D. 硫黄膏   E. 青黛膏

7. 热疮水疱初期可选用的外用药物是（   ）

8. 热疮皮损后期以结痂为主者，可选用的外用药物是（   ）

A. 增液汤   B. 辛夷清肺饮   C. 龙胆泻肝汤

D. 知柏地黄丸   E. 六味地黄丸

9. 热疮湿热下注证，可选用的方剂是（   ）

10. 生殖器疱疹阴虚毒恋证，可选用的方剂是（   ）

（四）X 型题

1. 热疮的常见诱发因素包括（   ）

A. 发热   B. 受凉   C. 日晒

D. 月经来潮   E. 肠胃功能障碍

2. 热疮好发于皮肤黏膜交界处，常见于什么部位（   ）

A. 口角   B. 唇缘   C. 鼻孔周围

D. 面颊   E. 外阴

二、填空题

1. 热疮是 ＿＿＿＿ 过程中，好发生于 ＿＿＿＿ 的急性 ＿＿＿＿ 皮肤病。

2. 西医学认为，热疮是由感染 ＿＿＿＿ 病毒引起，其病毒分为 ＿＿＿＿ 和 ＿＿＿＿ 两型。

3. 生殖器疱疹是由 ＿＿＿＿ 病毒感染所引起的一种 ＿＿＿＿ 疾病，临床上分为 ＿＿＿＿ 生殖器疱疹和 ＿＿＿＿ 生殖器疱疹两大类。

4. 热疮临床中医辨证可分为 ＿＿＿＿ 证、＿＿＿＿ 证、＿＿＿＿ 证。

5. 生殖器疱疹临床中医辨证多分为 ＿＿＿＿ 证、＿＿＿＿ 证。

三、简答题

1. 简述热疮的病因病机。

2. 简述热疮的外治疗法。

3. 简述热疮的辨证论治。

4. 简述原发性生殖器疱疹的临床特点。

5. 简述热疮的皮损特点。

四、问答题

1. 如何鉴别热疮、蛇串疮、黄水疮？

2. 如何诊断、辨证论治热疮？

参考答案

一、选择题

（一）A₁ 型题

1.C　2.B　3.C　4.D　5.E　6.E　7.A　8.D　9.A　10.D　11.E

（二）A₂ 型题

1.E　2.C　3.B　4.A　5.B　6.C　7.B　8.A

（三）B₁ 型题

1.A　2.C　3.B　4.C　5.A　6.C　7.A　8.E　9.C　10.D

（四）X 型题

1.ABCDE　2.ABCDE

二、填空题

1.发热后或高热；皮肤黏膜交界处；疱疹性。
2.单纯疱疹；HSV-Ⅰ；HSV-Ⅱ。
3.单纯疱疹；性传播；原发性；复发性。
4.肺胃热盛；湿热下注；阴虚内热。
5.肝经湿热；阴虚毒恋。

三、简答题

1.答：外感风温热毒，阻于肺胃二经，蕴蒸皮肤而生；或由肝经湿热下注，阻于阴部而成疱；或因反复发作，热邪伤津，阴虚内热所致。

2.答：①初起者局部酒精消毒，用三棱针或一次性5号注射针头浅刺放出疱液。②局部外用药以清热解毒、燥湿收敛为主。水疱初期可用二味拔毒散调茶水或紫金锭磨水外搽。③水疱破溃，以糜烂、渗出偏重者，可用马齿苋水外洗或湿敷。④皮损以结痂为主者，可用青黛膏、黄连膏等外搽。

3.答：①肺胃热盛证：治宜疏风清热；方剂选用辛夷清肺饮加减。②湿热下注证：治宜清热利湿；方剂选用龙胆泻肝汤加减。③阴虚内热证：治宜养阴清热；方剂选用增液汤加减。

4.答：原发性生殖器疱疹潜伏期2～7天，原发损害为发于外阴局部的1个或多个小而瘙痒的红斑、丘疹，迅速变成小水疱，3～5天后可形成脓疱，破溃后表面糜烂、溃疡、结痂，伴有疼痛。

5.答：本病多见于高热患者的发病过程中，好发于皮肤黏膜交界处，常见于口角、唇缘、鼻孔周围、面颊及外阴等部位。皮损为成群的水疱，有的互相融合，自觉灼热瘙痒，多在1周后痊愈，一般无全身症状，但易于复发。

四、问答题

1.答：热疮好发于皮肤黏膜交界处，皮损以成群的水疱为特点，常见于口角、唇缘、面颊及外阴等部位。初起为红斑，继而可形成针尖大小的簇集的水疱，疱液透明，可破裂露出糜烂面，最后结痂而愈，有轻微的色素沉着。

蛇串疮多沿神经走向排列呈带状，皮损为多个成群的水疱，其间有正常的皮肤，刺痛明显，愈后多不再发。黄水疮好发于面部等暴露部位，初起为水疱，随后形成脓疱，疱破结痂较厚，呈灰黄色。

2.答：对于热疮的诊断：多好发于皮肤黏膜交界处，常见于口角、唇缘、面颊及外阴等部位。皮损以成群的水疱为特点。初起为红斑，继而可形成针尖大小的簇集的水疱，疱液透明，可破裂露出糜烂面，最后结痂而愈，有轻微的色素沉着。可伴有痒痛烧灼感。一般无全身不适症状。

对于热疮的辨证论治：①初期多因外感风温热毒，邪气阻于肺胃二经，肺胃热盛，蕴蒸皮肤，循经而发。疱疹多见于颜面部或口唇鼻侧，群集小水疱，灼热刺痒；可伴轻度周身不适，心烦郁闷，大便干，小便黄；舌红，苔黄，脉弦数。治宜疏风清热。方剂选用辛夷清肺饮加减。②由于情志内伤，肝气郁结，久而化火，肝经火毒蕴积，或恣食辛辣刺激之品，脾胃功能失调，湿热内生，湿热火毒之邪下注，阻于阴部而成疮。疱疹发于外阴，灼热痛痒，水疱易破糜烂；可伴有发热，尿赤、尿频、尿痛；舌红，苔黄，脉数。治宜清热利湿。方剂选用龙胆泻肝汤加减。③后期正虚毒恋，反复发作，热邪伤津，阴虚内热，遇发热、受凉、经期或过劳等情况，正气进一步受损，则伏邪循经而发所致。可见疱疮间歇发作，反复不愈；伴口干唇燥，午后微热；舌红，苔薄，脉细数。治宜养阴清热。方剂选用增液汤加减。

第二节　蛇串疮

习　题

一、选择题

（一）A₁型题

1.蛇串疮相当于西医学的什么疾病（　　）

　A.带状疱疹　　　　　　B.脓疱疮　　　　　　C.水痘

D. 湿疹　　　　　　　　　　E. 接触性皮炎

2. 蛇串疮的皮损特点为（　　　）

    A. 瘙痒性风团，发无定出，骤起骤退

    B. 皮肤黏膜交界处成群的水疱

    C. 皮肤上浅在性脓疱和脓痂

    D. 带状分布的红斑上成簇的水疱

    E. 对称分布，多形性损害，剧烈瘙痒

3. 蛇串疮好发于（　　　）

    A. 冬季　　　　　　　　B. 夏季　　　　　　　　C. 冬、春季

    D. 夏、秋季　　　　　　E. 春、秋季

4. 蛇串疮皮损消退后，后期治疗以什么方法为主（　　　）

    A. 本病一般不必内服药　　B. 清解余热　　　　　　C. 活血通络止痛

    D. 扶正祛邪　　　　　　　E. 以上均不是

5. 蛇串疮肝经郁热证的治疗法则是什么（　　　）

    A. 清泻肝火，解毒止痛　　B. 健脾利湿，解毒止痛　　C. 理气活血，通络止痛

    D. 疏肝解郁，行气止痛　　E. 健脾温肾，助阳止痛

6. 关于蛇串疮的描述，最早见于哪本著作（　　　）

    A.《黄帝内经》　　　　　B.《五十二病方》　　　　C.《诸病源候论》

    D.《医宗金鉴》　　　　　E.《神农本草经》

7. 在治疗带状疱疹时，临床可采用毫针针尖经火焰烧红后进行局部皮损快速点刺，从而达到清除疱液和止痛的作用，此种方法被称为（　　　）

    A. 围针疗法　　　　　　　B. 体针疗法　　　　　　　C. 火针疗法

    D. 艾灸疗法　　　　　　　E. 梅花针疗法

8. 在带状疱疹治疗方面，以下哪种药物一般不宜选择（　　　）

    A. 阿昔洛韦　　　　　　　B. 泛昔洛韦　　　　　　　C. 去痛片

    D. 扶他林　　　　　　　　E. 糖皮质激素

9. 关于带状疱疹的预防和调护方面，以下说法错误的是（　　　）

    A. 应保持心情舒畅，以免加重病情

    B. 为缓解疼痛，急性期可适当饮酒

    C. 忌食肥甘厚味，多食水果、蔬菜

    D. 保持皮肤清洁、干燥

    E. 减少局部刺激，防止继发感染

10. 蛇串疮初期不宜选择的外用药物为（　　　）

    A. 二味拔毒散　　　　　　B. 玉露膏　　　　　　　　C. 三黄洗剂

    D. 九一丹　　　　　　　　E. 清凉乳剂

11. 带状疱疹是由于感染什么病毒引起（　　　）

    A. 人乳头瘤病毒　　　　　B. 水痘 – 带状疱疹病毒　　C. 单纯疱疹病毒

　　D. 柯萨奇病毒　　　　　　E. 麻疹病毒

（二）A₂型题

1. 患者患腰肋部蛇串疮 20 天后，皮损已消退，现仍觉腰肋部皮肤呈阵发性电灼样刺痛；舌质暗，苔白，脉弦。宜选用以下何方治疗（　　）

　　A. 龙胆泻肝汤　　　　　　B. 除湿胃苓汤　　　　　C. 黄连解毒汤
　　D. 桃红四物汤　　　　　　E. 辛夷清肺饮

2. 某中年女性患者，平素纳差，时腹胀便溏，3 天前劳累后左胁肋部出现片状红色斑丘疹，继而出现黄豆大小的水疱，红斑颜色较淡，疱壁松弛，伴有灼痛；口不渴，舌淡，苔白，脉缓。宜选用以下何方治疗（　　）

　　A. 龙胆泻肝汤　　　　　　B. 除湿胃苓汤　　　　　C. 黄连解毒汤
　　D. 桃红四物汤　　　　　　E. 参苓白术散

3. 苏某，女，45 岁。半个多月以来，左胁肋部起红色疱疹，从左乳外侧向左腋下及肩胛下蔓延，起疱处有的 2cm 宽，有的 4～5cm 宽，有烧灼样疼痛感，影响进食；心烦郁闷，大便略干，小便黄；舌红，苔黄，脉弦数。治疗宜用（　　）

　　A. 龙胆泻肝汤　　　　　　B. 桃红四物汤　　　　　C. 黄连解毒汤
　　D. 除湿胃苓汤　　　　　　E. 参苓白术散

4. 蒋某，男，65 岁。头痛 3 天，初起似感冒，但很快局限在左额头及左眼睑处刺痛明显，同时在左侧额头处可见皮肤发红，起小红疹，疼痛剧烈；口苦口干，大便偏干，小便黄赤；舌红，苔黄腻，脉弦。治疗宜选用（　　）

　　A. 龙胆泻肝汤　　　　　　B. 桃红四物汤　　　　　C. 黄连解毒汤
　　D. 除湿胃苓汤　　　　　　E. 参苓白术散

5. 王某，女，70 岁。2 个月前曾患臀部带状疱疹，现皮损已消退，但仍觉局部刺痛不止，夜间尤甚；舌质暗红，苔薄白，脉弦细。治疗宜选用（　　）

　　A. 龙胆泻肝汤　　　　　　B. 桃红四物汤　　　　　C. 黄连解毒汤
　　D. 除湿胃苓汤　　　　　　E. 参苓白术散

6. 张某，女，44 岁。因情志不遂于右侧胸胁部出现散在红斑、细小水疱，皮疹逐渐向腋下蔓延，自觉疼痛明显，水疱呈簇集分布，病程三日余；伴心烦易怒，便干溲赤；舌质红，苔黄，脉弦。治疗宜采用的治法为（　　）

　　A. 滋阴润燥　　　　　　　B. 健脾利湿　　　　　　C. 理气活血
　　D. 清肝泻火　　　　　　　E. 重镇止痛

7. 王某，女，77 岁。患者带状疱疹病史两年余，现皮损已全部愈合，但自觉每日局部疼痛明显，如针刺或刀割样疼痛，夜间尤甚，影响睡眠。治疗宜采用的治法为（　　）

　　A. 滋阴润燥止痛　　　　　B. 健脾利湿止痛　　　　C. 理气活血止痛
　　D. 清肝泻火止痛　　　　　E. 重镇安神止痛

8. 赵某，男，50 岁。近期无明显诱因出现左侧头疼，每日发作数次，如针刺状，

患者未予重视。2日前患者发现在左侧额头部出现少量细小水疱，疱液晶莹，局部有红晕。患者最有可能的诊断是（　　　）

A.偏头痛　　　　　　　　B.腔隙性脑梗死　　　　　　C.丹毒

D.湿疹　　　　　　　　　E.带状疱疹

（三）B₁型题

A.脓疱疮　　　　　　　　B.疥疮　　　　　　　　　　C.蛇串疮

D.湿疮　　　　　　　　　E.以上均不是

1.皮损对称分布，多形性损害，剧烈瘙痒，易转为慢性，应诊为（　　　）

2.一侧腰部皮肤有成簇状的丘疱疹，呈带状分布，疼痛剧烈，应诊为（　　　）

A.肝经郁热　　　　　　　B.脾虚湿蕴　　　　　　　　C.气滞血瘀

D.血虚风燥　　　　　　　E.阳气虚损

3.蛇串疮急性期的病因病机多为（　　　）

4.蛇串疮后遗神经痛期的病因病机多为（　　　）

A.老年人　　　　　　　　B.儿童　　　　　　　　　　C.男性

D.女性　　　　　　　　　E.中年人

5.带状疱疹疼痛较剧烈者见于（　　　）

6.带状疱疹病毒发生于哪类人群多可罹患水痘（　　　）

A.三黄洗剂　　　　　　　B.黄连膏　　　　　　　　　C.海浮散

D.以上均可　　　　　　　E.以上均不可

7.蛇串疮水疱破后可应用的外用药物是（　　　）

8.蛇串疮后期有坏死者可应用的外用药物是（　　　）

A.黄芪、党参　　　　　　B.栀子、酸枣仁　　　　　　C.乳香、没药

D.生大黄　　　　　　　　E.牛膝、黄柏

9.蛇串疮发于下肢者多加（　　　）

10.蛇串疮年老体虚者多加（　　　）

（四）X型题

1.蛇串疮又名（　　　）

A.热疮　　　　　　　　　B.缠腰火丹　　　　　　　　C.火带疮

D.蛇丹　　　　　　　　　E.蜘蛛疮

2.蛇串疮的中医临床分型多可分为（　　　）

A.肝经郁热证　　　　　　B.脾虚湿蕴证　　　　　　　C.气滞血瘀证

D. 血虚风燥证　　　　　　　E. 肾阳不足证

二、填空题

1. 蛇串疮是一种皮肤上出现 _____，多呈 _____ 分布，痛如火燎的急性 _____ 性皮肤病。

2. 蛇串疮的辨证论治一般分为 _____ 证、_____ 证、_____ 证。

3. 蛇串疮发于头面者，尤以发于 _____ 和 _____ 者病情较重，疼痛剧烈，伴有附近 _____ 肿痛。

4. 蛇串疮在针刺治疗时可采用围针、体针、_____ 进行治疗。

5. 蛇串疮的治疗以 _____ 为主要治法，体虚患者治疗上强调 _____ 与 _____ 并用。

三、简答题

1. 简述蛇串疮的皮损特点。
2. 简述蛇串疮的病因病机。
3. 如何鉴别热疮、蛇串疮？
4. 简述蛇串疮的火针治疗方法。
5. 简述蛇串疮的外治疗法。

四、问答题

如何诊断、辨证论治蛇串疮？

五、病例分析题

李某，女，45岁。

主诉：左侧额部红斑、水疱4天。

现病史：患者4天前左侧额头处头痛感明显，随后该处皮肤发红，起小红丘疹，疼痛剧烈，后丘疹变为小水疱，呈簇状分布，皮损累及眼睑，使其出现红肿；口干口苦，左目赤痛，左侧偏头痛，大便偏干，小便黄。舌质红，苔薄黄腻，脉弦数。

检查：急性痛苦面容，眼结膜充血。

问题：

（1）该患者的中医诊断及证型、西医诊断是什么？
（2）对该患者进行辨证分析。
（3）本患者的治疗法则是什么？
（4）本患者的治疗方剂和药物是什么？
（5）本患者可以采用何种外治疗法？

参考答案

一、选择题

（一）A₁ 型题

1.A 2.D 3.E 4.C 5.A 6.C 7.C 8.E 9.B 10.D 11.B

（二）A₂ 型题

1.D 2.B 3.A 4.A 5.B 6.D 7.C 8.E

（三）B₁ 型题

1.D 2.C 3.A 4.C 5.A 6.B 7.B 8.C 9.E 10.A

（四）X 型题

1.BCDE 2.ABC

二、填空题

1.成簇水疱；带状；疱疹。
2.肝经郁热；脾虚湿蕴；气滞血瘀。
3.眼部；耳部；臀核。
4.火针。
5.清热利湿，行气止痛；扶正祛邪；通络止痛。

三、简答题

1.答：蛇串疮的皮损特点是皮肤上出现红斑、水疱或丘疱疹，累累如串珠，排列成带状，沿一侧周围神经分布区出现，局部刺痛或伴臀核肿大。多数患者愈后很少复发，极少数患者可多次发病。好发于成人，老年人病情尤重。

2.答：由于情志内伤，肝气郁结，久而化火，肝经火毒蕴积，夹风邪上窜头面而发；或夹湿邪下注，发于阴部及下肢；火毒炽盛者多发于躯干。年老体弱者常因血虚肝旺，湿热毒蕴，导致气血凝滞，经络阻塞不通，以致疼痛剧烈，病程迁延。总之，本病初期以湿热火毒为主，后期是正虚血瘀兼夹湿邪为患。

3.答：热疮多发生于皮肤黏膜交界处，皮损以成群的水疱为特点，常见于口角、唇缘、面颊及外阴等部位。初起为红斑，继而可形成针尖大小的簇集的水疱，疱液透明，可破裂露出糜烂面，最后结痂而愈，有轻微的色素沉着。

蛇串疮多沿神经走向排列呈带状，皮损特点是皮肤上有红斑、水疱，累累如串珠，好发于腰肋部、胸部或头面部，多发于身体一侧，一般不超过正中线，皮损之间有正常的皮肤，刺痛明显，愈后多不再发。

4. 答：以毫针针尖经酒精灯火焰烧红后，迅速对疱疹进行快速点刺，再用棉签清理疱液，针刺不宜过深，过皮即起，5～7日1次。

5. 答：①初起用二味拔毒散调浓茶水外涂；或外敷玉露膏；或外搽双柏散、三黄洗剂、清凉乳剂，每天3次；或鲜马齿苋、野菊花叶、玉簪花叶捣烂外敷。②水疱破后用黄连膏、四黄膏或青黛膏外涂，有坏死者用九一丹或海浮散换药。③若水疱不破或水疱较大者，可用三棱针或消毒空针刺破，吸尽疱液或使疱液流出，以减轻胀痛不适感。

四、问答题

答：蛇串疮的诊断：本病好发于春秋季节，以成年患者居多。发病初期，其皮损为带状的红色斑丘疹，继而出现粟米至黄豆大小簇集成群的水疱，累累如串珠，聚集一处或数处，排列成带状，疱群之间间隔正常皮肤，疱液初澄明，数日后疱液混浊化脓，或部分破裂，重者有出血点、血疱或坏死。轻者无皮损，仅有刺痛感，或稍潮红，无典型的水疱。皮损好发于腰肋部、胸部或头面部，多于身体一侧，常单侧性沿皮神经分布，一般不超过正中线。发于头面部者，尤以发于眼部和耳部者病情较重，疼痛剧烈，伴有附近瘰核肿痛，甚至影响视力和听觉。

对于蛇串疮的辨证论治：①由于情志内伤，肝气郁结，久而化火，肝经火毒，外溢皮肤而发；或感染毒邪，湿热火毒蕴积肌肤而发。表现为皮损鲜红，灼热刺痛，疱壁紧张；口苦咽干，心烦易怒，大便干燥，小便黄；舌质红，苔薄黄或黄厚，脉弦滑数。治宜清泄肝火，解毒止痛。方剂以龙胆泻肝汤加减。②因脾失健运，湿邪内生，蕴湿化热，湿热内蕴，外溢肌肤而发者。表现为皮损色淡，疼痛不显，疱壁松弛；口不渴，食少腹胀，大便时溏；舌淡或正常，苔白或白腻，脉沉缓或滑。治宜健脾利湿，解毒止痛。方剂以除湿胃苓汤加减。③皮疹消退后，因年老体弱，肝旺血虚，湿热毒盛，气血凝滞，以致疼痛剧烈，病程迁延者。表现为皮疹减轻或消退后局部疼痛不止，放射到附近部位，痛不可忍，坐卧不安，重者可持续数月或更长时间；舌暗，苔白，脉弦细。治宜理气活血，通络止痛。方剂以桃红四物汤加减。

五、病例分析题

答：（1）中医诊断：蛇串疮（肝经郁热证）；西医诊断：带状疱疹。

（2）多因肝气郁结，久之化火，肝经火毒，外溢皮肤而发为水疱、红斑、丘疹。火毒伤津液，故口干口苦；肝开窍于目，头之两侧为肝经循行之处，热毒循经上扰，故左侧目赤痛，左侧偏头痛。大便干结、小便黄赤均为郁热之象。

（3）清泄肝火，解毒止痛。

（4）方剂：龙胆泻肝汤加减。药物：龙胆草、生地黄、黄芩、栀子、泽泻、柴胡、板蓝根、马齿苋、防风、甘草等。

（5）可选用针刺或火针疗法配合治疗。

第三节 疣（附：尖锐湿疣）

习 题

一、选择题

（一）A₁型题

1. 疣之病名最早见于（　　）
　　A.《黄帝内经》　　　　　B.《难经》　　　　　C.《神农本草经》
　　D.《五十二病方》　　　　E.《诸病源候论》

2. 疣是一种在皮肤浅表的良性赘生物，发于胸背、中有脐窝的赘疣称为（　　）
　　A. 千日疮　　　　　　　B. 疣目　　　　　　　C. 鼠乳
　　D. 扁瘊　　　　　　　　E. 跖疣

3. 疣目相当于西医学的（　　）
　　A. 寻常疣　　　　　　　B. 扁平疣　　　　　　C. 传染性软疣
　　D. 掌跖疣　　　　　　　E. 丝状疣

4. 扁瘊相当于西医学的（　　）
　　A. 寻常疣　　　　　　　B. 扁平疣　　　　　　C. 传染性软疣
　　D. 掌跖疣　　　　　　　E. 丝状疣

5. 下列哪项是鼠乳的皮损特点（　　）
　　A. 针头或芝麻大扁平丘疹
　　B. 半球形的丘疹，中有脐凹，蜡样光泽
　　C. 米粒到豌豆大的角质增生性突起
　　D. 细软的丝状突起
　　E. 以上均不是

6. 下列各项中除哪项外均与疣无关（　　）
　　A. 西医学称之为带状疱疹，其病原体为病毒
　　B. 西医学称之为单纯疱疹，其病原体为病毒
　　C. 多发于口角、唇缘、眼睑、鼻孔等处
　　D. 又名鼠乳、枯筋箭
　　E. 以上均不是

7. 以下疾病不属于病毒性疾病的是（　　）
　　A. 寻常疣　　　　　　　B. 扁平疣　　　　　　C. 白屑风
　　D. 带状疱疹　　　　　　E. 单纯疱疹

8. 以下哪项一般不用于疣目的外治（　　　）

    A. 推疣法　　　　　　　　B. 鸦胆子敷贴法　　　　C. 荸荠摩擦法

    D. 刮疣法　　　　　　　　E. 火针疗法

9. 关于疣的预防与调护，下列说法错误的是（　　　）

    A. 扁瘊忌搔抓

    B. 疣目应避免摩擦或挤压，以防出血

    C. 跖疣应避免挤压

    D. 鼠乳一般无传染性

    E. 生于甲下的疣因疼痛异常，所以提倡及早治疗

10. 辅助诊断尖锐湿疣的最有意义的试验方法为（　　　）

    A. 皮肤划痕症　　　　　　B. 同行反应　　　　　　C. 醋酸白试验

    D. 尼氏征　　　　　　　　E. 吉海反应

11. 尖锐湿疣湿热下注证宜选用的内服方剂是（　　　）

    A. 萆薢化毒汤　　　　　　B. 萆薢渗湿汤　　　　　　C. 六味地黄丸

    D. 知柏地黄丸　　　　　　E. 龙胆泻肝汤

（二）A₂型题

1. 某患者，男，50岁。皮损表现为米粒到黄豆大小的半球形丘疹，中央有脐凹，表面有蜡样光泽，破后可挤出白色乳酪样物质。其诊断为（　　　）

    A. 鼠乳　　　　　　　　　B. 疣目　　　　　　　　　C. 扁瘊

    D. 跖疣　　　　　　　　　E. 丝状疣

2. 某患者，女，55岁。足底和趾间可见圆锥形的角质增生，表面为褐黄色的硬结嵌入皮肉，压痛明显，步履疼痛。其诊断为（　　　）

    A. 跖疣　　　　　　　　　B. 鸡眼　　　　　　　　　C. 胼胝

    D. 扁平苔藓　　　　　　　E. 扁瘊

3. 某患者，男，21岁。双手背起结节1年，如豆般大，坚硬粗糙，表面蓬松枯槁，色黄，皮损范围有扩大趋势，无任何不适；舌红，苔薄，脉弦数。其诊断为（　　　）

    A. 扁瘊　　　　　　　　　B. 跖疣　　　　　　　　　C. 鼠乳

    D. 疣目　　　　　　　　　E. 丝状疣

4. 王某，男，23岁。手指、手背有污黄结节，如黄豆大，表面粗糙，结节疏松，无自觉不适；舌暗红，苔薄白，脉细。诊断为疣目，应辨为何证（　　　）

    A. 风热血燥　　　　　　　B. 湿热血瘀　　　　　　　C. 热毒蕴结

    D. 热瘀互结　　　　　　　E. 暑湿热蕴

5. 刘某，女，43岁。颜面、手背出现褐色的扁平疣5年，其皮损大小不等，其色黄褐；舌红，苔薄白，脉沉细。诊断为扁平疣，应辨为何证（　　　）

    A. 风热血燥　　　　　　　B. 湿热血瘀　　　　　　　C. 热毒蕴结

    D. 热瘀互结　　　　　　　E. 暑湿热蕴

6.王某，女，44岁。自述因1周前在公共浴池洗浴后于腹部出现皮疹，因搔抓后皮疹增多，现皮疹可见为多发半球形丘疹，米粒大小，中央有脐凹，表面有蜡样光泽，有十余处。其治疗可采用的外治疗法是（　　　）

  A.擦洗法　　　　　　　B.挑刺法　　　　　　　C.鸦胆子敷贴法
  D.手术疗法　　　　　　E.推疣法

7.张某，女，32岁。手背部可见表面光滑的扁平丘疹，大小如黄豆，呈褐色，有二十余处，散在分布，病程半年余，皮损不断增多。其治疗可采用的外治疗法是（　　　）

  A.推疣法　　　　　　　B.火针疗法　　　　　　C.刮疣法
  D.挑刺法　　　　　　　E.结扎法

8.赵某，女，35岁。颜面部出现数目较多的扁平丘疹，皮疹淡红色，自觉微痒；伴口干不欲饮；舌质红，苔薄黄，脉浮数。可选用的内服方剂是（　　　）

  A.枇杷清肺饮　　　　　B.黄连解毒汤　　　　　C.治瘊方
  D.桃红四物汤　　　　　E.马齿苋合剂

（三）B₁型题

  A.推疣法　　　　　　　B.挑破皮损，挤出内容物　　C.内服祛疣方
  D.用线扎疣根部　　　　E.外敷鸡眼膏

1.面部疣目，头大蒂小，治法选用（　　　）
2.鼠乳的治法选用（　　　）

  A.养血活血，清热解毒　B.清化湿热，活血化瘀　C.疏风清热，解毒散结
  D.活血化瘀，清热散结　E.以上均不是

3.疣目风热血燥证可选用的治法是（　　　）
4.扁瘊热瘀互结证可选用的治法是（　　　）

  A.皮损丘疹扁平，针头或黄豆大小，呈淡红色、褐色或正常皮肤颜色
  B.皮损为单个细软的丝状突起，呈褐色或淡红色，可自行脱落
  C.皮损为半球形丘疹，米粒到黄豆、豌豆大小，中央有脐凹，表面有蜡样光泽
  D.以上均是
  E.以上均不是

5.扁平疣的特征是（　　　）
6.寻常疣的特征是（　　　）

  A.枯筋箭　　　　　　　B.线瘊　　　　　　　　C.鸡眼
  D.扁瘊　　　　　　　　E.胼胝

7.丝状疣又称为（　　　）
8.疣目又称为（　　　）

A. 跖疣   B. 鸡眼   C. 胼胝

D. 扁平苔藓   E. 以上均不是

9. 发生于足底或趾间,损害为圆锥形的角质增生,硬结嵌入皮肉内,压痛明显,诊断为( )

10. 发生于跖部受压部位,表现为不整形角化斑片,中厚边薄,范围较大,皮纹清晰,疼痛不甚,诊断为( )

(四) X 型题

1. 疣因其皮损形态及发病部位不同而名称各异,如发于手背、手指、头皮等处的,称为( )

A. 千日疮   B. 疣目   C. 枯筋箭

D. 瘊子   E. 鼠乳

2. 疣一般分为( )

A. 寻常疣   B. 扁平疣   C. 传染性软疣

D. 掌跖疣   E. 丝状疣

二、填空题

1. 疣是一种发生于皮肤浅表的 _____ 性赘生物。

2. 疣目相当于西医学的 _____,扁瘊相当于西医学的 _____,鼠乳相当于西医学的 _____。

3. 疣发生于足跖部者,中医学称之为 _____;发生于颈周围及眼睑部位,呈细软丝状突起者,称之为 _____ 或 _____。

4. 尖锐湿疣是由感染 _____ 所引起的一种 _____ 性赘生物,又称生殖疣,属中医学 _____ 的范畴。

5. 鼠乳的外治一般有 _____ 法、_____ 法。

三、简答题

1. 简述鼠乳的挑刺法。

2. 简述疣的病因病机。

3. 简述火针疗法治疗疣的类型及操作方法。

4. 简述推疣法的适应证及操作步骤。

5. 简述扁瘊的皮损特点。

四、问答题

如何应用中医外治法治疗各种疣?

参考答案

一、选择题

（一）A₁型题

1.D　2.C　3.A　4.B　5.B　6.D　7.C　8.D　9.D　10.C　11.A

（二）A₂型题

1.A　2.B　3.D　4.B　5.D　6.B　7.B　8.E

（三）B₁型题

1.A　2.B　3.A　4.D　5.A　6.E　7.B　8.A　9.B　10.C

（四）X型题

1.ABCD　　2.ABCDE

二、填空题

1. 良。
2. 寻常疣；扁平疣；传染性软疣。
3. 跖疣；丝状疣；线瘊。
4. 人类乳头瘤。病毒。瘙痒。
5. 挑刺刮疣。

三、简答题

1. 答：用消毒针头挑破患处，挤尽白色乳酪样物，再用碘酒或浓石炭酸溶液点患处，若损害较多应分批治疗，并要对挤出的软疣小体进行严格处理，避免皮肤接触。

2. 答：多由风热毒邪搏于肌肤而生；或怒动肝火，肝旺血燥，筋气不荣，肌肤不润所致；跖疣多由局部气血凝滞而成，外伤、摩擦常为其诱因。

3. 答：火针疗法适用于疣目、扁瘊、跖疣、丝状疣。选用毫针在酒精灯上烧至发白，迅速垂直点刺疣体顶端，疣体小者点刺1次即可，疣体大者需反复点刺2～3次，并用消毒棉签拭去疣体，一般1周左右自行脱落，若未完全去除，可再行火针治疗。

4. 答：推疣法用于治疗头大蒂小，明显高出皮面的疣。具体方法为在疣的根部用棉花棒与皮肤平行或呈30°角向前推进，用力不宜猛。有的疣体仅用此法即可推除，推除后创面压迫止血；或掺上桃花散少许，并用纱布盖贴，胶布固定。

5. 答：扁瘊多发于青年男女，故又称青年扁平疣。皮损为表面光滑的扁平丘疹，针头、米粒到黄豆大小，呈淡红色、褐色或正常皮肤颜色。数目很多，散在分布，或簇集成群,有的互相融合,常因搔抓沿表皮剥蚀处发生而形成一串新的损害。好发于颜面部和手背。一般无自觉症状,偶有瘙痒感,有时可自行消退,但也可复发。

四、问答题

答:(1)疣目:①推疣法:用于治疗头大蒂小,明显高出皮面的疣。在疣的根部用棉花棒与皮肤平行或呈 30°角向前推进,用力不宜猛。有的疣体仅用此法即可推除,推除后创面压迫止血;或掺上桃花散少许,并用纱布盖贴,胶布固定。②鸦胆子敷贴法:先用热水浸洗患部,用刀刮去表面的角质层,然后将鸦胆子仁 5 粒捣烂敷贴,用玻璃纸及胶布固定,3 天换药 1 次。③荸荠或菱蒂摩擦法:荸荠削去皮,用白色果肉摩擦疣体,每天 3 ～ 4 次,每次摩擦至疣体角质层软化、脱掉、微有痛感及点状出血为止,一般数天可愈。或取菱蒂长约 3cm,洗去污垢,在患部不断涂擦,每次 2 ～ 3 分钟,每天 6 ～ 8 次。

(2)扁瘊:①擦洗法:用内服方的第二煎汁外洗,以海螵蛸蘸药汁轻轻擦洗疣体,使之微红为度,每天 2 ～ 3 次。②鸦胆子涂法:用鸦胆子仁油外涂患处,每天 1 次。用于治疗散在扁瘊,防止正常皮肤受损。

(3)鼠乳:①挑刺法:用消毒针头挑破患处,挤尽白色乳酪样物,再用碘酒或浓石炭酸溶液点患处,若损害较多应分批治疗,并要对挤出的软疣小体进行严格处理,避免皮肤接触。②刮疣法:先局部消毒后用刮匙刮去疣体,部分大的疣体刮除后会有创面渗血,用棉棒压迫止血即可,亦可在创面上撒涂珍珠粉。

(4)跖疣:①外敷法:用千金散局部外敷;亦可用乌梅肉(将乌梅用盐水浸泡 1 天,混为泥状)每次少许敷贴患处。②手术疗法:常规消毒,局麻下先以刀尖在疣与正常组织交界处修割,然后用止血钳钳住疣体中央,向外拉出,可以见到一个疏松的软蕊,但软蕊周围不易挖净而易复发,故挖后可敷腐蚀药,如千金散或鸡眼膏。敷药时间不宜过长,一般 5 ～ 7 天即可,否则腐蚀过深会影响愈合。

(5)丝状疣:除采用推疣法外,亦可用细丝线或头发结扎疣的根底部,数日后即可自行脱落。数目少者可用激光烧灼。

(6)针灸疗法:①艾灸疗法:疣目少者可用艾炷着疣上灸之,每日 1 次,每次 3 壮,至脱落为止。②针刺疗法:适用于疣目、跖疣。用针尖从疣顶部刺入达到基底部,四周再用针刺以加强刺激,针后挤出少许血液,有效者 3 ～ 4 天可萎缩,逐渐脱落。③火针疗法:适用于疣目、扁瘊、跖疣、丝状疣。选用毫针在酒精灯上烧至发白,迅速垂直点刺疣体顶端,疣体小者点刺 1 次即可,疣体大者需反复点刺 2 ～ 3 次,并用消毒棉签拭去疣体,一般 1 周左右自行脱落,若未完全去除,可再行火针治疗。

第四节 黄水疮

习 题

一、选择题

(一) A₁ 型题

1. 黄水疮相当于西医学的（ ）
   A. 带状疱疹　　　　　　　B. 湿疹　　　　　　　C. 水痘
   D. 脓疱疮　　　　　　　　E. 接触性皮炎

2. 黄水疮的皮损特点是（ ）
   A. 瘙痒性风团，发无定处，骤起骤退
   B. 皮肤黏膜交界处成群的水疱
   C. 皮肤上浅在性脓疱和脓痂，有传染性和自体接种的特性
   D. 带状分布的红斑上成簇的水疱
   E. 对称分布，多形性损害，剧烈瘙痒

3. 黄水疮多发于（ ）
   A. 冬季　　　　　　　　　B. 夏、秋季节　　　　C. 冬、春季节
   D. 夏季　　　　　　　　　E. 春、秋季节

4. 黄水疮，古代中医文献称之为（ ）
   A. 脓疱疮　　　　　　　　B. 天疱疮　　　　　　C. 湿疮
   D. 脓窝疮　　　　　　　　E. 血风疮

5. 黄水疮的病因病机是（ ）
   A. 火毒　　　　　　　　　B. 血热　　　　　　　C. 暑湿热
   D. 风热　　　　　　　　　E. 血虚

6. 黄水疮反复发作，邪毒久羁，可造成（ ）
   A. 脾肾阳虚　　　　　　　B. 肝肾阴虚　　　　　C. 脾气虚弱
   D. 气血不足　　　　　　　E. 瘀血阻滞

7. 西医学认为，黄水疮主要是由（ ）感染所致
   A. 金黄色葡萄球菌　　　　B. 炭疽杆菌　　　　　C. 破伤风杆菌
   D. 绿脓杆菌　　　　　　　E. 伤寒杆菌

8. 以下哪项不属于黄水疮的发病特点（ ）
   A. 多在冬、春季流行
   B. 儿童较多见

C. 好发于头面、四肢等暴露部位

D. 皮损以浅在性脓疱和脓痂为主

E. 有接触传染和自身接种的特性

9. 以下除哪项外均是黄水疮的临床表现（　　　）

A. 皮损初起为红斑，或为水疱，约黄豆、豌豆大小，经 1～2 天后，水疱变为脓疱

B. 脓疱较大者，由于体位关系，可形成半月状坠积性脓疱

C. 疱壁破裂后显出湿润而潮红的糜烂创面，流出黄水，干燥后结成脓痂，愈后不留疤

D. 皮疹以大小不等的发亮的水疱为主，疱大者可见脐窝

E. 皮损处自觉瘙痒，破后形成糜烂时疼痛，常可引起附近臀核肿痛

10. 以下哪项是黄水疮易发生的并发症（　　　）

A. 败血症 　　　　　　B. 脓血症 　　　　　　C. 菌血症

D. 慢性肾炎 　　　　　E. 肺脓肿

11. 黄水疮的主要治疗原则为（　　　）

A. 清热解毒 　　　　　B. 清暑利湿 　　　　　C. 疏风清热

D. 清热凉血 　　　　　E. 活血化瘀

（二）A₂ 型题

1. 下列中西医名称对应关系哪项正确（　　　）

A. 血风疮相当于玫瑰糠疹 　　B. 热疮相当于单纯疱疹 　　C. 黄水疮相当于天疱疮

D. 牛皮癣相当于银屑病 　　　E. 以上均不正确

2. 某患者，男，7 岁。3 天前面部肿水疱脓疱，破后糜烂，流黄水，流溢处又起新的脓疱，干燥后结深黄色痂。可能的诊断是（　　　）

A. 热疮 　　　　　　　B. 水痘 　　　　　　　C. 湿疮

D. 蛇串疮 　　　　　　E. 黄水疮

3. 患儿 5 岁，平素纳差，时腹胀便溏。3 天前头面、四肢暴露部位起脓疱，脓疱稀疏，色淡白，糜烂面淡红；纳食少，大便溏薄；舌淡，苔薄微腻，脉濡细。宜选用（　　　）

A. 龙胆泻肝汤加减 　　B. 除湿胃苓汤加减 　　C. 黄连解毒汤加减

D. 清暑汤加减 　　　　E. 参苓白术散加减

4. 患儿 7 岁，四肢暴露部位出现密集的脓疱，色黄，周围有红晕，糜烂面鲜红；口干，便干，小便黄；舌红，苔黄腻，脉濡滑数。治宜选用（　　　）

A. 清暑汤加减 　　　　B. 补中益气汤加减 　　C. 温清瘟败毒饮加减

D. 除湿胃苓汤加减 　　E. 参苓白术散加减

5. 苏某，女，5 岁。昨日从托儿所归来后，四肢暴露部位出现脓疱，且伴有发热、口渴等症状，今日来诊时见脓疱密集分布，色黄，可见周围有红晕，部分脓疱已糜烂，

糜烂面呈鲜红色。患儿伴有口干欲饮，小便黄，大便略干；舌红，苔黄腻，脉滑数。诊断为黄水疮，治则宜选（　　）

  A. 疏风清热解毒　　　　　B. 清热解毒凉血　　　　　C. 清暑利湿解毒

  D. 清热利湿解毒　　　　　E. 疏风清热利湿

  6. 患儿 6 岁，平素纳差，时腹胀便溏。2 天前四肢、头面等暴露部位出现少量脓疱，色淡黄，四周红晕不显，糜烂面淡红；面白无华，大便溏薄；舌淡，苔薄微腻，脉濡细。诊断为黄水疮，属以下哪种证型（　　）

  A. 脾虚湿滞证　　　　　　B. 脾虚气陷证　　　　　　C. 脾肾阳虚证

  D. 脾虚肝旺证　　　　　　E. 气滞血瘀证

  7. 患儿 4 岁，2 天前四肢及头面部红斑及散在脓疱，疱壁薄易破，露出糜烂创面；食少，便溏；舌淡，苔薄微腻，脉濡细。诊断为黄水疮，治则宜选（　　）

  A. 温肾助阳，健脾利水　　B. 疏肝理气，活血化瘀　　C. 健脾渗湿

  D. 清热凉血，化斑解毒　　E. 滋阴降火

  8. 清暑汤加减适用于（　　）证型的黄水疮

  A. 气滞血瘀证　　　　　　B. 暑湿热蕴证　　　　　　C. 阴虚火旺证

  D. 热毒炽盛证　　　　　　E. 脾虚肝旺证

（三）B_1 型题

  A. 皮肤上浅在性脓疱和脓痂，脓疱可形成半月形坠积性脓疱，有传染性和自体接种的特性

  B. 皮损以大小不等、发亮的水疱为主，疱大者可见脐窝

  C. 脓疱壁厚，破后疱陷成窝，易结成厚痂

  D. 薄壁、松弛的大疱，尼氏征阳性

  E. 壁厚张力性大疱，尼氏征阳性

  1. 黄水疮的皮损特点是（　　）

  2. 水痘的皮损特点是（　　）

  3. 脓窝疮的皮损特点是（　　）

  A. 三黄洗剂外搽　　　　　B. 青黛散油　　　　　　　C. 3% 硼酸溶液

  D. 5% 硫黄软膏　　　　　E. 皮炎乳剂

  4. 黄水疮局部糜烂者，宜选用（　　）

  5. 黄水疮痂皮多者，宜选用（　　）

（四）X 型题

  1. 黄水疮古代又名（　　）

  A. 滴脓疮　　　　　　　　B. 火带疮　　　　　　　　C. 天疱疮

  D. 蛇丹　　　　　　　　　E. 蜘蛛疮

2.以下哪些是黄水疮的外治原则（　　　）

   A.解毒   B.收敛   C.燥湿

   D.止痒   E.活血

3.黄水疮发病过程中可见以下哪些皮损（　　　）

   A.红斑   B.水疱   C.脓疱

   D.半月状坠积性脓疱   E.脓痂

二、填空题

1.黄水疮是一种发于皮肤的 _____、_____ 皮肤病。

2.黄水疮的临床特点是皮损主要表现为 _____ 和 _____，有 _____ 和 _____ 的特性。

3.黄水疮多发于 _____，儿童尤为多见，有 _____，好发于 _____、_____ 等暴露部位，也可蔓延全身。

4.古代文献中黄水疮又称"_____""_____"。如《洞天奥旨·卷十一》记载："_____。"又如《医宗金鉴·外科心法要诀》记载："_____。"

5.黄水疮相当于西医学的 _____。

三、简答题

1.试述黄水疮的病因病机。

2.简述黄水疮的皮损特点。

3.黄水疮的治疗原则是什么？

4.试述黄水疮的局部治疗原则及方法。

5.黄水疮的预防与调护注意事项有哪些？

四、问答题

1.如何鉴别水痘、脓窝疮、黄水疮？

2.黄水疮如何进行辨证论治？

五、病例分析题

王某，3岁。主因"颜面、四肢红斑、水疱、脓疱4天"收住入院。4天前不明诱因患儿面部起红斑及黄豆大小的水疱，后四肢出现同样的皮损，2天前，面部水疱变为脓疱，皮损密集，周围有红晕，糜烂面鲜红；伴有口干，大便干，小便黄；舌红，苔黄腻，脉滑数。

问题：试析该患者的中西医诊断、证型、立法、辨证分析、方药及医嘱。

参考答案

一、选择题

（一）A₁型题

1.D 2.C 3.B 4.B 5.C 6.C 7.A 8.A 9.D 10.A 11.B

（二）A₂型题

1.B 2.E 3.E 4.A 5.C 6.A 7.C 8.B

（三）B₁型题

1.A 2.B 3.C 4.B 5.D

（四）X型题

1.AC 2.ABC 3.ABCDE

二、填空题

1. 传染性；化脓性。
2. 潜在性脓疱；脓痂；接触传染；自体接种。
3. 夏秋季节；传染性；头面；四肢。
4. 滴脓疮；天疱疮；黄水疮又名滴脓疮，言其脓水流到之处，即便生疮，故名之也；黄水疮，初如粟米，而痒兼痛，破流黄水，浸淫成片，随处可生。
5. 脓疱疮。

三、简答题

1. 答：夏秋季节气候炎热，湿热交蒸，暑湿热邪袭于肌表，以致气机不畅，疏泄障碍，熏蒸皮肤而成。若小儿机体虚弱，肌肤娇嫩，腠理不固，汗多湿重，暑邪湿毒侵袭，更易发病，且可相互传染。反复发作者邪毒久羁，可造成脾气虚弱。

2. 答：皮损初起为红斑，或为水疱，约黄豆、豌豆大小，经1～2天后，水疱变为脓疱，界限分明，四周有轻度红晕，疱壁极薄，内含透明液体，逐渐变成浑浊。脓疱较大者疱壁由紧张渐变弛缓，由于体位关系，可形成半月状坠积性脓疱。疱壁破裂后显出湿润而潮红的糜烂创面，流出黄水，干燥后结成脓痂，愈后不留疤。脓液流溢之处又常引起新的脓疱发生。皮损处自觉瘙痒，破后形成糜烂时疼痛，常可引起附近臀核肿痛。

3. 答：本病治疗以清暑利湿为主要治法。实证以祛邪为主，虚证以健脾为主。

4. 答：局部治疗原则为解毒、收敛、燥湿。脓液多者选用马齿苋、蒲公英、野菊花、千里光等适量煎水湿敷或外洗；脓液少者用三黄洗剂加入5%九一丹混合摇匀外搽，每天 3～4 次。青黛散或煅蚕豆荚灰外扑，或用麻油调搽，每天 2～3 次，颠倒散洗剂外搽，每天 4～5 次；局部糜烂者用青黛散油外搽；痂皮多者选用 5% 硫黄软膏或红油膏掺九一丹外敷。

5. 答：病变处禁止水洗，如清洗脓痂，可用 10% 黄柏溶液揩洗；炎夏季节每天洗澡 1～2 次，浴后扑痱子粉，保持皮肤清洁干燥；病变部位应避免搔抓，以免病情加重及传播；幼儿园、托儿所在夏季应对儿童做定期检查，发现患儿应立即隔离治疗，患儿接触过的衣服物品要进行消毒处理。

四、问答题

1. 答：（1）水痘：多在冬、春季流行，全身症状明显，皮疹以大小不等、发亮的水疱为主，疱大者可见脐窝，可并见红斑、疱疹、结痂等各种不同皮损。

（2）脓窝疮：常因疥疮、湿疹等继发感染而成，脓疱壁较厚，破后陷成窝，结成厚痂。

（3）黄水疮：多发于夏、秋季节，儿童尤为多见，好发于头面、四肢等暴露部位；其特点为皮损主要表现为浅在性脓疱和脓痂，结痂较厚，呈灰黄色，有接触传染和自体传染的特性。

2. 答：（1）暑湿热蕴证证候：皮疹多而脓疱密集，色黄，四周有红晕，破后糜烂面鲜红，伴附近臀核肿大；或有发热，多有口干、便干、小便黄等；舌红，苔黄腻，脉濡数或滑数。治法：清暑利湿解毒。方药：清暑汤加减。

（2）脾虚湿滞证证候：皮疹少而脓疱稀疏，色淡黄或淡白，四周红晕不显，破后糜烂面淡红；多伴食少，面白无华，大便溏薄；舌淡，苔薄微腻，脉濡细。治法：健脾渗湿。方药：参苓白术散加减。

五、病例分析题

答：（1）中医诊断：黄水疮；西医诊断：脓疱疮。

（2）证型：暑湿热蕴证。

（3）辨证分析：因小儿脏腑娇嫩，形气未充，汗多湿重，暑湿热毒袭于肌表，气机不畅，疏泄障碍，熏蒸皮肤而成红斑、水疱，热盛肉腐而化为脓疱，热灼津液则口干、大便干、小便黄，舌、脉均为暑湿热蕴熏蒸之象。证属暑湿热蕴。

（4）治法：清暑利湿解毒

（5）方药：清暑汤加减

（6）医嘱：病变处避免搔抓，禁止水洗。

第五节 癣

习 题

一、选择题

(一) A₁型题

1.白秃疮相当于西医学的（ ）
    A.黄癣   B.白癣   C.手癣
    D.脚癣   E.股癣

2.圆癣相当于西医学的（ ）
    A.体癣   B.黄癣   C.白癣
    D.手癣   E.脚癣

3.紫白癜风相当于西医学的（ ）
    A.体癣   B.手癣   C.足癣
    D.花斑癣   E.白癣

4.以下哪项不是脚湿气的特点（ ）
    A.脚丫糜烂瘙痒，伴有特殊臭味
    B.我国南方地区发病率高
    C.临床主要分为水疱型、糜烂型、溃疡型
    D.儿童少见，多见于成年人
    E.继发感染时会导致小腿丹毒、红丝疔或足丫化脓

5.以下哪项不是白癣的特点（ ）
    A.头皮有圆形或不规则形的覆盖灰白色鳞屑的斑片
    B.毛发干枯无光泽
    C.可形成永久性脱发
    D.易在距头皮 0.2 ～ 0.8cm 处折断
    E.病发根部有白色菌鞘包绕

6.以下哪项不是肥疮的特点（ ）
    A.皮损多从头顶部开始，可累及全头部
    B.皮损处有黄癣痂堆积
    C.头发干燥，穿过皮损，易折断
    D.皮损处可闻及鼠尿臭
    E.皮损处不会形成永久性脱发

7. 以下哪项不是癣的治疗方式（　　　）

    A. 灰黄霉素　　　　　　　　B. 剪发、拔甲、拔发　　　C. 肌内注射抗生素

    D. 10% 水杨酸软膏　　　　　E. 5% 硫黄软膏

8. 对于紫白癜风，以下哪项说法不正确（　　　）

    A. 相当于西医学的花斑癣

    B. 俗称为汗斑

    C. 俗称为田螺疮

    D. 皮损为境界清楚的圆形

    E. 好发于多汗部位

9. 关于股癣的主要临床表现特点哪项不正确（　　　）

    A. 钱币状红斑　　　　　　　B. 丘疹、水疱　　　　　　　C. 鳞屑、瘙痒

    D. 溃疡、疤痕　　　　　　　E. 夏重冬轻

10. 下列治疗癣不宜用的药物是（　　　）

    A. 伊曲康唑　　　　　　　　B. 灰黄霉素　　　　　　　　C. 强的松

    D. 酮康唑　　　　　　　　　E. 两性霉素

11. 下列关于癣的治疗，不正确的是（　　　）

    A. 以杀虫止痒为主要治法

    B. 必须彻底治疗

    C. 以内治为主

    D. 抓破染毒者须内治、外治相结合

    E. 抗真菌治疗有优势

12. 以下哪个病名不属于癣病范畴（　　　）

    A. 白秃疮　　　　　　　　　B. 圆癣　　　　　　　　　　C. 鹅掌风

    D. 脚气病　　　　　　　　　E. 阴癣

（二）A₂ 型题

1. 关于紫白癜风的描述下列哪项不正确（　　　）

    A. 西医学称为花斑癣，俗称汗斑

    B. 皮损好发于颈项及躯干多汗部位

    C. 皮损为纯白的色素脱失斑

    D. 有轻微痒感，常夏发冬愈

    E. 以上均不是

2. 患者脚湿气若伴发感染，足丫糜烂，起疱，破流臭水者称为（　　　）

    A. 黄癣　　　　　　　　　　B. 臭田螺　　　　　　　　　C. 阴癣

    D. 钱癣　　　　　　　　　　E. 以上均不是

3. 下列哪一项与脚湿气关系最密切（　　　）

    A. 南方发病率高

B. 多发于成年人，儿童少见

C. 一般临床分水疱型、糜烂型、脱屑型

D. 治疗以杀虫止痒为主

E. 以上均不是

4. 以下哪一项属于肥疮脱发的特点（　　　）

    A. 常在距头皮 0.3 ～ 0.8cm 处折断

    B. 脱发呈上粗下细的感叹号状

    C. 脱发后由于毛囊破坏，成为永久性脱发

    D. 脱发处油脂较多

    E. 以上均不是

5. 以下哪一项属于白秃疮的特点（　　　）

    A. 多见于成年人，儿童少见

    B. 头皮有圆形或不规则的覆盖灰白鳞屑的斑片

    C. 有特殊的鼠尿臭

    D. 当病变痊愈后，遗留萎缩性疤痕

    E. 发病部位常累及发缘

6. 某患者，男，18 岁。脚丫糜烂，渗流黄水，肿连足背。治疗应首选的方药是（　　　）

    A. 消风散合当归饮子　　　　B. 茵陈蒿汤合平胃散　　　C. 四物汤合六味地黄汤

    D. 龙胆泻肝汤　　　　　　　E. 五味消毒饮合黄连解毒汤

7. 某患者，男，30 岁。脚丫皮损泛发，蔓延浸淫，剧痒。治疗应首选的治法是（　　　）

    A. 疏风清热凉血　　　　　　B. 清热利湿止痒　　　　　C. 凉血清热润燥

    D. 养血润燥祛风　　　　　　E. 祛风除湿止痒

8. 某患儿，男，5 岁。就诊于夏季，1 周前鼻旁起皮疹，瘙痒，搔破流黄水，渐渐发展到口周、面颊；口干喜冷饮，尿短赤。检查：面部散在多处湿润而潮红的糜烂疮面，上有蜜黄色结痂。舌红苔黄，脉数。临床诊断是（　　　）

    A. 热疮　　　　　　　　　　B. 黄水疮　　　　　　　　C. 湿疮

    D. 肥疮　　　　　　　　　　E. 黄癣

9. 多发于儿童头皮，局部黄癣痂堆积，有特殊的鼠尿臭，伴瘙痒，痊愈后留下瘢痕的疾病是（　　　）

    A. 肥疮　　　　　　　　　　B. 白疕　　　　　　　　　C. 湿疮

    D. 黄癣　　　　　　　　　　E. 圆癣

（三）B₁ 型题

    A. 紫白癜风　　　　　　　　B. 白秃疮　　　　　　　　C. 肥疮

    D. 黑点癣　　　　　　　　　E. 圆癣

1. 头皮上出现圆形或不规则形大片的灰白色鳞屑斑片，病发失去光泽，头发因折断而参差不齐，病发根部包绕有白色鳞屑形成的菌鞘，应诊为（　　　）

2. 头部散在的蜡黄色痂皮，中心微凹，边缘翘起，有鼠尿臭味。头发干燥，失去光泽，逐渐脱发，呈永久性脱发，应诊为（　　　）

3. 好发于多汗部位，为大小不一、界限清楚的圆形或不规则形、无炎症性斑，呈淡褐、灰褐至深褐色，一般无自觉症状，应诊为（　　　）

    A. 消风散加地肤子　　　　　B. 茵陈蒿汤合平胃散　　　C. 四物汤合六味地黄汤

    D. 龙胆泻肝汤　　　　　　　E. 五味消毒饮合黄连解毒汤

4. 癣病风湿毒聚证宜用（　　　）

5. 癣病湿热下注证宜用（　　　）

（四）X 型题

1. 以下哪些为鹅掌风的皮损特点（　　　）

    A. 发于掌心或指缝，可累及手背和腕部

    B. 皮损为散在或簇集的透明水疱

    C. 皮损呈对称分布

    D. 反复发作可使皮肤肥厚，枯燥干裂

    E. 边界清，皮损呈多形性

2. 关于癣的中西医病名对应，下列哪几项正确（　　　）

    A. 白秃疮相当于白癣　　　B. 肥疮相当于手癣　　　　C. 脚湿气相当于足癣

    D. 圆癣相当于体癣　　　　E. 肥疮相当于黄癣

3. 下列那些属于肥疮的特点（　　　）

    A. 黄癣痂堆积

    B. 皮损为散在或簇集的透明水疱

    C. 皮损呈中心对称分布

    D. 有特殊鼠尿臭

    E. 好发于儿童

二、填空题

1. 脚湿气根据皮损的不同分为 _____、_____、_____。

2. 癣的特征为 _____、_____、_____。

3. 圆癣相当于西医学的 _____。

4. 足癣局部糜烂者宜 _____。

5. 癣病的常见中医临床证型为 _____ 和 _____。

三、简答题

1. 简述癣的病因病机。
2. 简述癣的治疗原则。
3. 简述癣的中医临床常见证型、治法及代表方。
4. 简述癣发于不同部位的名称。
5. 简述癣的风湿毒聚证的临床表现。

四、问答题

1. 试述脚湿气三型的皮损特点及中药外治。
2. 试述白秃疮与白屑风及白疕的鉴别诊断。

五、病例分析题

某患者，男性。两脚趾缝间皮损泛发，潮湿，皮肤浸渍发白，如将白皮除去后，基底呈鲜红色。剧烈瘙痒，往往搓至皮烂疼痛、渗流血水方止。苔薄白，脉濡。

问题：试析该患者的中西医诊断、证型、诊断依据、方药。

参考答案

一、选择题

（一）A₁ 型题

1.B　2.A　3.D　4.C　5.C　6.E　7.C　8.C　9.D　10.C　11.C　12.D

（二）A₂ 型题

1.C　2.B　3.C　4.C　5.B　6.D　7.E　8.B　9.A

（三）B₁ 型题

1.B　2.C　3.A　4.A　5.D

（四）X 型题

1.ABD　2.ACDE　3.ADE

二、填空题

1. 水疱型；糜烂型；脱屑型。

2. 传染性；长期性；广泛性。

3. 体癣。

4. 湿敷治疗。

5. 风湿毒聚；湿热下注。

三、简答题

1. 答：皮肤浅部癣之病因总由生活起居不慎，感染真菌，复因风湿热邪外袭，郁于腠理，淫于皮肤所致。病发于头皮、毛发，则发为白秃疮、肥疮；病发于趾丫，则发为脚湿气；发于手掌部，则为鹅掌风；发于体表、股阴间，则为紫白癜风、圆癣、阴癣等。如表现为发热起疹，瘙痒脱屑者，多为风热盛所致；若见渗流滋水，瘙痒结痂者，多为湿热盛引起；若见皮肤肥厚、燥裂瘙痒者，多由郁热化燥，气血不和，肤失营养所致。

2. 答：本病以杀虫止痒为主要治法，必须彻底治疗。癣病以外治为主；若皮损广泛，自觉症状较重，或抓破染毒者，则以内治、外治相结合为宜。抗真菌西药治疗有一定优势，可中西药合用。

3. 答：临床可分为风湿毒聚证和湿热下注证两型。其中，风湿毒聚证治以祛风除湿、杀虫止痒，可用消风散或苦参汤加减；湿热下注证治以清热化湿、解毒消肿，湿重于热者用萆薢渗湿汤，湿热兼瘀者用五神汤，湿热并重者用龙胆泻肝汤。

4. 答：发于头部为白秃疮、肥疮；发于手部为鹅掌风；发于足部为脚湿气；发于面、颈、躯干为圆癣、紫白癜风。

5. 答：多见于肥疮、鹅掌风、脚湿气，症见皮损泛发，蔓延浸淫，或大部分头皮毛发受累，黄痂堆积，毛发脱而头秃；或手如鹅掌，皮肤粗糙，或皮下水疱；或趾丫糜烂、浸渍剧痒；苔薄白，脉濡。

四、问答题

1. 答：（1）水疱型：多发于足弓及趾的两侧，为成群或分散的深在性皮下水疱，瘙痒，疱壁厚，内容物清澈，不易破裂，数天后干燥脱屑或融合成多房性水疱，撕去疱壁可显示蜂窝状基底及鲜红色糜烂面。中药外治可选用1号癣药水、2号癣药水、复方土槿皮酊外搽；或二矾汤熏洗；或鹅掌风浸泡方或藿黄浸剂（藿香30g，黄精、大黄、皂矾各12g，醋1kg）浸泡。

（2）糜烂型：发生于指缝间，尤以3、4趾间多见。表现为趾间潮湿，皮肤浸渍发白，如将白皮除去后，基底呈鲜红色。剧烈瘙痒，往往搓至皮烂疼痛、渗流血水方止。此型易并发感染。中药外治可选用1∶1500高锰酸钾溶液、3%硼酸溶液、二矾汤或半边莲60g煎汤待温，浸泡5分钟，次以皮脂膏或雄黄膏外搽。

（3）脱屑型：多发生于趾间、足跟两侧及足底，表现为角化过度、干燥、粗糙、脱屑、皲裂。常由水疱型发展而来。且老年患者居多。中药外治可选用皮脂膏或雄黄膏等外搽，浸泡剂浸泡，如角化增厚较剧，可选用10%水杨酸软膏厚涂，外用油纸包扎，每晚 1 次，使其角质剥脱，然后再用抗真菌药物，也可用市售治癣中成药。

2. 答:（1）白秃疮与白屑风：白屑风多见于青年人，症见病变部位白色鳞屑堆叠，梳抓时纷纷脱落，脱发而不断发；无传染性。

（2）白秃疮与白疕：白疕皮损为较厚的白色鳞屑性斑片，头发呈束状，刮去鳞屑可见渗血点，真菌镜检阴性；无断发现象。

五、病例分析题

答:（1）中医诊断：脚湿气；西医诊断：足癣。

（2）证型：风湿毒聚证。

（3）诊断依据：两脚趾缝间皮损泛发，潮湿，皮肤浸渍发白，皮损基底呈鲜红色。剧烈瘙痒，往往搓至皮烂疼痛、渗流血水方止。苔薄白，脉濡。

（4）治法：祛风除湿，杀虫止痒。

（5）方药：消风散加减。药物有当归、生地黄、防风、蝉蜕、知母、苦参、胡麻、荆芥、苍术、牛蒡子、石膏、木通、甘草等。

第六节　虫咬皮炎

习　题

一、选择题

（一）A₁ 型题

1. 虫咬皮炎的皮损特点是（　　　）

　　A. 皮损呈丘疹样风团，上有针头大小的瘀点、丘疹或水疱

　　B. 多见于皮肤薄嫩和皱褶处，夜间剧痒，在皮损处有灰白色或普通皮色的隧道

　　C. 皮肤上浅在性脓疱和脓痂，有传染性和自体接种的特性

　　D. 躯干部位皮肤瘙痒及血痂

　　E. 对称分布，多形性损害，剧烈瘙痒

2. 以下不属于虫咬皮炎的临床特点的是（　　　）

　　A. 多见于春、夏季节

　　B. 好发于暴露部位

　　C. 多见于儿童及青少年

　　D. 有些皮损由于搔抓后可继发感染

　　E. 皮损以丘疹、风团或瘀点为多见

3. 叮咬后局部出现痕点和黄豆大小的风团，奇痒，个别发生水疱，甚至引起丘疹性

荨麻疹。这是以下哪种虫咬皮炎的临床特点（   ）

    A. 蠓虫皮炎　　　　　　　　B. 螨虫皮炎　　　　　　　　C. 隐翅虫线状皮炎

    D. 桑毛虫皮炎　　　　　　　E. 松毛虫皮炎

4.1% 薄荷三黄洗剂（即三黄洗剂加薄荷脑 1g）外搽，适用于下列哪种皮疹（   ）

    A. 初起红斑、丘疹、风团

    B. 皮疹生于毛发处

    C. 染邪毒，水疱破后糜烂红肿者

    D. 皮疹主要表现为苔藓样变者

    E. 皮疹以红斑上密集的脓疱为主者

5. 虫咬皮炎生于毛发处者，应选用的外用药是（   ）

    A.1% 薄荷三黄洗剂（即三黄洗剂加薄荷脑 1g）外搽

    B. 剃毛后外搽 50% 百部酊杀虫止痒

    C. 马齿苋煎汤湿敷，再用青黛散油剂涂搽

    D. 橡皮膏粘去毛刺，外涂 5% 碘酒

    E. 先拔去毒刺，火罐吸出毒汁，消毒后外用紫金锭磨水涂

6. 以下关于虫咬皮炎治疗的说法，正确的是（   ）

    A. 内治是关键，治疗以内治为主

    B. 外治是关键，以预防为主

    C. 发病后仅外治即可

    D. 内治以清热利湿为主

    E. 本病不需治疗

7. 患者被叮咬后出现皮肤红肿，水疱较大，瘀斑明显，且伴有畏寒、发热、头痛、恶心等全身症状时，应选用的内服方剂是（   ）

    A. 白虎汤

    B. 清营汤

    C. 五味消毒饮合黄连解毒汤

    D. 清瘟败毒饮

    E. 凉血散

8. 虫咬皮炎发好于暴露部位，多见于（   ）

    A. 冬季　　　　　　　　　　B. 夏秋季节　　　　　　　　C. 夏季

    D. 冬春季节　　　　　　　　E. 四季均发

9. 虫咬皮炎之热毒蕴肤证可选用（   ）

    A. 化斑解毒汤合龙胆泻肝汤加减

    B. 黄连解毒汤合五味消毒饮加减

    C. 清瘟败毒饮合白虎汤加减

    D. 白虎加人参汤

E. 竹叶石膏汤加减

10. 虫咬皮炎皮损为斑疹、风团，间有丘疹、水疱、脓疱、皮下结节等，伴有关节红肿疼痛，甚至化脓，但脓液培养无细菌生长，应诊断为（　　）

  A. 蠓虫皮炎   B. 螨虫皮炎   C. 隐翅虫线状皮炎

  D. 桑毛虫皮炎   E. 松毛虫皮炎

11. 虫咬皮炎伤处有烧灼感，或显著的痛痒感，可产生大面积的肿胀，可伴有头晕、恶心、呕吐等症状，严重者可晕厥，应诊断为（　　）

  A. 蠓虫皮炎   B. 螨虫皮炎   C. 隐翅虫线状皮炎

  D. 桑毛虫皮炎   E. 蜂螫皮炎

（二）A_2 型题

1. 某患儿，9 岁。因蚊虫叮咬后，右手出现成片的红肿，且有较大的水疱，伴瘙痒；患儿出现发热，口干，头痛；苔黄，舌红脉数。宜选用（　　）

  A. 除湿胃苓汤加减   B. 清瘟败毒饮   C. 清暑汤

  D. 化斑解毒汤加减   E. 黄连解毒汤合五味消毒饮加减

2. 某患者，12 岁。野外游玩蚊虫叮咬后出现绿豆到黄豆大小的红色斑丘疹、丘疱疹、风团，剧痒。应诊断为（　　）

  A. 蠓虫皮炎   B. 螨虫皮炎   C. 隐翅虫线状皮炎

  D. 桑毛虫皮炎   E. 蜂螫皮炎

3. 某患者，男，10 岁。野外游玩蚊虫叮咬后出现绿豆到黄豆大小的红色斑丘疹、丘疱疹、风团，剧痒。应采取的外治法为（　　）

  A.1% 薄荷三黄洗剂（即三黄洗剂加薄荷脑 1g）外搽

  B. 剃毛后外搽 50% 百部酊杀虫止痒

  C. 马齿苋煎汤湿敷，再用青黛散油剂涂搽

  D. 橡皮膏粘去毛刺，外涂 5% 碘酒

  E. 先拔去毒刺，火罐吸出毒汁，消毒后外用紫金锭磨水涂

4. 某患者，32 岁。野外工作 2 小时后于暴露部位出现线状、条索状红肿，上有密集的丘疹、水疱，皮损处自觉灼热、疼痛。根据患者的皮疹表现，应诊断为（　　）

  A. 蠓虫皮炎   B. 螨虫皮炎   C. 隐翅虫线状皮炎

  D. 桑毛虫皮炎   E. 蜂螫皮炎

5. 对于皮损表现为条索状红肿，上有密集的丘疹、水疱，皮损处自觉灼热、疼痛的患者，下列处理方法正确的是（　　）

  A. 外用肥皂水或 1∶5000～1∶8000 高锰酸钾溶液湿敷，再涂 1∶10 聚维酮碘溶液

  B. 剃毛后外搽 50% 百部酊杀虫止痒

  C. 马齿苋煎汤湿敷，再用青黛散油剂涂搽

  D. 橡皮膏粘去毛刺，外涂 5% 碘酒

E. 先拔去毒刺，火罐吸出毒汁，消毒后外用紫金锭磨水涂

6. 某患者 15 岁，被蜂螫伤后伤处有烧灼感、肿胀；伴有畏寒，发热，头痛，恶心，胸闷等；舌红，苔黄，脉数。中医应辨证为（   ）

A. 湿热内蕴证　　　　　　B. 湿热度蕴证　　　　　　C. 热毒蕴结证

D. 风热蕴肤证　　　　　　E. 热毒入营证

7. 蜂螫伤后伤处有烧灼感、肿胀；伴有畏寒，发热，头痛，恶心，胸闷等；舌红，苔黄，脉数。应选择的治疗方法是（   ）

A. 清营解毒凉血　　　　　B. 清热利湿，解毒止痒　　C. 益气养阴清热

D. 清热解毒，消肿止痒　　E. 清热除湿

8. 蜂螫伤后伤处有烧灼感、肿胀；伴有畏寒，发热，头痛，恶心，胸闷等；舌红，苔黄，脉数。患处正确的处理方法是（   ）

A. 1% 薄荷三黄洗剂（即三黄洗剂加薄荷脑 1g）外搽

B. 剃毛后外搽 50% 百部酊杀虫止痒

C. 马齿苋煎汤湿敷，再用青黛散油剂涂搽

D. 橡皮膏粘去毛刺，外涂 5% 碘酒

E. 先拔去毒刺，火罐吸出毒汁，消毒后外用紫金锭磨水涂

（三）B₁ 型题

A. 隐翅虫线状皮炎　　　　B. 桑毛虫皮炎　　　　　　C. 松毛虫皮炎

D. 螨虫皮炎　　　　　　　E. 蜂螫皮炎

1. 伤处红肿，有烧灼感或显著的痛痒感，应诊为（   ）

2. 皮损多呈线状或条索状红肿，上有密集的丘疹、水疱或脓疱，自觉灼热、疼痛。应诊为（   ）

A. 1% 薄荷三黄洗剂

B. 马齿苋煎汤湿敷

C. 先拔去毒刺，火罐吸出毒汁，消毒后外用紫金锭磨水涂

D. 用橡皮膏粘去毛刺，外涂 5% 碘酒

E. 以上均不是

3. 生于毛发处的虫咬皮炎治疗应（   ）

4. 虫咬皮炎水疱破后糜烂红肿者治疗应（   ）

A. 叮咬后局部出现瘀点和黄豆大小的风团，奇痒，个别发生水疱，甚至引起丘疹性荨麻疹

B. 粟米到黄豆大小的红色丘疱疹，或为紫红色的肿块或风团，有时可见到虫咬的痕迹，或因搔抓而有抓痕和血痂

C. 皮损为斑疹、风团，间有丘疹、水疱、脓疱、皮下结节等。不少患者伴有关

节红肿疼痛，甚至化脓。但脓液培养无细菌生长

　　D. 伤处有烧灼感，或显著的痛痒感。如被群蜂同时螫伤，可产生大面积的肿胀。可伴有头晕、恶心、呕吐等症状，严重者可晕厥

　　E. 以上均不是

5. 螨虫皮炎的皮损特点为（　　　）

6. 松毛虫皮炎的皮损特点为（　　　）

（四）X 型题

1. 以下哪些昆虫可引起虫咬皮炎（　　　）

    A. 臭虫　　　　　　　　　B. 虱　　　　　　　　　C. 蚤

    D. 蠓　　　　　　　　　　E. 刺毛虫

2. 以下哪些是虫咬皮炎的发病特点（　　　）

    A. 多发于夏、秋季节

    B. 好发于暴露部位

    C. 皮损呈丘疹样风团，上有针头大小的瘀点、丘疹或水疱

    D. 自觉奇痒、烧灼感或疼痛

    E. 严重时可出现畏寒、发热、头痛、恶心等全身中毒症状

二、填空题

1. 虫咬皮炎是被 _ 叮咬，_____ 或 _____ 而引起的一种皮炎。

2. 人体皮肤被昆虫叮咬，接触其 _____，或接触虫体的有毒毛刺，_____ 侵入肌肤，与 _____ 相搏；或 _____，过敏而成虫咬皮炎。

3. 虫咬皮炎多见于昆虫孳生的 _____ 季节，好发于 _____。尤以 _____ 及 _____ 多见。

4. 虫咬皮炎的治疗 _____ 是关键。以 _____ 为主，内治主要是 _____。

5. 隐翅虫线状皮炎的皮损多呈 _____ 或 _____ 红肿，上有密集的 _____、_____ 或 _____。自觉灼热、疼痛。

三、简答题

1. 简述虫咬皮炎的病因病机。

2. 虫咬皮炎的皮肤损害有什么特点？

3. 虫咬皮炎的治则是什么？

4. 简述隐翅虫线状皮炎的外治方法。

5. 虫咬皮炎患者预防与调护需注意哪些方面？

四、问答题

1. 如何区分由蠓虫、螨虫、隐翅虫、桑毛虫、松毛虫引起的虫咬皮炎？

2. 如何根据昆虫类别、皮损来选用外用药?

五、病例分析题

某患儿,男,8岁。

主诉:右前臂红色风团样丘疹、水疱伴瘙痒3天。

现病史:3天前患儿在旅行途中于右前臂内侧出现数个红色风团样丘疹、水疱,伴剧烈瘙痒,以夜间明显。除右前臂皮疹外无发热、恶心等全身不适。发病以来夜间瘙痒剧烈,入睡困难。平素健康,无传染病史,无药物及食物过敏史。

体格检查:一般情况良好,心肺检查正常。

皮肤科检查:右前臂内侧数个红色风团样丘疹,约绿豆大小,顶端可见水疱,周边潮红伴轻度水肿。皮疹局限,非对称分布。

问题:

(1)根据患者皮损特点,应考虑诊断为什么疾病?

(2)本病需与哪些疾病做鉴别诊断?

(3)完成上述诊断的诊断依据有哪些?

(4)该病的治疗原则是什么?

(5)试列举该病的中医外治法。

参考答案

一、选择题

(一)A₁型题

1.A 2.A 3.A 4.A 5.B 6.B 7.C 8.B 9.B 10.E 11.E

(二)A₂型题

1.E 2.D 3.D 4.C 5.A 6.C 7.D 8.E

(三)B₁型题

1.E 2.A 3.E 4.B 5.B 6.C

(四)X型题

1.ABCDE 2.ABCDE

二、填空题

1. 致病虫类叮咬；接触其毒液；虫体的毒毛。
2. 毒液。邪毒。气血。禀赋不耐。
3. 夏秋；暴露部位；小儿；青少年。
4. 外治；预防；清热解毒止痒。
5. 线状；条索状；丘疹；水疱；脓疱。

三、简答题

1. 答：人体被昆虫叮咬，接触其毒液，或接触虫体的有毒毛刺，邪毒侵入肌肤，与气血相搏；或禀赋不耐，过敏而成本病。

2. 答：皮损以丘疹、风团或瘀点为多见，亦可出现红斑、丘疱疹或水疱，皮损中央常可见有刺吮点，散在分布或数个簇集。由于搔抓而水疱破裂，引起糜烂，有的可继发感染。

3. 答：本病以预防为主，发病后以外治为主，轻者外治可愈，重者内、外合治。治法主要为清热解毒止痒。外治是关键。

4. 答：隐翅虫皮炎外用肥皂水或 1∶5000～1∶8000 高锰酸钾溶液湿敷，再涂 1∶10 聚维酮碘溶液。

5. 答：①保持环境清洁卫生，消灭害虫。②衣服、被褥应勤洗勤晒，防虫藏身。③儿童户外玩耍，要涂防虫叮咬药物。④发病期间忌海鲜鱼腥发物，多饮水，多吃蔬菜、水果，保持大便通畅。

四、问答题

1. 答：①蠓虫皮炎：叮咬后局部出现瘀点和黄豆大小的风团，奇痒，个别发生水疱，甚至引起丘疹性荨麻疹。
②螨虫皮炎：粟米到黄豆大小的红色丘疱疹，或为紫红色的肿块或风团，有时可见到虫咬的痕迹，或因搔抓而有抓痕和血痂。
③隐翅虫线状皮炎：皮损多呈线状或条索状红肿，上有密集的丘疹、水疱或脓疱。自觉灼热、疼痛。
④桑毛虫皮炎：皮损为绿豆到黄豆大小的红色斑丘疹、丘疱疹或风团，剧痒。
⑤松毛虫皮炎：皮损为斑疹、风团，间有丘疹、水疱、脓疱、皮下结节等。不少患者伴有关节红肿疼痛，甚至化脓。但脓液培养无细菌生长。

2. 答：松毛虫、桑毛虫皮炎可用橡皮膏粘去患处毛刺，外涂 5% 的碘酒。蜂螫皮炎先拔去毒刺，火罐吸出毒汁，消毒后外用紫金锭磨水涂。初起为红斑、丘疹、风团等皮损，可用 1% 薄荷三黄洗剂外搽。出现继发感染，见红斑、水疱破溃糜烂可用马齿苋煎汤湿敷，后搽青黛散油膏；或外搽颠倒散洗剂。

五、病例分析题

答：（1）虫咬皮炎。

（2）必要的鉴别诊断，有血管性水肿、小儿痒疹、水痘、带状疱疹早期或顿挫型、多形红斑及疥疮结节等。

（3）诊断依据包括：①发病前有旅行及环境改变史。②体格检查：一般情况良好，心肺正常。③皮肤科检查：右前臂内侧数个红色风团样丘疹，约绿豆大小，顶端可见水疱，周边潮红伴轻度水肿。皮疹局限，非对称分布。④自觉症状：瘙痒剧烈。

（4）虫咬皮炎的治疗原则：①去除病因：灭蚊、除虫，及时晾晒衣被，清洁居住环境。②各种虫咬皮炎症状轻微者，局部外用糖皮质激素霜，内服抗组胺药物止痒即可；皮损泛发、瘙痒严重者，可短期小剂量口服糖皮质激素。如局部继发感染，应及时给予抗感染。局部慢性皮损可用 2% 利多卡因稀释的 5mg/mL 确炎舒松悬液局部封闭。③蜂螫后应立即将毒刺拔除并挤出毒液，局部用水冲洗，冰块冷湿敷。伴发过敏性休克者应积极抢救，皮下或肌内注射 0.1% 肾上腺素 0.5mL，必要时重复。随即给予甲泼尼龙 60 ～ 100mg 加入 5% 葡萄糖溶液 500mL 中静脉滴注，待症状缓解后逐渐减量。对无尿和少尿患者，按急性肾衰竭处理。继发细菌感染者，选择敏感抗生素治疗。

（5）①初起红斑、丘疹、风团等皮损可用 1% 薄荷三黄洗剂（即三黄洗剂加薄荷脑 1g）外搽。

②生于毛发处者，剃毛后外搽 50% 百部酊杀虫止痒。

③感染邪毒，水疱破后糜烂红肿者，可用马齿苋煎汤湿敷，再用青黛散油剂涂搽或外用颠倒散洗剂外搽。

④松毛虫、桑毛虫皮炎可用橡皮膏粘去毛刺，外涂 5% 碘酒。

⑤蜂螫皮炎应先拔去毒刺，火罐吸出毒汁，消毒后外用紫金锭磨水涂。

第七节　疥疮

习　题

一、选择题

（一）A₁ 型题

1.疥疮是由以下哪种节肢动物引起（　　　）

　A.桑毛虫　　　　　　　B.松毛虫　　　　　　　C.蠓虫

　D.疥螨　　　　　　　　E.蜜蜂

2.疥疮的皮损特点是（　　　）

　　A. 皮肤呈丘疹样风团，上有针头大小的瘀点、丘疹或水疱

　　B. 多见于皮肤薄嫩和皱褶处，夜间剧痒，在皮损处有灰白色或普通皮色的隧道

　　C. 皮肤上有浅表性脓疱和脓痂，有传染性和自体接种的特性

　　D. 躯干部位皮肤瘙痒及血痂

　　E. 对称分布，多形性损害，剧烈瘙痒

3. 疥疮的好发季节是（　　）

　　A. 冬季　　　　　　　　　　B. 夏、秋季　　　　　　　　C. 夏季

　　D. 冬、春季　　　　　　　　E. 春、秋季

4. 中医学认为，疥疮的病因病机是（　　）

　　A. 肝肾不足　　　　　　　　B. 毒邪侵入皮肤，蕴郁化热　　　C. 脾气虚弱

　　D. 湿热之邪郁于肌肤　　　　E. 瘀血阻滞肌肤

5. 下列关于疥疮的描述，正确的是（　　）

　　A. 由于体虚感受风、湿、虫、毒而成

　　B. 临床常用硫黄软膏外治

　　C. 临床常用的治疗方法是内服清热利湿杀虫的中药

　　D. 好发于暴露部位

　　E. 被虫叮咬，邪毒侵入，阻于肌肤而发

6. 下列哪一项与疥疮的防治无关（　　）

　　A. 患者的衣服、被褥均需煮沸消毒或在阳光下充分曝晒

　　B. 对患者要注意隔离，防止接触传染

　　C. 加强对产房、婴室、小学校的卫生管理

　　D. 流行期间可服清凉饮料

　　E. 对患者使用的梳子、帽子要煮沸消毒

7. 下列关于疥疮的外治法，正确的是（　　）

　　A. 小儿可选用 15% ～ 20% 的硫黄软膏

　　B. 搽药时要先搽无皮损处

　　C. 停药后要观察 2 周，因疥虫卵产生后 2 周左右才能发育为成虫

　　D. 搽药前先洗涤全身，连续搽硫黄软膏 3 天，第 4 天洗澡

　　E. 以上均不正确

8. 下列哪项不属于疥疮的临床特点（　　）

　　A. 皮损好发于皮肤薄嫩和皱褶处

　　B. 本病传染性极强，秋、冬季多见

　　C. 皮疹主要为红色小丘疹、丘疱疹、小水疱、隧道、结节和结痂

　　D. 夜间瘙痒剧烈

　　E. 以上均不正确

9. 疥疮的皮损特点不包括下列哪项（　　）

　　A. 红色小丘疹　　　　　　　B. 丘疱疹　　　　　　　　　C. 结节和结痂

D. 小水疱、隧道   E. 苔藓样变

10. 以下哪项为疥疮的特异性皮疹（　　　）

A. 丘疹   B. 丘疱疹   C. 点状出血

D. 隧道   E. 苔藓样变

（二）A₂型题

1. 患儿 8 岁，指缝、少腹部皮肤可见红色小丘疹、丘疱疹，夜间剧痒，皮肤水疱多，丘疱疹泛发，壁薄液多，破流脂水，浸淫湿烂。阴囊处可见暗红色的结节。舌红，苔黄腻，脉滑数。应辨证为（　　　）

A. 风热蕴肤证   B. 湿热蕴结证   C. 血热风盛证

D. 血虚风燥证   E. 湿热内蕴证

2. 患儿 12 岁，指缝、少腹部皮肤可见红色小丘疹、丘疱疹，夜间剧，阴囊处可见黄红色的结节。舌红，苔黄，脉滑数。其治法是（　　　）

A. 清热化湿，解毒杀虫   B. 祛风除湿，杀虫止痒   C. 清热解毒，消肿止痒

D. 养血润燥，祛风止痒   E. 疏风清热，凉血止痒

3. 某患者，男，25 岁。皮肤出现疱疹，夜间剧痒。查见全身泛发丘疱疹，以皮肤皱褶部位多发，壁薄液多，破流脂水，浸淫湿烂。阴囊处可见暗红色的结节。疥虫镜检阳性。舌红，苔黄腻，脉滑数。治疗宜选择（　　　）

A. 除湿胃苓汤加减   B. 清瘟败毒饮   C. 清暑汤

D. 化斑解毒汤加减   E. 黄连解毒汤合三妙丸加减

4. 某患者，青年男性，平素集体宿舍生活，近 2 天指缝出现红色小丘疹、丘疱疹，夜间剧痒。阴囊处可见暗红色结节。同宿舍内多人出现类似皮疹。应首先考虑的诊断为（　　　）

A. 银屑病   B. 螨虫皮炎   C. 隐翅虫皮炎

D. 疥疮   E. 毛囊炎

5. 某患者，青年农工，1 周前指缝出现红色小丘疹、丘疱疹，夜间剧痒。同宿舍内多人出现类似皮疹。为进一步明确诊断，首选考虑的检查是（　　　）

A. 醋酸白试验   B. 皮肤病理检查   C. 疥虫直接镜检

D. 皮肤 B 超   E. 皮肤 CT

6. 某患者，青年男性，诊断为疥疮 1 周，已经用硫黄软膏常规治疗 3 天，需观察多长时间未见皮疹才可判断为痊愈（　　　）

A. 1～2 周   B. 2～3 周   C. 3～4 周

D. 1 个月以上   E. 6 个月以上

7. 某患者，男，23 岁，在校学生。全身丘疹、丘疱疹、伴瘙痒 2 个月，初起皮损在指缝，渐发至全身，半月前外生殖器出现 2 个淡黄色小结节，夜间剧烈瘙痒。考虑患者可能感染的病原体为（　　　）

A. 毛囊虫   B. 真菌   C. 金黄色葡萄球菌

D. 疥螨   E. 虱

8. 某患者，男，23 岁，在校学生。全身丘疹、丘疱疹、伴瘙痒 2 个月，初起皮损在指缝，渐发至全身，半月前外生殖器出现 2 个淡黄色小结节，夜间剧烈瘙痒。其正确的外治方法是（   ）

       A. 10% 硫黄软膏涂遍全身，每天 1～2 次，连用 3 天，第 4 天洗澡更换衣被，为 1 个疗程，外阴小结节可外涂激素类药膏

       B. 5% 硫黄软膏涂遍全身，每天 1～2 次，连用 3 天，第 4 天洗澡更换衣被，为 1 个疗程，外阴小结节可外涂激素类药膏

       C. 5% 硫黄软膏涂遍全身，每天 1～2 次，连用 7 天，第 7 天洗澡更换衣被，为 1 个疗程，外阴小结节可外涂 5% 硫黄软膏

       D. 10% 硫黄软膏涂遍全身，每天 1～2 次，连用 7 天，第 8 天洗澡更换衣被，为 1 个疗程，外阴小结节可外涂 5% 硫黄软膏

       E. 10% 硫黄软膏涂遍全身，每天 1～2 次，连用 5 天，第 6 天洗澡更换衣被，为 1 个疗程，外阴小结节可外涂激素类药膏

（三）B₁ 型题

       A. 风热疮   B. 蛇串疮   C. 黄水疮
       D. 疥疮   E. 湿疮

1. 侧腰部皮肤有成簇状丘疱疹，呈带状排列，痛如火燎，应诊为（   ）

2. 夜间剧烈瘙痒，在皮损处有灰白色、浅黑色或普通皮色的隧道，应诊为（   ）

       A. 以更换衣被为主

       B. 不需要隔离

       C. 以外治为主，一般不需内服药

       D. 以清热解毒止痒内服药为主

       E. 预防本病以隔离为主

3. 关于疥疮的治疗正确的是（   ）

4. 关于疥疮的预防正确的是（   ）

       A. 皮损主要为抓痕、血痂和脱屑

       B. 皮损以红斑、丘疹为主

       C. 皮损主要为丘疹、丘疱疹和隧道

       D. 皮损主要为丘疹、水疱、糜烂和渗液

       E. 皮损主要为苔藓样变

5. 皮肤瘙痒症的皮疹表现为（   ）

6. 疥疮的皮疹表现为（   ）

       A. 暑湿热邪袭于肌表   B. 湿热之邪郁于肌肤   C. 血热蕴积于肌肤

       D. 风热之邪郁于肌肤   E. 脾虚湿热外泛肌肤

7. 以上属于疥疮病因病机的是（   ）

8.以上属于黄水疮病因病机的是（　　　）

（四）X 型题

1.疥疮的俗称有（　　　）

    A. 滴脓疮　　　　　　　　B. 疥　　　　　　　　C. 虫疥

    D. 蛇丹　　　　　　　　　E. 干疤疥

2.以下哪些是疥疮的发病特点（　　　）

    A. 多发于冬、春季节

    B. 好发于皮肤薄和皱褶部位

    C. 皮损主要表现为红色小丘疹、丘疱疹、小水疱、结节、隧道和结痂

    D. 夜间剧烈瘙痒

    E. 好发于头面、四肢等暴露部位

二、填空题

1.疥疮是由 _____ 寄生在人体皮肤所引起的一种 _____ 皮肤病。多发于 _____ 季节。其特点是 _____，在皮损处有灰白色、浅黑色或普通皮色的隧道。皮疹多见于 _____ 处。皮疹主要为 _____、_____、_____、_____、_____ 和 _____。

2._____ 为疥疮的特异性皮疹，长约 _____，弯曲，微隆起，呈淡灰色或皮色，在 _____ 有 1 个针头大的灰白色或微红的小点，为 _____ 隐藏的地方。

3.治疗疥疮以 _____ 为主要治法。必须 _____ 治疗，以 _____ 为主。一般不需内服药，若抓破染毒，需内、外合治。

4.疥疮外治以 _____ 为主。_____ 为古今皆用之特效药物。小儿用硫黄软膏浓度为 _____、成人用 _____ 的浓度，若患病时间长，可用 _____ 的浓度，但浓度不宜过高，否则易产生皮炎。

5.疥疮外用药涂抹方法：一般先擦好发部位，再涂全身。每天早、晚各涂 1 次，连续 _____ 天，第 _____ 天洗澡，换洗衣被，此为 1 个疗程。一般治 1～2 个疗程，停药后观察 _____ 左右，如无新皮损出现，即为痊愈。

三、简答题

1.疥疮皮损好发于哪些部位？

2.简述疥疮的临床表现。

3.疥疮是如何发生的？如何预防？

4.疥疮治疗原则是什么？

5.疥疮外治的涂药方法是什么？

四、问答题

1.疥疮应与哪些疾病鉴别？其鉴别诊断要点是什么？

2. 疥疮的病因病机和症状有哪些特点？

3. 试述疥疮的外治原则、药物选择及搽药方法。

五、病例分析题

某患者，男，21岁，在校学生。

主诉：全身丘疹、水疱、结节伴瘙痒2个月，加重7天。

现病史：患者2个月前胸腹部、腋窝、手腕、指间、外生殖器等处出现散发针头、米粒大皮肤色丘疹、小水疱，以双手指缝、手腕、腰腹部、外生殖器等处较为明显，伴有剧烈瘙痒，尤以夜间为甚，曾就诊于社区门诊和个体诊所，按湿疹治疗不见好转，近一周以来瘙痒难忍。同宿舍同学中有类似患者。既往体健，无食物和药物过敏史。

体格检查：一般情况良好，浅表淋巴结未触及，各系统检查无异常。

皮肤科检查：双侧手指指间、左侧腋窝、下腹部可见散在针头或粟粒大小丘疹、丘疱疹，抓痕，血痂；阴囊、阴茎、龟头有散在黄豆大淡红色结节。

舌红，苔黄腻，脉滑数。

问题：

（1）该患者的诊断是什么？

（2）此病的病因病机是什么？

（3）患者舌苔脉象的主要特点是什么，如何辨证？

（4）针对该患者选择内治法，应采用什么治法和方药？

（5）针对该患者应采取哪些预防调护措施？

参考答案

一、选择题

（一）A₁型题

1.D 2.B 3.D 4.D 5.B 6.D 7.D 8.E 9.E 10.D

（二）A₂型题

1.B 2.A 3.E 4.D 5.C 6.A 7.D 8.A

（三）B₁型题

1.B 2.D 3.C 4.E 5.A 6.C 7.B 8.A

（四）X型题

1.BCE 2.ABCD

二、填空题

1. 疥虫（疥螨）；接触传染性；冬、春；夜间剧痒；皮肤薄嫩和皱褶；红色小丘疹；丘疱疹；小水疱；隧道；结节；结痂。

2. 隧道；0.5cm；隧道末端；疥虫。

3. 杀虫止痒；隔离；外治。

4. 杀虫；硫黄；5%～10%；10%～15%；20%。

5. 3；4；1 周。

三、简答题

1. 答：疥疮皮损好发于皮肤薄嫩和皱褶处，如手指侧、指缝、腕肘关节屈侧、腋窝前缘、女性乳房下、少腹、外阴、腹股沟、大腿内侧等处。头面部和头皮、掌跖一般不易累及，但婴幼儿例外。

2. 答：皮疹主要为红色小丘疹、丘疱疹小水疱、隧道、结节和结痂。水疱常见于指缝。结节常见于阴囊、少腹等处。隧道为疥疮的特异性皮疹，长约 0.5mm，弯曲，微隆起，呈淡灰色或皮色，在隧道末端有 1 个针头大的灰白色或微红的小点，为疥虫隐藏的地方。若用针头挑破水疱，轻挤一下或挑拨隧道一端的灰白小点，对光观察可见到发亮而活动的小白点即为疥虫。如不及时治疗，迁延日久则全身遍布抓痕、结痂、黑色斑点，甚至脓疱，奇痒。病久者男性皮损主要在阴茎、阴囊，有结节；女性皮损主要在小腹、会阴部。

3. 答：疥疮是因直接接触疥疮患者，或使用过患者未经消毒的衣服、被席、用具等传染而得。由于本病传染性极强，预防是十分重要的。预防措施有：①注意个人卫生，勤洗澡，勤换衣服，被褥常洗晒。②接触疥疮患者后立即用肥皂水洗手。③患者衣服、被褥、毛巾等均需煮沸消毒，或在阳光下充分曝晒，以便杀灭疥虫及虫卵。④发现患者后，注意消毒隔离，彻底消灭传染源。

4. 答：以杀虫止痒为主要治法。必须隔离治疗，以外治为主。一般不需内服药，若抓破染毒，需内、外合治。

5. 答：涂药方法：先以花椒 9g、地肤子 30g 煎汤外洗，或用温水肥皂洗涤全身后，再搽药。一般先搽好发部位，再涂全身。每天早、晚各涂 1 次，连续 3 天，第 4 天洗澡，换洗衣被，此为 1 个疗程。一般治疗 1～2 个疗程，停药后观察 1 周左右，如无新皮损出现，即为痊愈。因为疥虫卵在产生后 1 周左右才能发育为成虫，故治疗后观察以 1 周为妥。

四、问答题

1. 答：疥疮一般应与寻常痒疹、皮肤瘙痒症、丘疹性荨麻疹、虱病鉴别。①寻常痒疹好发于四肢伸侧，丘疹较大，多数自幼童开始发病，常并发腹股沟淋巴结肿大。②皮肤瘙痒症好发于四肢，重者可延及全身。皮损主要为抓痕血痂和脱屑，无疥疮特有的丘疹、水疱和隧道。③丘疹性荨麻疹多见于儿童，好发于躯干和四肢，皮疹主要是红斑和风团，皮疹似梭形，顶部有小丘疹或小水疱。④虱病主要表现为躯干部位皮肤瘙痒及血痂，指缝无皮疹，在衣缝处常可找到虱子或虫卵。⑤疥疮多发于冬、春季节。其特点是夜间剧痒，在皮损处有灰白色、浅黑色或普通皮色的隧道，可找到疥虫。皮疹多见于皮肤薄嫩和皱褶处。皮疹主要为红色小丘疹、丘疱疹、小水疱、隧道、结节和结痂。俗称虫疥、癞疥、干巴疥等。

2. 答：①病因病机：由于直接接触疥疮患者，或使用患者用过而未经消毒的衣服、被席、用具等由疥虫（疥螨）传染而得。

②症状特点：好发于皮肤薄嫩和皱褶处，如手指侧、指缝、腕肘关节屈侧、腋窝前缘、女性乳房下、少腹、外阴、腹股沟大腿内侧等处。皮疹主要为红色小丘疹、丘疱疹、小水疱、隧道、结节和结痂。水疱常见于指缝。结节常见于阴囊、少腹等处。隧道为疥疮的特异性皮疹，长约 0.5mm 弯曲，微隆起，呈淡灰色或皮色，在隧道末端有1 个针头大小的灰白色或微红的小点，为疥虫隐藏的地方。如不及时治疗，迁延日久则全身遍布抓痕、结痂、黑色斑点，甚至脓疱。病久者男性皮损主要在阴茎、阴囊，有结节；女性皮损主要在小腹、会阴部。

3. 答：（1）治疗原则：以杀虫止痒为主。

（2）药物选择：硫黄为古今治疗疥疮的特效药物。目前临床常用 5% ～ 20% 的硫黄软膏，小儿浓度用 5% ～ 10%，成人浓度用 10% ～ 15%，患病时间久时浓度可用20%。注意浓度不宜太高，否则易引起皮炎。

（3）用法：①洗：用花椒 9g、地肤子 30g 煎汤或用温水肥皂洗涤全身。②搽：先搽好发部位，再搽全身，每天早、晚各 1 次，连用 3 天，③再洗：第 4 天洗澡，换洗席被，此为 1 个疗程。④消毒：患者所用的衣服、被子等应煮沸消毒或充分曝晒。

五、病例分析题

答：（1）疥疮。

（2）疥疮是由人型疥虫通过密切接触而传染。其传染性很强，在一家人或集体宿舍中可相互传播，可因使用患者用过而未经消毒的衣服、被席、用具等传染而得。本病发生后，患者常伴有湿热之邪郁于肌肤的症状。

（3）疥虫属螨类，寄生于人和哺乳动物的皮肤内。其属于蛛形纲、疥目，种类较多，一类为寄生于人的人型疥螨，也可侵犯动物；另一类为寄生于动物身上的动物疥螨，也可侵犯人。

（4）舌红，苔黄腻，脉滑数；应辨证为湿热蕴结证。以清热化湿、解毒杀虫为主，方选黄连解毒汤和三妙丸加减。

（5）①加强卫生宣传及监督管理，对公共浴室、旅馆、车船上的衣被应定期严格消毒。②注意个人卫生，勤洗澡，勤换衣服，常洗晒被褥。③接触疥疮患者后用肥皂水洗手。患者所用衣服、被褥、毛巾等均需煮沸消毒，或在阳光下充分曝晒，以便杀灭疥虫及虫卵。④彻底消灭传染源，注意消毒隔离。患者应分居，家中或集体中有相同病者宜同时治疗，以杜绝传染源。⑤发病期间忌食辛燥鱼腥发物。

第八节 日晒疮
习 题

一、选择题

（一）A₁型题

1. 日晒疮相当于西医学中什么疾病（　　）
　　A. 接触性皮炎　　　　　　B. 神经性皮炎　　　　　C. 日光性皮炎
　　D. 特应性皮炎　　　　　　E. 银屑病

2. 以下哪项不是日晒疮特征性表现（　　）
　　A. 暴露部位弥漫性红斑　　B. 暴露部位水肿性红斑　C. 水疱、大疱
　　D. 瘙痒　　　　　　　　　E. Auspitz 征

3. 日晒疮的好发季节是（　　）
　　A. 冬末春初　　　　　　　B. 大暑　　　　　　　　C. 秋分
　　D. 小寒　　　　　　　　　E. 大寒

4. 以下哪项不属于日晒疮的病因病机（　　）
　　A. 禀赋不耐　　　　　　　B. 湿热内蕴　　　　　　C. 日光暴晒
　　D. 肝肾不足　　　　　　　E. 腠理不密

5. 关于日晒疮以下哪项说法是错误的（　　）
　　A. 暴晒后急性光毒性反应
　　B. 可暴晒后数小时至十数小时发病
　　C. 发病仅与日晒强度有关
　　D. 多形性损害
　　E. 可见慢性损害

6. 日晒疮与湿疮可出现的共同特点为（　　）
　　A. 暴晒引起　　　　　　　B. 皮损多形态　　　　　C. 接触刺激物史
　　D. Kobner 现象　　　　　 E. 累及黏膜

7. 以下哪项不属日晒疮的特点（　　）
　　A. 好发于暴露部位　　　　B. 多见于室外工作者　　C. 皮疹多形态
　　D. 刺激物接触史　　　　　E. 可伴有发热、恶心等全身症状

8. 以下哪项不属于日晒疮的典型皮疹（　　）
　　A. 肿胀　　　　　　　　　B. 红斑　　　　　　　　C. 丘疹
　　D. 苔藓样变　　　　　　　E. 丘疱疹

9. 患者暴露部位皮肤日晒后出现弥漫性潮红、肿胀；伴发热、头痛、口渴，大便干结，小便短赤；舌质红，苔黄，脉数。其治法为（　　）

　　A. 清热凉血解毒　　　　　　B. 活血化瘀　　　　　C. 清暑利湿解毒

　　D. 滋补肝肾　　　　　　　　E. 祛风除湿

10. 日晒疮的外治原则是（　　）

　　A. 杀虫止痒　　　　　　　　B. 解毒、收敛、燥湿　　　C. 生肌、敛疮

　　D. 遮光、止痒、消炎　　　　E. 清热、解毒、燥湿

11. 以下日常调护措施哪项不适于日晒疮患者（　　）

　　A. 避免日光暴晒　　　　　　B. 适当增加户外锻炼　　　C. 避免接触光敏物质

　　D. 涂抹防晒剂　　　　　　　E. 发病后尽快热敷

（一）A₂ 型题

1. 某患者，女，36岁。1日前外出游玩，烈日暴晒，日晒部位皮肤红肿，见红色丘疹、小水疱、糜烂、渗液，瘙痒较著；伴身热不扬，头胀痛，胸闷，纳呆，小便短赤；舌质红，苔白腻，脉濡数。该患者的诊断为（　　）

　　A. 接触性皮炎　　　　　　　B. 日晒疮　　　　　　　C. 牛皮癣

　　D. 猫眼疮　　　　　　　　　E. 风热疮

2. 某患者，女，26岁。于日晒部位出现红色丘疹、小水疱、糜烂、渗液，瘙痒较著3天；伴局部灼热，纳呆，小便短赤；舌质红，苔白腻，脉濡数。其辨证为（　　）

　　A. 暑湿热毒　　　　　　　　B. 湿热浸淫　　　　　　C. 热毒侵袭

　　D. 脾虚湿蕴　　　　　　　　E. 湿热蕴肤

3. 某患者，女，24岁。日晒部位皮肤红肿，其上见红色丘疹、小水疱、轻度糜烂、渗液，瘙痒较著；伴局部灼热，小便短赤；舌质红，苔白腻，脉濡。应选用的治疗方剂是（　　）

　　A. 清营汤　　　　　　　　　B. 白虎汤　　　　　　　C. 龙胆泻肝汤

　　D. 五味消毒饮　　　　　　　E. 三石汤合清暑汤

4. 某患者，女，24岁。日晒部位皮肤略红，有明显脱皮，痛痒明显。应选用的外用药物是（　　）

　　A. 炉甘石洗剂　　　　　　　B. 氧化锌油　　　　　　C. 黄连紫草油

　　D. 湿润烧伤膏　　　　　　　E. 防晒乳

5. 某患者，男，27岁。2小时前户外运动暴晒后暴露部位皮肤出现弥漫性潮红、肿胀，散在小水疱，局部有刺痛、灼热、瘙痒感；小便短赤；舌质红绛，苔黄，脉数。以下措施错误的是（　　）

　　A. 热敷　　　　　　　　　　B. 避光　　　　　　　　C. 氧化锌油外擦

　　D. 炉甘石洗剂外擦　　　　　E. 凉水湿敷

6. 日晒疮皮肤出现弥漫性潮红、肿胀，局部有灼热、刺痛、瘙痒感；小便短赤；舌质红绛，苔黄，脉数。其辨证为（　　）

A. 暑湿热毒   B. 湿热浸淫   C. 热毒侵袭

D. 脾虚湿蕴   E. 湿热蕴肤

7. 日晒疮皮肤出现弥漫性潮红、肿胀，局部有灼热、刺痛、瘙痒感；小便短赤；舌质红绛，苔黄，脉数。应采取的治疗方法是（   ）

A. 清热凉血解毒   B. 清热利湿   C. 滋补肝肾

D. 清暑利湿解毒   E. 养血润肤

8. 日晒疮皮肤出现弥漫性潮红、肿胀，局部有灼热、刺痛、瘙痒感；小便短赤；舌质红绛，苔黄，脉数。应选用的方剂是（   ）

A. 银翘散   B. 新加香薷饮   C. 清营汤

D. 普济消毒饮   E. 麻杏石甘汤

（三）B₁ 型题

A. 凡士林   B. 黄连紫草油   C. 防晒霜

D. 湿润烧伤膏或青黛膏   E. 冷水湿敷

1. 日晒疮轻微皮肤发红者可选择（   ）

2. 日晒疮发红、脱皮、痒痛明显者可选择（   ）

A. 接触刺激物史   B. 多发夏季   C. 多发于暴露部位

D. 发病与日晒有关   E. 多形性皮疹

3. 接触性皮炎区别于日晒疮的特点是（   ）

4. 日晒疮和湿疮的共同点是（   ）

A. 清营汤   B. 麻杏石甘汤   C. 王氏清暑益气汤

D. 白虎加人参汤   E. 三石汤合清暑汤加减

5. 日晒疮热毒侵袭证应选方剂为（   ）

6. 日晒疮暑湿热毒证应选方剂为（   ）

（四）X 型题

1. 日晒疮的外治原则包括（   ）

A. 遮光   B. 生肌   C. 止痒

D. 敛疮   E. 消炎

2. 日晒疮的病因病机包括（   ）

A. 禀赋不耐   B. 湿热内蕴   C. 腠理不密

D. 反复日晒   E. 热毒侵袭

二、填空题

1. 日晒疮是因皮肤受到了_____的日光照射，引起_____、_____的_____

反应。

2. 日晒疮多在照射日光后 _____ 或 _____ 内发病，也有慢性发病者。

3. 日晒疮皮损表现为弥漫性 _____、_____，重者可出现 _____，甚至 _____。部分患者呈多形性损害，表现为 _____、_____、_____ 等。

4. 日晒疮反复发作或长期日晒者，可出现慢性损害，如 _____、_____、_____、_____、_____ 或 _____。

5. 患者糜烂、渗液较多者，可选用 _____、_____、_____、_____ 等，水煎，待凉后湿敷患处，每日 2～3 次。

三、简答题

1. 日晒疮有哪些好发部位？

2. 日晒疮有何临床表现？

3. 简述日晒疮的病因病机。

4. 简述日晒疮与漆疮、湿疮的鉴别要点。

5. 举例说明常见的光敏感性物质有哪些。

四、问答题

1. 试述日晒疮的外治原则及外用药选择。

2. 试述日晒疮患者的预防与调护措施。

参考答案

一、选择题

（一）A₁ 型题

1.C　2.E　3.B　4.D　5.C　6.B　7.D　8.D　9.A　10.D　11.E

（二）A₂ 型题

1.B　2.A　3.E　4.D　5.A　6.C　7.A　8.C

（三）B₁ 型题

1.E　2.D　3.A　4.E　5.A　6.E

（四）X 型题

1.ACE　2.ABCDE

二、填空题

1. 超过耐受量；表皮；真皮；炎症。
2. 数小时；十数小时。
3. 红斑；水肿；水疱；糜烂；丘疹；丘疱疹；水肿性红斑。
4. 皮肤增厚；角化；萎缩；毛细血管扩张；色素沉着；减退。
5. 生石膏；生地榆；金银花；生甘草。

三、简答题

1. 答：日晒疮好发于皮肤暴露部位，如颜面、颈项、前臂、手背等。

2. 答：日晒疮皮损表现为弥漫性红斑、水肿，重者可出现水疱，甚至糜烂。部分患者呈多形性损害，表现为丘疹、丘疱疹、水肿性红斑等。反复发作或长期日晒者，可出现慢性损害，如皮肤增厚、角化、萎缩、毛细血管扩张、色素沉着或减退。局部灼热、瘙痒，甚至灼痛。

3. 答：该病多由禀赋不耐，腠理不密，不能耐受日光暴晒，热毒侵袭，灼伤皮肤，而致局部焮红漫肿。或因湿热内蕴，又反复日晒，盛夏暑湿与热毒之邪侵袭，与内湿相搏壅滞于肌肤，而出现红斑、水疱、糜烂等病变。

4. 答：漆疮（接触性皮炎）有接触刺激物史，皮损发于接触刺激部位，与日晒无关，可发生于任何季节。湿疮（湿疹）皮损多形态，发生的部位与光线照射和季节的关系不大。

5. 答：光敏感性物质如化妆品中的香料、某些染料、沥青、荧光增白剂。某些药物如磺胺、四环素、阿司匹林等，泥螺，以及很多绿叶野菜、蔬菜等。

四、问答题

1. 答：外搽以遮光、止痒、消炎为原则。
（1）轻者先以凉水湿敷患处，再酌情选用炉甘石洗剂、氧化锌油等外涂。
（2）糜烂、渗液较多，选用生石膏、生地榆、金银花、生甘草等，水煎，待凉后湿敷患处，每日2~3次。
（3）脱皮、瘙痒明显者，选用湿润烧伤膏或青黛膏，外涂，每日2~3次。

2. 答：（1）经常参加户外锻炼，以提高皮肤对日光的耐受性。
（2）避免烈日过度暴晒，外出时注意防晒，穿浅色长袖衣衫，涂防晒剂。
（3）避免接触光感性物质，如化妆品中的香料、某些染料、沥青、荧光增白剂。某些药物如磺胺、四环素、阿司匹林等，泥螺，以及很多绿叶野菜、蔬菜含光敏物质，患者应忌食。
（4）对日光敏感的患者，尽可能避免日光照射。
（5）已发病患者，皮损局部禁用热敷，避免搔抓。

第九节　湿疮（附：婴儿湿疮）

习　题

一、选择题

（一）A₁型题

1. 湿疮相当于西医学的（　　　）
　　A. 神经性皮炎　　　　　　B. 湿疹　　　　　　　C. 接触性皮炎
　　D. 自体敏感性皮炎　　　　E. 异位性皮炎

2. 发于阴部的湿疮中医学称为（　　　）
　　A. 旋耳疮　　　　　　　　B. 四弯风　　　　　　C. 肾囊风
　　D. 脐疮　　　　　　　　　E. 乳头风

3. 下列不属于湿疮的发病特点的是（　　　）
　　A. 皮损对称分布
　　B. 皮损呈多形性损害
　　C. 病情反复发作
　　D. 有明显的接触史，自觉瘙痒剧烈
　　E. 慢性倾向

4. 表现为浸淫全身，滋水较多的湿疮，中医学称为（　　　）
　　A. 浸淫疮　　　　　　　　B. 血风疮　　　　　　C. 粟疮
　　D. 脐疮　　　　　　　　　E. 乳头风

5. 急性湿疮的病因病机多为（　　　）
　　A. 湿热浸淫　　　　　　　B. 脾虚湿恋　　　　　C. 血虚风燥
　　D. 气血阻滞　　　　　　　E. 气血不足

6. 下列不属于亚急性湿疮的皮损是（　　　）
　　A. 丘疹　　　　　　　　　B. 结痂　　　　　　　C. 鳞屑
　　D. 苔藓样变　　　　　　　E. 少量的水疱

7. 下列不属于急性湿疮的临床表现的是（　　　）
　　A. 起病较快，常对称发生
　　B. 多见于四肢、面部、外阴、肛门
　　C. 皮疹多形性
　　D. 皮疹广泛者，多伴有高热、头痛
　　E. 瘙痒剧烈

8. 下列不属于湿疮辨证分型的是（　　　）

    A. 湿热蕴肤　　　　　　　B. 脾虚湿蕴　　　　　　　C. 血虚风燥

    D. 湿热蕴肤　　　　　　　E. 肝肾不足

9. 婴儿湿疮相当于西医学的（　　　）

    A. 异位性皮炎　　　　　　B. 婴儿湿疹　　　　　　　C. 自身敏感性皮炎

    D. 脓疱疮　　　　　　　　E. 接触性皮炎

10. 下列不属于婴儿湿疮的临床特点的是（　　　）

    A. 好发于头面　　　　　　B. 重者可延及躯干和四肢　C. 常有家族过敏史

    D. 多见于人工哺育的婴儿　E. 有明显的接触物质史

11. 下列不属于慢性湿疮的临床表现的是（　　　）

    A. 常由急性、亚急性湿疮转变而来

    B. 常有糜烂、渗液

    C. 皮损增厚，有色素沉着或减退或有苔藓样变

    D. 阵发性瘙痒

    E. 常见夜间痒

（二）A₂ 型题

1. 王某，男，57 岁。反复发作的丘疹、丘疱疹、红斑 10 年，复发 1 个月。现皮损主要为丘疹、丘疱疹，渗液，伴有抓痕，痒甚；伴有纳少、腹胀；舌淡，苔白，脉弦缓。治疗宜选用的方剂是（　　　）

    A. 萆薢渗湿汤　　　　　　B. 黄连解毒汤　　　　　　C. 龙胆泻肝汤

    D. 除湿胃苓汤　　　　　　E. 化斑解毒汤合龙胆泻肝汤

2. 发生在双侧耳后皱襞处，皮损表现为红斑、皲裂、结痂，其诊断为（　　　）

    A. 急性湿疮　　　　　　　B. 亚急性湿疮　　　　　　C. 慢性湿疮

    D. 接触性皮炎　　　　　　E. 自体敏感性皮炎

3. 患儿 6 个月大，体形肥胖，颜面部皮肤潮红，有红斑水疱，可见黄水淋漓、糜烂，结黄色痂皮；大便干，小便黄赤；苔黄腻，脉滑数。内治宜选用的方剂为（　　　）

    A. 消风导赤汤　　　　　　B. 小儿化湿汤　　　　　　C. 龙胆泻肝汤

    D. 参苓白术散　　　　　　E. 当归饮子或四物消风饮

4. 某患者，女，37 岁。不明诱因四肢突现红斑，上有丘疹、水疱，搔抓后糜烂、流滋，边界弥漫，剧烈瘙痒；大便干结，小便黄赤；舌红，苔薄黄，脉滑。应辨证为（　　　）

    A. 湿热蕴肤　　　　　　　B. 湿热浸淫　　　　　　　C. 脾虚湿蕴

    D. 血虚风燥　　　　　　　E. 风热蕴肤

5. 某患者湿疹发病快，病程短，皮损潮红，有丘疱疹，灼热瘙痒无休，抓破渗液流脂水；伴心烦口渴，身热不扬，大便干，小便短赤；舌红，苔薄黄，脉滑。应选用的治法为（　　　）

A. 清热利湿，解毒止痒　　　B. 养血润肤，祛风止痒　　C. 健脾利湿止痒

D. 清热利湿止痒　　　　　　E. 祛风止痒

6. 某患者，女，45 岁。四肢突现红斑，上有丘疹、水疱，搔抓后糜烂、流滋，边界弥漫，剧烈瘙痒；小便黄赤；舌红，苔黄腻，脉滑。应选用的治疗方剂是（　　　）

A. 黄连解毒汤加减

B. 龙胆泻肝汤合萆薢渗湿汤加减

C. 当归饮子加减

D. 消风导赤汤

E. 参苓白术散加减

7. 患儿 3 个月大，面部皮肤出现潮红、水疱、糜烂，黄水淋漓，边界弥漫；大便干，小便黄赤；舌红苔黄，脉数。治宜（　　　）

A. 健脾利湿止痒　　　　　　B. 清热利湿　　　　　　　C. 凉血清火，利湿止痒

D. 凉血解毒　　　　　　　　E. 活血通络

8. 患儿 1 岁半，躯干皮肤出现潮红、水疱、糜烂，边界不清；大便干，小便黄赤；舌红苔黄，脉数。宜选用的方剂是（　　　）

A. 黄连解毒汤　　　　　　　B. 龙胆泻肝汤合萆薢渗湿汤　　　C. 当归饮子

D. 消风导赤汤　　　　　　　E. 参苓白术散

（三）B₁ 型题

A. 黄连解毒汤加减

B. 消风导赤汤

C. 当归饮子加减

D. 龙胆泻肝汤合萆薢渗湿汤加减

E. 参苓白术散加减

1. 郭某，男，45 岁。四肢突现红斑，上有丘疹、水疱，搔抓后糜烂，流滋，剧烈瘙痒；大便干结，小便黄赤；舌红，苔薄黄，脉滑。宜选用（　　　）

2. 皮损处肥厚粗糙，浸润，色素沉着，瘙痒剧烈，有抓痕，血痂；舌淡，苔白，脉沉细。宜选用（　　　）

A. 皮损对称分布，多形性损害，剧烈瘙痒，反复发作，易成慢性

B. 好发于颈项、肘、尾骶部，皮损分布常不对称

C. 发于接触部位，皮损表现单一，伴有痒或灼热感

D. 皮损多局限于某一部位，皮损处肥厚粗糙，触之较硬，皮纹显著或呈苔藓样变

E. 损害多为暗红、淡紫或皮肤色多角扁平丘疹，有蜡样光泽、网状纹

3. 神经性皮炎的皮损特点是（　　　）

4. 慢性湿疮的皮损特点是（　　　）

A. 风热　　　　　　　　　　B. 胎火湿热　　　　　　　C. 脾虚湿蕴

　　D. 血虚风燥　　　　　　　　E. 气阴两虚

　　5. 患儿 2 个月大，颜面部迅速出现潮红、水疱、糜烂，边界弥漫，抓痒流滋，结黄色痂皮，且剧烈瘙痒；大便秘结，小便黄赤；苔黄腻，脉滑数。其中医辨证是（　　　）

　　6. 患儿 6 个月大，主因面部、腋下潮红、水疱、糜烂 2 个月来诊。现皮损暗淡不红，渗液少而清稀，或以结痂及轻度浸润增厚的斑片为主；面色无华，纳差，大便溏薄，小便不黄；舌淡，苔薄白或白腻，脉缓。其中医辨证是（　　　）

（四）X 型题

1. 关于湿疮的中医病名，正确的是（　　　）
　　A. 发于耳部者，称为旋耳疮
　　B. 发于手部者，称为㾆疮
　　C. 发于肘、膝关节处者，称为血风疮
　　D. 发于肘、膝关节处者，称为四弯风
　　E. 发于乳头者，称为浸淫疮

2. 以下属于慢性湿疮皮损的是（　　　）
　　A. 苔藓样变　　　　　　B. 丘疹、丘疱疹　　　　　C. 糜烂、渗出
　　D. 关节处易出现皲裂　　E. 可伴有抓痕、血痂、色素沉着

3. 以下属于亚急性湿疹皮损的是（　　　）
　　A. 丘疹　　　　　　　　B. 苔藓样变　　　　　　　C. 鳞屑
　　D. 结痂　　　　　　　　E. 轻度糜烂

4. 亚急性湿疹的外治原则是（　　　）
　　A. 清热　　　　　　　　B. 消炎　　　　　　　　　C. 收敛
　　D. 抑制表皮细胞增生　　E. 干燥

5. 慢性湿疹的外治原则为（　　　）
　　A. 止痒　　　　　　　　B. 消炎　　　　　　　　　C. 抑制表皮细胞增生
　　D. 促进真皮炎症浸润吸收　E. 干燥

6. 婴儿湿疮临床根据发病年龄及皮损特点可分为（　　　）
　　A. 急性　　　　　　　　B. 脂溢性　　　　　　　　C. 亚急性
　　D. 湿性　　　　　　　　E. 干性

7. 婴儿湿疮的临床特点是（　　　）
　　A. 好发于头面
　　B. 重者可延及躯干和四肢
　　C. 常有家族过敏史
　　D. 多见于人工哺育的婴儿
　　E. 皮损边界清，皮损以红斑、水疱为主

二、填空题

1. 湿疮根据病程和皮特点，一般分为 _____、_____、_____ 三类。

2. 湿疮根据发病部位不同，名称各异。如发于耳部者，称为 _____；发于阴囊部者，称为 _____；发于脐部者，称为 _____；发于肘、膝弯曲部者，称为 _____；发于乳头者，称为 _____。

3. 湿疮根据皮损形态的不同，也有不同的名称。如以丘疹为主者，称为 _____ 或 _____；浸淫全身，滋水较多者，称为 _____。

4. 婴儿湿疮是发于 1～2 岁婴儿的过敏性皮肤病，又称为 _____、_____。常根据发病年龄及皮损特点分为 _____、_____、_____ 三型。

5. 湿疮以 _____ 为主要治法，急性者以 _____ 为主，慢性者以 _____ 为主。外治宜用温和的药物，以免加重病情。

三、简答题

1. 简述湿疮的定义及其特点。
2. 湿疮的病因病机是什么？
3. 湿疮的发病对象及季节有何特点？中医常用的病名各发病于何处？
4. 饮食失节、脾胃损伤是如何导致湿疮发生的？
5. 乳房湿疮有哪些主要特点？
6. 小腿湿疮有哪些主要特点？

四、问答题

1. 慢性湿疮常见的中医病名有哪些？发于何部位？有何特点？
2. 如何区别牛皮癣与慢性湿疹？
3. 如何区别急性湿疮、接触性皮炎？
4. 急性湿疹如何根据皮损来选用外用药？
5. 如何鉴别黄水疮、尿布皮炎、面游风和婴儿湿疮？

五、病例分析题

刘某，男，55 岁。主因"反复的红斑、丘疹、结痂 5 年"收住院。5 年前不明诱因患者双前臂、双下肢、面部出现丘疹、丘疱疹，伴瘙痒，搔破后流滋，有结痂。院外治疗后皮损消退，后每年皮损反复发作，且范围扩大。今年 3 月皮损再次发作，且泛发全身，皮损以丘疹、结痂、鳞屑为主，伴有抓痕；自觉困乏身重，纳差；舌淡胖，脉缓。

问题：试析该患者的中、西医诊断和证型，辨证分析，立法，方药及医嘱。

参考答案

一、选择题

（一）A₁型题

1.B　2.C　3.D　4.A　5.A　6.D　7.D　8.E　9.B　10.E　11.B

（二）A₂型题

1.D　2.B　3.A　4.A　5.D　6.B　7.C　8.D

（三）B₁型题

1.D　2.C　3.B　4.D　5.B　6.C

（四）X型题

1.ABD　2.ABDE　3.ACDE　4.BCE　5.ACD　6.BDE　7.ABCD

二、填空题

1. 急性；亚急性；慢性。
2. 旋耳疮；肾囊风；脐疮；四弯风；乳头风。
3. 血风疮；粟疮；浸淫疮。
4. 奶癣；胎敛疮；脂溢型；渗出型；干燥型。
5. 清热利湿止痒；清热利湿；养血润肤。

三、简答题

1. 答：湿疮是一种过敏性炎症性皮肤病，相当于西医学的湿疹。其特点是：皮损对称分布，多形损害，剧烈瘙痒，有渗出倾向，反复发作，易成慢性。根据病程可分为急性、亚急性、慢性三类。

2. 答：由于禀赋不耐，饮食失节，或过食辛辣刺激荤腥动风之物，脾胃受损，湿热内生，又外受风邪，内外两邪相搏，风湿热邪浸淫肌肤所致。急性者以湿热为主；亚急性者多与脾虚湿恋有关；慢性者则多病久耗伤阴血，血虚风燥，乃致肌肤甲错。发于小腿者则常由经脉弛缓、青筋暴露，气血运行不畅，湿热蕴阻，肤失濡养所致。

3. 答：湿疮的发病对象很广泛，无论男女老少都可发病，尤以先天禀赋不耐者为多；其发病无明显季节性，冬季是复发者的常见发病季节。湿疮一病中医病名很多，如浸淫疮、血风疮等。粟疮多指泛发于全身的急性湿疮；旋耳疮发于耳部；瘑疮常发于手部；乳头风发于乳头部；脐疮发于脐部；肾囊风发于阴囊部；四弯风发于肘、膝弯曲部等。

4. 答：过食辛辣刺激荤腥动风之物，脾胃受损，失其健运，湿热内生，又兼外受风邪，内外两邪相搏，风湿热邪浸淫肌肤可致湿疮发生。

5. 答：主要见于女性。损害局限于乳头，表现为潮湿、糜烂、流滋，上覆盖以鳞屑或结黄色痂皮，反复发作或出现皲裂，疼痛，自觉瘙痒，一般不化脓。

6. 答：好发于小腿下 1/3 内侧，常伴有青筋暴露，皮损呈局限性暗红色，弥漫密集丘疹、丘疱疹，糜烂、流滋，日久皮肤变厚、色素沉着。常伴发小腿溃疡。部分患者皮损中心色素减退，可形成继发性白癜风。

四、问答题

1. 答：慢性湿疮常见的中医病名有旋耳疮、乳头风、脐疮、肾囊风、㾦疮、四弯风等。旋耳疮好发于耳窝、耳后皱襞及耳轮部，常糜烂、流滋、结痂、裂口，对称发生。乳头风好发于女性乳头部，常糜烂、流滋、结痂、皲裂。脐疮好发于脐部，常糜烂、结痂，伴有臭味。肾囊风好发于阴囊部，初糜烂、结痂，久则粗糙、肥厚、剧烈瘙痒。㾦疮好发于手背，皮损如钱币状，冬季裂口。四弯风好发于肘、膝弯曲部，久则干燥、结痂、肥厚、色素减退。

2. 答：（1）牛皮癣皮损好发于颈部、四肢伸侧、尾骶部，典型损害为苔藓样变，无糜烂、渗出，常不对称，无多形性皮损，皮损境界清楚。

（2）慢性湿疮多由于急性或亚急性湿疮长期不愈或反复发作而成，皮损多局限于某一部位，皮肤肥厚粗糙或呈苔藓样变，色暗红，或紫褐，表面常附有鳞屑，伴有抓痕、血痂等。发生于手足或关节部者，可见有皲裂，病程较长，时轻时重，常反复呈急性或亚急性发作。

3. 答：（1）接触性皮炎有明显的接触史，初次接触发病有一定的潜伏期，在 4～5 天以上。再次接触一般潜伏期时间缩短，皮损发于接触或暴露部位，皮损多为单一形态，境界清楚。一般除去致病物质后可自愈。

（2）急性湿疮为急性发病，可发于体表任何部位，皮损为多形性，对称分布，边界不清楚，病程较长，易转变为慢性。如不转为慢性，1～2 个月脱去痂皮而愈。搔抓、肥皂水洗、热水烫洗等可使皮损加重。无明显接触史。

4. 答：初期皮损以潮红、丘疹或少数水疱为主而无渗液时，外治以清热安抚为主，避免用刺激之物，可用中药苦参、黄柏、地肤子、荆芥等煎汤温洗，或用三黄洗剂、炉甘石洗剂外搽。若水疱糜烂、渗出明显时，外治宜收敛、消炎、促进表皮恢复，可选用黄柏、生地榆、马齿苋、野菊花等煎汤，或用 10% 黄柏溶液或 2%～3% 硼酸水冷敷，再用青黛散麻油调搽。待后期滋水减少时，外治宜保护皮损，避免刺激，促进角质新生，清除残余炎症，可选用黄连软膏、青黛膏外搽。

5. 答：①黄水疮多发于夏、秋之际，有传染性。皮损散在发生于暴露部位，初期为红斑、水疱，但很快变为脓疱，周围有红晕，脓疱多迅速破溃，结痂而愈。②尿布皮炎仅发生在臀部、阴部、大腿等和尿布相接触的部位，皮损为红斑，境界清楚。③面游风好发于头皮、眉部、耳前等处，皮损部油腻性鳞屑较多。④婴儿湿疮好发于面部、头皮、颈、臀部及四肢屈侧，尤以双颊及额部多见，重者可遍及全身。皮损形态多样，分布大多对称，时轻时重。皮损为红斑、丘疹、丘疱疹为主，可融合成片，表面有糜烂、渗液或有黄色痂皮，境界不清。根据发病年龄及皮损特点分为脂溢型、湿型、干型。患者自觉剧痒。或在母亲衣襟上摩擦，或用手搔抓，烦躁，哭闹不安。

五、病例分析题

答：（1）中医诊断：亚急性湿疮；西医诊断：亚急性湿疹。

（2）证型：脾虚湿蕴证。

（3）辨证分析：病初为风湿热邪浸淫肌肤所致，日久反复发作，湿困脾土，脾虚失运，日久生湿，湿易化热，外受风邪引发，故病情反复；脾虚湿蕴故身体困重，纳差；脾开窍于舌，故舌胖淡；湿盛则脉现缓象。证属脾虚湿蕴。

（4）治法：健脾利湿止痒。

（5）方药：除湿胃苓汤加减。

（6）医嘱：忌食辛辣刺激发物，避免搔抓，以防感染。忌外用刺激物洗患处。

第十节　接触性皮炎

习　题

一、选择题

（一）A₁ 型题

1. 接触性皮炎临床主要的特点是（　　）

　　A. 皮损呈多样性　　　　　　B. 有明显的接触某物的病史

　　C. 有一定的潜伏期　　　　　D. 常见于暴露部位　　　E. 一般无瘙痒

2. 接触性皮炎第一次接触后出现皮损潜伏期一般为（　　）

　　A. 4～5天以上　　　　　　B. 4～5天以下　　　　　C. 6～7天以上

　　D. 6～7天以下　　　　　　E. 5～8天

3. 引起接触性皮炎发病的主要原因是（　　）

　　A. 接触物的性质　　　　　　B. 接触的时间　　　　　C. 患者的体质因素

　　D. 接触的部位　　　　　　E. 接触的面积

4. 以下不属于接触性皮炎的皮损特点的是（　　）

　　A. 皮损一般为红斑、肿胀、丘疹水疱等

　　B. 皮损多局限于接触部位，边界清楚，形状与接触物大抵一致

　　C. 发生于组织疏松部位，表现为皮肤局限性水肿

D. 对称分布，皮损以丘疹、结痂鳞屑为主

E. 皮疹不仅局限于接触部位，还可泛发全身

5. 接触性皮炎合理地处理后可在多长时间内痊愈（　　）

A. 3 周内痊愈　　　　　　B. 1～2 周内痊愈　　　　C. 4 周内痊愈

D. 5 周内痊愈　　　　　　E. 6 周内内痊愈

6. 接触性皮炎最主要的诊断依据是（　　）

A. 皮疹多形性　　　　　　B. 常突然急性发作　　　　C. 有明显的接触异物史

D. 皮疹边缘不清楚　　　　E. 以上均不正确

7. 下列哪一项是预防接触性皮炎的最佳措施（　　）

A. 不时注意清洁卫生，勤洗澡，勤换衣物

B. 接触患者后用肥皂洗手

C. 首先明确病因，并除去残留的刺激物，向患者说明下次不能再接触该物质

D. 对患者注意隔离，防止接触传染

E. 以上均不正确

8. 由于禀赋不耐，内外合邪，风湿热邪浸淫肌肤所致的疾病是（　　）

A. 接触性皮炎　　　　　　B. 湿疮　　　　　　　　　C. 药毒

D. 风瘙痒　　　　　　　　E. 瘾疹

9. 以下哪项不是接触性皮炎的中医名称（　　）

A. 漆疮　　　　　　　　　B. 膏药风　　　　　　　　C. 马桶癣

D. 花粉疮　　　　　　　　E. 日晒疮

10. 下列关于接触性皮炎的皮损特点的描述，正确的是（　　）

A. 皮损边界清，多局限于接触部位

B. 皮损常对称分布

C. 皮损形态多形性

D. 皮损边界不清

E. 易反复发作

11. 接触性皮炎与湿疮比较，以下哪项不支持前者的诊断（　　）

A. 有明确的接触史　　　　B. 皮损局限于接触部位　　C. 皮损常对称分布

D. 皮疹边界清楚　　　　　E. 祛除病因后很快痊愈，不接触则不复发

（二）A₂ 型题

1. 陈某，女，27 岁。食芒果 7 小时后口周皮肤鲜红肿胀，其上有水疱及大疱，大疱破裂后则有糜烂渗液，自觉灼热、瘙痒；伴发热，口渴，大便干结，小便黄；舌红，苔黄，脉弦数。宜选用的治疗方剂是（　　）

A. 凉膈散加减　　　　　　B. 黄连解毒汤加减　　　　C. 龙胆泻肝汤加减

D. 化斑汤　　　　　　　　E. 化斑解毒汤合龙胆泻肝汤加减

2. 接触性皮炎皮肤鲜红肿胀，其上有水疱及大疱，自觉灼热、瘙痒；伴口渴，小便

黄；舌红，苔黄，脉弦数。其中医证型是（　　　）

　　A. 风热蕴肤　　　　　　　B. 湿热毒蕴　　　　　　C. 血虚风燥

　　D. 脾虚湿盛　　　　　　　E. 瘀血阻滞

3. 刘某，女，30 岁。接触某化妆品后头面部皮肤皮损发红，肿胀，其上见丘疹，自觉灼热、瘙痒；伴心烦，口干，小便微黄；舌红，苔薄黄，脉浮数。其治法是（　　　）

　　A. 疏风清热止痒　　　　　　B. 清热法湿，凉血解毒　　　C. 养血润燥，祛风止痒

　　D. 健脾除湿　　　　　　　　E. 活血化瘀

4. 面部化妆品皮炎，皮损发红，肿胀，其上见丘疹，水疱，自觉灼热；伴心烦，口干，大便干，小便微黄；舌红，苔薄黄，脉浮数。其治疗应选用的方剂是（　　　）

　　A. 凉膈散　　　　　　　　　B. 黄连解毒汤　　　　　　　C. 消风散

　　D. 化斑汤　　　　　　　　　E. 化斑解毒汤合龙胆泻肝汤

5. 接触性皮炎的预防护理做法不正确的是（　　　）

　　A. 不宜用热水或肥皂水洗澡，避免摩擦搔抓

　　B. 多饮水

　　C. 忌食辛辣、油腻、鱼腥等发物

　　D. 避免继续接触过敏物质

　　E. 使用刺激性强的药物

6. 某患者，女，65 岁。头面部、耳后红斑、渗出伴瘙痒 1 周。患者 1 周前染发后头皮、耳部出现红斑丘疹，伴瘙痒。口服抗组胺药，外用糖皮质激素后皮疹无缓解。现头皮、前额、双侧耳郭、耳后、颈后发际线处、足背弥漫性红斑，肿胀，其上密集豆粒大小红色丘疹和水疱，渗出明显。该患者诊断为（　　　）

　　A. 接触性皮炎　　　　　　　B. 湿疮　　　　　　　　　　C. 药毒

　　D. 猫眼疮　　　　　　　　　E. 瘾疹

7. 某患者，女，55 岁。头面部、耳后红斑、渗出伴瘙痒 1 周。患者 1 周前染发后头皮、耳部出现红斑丘疹，伴瘙痒。现在上述皮疹处见密集豆粒大小红色丘疹和水疱，渗出明显。外治宜选用药物是（　　　）

　　A. 黑豆馏油软膏　　　　　　B.10% 黄柏液湿敷　　　　　C. 煤焦油洗剂

　　D. 类固醇激素软膏　　　　　E. 青黛膏

8. 某男，68 岁，脐部反复出现红斑丘疹伴痒，反复发作 2 年，渐致皮疹肥厚干燥有鳞屑，呈苔藓样变，瘙痒剧烈，见抓痕及结痂；舌淡红，苔薄，脉弦细。其治法是（　　　）

　　A. 疏风清热止痒　　　　　　B. 清热祛湿，凉血解毒　　　C. 养血润燥，祛风止痒

　　D. 健脾除湿　　　　　　　　E. 活血化瘀

（三）B₁ 型题

　　A. 接触性皮炎　　　　　　　B. 湿疮　　　　　　　　　　C. 药毒

D. 风瘙痒   E. 瘾疹

1. 由于禀赋不耐、腠理不密，接触某些物质而使邪毒侵入皮肤，与气血相搏而发病的疾病是（   ）

2. 由于禀赋不耐，药毒内侵所致的疾病是（   ）

A. 黄连解毒汤加减

B. 凉膈散加减

C. 消风散合当归饮子加减

D. 龙胆泻肝汤加减

E. 化斑解毒汤合龙胆泻肝汤加减

3. 左小腿接触性皮炎处皮肤鲜红肿胀，其上有大疱，灼热，瘙痒；伴发热，口渴；舌红，苔黄，脉弦数。治疗宜选用（   ）

4. 慢性接触性皮炎皮损处肥厚干燥，有鳞屑，结痂，有色素沉着，瘙痒剧烈，舌淡红，苔薄，脉弦细，治疗宜选用（   ）

A. 炉甘石洗剂   B. 青黛膏   C. 3% 硼酸溶液湿敷

D. 3% 黑豆馏油膏   E. 皮质类固醇激素类软膏

5. 接触性皮炎皮损以红斑、丘疹为主者，外治宜选用（   ）

6. 接触性皮炎若有大量渗出时，外治宜选用（   ）

A. 风热蕴肤证   B. 血虚风燥证   C. 湿热毒蕴证

D. 脾虚湿蕴证   E. 血热风盛证

7. 接触性皮炎皮损其色鲜红肿胀，上有水疱，自觉灼热瘙痒，伴大便干，小便短黄；舌红，苔黄，脉弦滑数。其证候为（   ）

8. 接触性皮炎皮损色红，肿胀轻，其上有红斑或丘疹，自觉瘙痒，灼热，心烦口干，小便微黄，舌红，苔薄黄，脉浮数。其证候为（   ）

A. 急性湿疮   B. 丹毒   C. 接触性皮炎

D. 风瘙痒   E. 神经性皮炎

9. 皮损以水肿性红斑为主，形如云片，色如涂丹，自觉灼热、疼痛而无瘙痒，其诊断为（   ）

10 皮损局限于接触部位，边界清楚，形状与接触物大抵一致，皮损较单一，其诊断为（   ）

（四）X 型题

1. 以下属于接触性皮炎中医病名的是（   ）

A. 漆疮   B. 膏药风   C. 马桶癣

　　　　D. 白秃　　　　　　　　　　　E. 圆癣

2. 接触性皮炎的发病特点是（　　　　）

　　A. 有明显的接触史

　　B. 第一次发病有一定的潜伏期

　　C. 好发于暴露部位

　　D. 皮损一般为红斑、肿胀、丘疹、水疱或大疱、糜烂、渗出等

　　E. 不仅局限于接触部位，还可泛发全身

3. 接触性皮炎的皮损以红斑丘疹为主时，外治可选用（　　　　）

　　A. 三黄洗剂外搽　　　　　　B. 青黛散冷开水调涂　　　　C.3% 硼酸溶液

　　D.10% 黄柏溶液　　　　　　E. 湿润烧伤膏

二、填空题

1. 接触性皮炎中医文献中没有统一的病名，因接触漆引起的，称为 _____；贴膏药引起的，称为 _____；接触马桶引起者，称为 _____。

2. 接触性皮炎多因 _____，皮肤 _____，接触某些物质，例如漆、药物、塑料、橡胶制品、染料和某些植物的花粉、叶、茎等，使毒邪侵入皮肤，_____，_____ 与 _____ 相搏而发病。

3. 西医学认为，接触性皮炎分为 _____ 和 _____ 两种。能引起接触性皮炎的接触物质很多，主要有 _____、_____ 和 _____ 三种。

4. 接触性皮炎发生前有明显的 _____，均有一定的潜伏期，第一次在 _____ 以上，再次接触发病时间缩短，多数在 _____ 左右。但 _____ 等强烈的刺激物，可立即发生皮损而无潜伏期。

5. 接触性皮炎皮损边界 _____，多局限于 _____，形态与接触物大抵一致。皮疹一般为 _____ 或 _____ 等，一个时期内以某一种皮损为主。

三、简答题

1 简述接触性皮炎的病因病机。

2. 接触性皮炎的治疗原则是什么？

3. 接触性皮炎如何根据皮损来选用外用药？

4. 接触性皮炎转归及预后如何？

5. 接触性皮炎患者如何预防调护？

四、问答题

1. 颜面部的接触性皮炎与颜面部的丹毒症状上有何异同？

2. 接触性皮炎的临床特点是什么？

五、病例分析题

刘某，男，20岁，学生。"主因右踝、右脚背红肿、水疱，伴瘙痒2天"就诊。2天前患者因右踝扭伤，外擦"红花止痛药水"后局部皮肤红肿更甚，且伴有瘙痒，随后，脚背起鸡蛋大小的水疱，现痒痛明显，疱液清，壁厚，不甚紧张，有灼热感；舌红，苔微黄，脉滑数。

问题：试析该患者的诊断和证型、辨证分析、立法、方药及医嘱。

参考答案

一、选择题

（一）A₁型题

1.B　2.A　3.C　4.D　5.B　6.C　7.C　8.B　9.E　10.A　11.C

（二）A₂型题

1.E　2.B　3.A　4.C　5.E　6.A　7.B　8.C

（三）B₁型题

1.A　2.C　3.E　4.C　5.A　6.C　7.C　8.A　9.B　10.C

（四）X型题

1.ABC　2.ABCDE　3.AB

二、填空题

1.漆疮；膏药风；马桶癣。
2.禀赋不耐；腠理不密；蕴郁化热；邪热；气血。
3.原发刺激性接触性皮炎；变态反应性接触性皮炎；动物性；植物性；化学性。
4.接触史；4～5天；数小时或1天；强酸、强碱。
5.清楚；接触部位；红斑、肿胀、丘疹、水疱；大疱、糜烂、渗出。

三、简答题

1.答：由于患者禀赋不耐，皮肤腠理不密，接触某些物质，例如漆、药物、橡胶制品和某些植物的花粉、叶、茎等，使邪毒侵入皮肤，蕴郁化热，邪热与气血相搏而发病。但体质因素是发病的主要原因，同一物质，禀赋不耐者接触后发病，体质强盛者则不发病。

2. 答：本病以清热祛湿止痒为主要治法。首先应避免接触过敏物质，否则治疗无效。急性者以清热祛湿为主，慢性者以养血润燥为主。

3. 答：以潮红、丘疹为主者，可用三黄洗剂或炉甘石洗剂外搽，或青黛散冷开水调涂，或用 1%～2% 樟脑、5% 薄荷脑粉外涂，每天 5～6 次。以渗出、糜烂为主者，可用绿茶、马齿苋、黄柏、羊蹄草、蒲公英、桑叶等组方煎水湿敷，或用 3% 硼酸溶液、10% 黄柏溶液湿敷。漆疮可用鬼箭羽、冬桑叶等煎水湿敷或洗涤。糜烂、结痂者，选用青黛膏、清凉油乳剂或 2% 雷锁辛硫黄糊剂等外搽。皮损肥厚、粗糙，有鳞屑，或呈苔藓样变者，可用 3% 黑豆馏油、糠馏油或皮质类固醇激素类软膏。

4. 答：①本病一般祛除病因，避免接触，经过一定的治疗，可以治愈。②若长期接触及刺激，则可转为慢性皮炎或湿疹。

5. 答：①不宜用热水或肥皂水洗澡，避免摩擦搔抓，禁用刺激性强的外用药物。②多饮水，并给予易消化的饮食，忌食辛辣、油腻、鱼腥等发物。③明确病因，避免继续接触过敏物质。④与职业有关者，应改进工序及操作过程，加强防护措施。

四、问答题

1. 答：二者都出现肿胀、红斑、水肿，无明显的边界，并都有疼痛及不同程度的全身症状。不同点是：①接触史：前者有，后者无。②皮损特点：前者尚有丘疹、水疱、渗出、糜烂，后者以红斑、肿胀为主。③自觉症状：前者伴瘙痒，后者仅有疼痛、灼热感。④全身症状：前者较轻，后者严重。

2. 答：①发病前有明显的接触史。②大多有一定的潜伏期，第一次在 4～5 天以上，再次接触一般时间缩短。③常见于暴露部位如面颈、四肢等。④皮损的形态、范围等与接触物的种类、性质等有关，一般为红斑、肿胀、丘疹、水疱等。皮损边界清，若为强酸、强碱或其他强烈的化学物质接触时，可引起坏死或溃疡。若发生于组织疏松部位时，表现为皮肤局限性水肿。皮损不仅局限于接触部位，还可泛发全身。⑤自觉瘙痒、烧灼感，重者可出现疼痛。⑥少数患者可伴有怕冷、发热、头痛等全身症状。

五、病例分析题

答：（1）诊断：接触性皮炎。

（2）证型：湿热毒蕴证。

（3）辨证分析：邪毒侵入皮肤后，蕴郁化热，邪热与气血相搏而发病。因热毒炽盛，皮肉间气血不和，故出现瘙痒、灼热等不适；湿盛浸淫皮肤，可出现水疱；舌脉均为热毒湿盛的表现。证属湿热毒蕴。

4. 治法：清热祛湿，凉血解毒。

5. 方药：化斑解毒汤合龙胆泻肝汤加减。

6. 医嘱：明确病因者，避免继续接触过敏物质。忌辛辣、鱼腥等发物。禁用刺激性强的外用药物。

第十一节 药毒

习 题

一、选择题

（一）A₁型题

1. 药毒相当于西医学的（　　　）

    A. 神经性皮炎   B. 药物性皮炎   C. 接触性皮炎

    D. 自体敏感性皮炎   E. 异位性皮炎

2. 药毒的临床特点是（　　　）

    A. 发病前有用药史，有一定的潜伏期，皮损多形性

    B. 发病前均有明显的外用接触某种物质史

    C. 皮损呈丘疹样风团，上有针尖大小的瘀点、丘疹或水疱，呈散在性分布

    D. 皮损主要表现为浅表性脓疱和脓痂，有接触传染和自体接种的特性

    E. 对称分布，多形损害，剧烈瘙痒，倾向湿润，反复发作，易转为慢性

3. 下列不属于药毒的临床特点的是（　　　）

    A. 发病前有用药史

    B. 病情反复，易转为慢性

    C. 皮损呈多形性，分布全身，对称分布，可泛发或仅限于局部

    D. 发病往往突然

    E. 有一定的潜伏期

4. 药毒发病均有一定的潜伏期，第一次发病多在用药后（　　　）

    A. 4～5天以上   B. 4～5天以内   C. 5～20天以内

    D. 10～15天   E. 3～7天

5. 药毒发病均有一定的潜伏期，第二次发病多在用药后（　　　）

    A. 48小时内   B. 24小时内   C. 72小时内

    D. 12小时内   E. 24小时以上

6. 以下属于重型药疹的是（　　　）

    A. 荨麻疹样型   B. 麻疹样型   C. 大疱性表皮松解型

    D. 湿疹皮炎样型   E. 固定红斑型

7. 急性大疱性表皮松解型药疹患者宜采用的治疗方法是（　　　）

    A. 疏风解表，清热解毒   B. 清热利湿解毒   C. 清营凉血，解毒护阴

    D. 益气养阴解毒   E. 清热凉血解毒

8. 下列不属于药疹的特点的是（　　　）

    A. 特异性体质　　　　　　　　B. 与引起药物反应的药量有关

    C. 对药物有易感性　　　　　　D. 对抗过敏药物有效

    E. 有一定潜伏期

9. 下列不属于药毒的临床特点的是（　　　）

    A. 有用药史

    B. 有一定的潜伏期

    C. 除固定性药疹外，皮疹多为对称或广泛分布

    D. 停止用药后常有复发倾向

    E. 发病突然，伴发热，局部灼热、瘙痒感

10. 引起药毒最常见的给药途径是（　　　）

    A. 口服、注射　　　　　　B. 吸入　　　　　　　　C. 栓塞

    D. 皮肤吸收　　　　　　　E. 外用

11. 药物过敏伴急性咽喉水肿时，首先应选用的治疗药物是（　　　）

    A. 抗组胺药　　　　　　B. 皮下注射 1∶1000 的肾上腺素

    C. 中药内服　　　　　　D. 对症治疗

    E. 补充多种维生素

12. 下列不属于药物性皮炎大疱性表皮松解型的临床特点的是（　　　）

    A. 发病较急

    B. 皮疹为大片鲜红色或紫红色斑片，自觉灼痛，迅速出现松弛性水疱及大疱，形似烫伤

    C. 肝、肾、心、脑等常同时受累

    D. 治疗效果显著，预后较好

    E. 常易继发感染

（二）A₂ 型题

1. 患者王某，全身泛发红斑、丘疹、斑丘疹 2 天。9 天前有因感冒服用阿莫西林史。2 天前躯干起针尖至米粒大小的丘疹或斑丘疹，色鲜红，伴瘙痒，后皮损很快密集融合；伴有发热，口唇焦燥，口渴不欲饮，小便黄；舌绛，苔少，脉洪数。其诊断为（　　　）

    A. 荨麻疹型药疹　　　　B. 麻疹样型药疹　　　　C. 多形红斑型药疹

    D. 湿疹样型药疹　　　　E. 剥脱性皮炎型药疹

2. 患者诊为药物性皮炎，皮疹泛发全身，躯干部皮损呈紫红色，间见紫斑；伴高热；舌红绛，苔少。其辨证为（　　　）

    A. 风热型　　　　　　B. 湿热型　　　　　　C. 血热型

    D. 热毒入营　　　　　E. 气阴两虚

3. 药物性皮炎患者，皮疹鲜红，可见紫斑、血疱，灼热痒痛；伴高热，口唇焦燥，

口渴不欲饮，大便干结，小便短赤；舌红绛，苔如镜面舌，脉洪数。其治法是（　　　）

    A. 清热利湿，解毒止痒　　　B. 清热凉血，解毒护阴　　　C. 益气养阴清热

    D. 祛风止痒　　　　　　　　E. 滋阴清热

  4. 药物性皮炎皮疹紫红，血疱，灼热痒痛；伴高热，神志不清，口唇焦燥，小便短赤；舌红绛，苔少，脉洪数。治疗应选用（　　　）

    A. 银翘散　　　　　　　　　B. 清营汤　　　　　　　　　C. 龙胆泻肝汤

    D. 石膏知母汤　　　　　　　E. 白虎汤

  5. 郝某，男，6岁。5天前因咽喉疼痛，院外静注"双黄连"等针剂后，2天前躯干部皮肤出现大小不等的红斑，伴瘙痒，后红斑融合，出现水疱，液清，尼氏征（+），疱易破；伴烦躁，口干，大便干结，小便黄赤；舌红，苔黄，脉滑数。其中医证型是（　　　）

    A. 湿毒蕴肤　　　　　　　　B. 热毒入营　　　　　　　　C. 气阴两虚

    D. 湿热证　　　　　　　　　E. 风热证

  6. 某药毒患者，皮疹为红色风团，伴灼热剧痒；口干，大便燥结，小便黄赤；舌红，苔薄黄，脉滑数。治疗应选用的方剂是（　　　）

    A. 银翘散　　　　　　　　　B. 清营汤　　　　　　　　　C. 消风散

    D. 龙胆泻肝汤　　　　　　　E. 增液汤合益胃汤

  7. 某药疹患儿，在应用激素及中药治疗11天后，皮损渐消退；但出现口渴，乏力，气短，大便干，尿黄；少苔，脉细数。其中医证候是（　　　）

    A. 湿毒蕴肤　　　　　　　　B. 热毒入营　　　　　　　　C. 气阴两虚

    D. 湿热证　　　　　　　　　E. 风热证

  8. 严重药毒后期大片脱屑；伴低热，神疲乏力，气短，口干欲饮；舌红，少苔，脉细数。治疗应选用的方剂是（　　　）

    A. 银翘散　　　　　　　　　B. 清营汤　　　　　　　　　C. 龙胆泻肝汤

    D. 草薢渗湿汤　　　　　　　E. 增液汤合益胃汤

  （三）B₁型题

    A. 荨麻疹样型　　　　　　　B. 多形红斑样型

    C. 剥脱性皮炎型　　　　　　D. 大疱性表皮松解型

    E. 麻疹样或猩红热样型

  1. 药疹皮损表现为豌豆至蚕豆大、圆形或椭圆形水肿性红斑、丘疹，中央有水疱，边缘带紫色者，应诊断为（　　　）

  2. 药疹初期为麻疹、猩红热样表现，继而全身潮红、肿胀，大量脱屑，应诊断为（　　　）

    A. 麻疹样或猩红热样型药毒　B. 麻疹　　　　　　　　　C. 猩红热

    D. 多形红斑　　　　　　　　E. 荨麻疹

3. 发病前有上呼吸道卡他症状，继而全身出现密集红斑，口腔黏膜可见小点状白色科泼力克氏斑的疾病是（　　　）

4. 全身出现密集红斑，并见杨梅舌、口周苍白圈的疾病是（　　　）

A. 有接触用药史　　　　　　B. 皮疹色泽鲜明，一致
C. 皮疹多对称或广泛性分布　D. 主要见于暴露部位　　　E. 有一定的潜伏期

5. 接触性皮炎与药毒共同的临床特点为（　　　）

6. 湿疮与药毒共同的临床特点为（　　　）

（四）X 型题

1. 临床上易引起药毒的药物有（　　　）
A. 青霉素类抗生素　　　　　B. 安乃静　　　　　　C. 头孢霉素类抗生素
D. 穿心莲注射液　　　　　　E. 鱼腥草注射液

2. 下列属于药毒的临床表现的是（　　　）
A. 皮损呈多形性，分布全身，对称分布，可泛发或仅限于局部
B. 发病前有用药史
C. 病情反复，易转为慢性
D. 有一定的潜伏期
E. 发病往往突然

3. 药毒临床常见以下哪些类型（　　　）
A. 荨麻疹型药毒　　　　　　B. 麻疹样型药毒　　　　　C. 多形红斑型药毒
D. 湿疹样型药毒　　　　　　E. 剥脱性皮炎型药毒

4. 以下哪些类型的药毒属于重型药毒（　　　）
A. 荨麻疹型药毒　　　　　　B. 剥脱性皮炎型药毒　　　C. 重形多型红斑型药毒
D. 麻疹样型药毒　　　　　　E. 大疱性表皮松解型药毒

二、填空题

1. 引起药毒的药物较多，但常见的有 _____、_____、_____、_____、_____ 及 _____ 等几类。

2. 临床上药毒的皮损形态多种多样，常见的有 _____、_____、_____、_____、_____、_____ 和固定红斑型。

3. 药毒患者血常规检查见 _____ 总数增多，常伴有 _____ 比例增高。但也有 _____、_____、_____ 减少者。

4. 药毒的治疗首先 _____，以 _____ 为主，重症宜中西医结合治疗。

5. 重症药疹，宜采用 _____ 疗法，除中医内治、外治方法外，宜 _____、_____ 使用皮质类固醇激素。

三、简答题

1. 简述药毒的病因病机。
2. 简述药毒的临床表现特点。
3. 简述多形红斑样型药毒的临床表现。
4. 简述荨麻疹样型药毒的临床表现。
5. 药毒严重时，宜采用中西医结合治疗，西药首选用哪种类型的药物，如何应用？

四、问答题

1. 药毒的猩红热样型与猩红热如何鉴别？
2. 药毒如何进行辨证施治？
3. 大疱性表皮松解型药毒的特点及皮损特点是什么？

五、病例分析题

李某，男，6 岁。因"全身皮肤红斑、水疱、大疱 2 天"，于 2002 年 4 月 3 以"药疹"收住入院。2 天前，患者全身皮肤发红，迅速出现水疱、大疱。且易剥脱。用手抱孩子时，可使发红皮肤剥脱。患者哭闹不休，自述全身灼痛。遂就诊于当地医院，诊为"中毒性表皮坏死松解型药疹"，予静滴地塞米松、维生素 C 等治疗。家长为进一步治疗，转入我院。患者烦躁不安，哭闹不休，表情痛苦，口唇干裂。咽后壁充血红肿，扁桃体无肿大。全身皮肤暗红色，有数个大疱，疱液浊，壁松弛，大疱易擦破，尼氏征阳性，创面色鲜红，有渗液。舌质红，脉数。体温 39.7℃。7 天前有感冒后服用治疗感冒药物史。

实验室检查：血常规：WBC 21×109/L；肝功：ALT 55U/L，AST 45U/L；白蛋白 35g/L。

问题：试述该患者的中西医诊断和证型、辨证分析、立法、方药及医嘱。

参考答案

一、选择题

（一）A₁ 型题

1.B 2.A 3.B 4.C 5.B 6.C 7.C 8.B 9.D 10.A 11.B 12.D

（二）A₂ 型题

1.B 2.D 3.B 4.B 5.A 6.D 7.C 8.E

（三）B₁ 型题

1.B　2.C　3.B　4.C　5.E　6.C

（四）X 型题

1.ABCDE　2.ABDE　3.ABCDE　4.BCE

二、填空题

1. 抗生素类；解热镇痛类；磺胺类；巴比妥类；安眠药；预防接种的生物制品。

2. 荨麻疹型；麻疹样或猩红热样发疹型；湿疹型；多形红斑型；紫癜型；大疱性表皮松解型；剥脱性皮炎或红皮病型。

3. 白细胞；嗜酸性粒细胞；白细胞；红细胞；血小板。

4. 停用一切可疑药物；清热利湿解毒。

5. 中西医结合；早期；足量。

三、简答题

1. 答：总由禀赋不耐，邪毒侵犯所致。风热之邪侵袭腠理，入里化热，热入营血，血热妄行，溢于肌肤；或禀血热之体，受药毒侵犯，火毒炽盛，燔灼营血，外发皮肤，内攻脏腑；或禀湿热之体，受药毒侵扰，体内湿热蕴蒸，郁于肌肤；病久药毒灼伤津液，气阴两伤，肌肤失养。久病阴液耗竭，阳无所附，浮越于外，病重而危殆。

2. 答：①发病前有用药史。②有一定的潜伏期，第一次发病多在用药后 5～20 天内，重复用药常在 24 小时内发生，短者甚至在用药后瞬间或数分钟内发生。③突然发病，自觉灼热瘙痒，重者伴有发热、倦怠、纳差、大便干燥、小便黄赤等全身症状。④皮损形态多样，颜色鲜艳，分布为全身性、对称性，可泛发或仅限于局部。

3. 答：皮疹为豌豆至蚕豆大、圆形或椭圆形水肿性红斑或丘疹，中央常有水疱，边缘带紫色，对称分布，以四肢为多；常伴有发热、关节痛、腹痛等全身症状。严重者口腔、外阴黏膜也出现水疱、糜烂，疼痛剧烈。

4. 答：其皮肤损害为大小不等、形态不规则的风团，刺痒感较重。但较一般荨麻疹色泽更红艳，持续不退，剧痒刺痛，重者出现口唇、包皮等皮肤黏膜疏松部位的血管神经性水肿。

5. 答：药毒在确诊后，在停用一切可疑药物的同时，重者首选用皮质类固醇激素，如氢化可的松 300～400mg，或地塞米松 10～15mg，加维生素 C 2～3g，加入 5%～10% 的葡萄糖溶液 1000～2000 mL 中静滴。待病情稳定后，改用强的松口服，必要时可加入抗生素防止继发感染。

四、问答题

1. 答：猩红热型药毒皮损类似猩红热，但与猩红热是有根本区别的。猩红热型药毒皮损为针头至米粒大小的丘疹或斑丘疹，稀疏或密集分布，有自上而下的发疹顺序，以躯干为主，也可扩展到四肢。皮损掀红灼热，伴有不同程度的瘙痒。而猩红热皮疹出现前全身症状明显，出现高热、头痛、咽痛等；典型者有杨梅舌、口周苍白圈。

2. 答：药毒临床辨证主要分为三型：湿毒蕴肤证、热毒入营证、气阴两虚证。

（1）湿毒蕴肤证：皮疹为红斑、丘疹、风团、水疱，甚至糜烂渗液，表皮剥脱；伴灼热剧痒，口干，大便燥结，小便黄赤，或有发热；舌红，苔薄白或黄，脉滑或数。治宜清热利湿，解毒止痒。方用萆薢渗湿汤加减。

（2）热毒入营证：皮疹鲜红或紫红，甚则出现紫斑、血疱，灼热痒痛；伴高热，神志不清，口唇焦燥，口渴不欲饮，大便干结，小便短赤；舌红绛，苔少或镜面舌，脉洪数。治宜清热凉血，解毒护阴。方用清营汤加减。

（3）气阴两虚证：为严重药疹后期大片脱屑；伴低热，神疲乏力，气短，口干欲饮；舌红，少苔，脉细数。治宜益气养阴清热。方用增液汤合益胃汤加减。

3. 答：此型是药毒中最严重的一种。其特点是发病重，常伴有高热、烦躁，严重者可出现神昏谵语，甚至会出现昏迷。皮损为大片鲜红色或紫红色的斑片，自觉灼痛，迅速出现松弛性水疱及大疱，形似烫伤，尼氏征阳性，大疱易擦破，创面为牛肉红色。口腔、支气管等处的黏膜及内脏均可同时受累。

五、病例分析题

答：（1）中医诊断：药毒；西医诊断：大疱性表皮坏死松解型药疹。

（2）证型：湿毒蕴肤证。

（3）治法：清热利湿，解毒止痒。

（4）辨证分析：因禀赋不耐，药毒侵犯，体内湿热蕴蒸，外郁于肌肤、内攻脏腑而发为本病。热灼肌肤，故皮肤色红，自觉灼痛；湿热交蒸，热盛则肉腐，湿盛则积聚，则见皮肤起疱，皮肤易剥脱、擦破；因热盛，故见创面鲜红，湿盛则见创面有渗液；舌质红，脉数均为热象。证属湿毒蕴肤。

5. 方药：萆薢渗湿汤加减。

6. 医嘱：停用可疑药物，加强局部护理，防止继发感染。

第十二节 瘾疹

习 题

一、选择题

(一) A₁型题

1. 瘾疹的皮损特点是（　　　）

    A. 呈带状分布的红斑上成簇的水疱

    B. 皮肤黏膜交界处成群的水疱

    C. 皮肤上浅表性脓疱和脓痂

    D. 瘙痒性风团，发无定处，骤起骤退，消退后不留痕迹

    E. 对称分布，多形损害，剧烈瘙痒

2. "邪气客于皮肤，复逢风寒相折，则起风瘙瘾疹"，出自哪本著作（　　　）

    A.《疡科心得集》　　　　　　B.《诸病源候论》

    C.《外科证治全生集》　　　　D.《外科启玄》　　　　　　E.《外科精要》

3. 下列哪项不是瘾疹的病因病机（　　　）

    A. 禀赋不耐，卫外不固，风邪乘虚侵袭

    B. 肝肾不足，冲任失调

    C. 肠胃湿热郁于肌表

    D. 气血不足，虚风内生

    E. 风湿热邪浸淫肌肤

4. 瘾疹累及黏膜时可伴下列哪种症状（　　　）

    A. 腹痛　　　　　　　　　B. 腹泻　　　　　　　C. 呕吐

    D. 呼吸困难　　　　　　　E. 以上都是

5. 瘾疹的临床分型是（　　　）

    A. 寻常型荨麻疹　　　　　B. 丘疹性荨麻疹　　　C. 特殊类型荨麻疹

    D. 复杂性荨麻疹　　　　　E. 猫眼疮

6. 瘾疹外治法包括（　　　）

    A. 中药熏洗　　　　　　　B. 中药保留灌肠　　　C. 放血疗法

    D. 自血疗法　　　　　　　E. 以上都是

7. 下列哪一项与瘾疹关系最密切（　　　）

    A. 总由禀赋不足，复感外邪所致

    B. 治以清热利湿止痒为主

C. 根据病程的长短，可分为急性和慢性两种

D. 多见于夏、秋季节，多发于暴露部位

E. 一般有风寒束表、风热犯表、胃肠湿热三证

8. 瘾疹的辨证分型哪项不正确（　　　）

A. 风寒束表证 　　　　　B. 风热犯表证 　　　　　C. 胃肠湿热证

D. 气血两虚证 　　　　　E. 血热风燥证

9. 瘾疹的诊断依据哪项不正确（　　　）

A. 发病突然，皮损可发生于任何部位

B. 皮损为形态不一、大小不等的红色或白色风团

C. 自觉瘙痒剧烈

D. 皮损初期局限于一处，随后常发展成对称性

E. 消退后不留痕迹

10. 瘾疹的辨证分型为（　　　）

A. 风寒束表证、风热犯表证

B. 胃肠湿热证、血虚风燥证

C. 胃肠湿热证、血虚风燥证、风寒束表证、风热犯表证

D. 风寒束表证、风热犯表证、胃肠湿热证、气血两虚证、冲任不调证

E. 以上均不是

11. 瘾疹的病因机制不包含（　　　）

A. 外邪侵袭 　　　　　B. 饮食不慎 　　　　　C. 情志内伤

D. 气血虚弱 　　　　　E. 跌打损伤

（二）A₂型题

1. 胡某，男，25岁。晨起跑步时偶遇风后，全身泛发风团，色白，伴瘙痒，发无定处，成批发生，遇热后皮损很快消退；口不渴；舌淡，苔白，脉浮紧。宜选用（　　　）

A. 消风散 　　　　　B. 麻黄桂枝各半汤 　　　　　C. 麻黄附子细辛汤

D. 当归饮子 　　　　　E. 四物消风散

2. 王某，女，24岁。8个月前因使用鱼虾后，全身起风团，瘙痒明显；伴有腹痛恶心，大便秘结；舌质红，苔薄黄腻，脉滑数。宜选用（　　　）

A. 桂枝汤 　　　　　B. 四物消风散 　　　　　C. 当归饮子加减

D. 防风通圣散合茵陈蒿汤 　　　　　E. 消风散

3. 蓝某，女，34岁。患者常在月经前数天开始出风团，往往随着月经的干净而消失，但在下次月经来潮时又发作，可伴有痛经或月经不调。该患者的瘾疹是由于（　　　）

A. 气血两虚 　　　　　B. 肝肾不足 　　　　　C. 冲任不调

D. 胃肠湿热 　　　　　E. 以上均不是

4.王某，男，40岁。全身风团，时多时少，症状一般较轻，反复发生，病程1年。诊断为（   ）

    A.急性荨麻疹   B.慢性荨麻疹   C.多形红斑

    D.湿疹   E.丘疹性荨麻疹

5.李某，男，25岁。皮肤在钝器划或用手搔抓皮肤后，沿着划痕发生条状隆起，并有瘙痒，不久即消退。诊断为（   ）

    A.人工荨麻疹   B.胆碱能性荨麻疹   C.日光性荨麻疹

    D.自身免疫性荨麻疹   E.寒冷性荨麻疹

6.张某，男，31岁。皮肤被紫外线照射后，在暴露部位出现水肿性红斑、风团，持续1分钟或数小时后消退，自觉瘙痒或针刺感。光感试验阳性。诊断为（   ）

    A.人工荨麻疹   B.胆碱能性荨麻疹   C.日光性荨麻疹

    D.自身免疫性荨麻疹   E.寒冷性荨麻疹

7.杨某，女，52岁。全身泛发风团，面部、手背等暴露部位好发，在接触冷物、冷空气、冷风或食冷物后发生红斑、风团，自觉瘙痒。诊断为（   ）

    A.人工荨麻疹   B.胆碱能性荨麻疹   C.日光性荨麻疹

    D.自身免疫性荨麻疹   E.寒冷性荨麻疹

8.患者李某，男性，28岁。身体受压部位如臀部、上肢、掌跖等处受一定压力后，4～8小时局部发生肿胀性斑块，累及真皮和皮下组织，多数有痒感，或灼痛、刺痛感等。诊断为（   ）

    A.人工荨麻疹   B.胆碱能性荨麻疹   C.日光性荨麻疹

    D.自身免疫性荨麻疹   E.压迫性荨麻疹

（三）B₁型题

    A.风团可发生于任何部位，境界清楚，一般迅速消退，不留痕迹，时隐时现；重者口唇、包皮及喉头血管神经性水肿

    B.初起为麻疹样或猩红热样皮疹，继则全身皮肤潮红肿胀，以后大量脱屑或出现水疱及广泛性糜烂

    C.好发于儿童，以四肢、臀部、腰部多见，皮损为纺锤状风团样丘疹或小水疱

    D.皮损为豆大至硬币大小之圆形微水肿的紫红色斑，边缘色素较淡，中央较深，界限清，多分布于口腔、唇周、外阴与四肢末端

    E.好发于手足背、手足掌底、四肢伸侧等处，皮损为丘疹、水疱等多形性损害和具有虹膜样特征性红斑

1.丘疹性荨麻疹的皮损特点是（   ）

2.瘾疹的皮损特点是（   ）

3.猫眼疮的皮损特点是（   ）

A. 风寒束表型瘾疹　　　　　B. 风热犯表型瘾疹　　　　C. 胃肠湿热型瘾疹

D. 血虚风燥型瘾疹　　　　　E. 以上均不是

4. 风团色白，遇寒加重，得暖则减，瘙痒难忍；舌淡红，苔薄白，脉浮紧。诊为（　　　）

5. 风团片大、色红、瘙痒剧烈；脘腹疼痛，神疲纳呆，大便秘结或泄泻；舌质红，苔黄腻，脉弦滑数。诊为（　　　）

（四）X 型题

1. 以下哪些疾病与禀赋不耐有关（　　　）

A. 瘾疹　　　　　　　　　　B. 药毒　　　　　　　　　C. 婴儿湿疮

D. 湿疮　　　　　　　　　　E. 接触性皮炎

2. 下面哪些为瘾疹的皮损特点（　　　）

A. 皮损呈风团，色鲜红或苍白或正常肤色

B. 发无定处，骤起骤退

C. 自觉灼热，瘙痒剧烈

D. 对称分布，皮损多形

E. 消退后不留痕迹

二、填空题

1. 瘾疹是一种皮肤出现红色或苍白色风团、时隐时现的 ＿＿＿＿、＿＿＿＿ 皮肤病。

2. 瘾疹如侵犯消化道黏膜，可伴有 ＿＿＿＿、＿＿＿＿、＿＿＿＿、＿＿＿＿ 等症状，

3. 瘾疹的辨证论治一般可分为 ＿＿＿＿、＿＿＿＿、＿＿＿＿、＿＿＿＿ 等证型。

4. 瘾疹发生于咽喉者，可引起 ＿＿＿＿ 和 ＿＿＿＿＿，有明显的气闷窒息感。

5. 瘾疹的病因病机包括 ＿＿＿＿、＿＿＿＿、＿＿＿＿、＿＿＿＿ 等。

三、简答题

1. 什么是瘾疹？有何特征？

2. 瘾疹的病因病机是什么？

3. 瘾疹的治则是什么？

4. 瘾疹如合并发生在消化道黏膜或咽喉时，各有什么症状？

5. 简述瘾疹风寒束表证的辨证与治疗。

四、问答题

1. 瘾疹有哪些临床表现？

2. 急性荨麻疹出现急症后，如何积极有效地治疗？

参考答案

一、选择题

（一）A₁ 型题

1.D 2.B 3.E 4.E 5.C 6.E 7.A 8.E 9.D 10.C 11.E

（二）A₂ 型题

1.B 2.D 3.C 4.B 5.A 6.C 7.E 8.E

（三）B₁ 型题

1.C 2.A 3.E 4.A 5.C

（四）X 型题

1.ABCDE 2.ABCE

二、填空题

1. 瘙痒性；过敏性 。
2. 恶心；呕吐；腹痛；腹泻。
3. 风寒束表证；风热犯表证；胃肠湿热证；血虚风燥证。
4. 喉头水肿；呼吸困难。
5. 外邪侵袭；饮食不慎；情志内伤；气血虚弱；冲任不调。

三、简答题

1. 答：瘾疹是一种皮肤出现红色或苍白色风团，时隐时现的瘙痒性、过敏性皮肤病。相当于西医学的荨麻疹。其特点是皮肤上出现瘙痒性风团，发无定处，骤起骤退，退后不留痕迹。

2. 答：本病总由禀赋不足，复感外邪所致。先天禀赋不足，表虚不固，风寒、风热外袭，客于肌表，致使营卫失调而发；或饮食不节，过食辛辣肥厚，或有肠道寄生虫，使肠胃积热，复感风邪，内不得疏泄，外不得透达，郁于皮毛腠理之间而发。此外，情志内伤，冲任不调，肝肾不足，血虚生风生燥，阻于肌肤也可发生。

3. 答：首先寻找病因并给予去除。对难以发现病因的，大多数情况常是对症治疗。

4. 答：瘾疹累及胃肠道黏膜而出现腹痛、恶心、呕吐、腹泻；累及食道，食管水肿致进食困难；瘾疹累及喉头黏膜可出现喉头水肿、呼吸困难，甚至窒息。

5. 答：风寒束表证的证候：风团色白，遇寒加重，得暖则减；恶寒，口不渴；舌淡红，苔薄白，脉浮紧。治法：疏风散寒，解表止痒。方药：桂枝麻黄各半汤加减。

四、问答题

1.答：瘾疹在发病年龄、季节上无明显特征，皮损以风团为主，色红或苍白或正常肤色，以发无定处，骤起骤退，消退后不留痕迹为特点。有些单纯发生在眼睑、口唇、阴部等组织疏松处，出现浮肿，边缘不清，而无其他皮疹者，称为游风。自觉灼热、瘙痒，可伴有怕冷、发热等症状。由于侵犯部位的不同，症状各异。如侵犯消化道黏膜，可伴有恶心、呕吐等症状；发生于咽喉者，可引起喉头水肿和呼吸困难，有明显气闷窒息感。

2.答：短期应用皮质类固醇激素。发疹急骤而广泛，或喉头水肿、呼吸困难时，或伴胃肠道症状时，可皮下或肌内注射 0.1% 肾上腺素，或静脉滴注氢化可的松或地塞米松。出现喉头水肿、窒息严重者，必要时行气管切开术。

第十三节　猫眼疮

习　题

一、选择题

（一）A₁ 型题

1.猫眼疮相当于西医学的（　　）
　　A.接触性皮炎　　　　　B.结节性红斑　　　　　C.冻疮
　　D.离心性红斑　　　　　E.多形性红斑

2.关于猫眼疮的记载"此证一名寒疮，每生于面及遍身，由脾经久郁湿热，复被外寒凝结而成，初起形如猫眼，光彩闪烁，无脓无血，但痛痒无常，久则近胫"出自何书（　　）
　　A.《疡科心得集》　　　B.《医宗金鉴》　　　　C.《外科证治全书》
　　D.《外科精要》　　　　E.《外科精义》

3.以下哪一项为猫眼疮的特点（　　）
　　A.群集水疱，环状排列，剧烈瘙痒
　　B.皮损多形性，具有虹膜样特征性红斑
　　C.皮损呈多形性，对称发作，发作，易转为慢性
　　D.好发于肢端，黏膜无损害
　　E.皮损为暗红、淡紫色或皮肤色角形扁平丘疹

4.以下哪一项不属于重症猫眼疮的临床特点（　　）
　　A.常起病急，皮损广泛分布于全身各处

B. 皮肤损害呈多形性

C. 皮损为大片鲜红或紫红色斑片，自觉灼热，迅速出现松弛性水疱，眼部损害可造成视力减退甚至失明

D. 黏膜损害广泛而严重，死亡率较高

E. 眼部损害可造成视力减退甚至失明

5. 以下哪一项不属于猫眼疮的临床证型（　　　）

A. 风寒阻络证 　　　　　　B. 火毒炽盛证 　　　　　　C. 湿热蕴结证

D. 风热犯肤证 　　　　　　E. 以上均不是

6. 猫眼疮的临床证型分为（　　　）

A. 风寒阻络证、风热蕴肤证

B. 湿热蕴结证、火毒炽盛证

C. 寒湿阻络证、湿热蕴结证、火毒炽盛证

D. 风寒阻络证、风热蕴肤证、湿热蕴结证、火毒蕴结证

E. 以上均不是

7. 关于猫眼疮的病因病机，下列说法正确的是（　　　）

A. 风湿热邪久滞，血虚生风化燥

B. 血热外感风热，以致营卫不和气血凝滞，郁于肌肤

C. 风邪袭表而致气血失和

D. 先天禀赋不耐，腠理不密，感受不耐之物，搏于肌肤而成

E. 以上均不是

8. 猫眼疮风寒阻络证的表现为（　　　）

A. 每于冬季发病，红斑水肿，色暗红或紫红，发于颜面及手足时形如冻疮，水肿明显，遇冷加重，得热则减；伴畏寒，小便清长

B. 红斑水肿，色泽鲜红，兼见水疱，或口腔糜烂，外阴湿烂，自感痒痛；或见发热头重，身倦乏力，纳呆呕恶，溲赤，便秘或黏滞不爽

C. 起病急骤，全身泛发红斑、大疱、糜烂、瘀斑，口腔、二阴破溃糜烂；伴高热恶寒，头痛无力，恶心呕吐，关节疼痛，大便秘结，小便黄赤

D. 以上均是

E. 以上均不是

9. 猫眼疮的湿热蕴结证表现为（　　　）

A. 每于冬季发病，红斑水肿，色暗红或紫红，发于颜面及手足时形如冻疮，水肿明显，遇冷加重，得热则减；伴畏寒，小便清长

B. 红斑水肿，色泽鲜红，兼见水疱，或口腔糜烂，外阴湿烂，自感痒痛；或见发热头重，身倦乏力，纳呆呕恶，溲赤，便秘或黏滞不爽

C. 起病急骤，全身泛发红斑、大疱、糜烂、瘀斑，口腔、二阴破溃糜烂；伴高热恶寒，头痛无力，恶心呕吐，关节疼痛，大便秘结，小便黄赤

D. 以上均是

E. 以上均不是

10. 猫眼疮的火毒炽盛证表现为（　　　）

A. 每于冬季发病，红斑水肿，色暗红或紫红，发于颜面及手足时形如冻疮，水肿明显，遇冷加重，得热则减；伴畏寒，小便清长

B. 红斑水肿，色泽鲜红，兼见水疱，或口腔糜烂，外阴湿烂，自感痒痛；或见发热头重，身倦乏力，纳呆呕恶，溲赤，便秘或黏滞不爽

C. 起病急骤，全身泛发红斑、大疱、糜烂、瘀斑，口腔、二阴破溃糜烂；伴高热恶寒，头痛无力，恶心呕吐，关节疼痛，大便秘结，小便黄赤

D. 以上均是

E. 以上均不是

11. 以下哪项不属于猫眼疮的病因病机（　　　）

A. 外感风寒，寒凝络道　　　B. 肾气亏虚，不能上承　　　C. 火毒炽盛，蕴阻肌肤

D. 风热外侵，湿热内生　　　E. 以上均不是

（二）A₂型题

1. 某患者，女，32岁。2周前感冒后，全身陆续出现散在水肿性圆形红斑、红斑中央略凹陷，其颜色较边缘略深，中央为一水疱，边缘为一轻度的水肿环，周围绕以鲜红色晕，呈现虹膜样改变，伴轻度瘙痒，无明显的全身症状。初步可诊断为（　　　）

A. 猫眼疮　　　　　　　　B. 药毒　　　　　　　　C. 丘疹性荨麻疹

D. 冻疮　　　　　　　　　E. 疱疹样皮炎

2. 某患者，女，41岁。每于冬季发病，红斑水肿，色暗红或紫红，发于颜面及手足时形如冻疮，水肿明显，遇冷加重，得热则减；伴畏寒，小便清长；舌质淡，苔白，脉沉紧。治法为（　　　）

A. 温经散寒，活血通络　　　B. 清热利湿，解毒止痒　　　C. 清热凉血，解毒利湿

D. 补肝益肾，养心安神　　　E. 以上均不是

3. 某患者，女，36岁。无明显诱因全身泛发红斑、大疱、糜烂、瘀斑，口腔、二阴破溃糜烂；伴高热恶寒，头痛无力，恶心呕吐，关节疼痛，大便秘结，小便黄赤；舌质红，苔黄，脉滑数。治法为（　　　）

A. 温经散寒，活血通络　　　B. 清热利湿，解毒止痒　　　C. 清热凉血，解毒利湿

D. 补肝益肾，养心安神　　　E. 以上均不是

4. 某患者，男，42岁。红斑水肿，色泽鲜红，兼见水疱，或口腔糜烂，外阴湿烂，自感痒痛；或见发热头重，身倦乏力，纳呆呕恶，溲赤，便秘或黏滞不爽；舌质红，苔黄腻，脉弦滑。治法为（　　　）

A. 温经散寒，活血通络　　　B. 清热利湿，解毒止痒　　　C. 清热凉血，解毒利湿

D. 补肝益肾，养心安神　　　E. 以上均不是

5. 某患者，女，41岁。每于冬季发病，红斑水肿，色暗红或紫红，发于颜面及手足时形如冻疮，水肿明显，遇冷加重，得热则减；伴畏寒，小便清长；舌质淡，苔白，

脉沉紧。治疗选方为（　　　）

    A. 当归四逆汤加减

    B. 消风散加减

    C. 清瘟败毒饮合导赤散加减

    D. 龙胆泻肝汤加减

    E. 消风散合五味消毒饮

6. 某患者，女，36岁。无明显诱因全身泛发红斑、大疱、糜烂、瘀斑，口腔、二阴破溃糜烂；伴高热恶寒，头痛无力，恶心呕吐，关节疼痛，大便秘结，小便黄赤；舌质红，苔黄，脉滑数。治疗选方为（　　　）

    A. 当归四逆汤加减

    B. 消风散加减

    C. 清瘟败毒饮合导赤散加减

    D. 龙胆泻肝汤加减

    E. 消风散合五味消毒饮

7. 某患者，男，42岁。红斑水肿，色泽鲜红，兼见水疱，或口腔糜烂，外阴湿烂，自感痒痛；或见发热头重，身倦乏力，纳呆呕恶，溲赤，便秘或黏滞不爽；舌质红，苔黄腻，脉弦滑。治疗选方为（　　　）

    A. 当归四逆汤加减

    B. 消风散加减

    C. 清瘟败毒饮合导赤散加减

    D. 龙胆泻肝汤加减

    E. 消风散合五味消毒饮

8. 某患者，男，8岁。起病4天，全身各处水肿性红斑、水疱、大疱、血疱和瘀斑等，自觉疼痛；黏膜损害广泛且严重，口腔、眼、肛门或呼吸道黏膜广泛累及，发生大片糜烂，伴发肺炎。治疗上下列说法错误的（　　　）

    A. 对症处理，抗感染治疗

    B. 糖皮质激素治疗

    C. 口腔糜烂者用青吹口散

    D. 皮疹以红斑丘疹为主，可以外涂黄连膏

    E. 抗病毒治疗

（三）B₁型题

| A. 冻疮 | B. 疱疹样皮炎 | C. 湿疮 |
| D. 扁平苔藓 | E. 猫眼疮 | |

1. 发病急，皮损呈多形性，具有虹膜样特征性红斑，可累及黏膜及内脏的是（　　　）

2. 多发于四肢、躯干，皮损以环形排列的群集水疱为主的是（　　　）

A. 风寒阻络证型猫眼疮　　B. 风热蕴肤证型猫眼疮　　C. 湿热蕴结证型猫眼疮
D. 火毒炽盛证型猫眼疮　　E. 以上均不是

3. 以红斑、丘疹、小风团样损害为主，颜色鲜红，自觉瘙痒，可诊为（　　）

4. 皮损水肿红斑，色泽鲜红，可见水疱，或口腔糜烂，外阴湿烂，自觉痒痛，可诊为（　　）

5. 皮损见于四肢远端，黏膜累及较为少见，皮疹呈暗红或紫红，痒痛相兼，畏寒肢冷，遇冷加重，水肿明显，可诊为（　　）

（四）X 型题

1. 以下哪些属于猫眼疮的临床特点（　　）
A. 可分为轻型、重型，轻型最常见，以青年女性为多
B. 特征性损害为靶形损害或虹膜状损害
C. 可累及黏膜及内脏
D. 皮损对称分布，呈多形性，易转为慢性
E. 自觉轻度瘙痒或灼热疼痛感

2. 以下哪项属于猫眼疮的辨证分型（　　）
A. 风寒阻络证　　　B. 湿热蕴结证　　　C. 肝胆湿热证
D. 火毒炽盛证　　　E. 肝肾亏虚证

二、填空题

1. 猫眼疮是以 ＿＿＿＿ 为主，兼有水疱、丘疹等 ＿＿＿＿ 的急性炎症性皮肤病。古时又称 ＿＿＿＿、＿＿＿＿。相当于西医学的 ＿＿＿＿。

2. 猫眼疮临床上分为 ＿＿＿＿、＿＿＿＿。皮损为 ＿＿＿＿。典型的损害为水肿性红斑，又称为 ＿＿＿＿ 或 ＿＿＿＿ 损害。

3. 猫眼疮的辨证分型为 ＿＿＿＿、＿＿＿＿、＿＿＿＿、＿＿＿＿。

4. 猫眼疮的治疗原则为 ＿＿＿＿、＿＿＿＿。

三、简答题

1. 什么是猫眼疮？其别名是什么？
2. 简述猫眼疮的病因病机。
3. 猫眼疮的治疗原则是什么？
4. 简述火毒炽盛证型猫眼疮的辨证及治疗。
5. 简述湿热蕴结证型猫眼疮的辨证及治疗。

四、问答题

1. 试述猫眼疮的临床特点。

2.临床上如何鉴别冻疮与发于颜面及四肢的风寒阻络型猫眼疮。

参考答案

一、选择题

（一）A₁ 型题

1.E　2.B　3.B　4.C　5.D　6.D　7.D　8.A　9.B　10.C　11.B

（二）A₂ 型题

1.A　2.A　3.C　4.B　5.A　6.C　7.D　8.E

（三）B₁ 型题

1.E　2.B　3.B　4.C　5.A

（四）X 型题

1.ABCE　2.ABD

二、填空题

1.红斑；多形性皮损；雁疮；寒疮；多形性红斑。
2.轻症；重症；多形性；靶形；虹膜状。
4.风寒阻络证；风热蕴肤证；湿热蕴结证；火毒炽盛证。
5.去除可疑病因；对症治疗。

三、简答题

1.答：猫眼疮是以红斑为主，兼有丘疹或丘疱疹等多形性皮损的急性炎症性皮肤病。古时又称"雁疮""寒疮"

2.答：本病多由素体禀赋不耐，腠理不固，感受不耐之物，搏于肌肤而发；或阳气不足，卫外不固，风寒、风热之邪侵袭肌肤而发；或因过食辛辣肥甘，损伤脾胃，湿浊内生，蕴久化热，湿热蕴阻肌肤而发；或素体湿热内蕴，复感毒邪，热毒内蕴，燔灼营血，以致火毒炽盛，蕴结肌肤而发。西医学认为，本病病因复杂，与机体对某些致敏物质所引起的变态反应有关，常因感染病灶或药物、食物（鱼、虾、蟹等）及物理因素（寒冷、日光、放射线）等引起。

3.答：治疗首先应去除可疑病因，同时结合患者的病情，分别以温经散寒、活血通络、疏风清热、凉血解毒，清热利湿、解毒止痒，清热凉血、解毒利湿为原则；必要时当配合西医治疗对症处理，以减轻症状，缩短病程。

4.答：该证起病急骤，全身泛发红斑、大疱、糜烂、瘀斑，口腔、二阴破溃糜烂；伴高热恶寒，头痛无力，恶心呕吐，关节疼痛，大便秘结，小便黄赤；舌质红，苔黄，脉滑数。治宜清热凉血、解毒利湿。方用清瘟败毒饮合导赤散加减。

5.答：本证皮损为水肿性红斑，色泽鲜红，伴见水疱，或可见口腔糜烂，外阴湿烂，自觉痒痛；可伴有发热头重，身倦乏力，纳呆呕恶，溲赤，便秘或黏滞不爽；舌红，苔黄腻，脉弦滑。治宜清热利湿，解毒止痒。方用龙胆泻肝汤加减。

四、问答题

1.答：猫眼疮临床上分为轻症、重症两型。

轻症最常见，以青年女性为多。多对称发于手足背、前臂、踝部和面颈部。皮损呈多形性，有红斑、丘疹、水疱、大疱、紫癜、风团等。典型的损害为水肿性红斑，红斑中央略凹陷，其色较边缘略深，中央有一水疱紫癜或坏死区，称为靶形损害或虹膜状损害。口腔黏膜、外阴黏膜亦可累及。重症皮损广泛而严重，口腔、鼻咽、眼、尿道、肛门和呼吸道黏膜广泛累及，甚至发生大片糜烂和坏死。伴高热、头痛，甚至伴发支气管、消化道出血、关节炎及内脏损害。眼损害可造成视力减退甚至失明。可自觉轻度瘙痒，或为灼热疼痛感。病程2～4周，常反复发作。

重症多见于儿童，男性多于女性。起病急骤，前驱症状明显。皮损广泛分布于全身各处。患者病程较长，3～6周，若不及时抢救，死亡率高。

2.答：临床上发于四肢和颜面部的猫眼疮形如冻疮，但冻疮多见于冬季；好发于肢体末端显露部位，黏膜无损害；红斑浸润显著，中心无虹膜样损害；自觉痒甚，遇热尤甚。而风寒阻络型猫眼疮皮损不仅局限于暴露部位，但也有仅发于颜面及四肢部位的，但虹膜样皮损是其典型皮损。

第十四节　葡萄疫

习　题

一、选择题

（一）A₁型题

1.葡萄疫相当于西医学的（　　　）
　A.荨麻疹　　　　B.神经性皮炎　　　　C.皮肤瘙痒症
　D.过敏性紫癜　　E.湿疹

2.关于描述葡萄疫"其患多生小儿，感受四时不正之气，郁于皮肤不散，结成大小

青紫斑点，色若葡萄，发在遍体头面，乃为腑症"的论述出自（　　）

　　　A.《外科启玄》　　　　　B.《疡科心得集》　　　　C.《外科正宗》

　　　D.《外科证治全书》　　　E.《医宗金鉴》

3.葡萄疫之病名首见于（　　）

　　　A.《外科启玄》　　　　　B.《疡科心得集》　　　　C.《外科正宗》

　　　D.《外科证治全书》　　　E.《医宗金鉴》

4.葡萄疫的辨证分型为（　　）

　　　A.热毒证、湿热证

　　　B.热毒发斑证、湿热伤络证、脾气亏虚证、脾肾两虚证

　　　C.风热证、湿热证

　　　D.风热血热证、湿热内蕴证

　　　E.湿热内蕴证、血虚肝旺证

5.以下哪项不属于葡萄疫的并发症（　　）

　　　A.腹痛腹泻　　　　　　　B.血尿、蛋白尿　　　　　C.关节疼痛

　　　D.喉头水肿　　　　　　　E.消化道出血

6.葡萄疫主要有以下除哪项以外的临床表现（　　）

　　　A.皮肤或黏膜出现紫红色瘀点、瘀斑，压之不退色

　　　B.临床上可分为单纯型、关节型、腹型、肾型等

　　　C.皮疹多型性

　　　D.多见于儿童及青少年

　　　E.好发于四肢伸侧，尤多见于小腿

7.以下哪项属于葡萄疫可能出现的实验室结果（　　）

　　　A.血小板计数正常　　　　B.管型尿　　　　　　　　C.大便隐血阳性

　　　D.凝血时间正常　　　　　E.以上均是

8.葡萄疫的治疗原则不包括以下哪项（　　）

　　　A.早期清热凉血，活血化瘀　B.后期补脾益肾　　　　C.对症治疗，标本兼顾

　　　D.对因治疗　　　　　　　E.中期养血滋阴

9.葡萄疫的西医治疗不包括（　　）

　　　A.抗组胺药物　　　　　　B.钙剂　　　　　　　　　C.糖皮质激素

　　　D.维甲酸类药物　　　　　E.免疫抑制剂

10.葡萄疫应与以下哪个病相鉴别（　　）

　　　A.瘾疹　　　　　　　　　B.湿疮　　　　　　　　　C.疥疮

　　　D.血小板减少性紫癜　　　E.虫咬皮炎

11.葡萄疫的西医病因不包括（　　）

　　　A.感染　　　　　　　　　B.肿瘤　　　　　　　　　C.自身免疫性疾病

　　　D.紫外线　　　　　　　　E.药物

（二）A₂型题

1.王某，女，25岁。双下肢密集鲜红色瘀点、瘀斑，高出皮面，压之不退色，无明显自觉症状；伴发热恶寒，咽痛口干，大便秘结，小便短赤；舌质红绛苔黄腻，脉数。治法为（　　）

　　A.清热凉血，化瘀消斑　　　B.清热利湿，通络消斑　　C.健脾益气，养血止血
　　D.滋阴降火，温脾肾阳　　　E.除湿止痒，养心安神

2.李某，男，18岁。四肢密集分布的针尖至粟粒大小瘀点、瘀斑，压之不退色，自觉偶有瘙痒；伴双膝关节红肿疼痛、肿胀；苔黄腻舌质红，脉滑数。治法为（　　）

　　A.清热凉血，化瘀消斑　　　B.清热利湿，通络消斑　　C.健脾益气，养血止血
　　D.滋阴降火，温脾肾阳　　　E.除湿止痒，养心安神

3.张某，女，58岁。双下肢瘀点3年，反复发作，迁延日久，皮疹紫暗或暗淡，分布稀疏，压之不退色；伴面色萎黄，神疲气短，自汗乏力，纳呆便溏，大便稀，小便常；舌质淡苔薄，脉濡细。治法为（　　）

　　A.清热凉血，化瘀消斑　　　B.清热利湿，通络消斑　　C.健脾益气，养血止血
　　D.滋阴降火，温脾肾阳　　　E.除湿止痒，养心安神

4.蒋某，男，47岁。双下肢瘀斑，淡紫色，散在分布，皮温不高，遇寒加重；伴有腰膝酸软，身寒肢冷，神疲乏力，五心烦热；舌质淡苔薄，脉沉。治法为（　　）

　　A.清热凉血，化瘀消斑　　　B.清热利湿，通络消斑
　　C.健脾益气，养血止血　　　D.滋阴降火，温脾肾阳
　　E.除湿止痒，养心安神

5.王某，女，16岁。双下肢密集鲜红色瘀点、瘀斑，皮温高，压之不退色，无明显自觉症状；伴发热，咽痛口干，大便秘结，小便短赤；舌质红，苔薄黄腻，脉数。选方为（　　）

　　A.消风散合四物汤加减　　　B.犀角地黄汤合银翘散加减
　　C.当归饮子加减　　　　　　D.黄连解毒汤加减
　　E.五味消毒饮加减

6.胡某，男，18岁。四肢密集分布的鲜红色针尖至粟粒大小瘀点、瘀斑，压之不退色，自觉偶有瘙痒；伴纳差，恶心呕吐，腹痛腹泻；舌质红，苔黄腻，脉滑数。选方为（　　）

　　A.消风散合四物汤加减　　　B.犀角地黄汤合二陈汤加减
　　C.当归饮子加减　　　　　　D.黄连解毒汤加减
　　E.五味消毒饮加减

7.黎某，女，52岁。双下肢瘀点2年，反复发作，皮疹紫暗，稀疏分布，压之不退色；伴神疲气短，自汗乏力，纳呆便溏，大便稀，小便常；舌质淡，苔薄，脉濡细。选方为（　　）

　　A.桃红四物汤加减　　　　　B.犀角地黄汤加减　　　　C.归脾汤加减

D. 黄连解毒汤加减　　　　　E. 消风散加减

8. 林某，男，51 岁。双下肢瘀斑 1 年，色淡紫，稀疏分布，得暖缓解；伴腹痛喜按，食少纳呆，头昏耳鸣，午后潮热；舌质淡，苔薄，脉沉。治法为（　　　）

A. 圣愈汤加减　　　　　　　B. 六味地黄丸加减

C. 归脾汤加减　　　　　　　D. 大补阴丸或金匮肾气丸加减

E. 四君子汤加减

（三）B$_1$ 型题

A. 葡萄疫腹型　　　　B. 葡萄疫关节型　　　　C. 葡萄疫肾型

D. 猫眼疮　　　　　　E. 葡萄疫单纯型

1. 皮肤或黏膜出现紫红色瘀点、瘀斑，压之不退色，见于儿童及青少年，好发于四肢伸侧，无腹痛、关节疼痛及蛋白尿等，诊断为（　　　）

2. 发病急，皮损呈多形性，具有虹膜样特征性红斑，可累及黏膜及内脏的是（　　　）

3. 皮肤或黏膜出现紫红色瘀点、瘀斑，压之不退色，伴有血尿、蛋白尿、管型，应诊断为（　　　）

4. 皮肤或黏膜出现紫红色瘀点、瘀斑，压之不退色，伴有腹痛腹泻、恶心呕吐，应诊断为（　　　）

5. 皮肤或黏膜出现紫红色瘀点、瘀斑，压之不退色，伴有关节肿胀疼痛，应诊断为（　　　）

（四）X 型题

1. 以下哪项属于葡萄疫的临床特征（　　　）

A. 皮肤或黏膜出现紫红色瘀点、瘀斑，压之不退色

B. 临床上可分为单纯型、关节型、腹型、肾型等

C. 临床表现为针尖到绿豆大小的瘀点或瘀斑，色鲜红或暗红，压之不退色，多对称或成批出现，1 周左右转为黄褐色

D. 多见于儿童及青少年，男女均可发病，春季发病居多

E. 皮疹以四肢伸侧为主，尤多见于小腿部，亦可泛发于臀部及躯干

2. 葡萄疫的诊断包括（　　　）

A. 有前驱症状或鱼虾过敏及服药史

B. 皮损呈针尖或绿豆大小瘀斑、瘀点，压之不退色

C. 血小板计数减少

D. 伴有腹型者可出现腹痛腹泻

E. 伴有肾型者可出现蛋白尿、血尿

二、填空题

1. 葡萄疫亦称 _____ ，相当于西医学的 _____ 。

2. 葡萄疫临床上有 _____ 、 _____ 、 _____ 、 _____ 证型，其治法分别为 _____ 、 _____ 、 _____ 、 _____ 。

3. 葡萄疫早期治疗以 _____ 为主，后期以 _____ 为原则。

4. 葡萄疫的病因病机主要有 _____ 、 _____ 、 _____ 、 _____ 几方面。

5. 葡萄疫的脾气亏虚证运用 _____ 方剂；脾肾两虚证运用 _____ 方剂。

三、简答题

1. 什么是葡萄疫？

2. 葡萄疫的病因病机是什么？

3. 葡萄疫的治疗原则是什么？

4. 葡萄疫的临床特点是什么？

5. 简述葡萄疫湿热伤络证的证候表现。

四、问答题

1. 试述葡萄疫脾肾两虚证的辨证与治疗。

2. 试述葡萄疫脾气亏虚证的辨证与治疗。

参考答案

一、选择题

（一）A₁型题

1.D 2.C 3.C 4.B 5.D 6.C 7.E 8.E 9.D 10.D 11.D

（二）A₂型

1.A 2.B 3.C 4.D 5.B 6.B 7.C 8.D

（三）B₁型

1.E 2.D 3.C 4.A 5.B

（四）X型

1.ABCDE 2.ABDE

二、填空题

1. 斑毒；过敏性紫癜。

2. 热毒发斑证；湿热伤络证；脾气亏虚证；脾肾两虚证；清热凉血，化瘀消斑；清热利湿，通络消斑；健脾益气，养血止血；滋阴降火，温脾肾阳。

3. 清热解毒、活血化瘀；补脾益肾、标本兼顾。

4. 热毒伤络；湿热伤营；脾气亏虚；脾肾两虚。

5. 归脾汤加减；大补阴丸或金匮肾气丸加减。

三、简答题

1. 答：葡萄疫是血管壁渗透性或脆性增高所致皮肤、黏膜下出现瘀点或瘀斑为主要表现的一种血管炎性疾病。又称"肌衄""斑毒"，相当于西医学的过敏性紫癜。

2. 答：本病总由禀赋不耐，邪伤脉络所致。血不循经或瘀血阻滞络道，血溢脉外，凝滞肌肤，发为紫斑。

3. 答：治疗早期以清热凉血、活血化瘀为主，后期以补脾益肾为基本原则；结合病证，对症治疗，标本兼顾，必要时可配合使用糖皮质激素。同时尽可能寻找并避免致敏因素。

4. 答：①皮肤或黏膜出现紫红色瘀点、瘀斑，压之不退色。②临床上可分为单纯型、关节型、腹型、肾型等，一般无血液系统疾病。③临床表现为针尖到绿豆大小的瘀点或瘀斑，色鲜红或暗红，压之不退色，多对称或成批出现，1周左右转为黄褐色。④多见于儿童及青少年，男女均可发病，春季发病居多。

5. 答：证候表现：皮疹多见于下肢，为鲜红色较密集的瘀点、瘀斑或大片紫癜；伴关节红肿疼痛、肿胀，或恶心、呕吐、腹痛、便血，或血尿；舌质红，舌苔黄腻，脉滑数。治疗选方犀角地黄汤加减。

四、问答题

1. 答：脾肾两虚证：病程日久，反复发作，皮疹紫红；伴见面色萎黄，神疲乏力，午后潮红，颧红盗汗，五心烦热；舌质红，少苔，脉细数。或皮疹淡紫，触之欠温，遇寒加重；伴见头晕耳鸣，腰膝酸软，身寒肢冷，腹痛喜按，食少纳呆，五更泄泻；舌质淡，舌苔薄，脉沉迟。

治法：滋阴降火，温补脾肾。方药：大补阴丸合金匮肾气丸加减

2. 答：脾气亏虚证：病程较长，反复发作，迁延日久，皮疹紫暗或暗淡，分布稀疏；伴面色萎黄，神疲气短，自汗乏力，纳呆便溏；舌质淡，或有齿痕，舌苔薄，脉濡细。

治法：健脾益气，养血止血。方药：归脾汤加减。常用人参、白术、黄芪、当归、炙甘草、茯神、远志、酸枣仁、木香、龙眼肉、生姜、大枣。纳呆者，加砂仁、焦三仙、鸡内金等行气消食和胃；气虚甚者加党参、升麻等益气升提。

第十五节 瓜藤缠

习 题

一、选择题

（一）A₁ 型题

1. 瓜藤缠相当于西医学的（   ）

    A. 多形性红斑　　　　　　B. 硬结性红斑　　　　　C. 结节性红斑

    D. 持久性隆起性红斑　　　E. 皮肤变应性血管炎

2. 瓜藤缠好发于（   ）

    A. 冬、春季　　　　　　　B. 夏、秋季　　　　　　C. 春、秋季

    D. 冬季　　　　　　　　　E. 夏季

3. 瓜藤缠好发于（   ）

    A. 四肢关节　　　　　　　B. 四肢屈侧　　　　　　C. 项部、腰骶部、肘部

    D. 小腿伸侧　　　　　　　E. 大腿内侧

4. 以下哪一项不属于瓜藤缠的临床特点（   ）

    A. 好发于春、秋季节

    B. 多见于青年女性

    C. 皮损好发于两小腿伸侧

    D. 皮损呈多形性

    E. 皮损逐渐消退，不留痕迹，不化脓，亦不溃破

5. 以下哪一项属于瓜藤缠的皮损特点（   ）

    A. 结节较大而深，易溃破而发生溃疡

    B. 皮损呈多形性，可见红斑、丘疹、斑丘疹、瘀斑、结节等

    C. 散在性皮下结节，鲜红或紫红色，境界清楚。不化脓，亦不溃破

    D. 针尖大或黄豆大的瘀点或瘀斑

    E. 皮损呈多形性损害，具有虹膜样特征性红斑

6. 瓜藤缠得名于哪部专著（   ）

    A.《医宗金鉴》　　　　　B.《外科正宗》　　　　C.《外科启玄》

    D.《外科精要》　　　　　E.《外科心法要诀》

7. 以下哪一项与瓜藤缠的病因无关（   ）

    A. 感染　　　　　　　　　B. 系统性疾病基础　　　C. 肿瘤

    D. 药物　　　　　　　　　E. 接触致敏物

8.关于瓜藤缠的外治法，以下说法不正确的是（　　　）

　　A.结节红肿，灼热疼痛者外敷金黄膏

　　B.结节疹色暗红，红肿不明显，外敷冲和膏

　　C.丹参、蒲公英、紫草、当归等煎汤外洗

　　D.千金散外敷

　　E.黄连膏外敷

9.瓜藤缠应与（　　　）鉴别诊断

　　A.皮肤变应性血管炎　　　B.牛皮癣　　　　　　C.荨麻疹

　　D.猫眼疮　　　　　　　　E.虫咬皮炎

10.瓜藤缠的治疗原则是（　　　）

　　A.活血化瘀　　　　　　　B.清热凉血　　　　　C.养血滋阴

　　D.清热燥湿　　　　　　　E.补益肝肾

11.瓜藤缠的辨证分为（　　　）

　　A.胃肠湿热证、血虚风燥证　　B.血虚风燥证、湿热瘀阻证

　　C.肝郁化火证、胃肠湿热证　　D.风湿蕴肤证、肝郁化火证

　　E.湿热瘀阻证、寒湿入络证

（二）A_2 型题

1.某患者，女，50岁。6天前双下肢皮下多个核桃大小结节，灼热红肿，压痛明显；伴关节痛，大便干，小便黄；舌微红，苔白腻，脉滑数。证属（　　　）

　　A.湿热瘀阻证　　　　　　B.寒湿入络证　　　　C.风热犯表证

　　D.脾胃湿热证　　　　　　E.以上均不是

2.某患者，男，38岁。双下肢结节2年，皮损反复不愈，色暗红；伴有关节痛，遇寒加重，双下肢冷，口不渴，大便常，小便清长；舌淡苔白，脉缓。证属（　　　）

　　A.肾阳不足证　　　　　　B.寒湿入络证　　　　C.阴寒凝滞证

　　D.风寒犯表证　　　　　　E.以上均不是

3.某患者，女，20岁。双下肢皮下多个樱桃至核桃大小的红色结节，局部皮温高，压痛明显。外治给予（　　　）

　　A.外敷金黄膏　　　　　　B.外敷冲和膏　　　　C.外敷硫黄软膏

　　D.外敷千金散　　　　　　E.外敷回阳玉龙膏

4.某患者，女，40岁。双下肢结节2年，皮色至暗褐色，结节遇寒加重。外治给予（　　　）

　　A.外敷金黄膏　　　　　　B.外敷冲和膏　　　　C.外敷玉露膏

　　D.外敷青黛膏　　　　　　E.外敷回阳玉龙膏

5.患者，女，20岁。10天前双下肢皮下出现多个樱桃红色结节，局部灼热，压痛；伴有口干，咽痛，便干尿黄；舌质红，苔薄黄腻，脉滑数。给予（　　　）

　　A.凉血四物汤　　　　　　B.茵陈蒿汤　　　　　C.仙方活命饮

D. 萆薢渗湿汤合桃红四物汤加减   E. 当归四逆汤

6. 某患者，女，42岁。双下肢结节多个，皮色至暗褐色，迁延不愈，结节不破溃，不化脓，不融合，不留瘢痕，双下肢遇寒冷痛；口不渴，大便不干，小便清长；舌质淡，苔白，脉沉。给予（   ）

    A. 麻黄桂枝各半汤　　　　B. 萆薢渗湿汤　　　　C. 仙方活命饮

    D. 桃红四物汤加减　　　　E. 阳和汤加减

7. 某患者，女，27岁。1周前发热，2天前双小腿皮下结节，皮温高，关节肿胀酸痛，扁桃体肿大，咽喉痛，实验室检查白细胞总数、血沉增高。治疗可考虑给予（   ）

    A. 抗生素　　　　　　　　B. 非甾体体抗炎药　　　　C. 免疫抑制剂

    D. 糖皮质激素　　　　　　E. 以上都对

8. 某患者，女，双小腿胫前皮下多个疼痛性结节，质硬，边界清楚，灼热红肿，压痛明显，双下肢酸痛；大便黏腻，小便黄；舌微红，苔白腻，脉滑数。治疗原则为（   ）

    A. 清热除湿，活血化瘀　　B. 清热凉血，重镇祛风　　C. 疏风清热，软坚散结

    D. 清热燥湿，滋阴养血　　E. 除湿化痰，活血散结

（三）B₁ 型题

    A. 硬结性红斑　　　　　　B. 多形红斑　　　　　　C. 皮肤变应性血管炎

    D. 结节性红斑　　　　　　E. 结节性多动脉炎

1. 皮损好发于小腿，呈多形性，可有红斑、斑丘疹、结节、溃疡、瘢痕，疼痛较轻，反复发作，应诊为（   ）

2. 皮损好发于小腿伸侧，结节散在，疼痛或压痛，不化脓，不溃破，应诊为（   ）

3. 皮损呈多形性，可有红斑、斑丘疹、丘疹，具有虹膜样特征性红斑，可累及黏膜及内脏，应诊为（   ）

    A. 金黄膏　　　　　　　　B. 阳和解凝膏　　　　　　C. 冲和膏

    D. 回阳玉龙膏　　　　　　E. 千金散

4. 瓜藤缠皮下结节较大，红肿疼痛者，外治可用（   ）

5. 瓜藤缠皮下结节色暗红，红肿不明显者，外治可用（   ）

（四）X 型题

1. 瓜藤缠的临床特点包括（   ）

    A. 多见于青年女性

    B. 好发于小腿伸侧

    C. 以春、秋季发病者为多

    D. 皮损呈散在性结节，色鲜红至紫红，有疼痛或压痛

E. 皮损往往呈多形性表现

2. 瓜藤缠皮下结节较大、红肿疼痛者，可外用（　　　）

A. 金黄膏　　　　　　　B. 冲和膏　　　　　　　C. 四黄膏

D. 玉露膏　　　　　　　E. 阳和解凝膏

二、填空题

1. 瓜缠藤皮损好发于 _____，多见于 _____，以 _____ 季发病者为多。

2. 瓜缠藤是一种发生于下肢的 _____、皮肤血管炎症性皮肤病。

3. 瓜缠藤治疗以 _____ 为基础，结合病症或 _____，或 _____。外治以 _____、_____、_____ 为原则。

4. 瓜缠藤辨证上可分为 _____、_____ 两型。

5. 瓜缠藤病机为 _____。

三、简答题

1. 什么是瓜藤缠?

2. 瓜藤缠的病因病机是什么?

3. 简述瓜藤缠的"五个不"原则。

4. 瓜藤缠的治疗原则是什么?

5. 简述瓜藤缠的鉴别诊断。

四、问答题

1. 瓜藤缠临床上如何诊断?

2. 试述瓜藤缠的辨证施治。

参考答案

一、选择题

（一）A₁ 型题

1.C　2.C　3.D　4.D　5.C　6.A　7.A　8.D　9.A　10.A　11.E

（二）A₂ 型题

1.A　2.B　3.A　4.B　5.D　6.E　7.E　8.A

（三）B₁ 型题

1.C　2.D　3.B　4.A　5.C

（四）X 型题

1.ABCD　2.ACD

二、填空题

1.两小腿伸侧；女性；春秋。

2.结节性红斑。

3.活血化瘀；清热利湿；散寒祛湿；消炎；散结；止痛。

4.湿热瘀阻证；寒湿入络证。

5.气血凝滞；瘀阻经络。

三、简答题

1.答：瓜藤缠是一种发生于下肢的结节红斑性、皮肤血管炎性皮肤病。因数枚结节，犹如藤系瓜果绕腿胫生而得名。相当于西医学的结节性红斑。

2.答：瓜藤缠的病因病机：素体血分有热，外感湿邪，湿与热结，或脾虚失运，水湿内生，湿郁化热，湿热下注，气滞血瘀，瘀阻经络而发；或体虚之人气血不足，卫外不固，寒湿之邪乘虚外袭，客于肌肤腠理，流于经络，气血瘀滞而发。

3.答不融合、不破溃、不化脓、不萎缩、不留瘢痕。

4.答：本病内治以活血化瘀为基本原则。结合病证，或清热利湿，或散寒祛湿。必要时可配合糖皮质激素治疗。

5.答：①硬结性红斑：皮损好发于小腿屈侧，结节较大而深在，系红紫硬结，疼痛轻微，易溃破而发生溃疡，愈合后留有瘢痕。秋冬季节易发病，起病缓慢，病程较长，常有结核病史。②皮肤变应性血管炎：皮损为多形性，可有红斑、丘疹、斑丘疹、瘀斑、结节溃疡、瘢痕等，常伴有条索状物，疼痛较轻，反复发作，病程较长。

四、问答题

1.答：瓜藤缠的诊断依据有：①发病前有低热、倦怠、咽痛、食欲不振等前驱症状。②发病年龄、季节及部位：多见于青年女性，以春、秋季发病者为多。皮损好发于两小腿伸侧。③皮损特点：为鲜红色或紫红色疼痛性结节，略高出皮面，蚕豆至杏核或桃核大，对称分布若数个结节融合在一起，则大如鸡蛋，皮损周围水肿，但境界清楚，皮肤紧张，自觉疼痛，压之更甚，颜色由鲜红渐变为暗红，约经几天或数周，结节逐渐消退，不留痕迹，不化脓，亦不溃破。④一般在6周左右可自愈。

2.答：①湿热瘀阻证证候：发病急骤，皮下结节略高出皮面，灼热红肿；伴头痛，咽痛，关节痛，发热，口渴，大便干，小便黄；舌质微红，苔薄黄或黄腻，脉滑微数。治法：清热利湿，祛瘀通络。方药：萆薢渗湿汤合桃红四物汤加减。②寒湿入络证证候：皮损暗红，反复缠绵不愈；伴有关节痛，遇寒加重，肢冷，口不渴，大便不干；舌质淡，苔白或白腻，脉沉缓或迟。治法：散寒祛湿，化瘀通络。方药：阳和汤加减。

第十六节　风瘙痒

习　题

一、选择题

(一) A$_1$ 型题

1.风瘙痒相当于西医学的（　　）
　　A.荨麻疹　　　　　　　　B.神经性皮炎　　　　　　C.皮肤瘙痒症
　　D.疥疮　　　　　　　　　E.湿疹

2.关于描述风瘙痒"遍身瘙痒，并无疥疮，搔之不止"的论述出自（　　）
　　A.《外科启玄》　　　　　B.《疡科心得集》　　　　　C.《外科正宗》
　　D.《外科证治全书》　　　E.《医宗金鉴》

3.风瘙痒的辨证分型为（　　）
　　A.风热证、血热证　　　　　B.风热血热证、湿热内蕴证
　　C.风热血热证、血虚内生证　D.风热血热证、湿热内蕴证、血虚肝旺证
　　E.湿热内蕴证、血虚肝旺证

4.以下哪项不属于风瘙痒的病因病机（　　）
　　A.血热内蕴，外感之邪侵袭
　　B.气血亏虚，风邪外袭
　　C.饮食不节，损伤脾胃，郁于皮肤腠理而发病
　　D.毒邪侵入皮肤，蕴郁化热，血热与气血相搏而发病
　　E.以上均不是

5.以下哪项不属于风瘙痒的临床证型（　　）
　　A.风热血热证　　　　　　B.湿热内蕴证　　　　　　C.血虚肝旺证
　　D.血虚风燥证　　　　　　E.以上均不是

6.关于风瘙痒的外治疗法，下列说法不正确的是（　　）
　　A.中药咬头膏外贴　　　　B.中药熏洗治疗
　　C.中药蒸汽治疗　　　　　D.中药涂擦治疗
　　E.中药封包治疗

7.关于风瘙痒的病因，说法不正确的是（　　）
　　A.系统疾病　　　　　　　B.精神因素　　　　　　　C.衣物摩擦
　　D.化学刺激　　　　　　　E.不洁性接触

8.以下关于风瘙痒说法错误的是（　　）

A. 主要表现为阵发性瘙痒，尤以夜间为重

B. 临床上可分为局限性、泛发性两种

C. 皮疹多型性

D. 无原发皮损，由于剧烈搔抓可引起继发性皮损

E. 常因搔抓剧烈而影响睡眠

9. 以下哪项属于风瘙痒的临床特点（　　）

A. 发病较快，常对称发生

B. 多见于四肢、面部、外阴、肛门等处

C. 皮疹多型性

D. 初无原发皮损，由于剧烈搔抓，可引起继发性皮损

E. 以上均不是

10. 以下哪项不属于风瘙痒的临床特点（　　）

A. 多见于老年人，秋冬好发

B. 局限性多以肛门、阴囊及女阴为主

C. 泛发性常一处开始，后而波及全身，夜间尤甚

D. 初无原发皮损，由于剧烈搔抓，可引起继发性皮损

E. 瘙痒剧烈者会出现喉头水肿

11. 关于风瘙痒的描述"风瘙痒者，是体虚受风，风入腠理与气血相搏而俱，往来在于皮肤之间，邪气不能冲击为痛，故但瘙痒也"出自（　　）

A.《外科启玄》　　　B.《外科正宗》　　　C.《诸病源候论》
D.《医宗金鉴》　　　E.《外科证治全书》

（二）A₂型题

1. 某患者，女，76岁。皮肤剧烈瘙痒，遇热更甚，皮肤抓破后有血痂；伴心烦，口渴，小便色黄，大便干燥；舌质红，苔薄黄，脉浮数。应用以下哪种治法（　　）

A. 疏风清热，凉血止痒　　B. 清热利湿，解毒止痒　　C. 养血平肝，祛风止痒
D. 清热解毒，除湿止痒　　E. 养血补血，利湿止痒

2. 某患者，男，80岁。全身皮肤瘙痒，抓破后继发湿疹样变；伴口干口苦，胸闷胁胀，纳差，小便黄赤，大便秘结；舌质红，苔黄腻，脉滑数或弦数。应用以下哪种治法（　　）

A. 疏风清热，凉血止痒　　B. 清热利湿，解毒止痒　　C. 养血平肝，祛风止痒
D. 清热解毒，除湿止痒　　E. 养血补血，利湿止痒

3. 某患者，男，68岁。全身皮肤瘙痒3年，冬季加重，皮肤干燥，抓破后可有少量脱屑，血痂，伴头晕眼花，失眠多梦；舌红，苔薄，脉细数或弦数。应用以下哪种治法（　　）

A. 疏风清热，凉血止痒　　B. 清热利湿，解毒止痒　　C. 养血平肝，祛风止痒
D. 清热解毒，除湿止痒　　E. 养血补血，利湿止痒

4. 某患者，男，56岁。全身皮肤瘙痒，干燥，抓破后出现血痂、部分呈苔藓样变；阴囊及肛门潮湿，身重，纳差，小便黄赤，大便秘结；舌质红，苔黄腻，脉滑数或弦数。应用以下哪个方剂（　　）

    A. 消风散合四物汤加减　　　　B. 龙胆泻肝汤加减　　　　C. 当归饮子加减

    D. 黄连解毒汤加减　　　　　　E. 五味消毒饮加减

5. 某患者，女，82岁。全身皮肤瘙痒，每遇到情绪激动时瘙痒加重，皮肤干燥，抓破后可有少量脱屑，血痂，心烦，失眠多梦；舌红，苔薄，脉细数或弦数。应用以下哪个方剂（　　）

    A. 消风散合四物汤加减　　　　B. 龙胆泻肝汤加减　　　　C. 当归饮子加减

    D. 黄连解毒汤加减　　　　　　E. 五味消毒饮加减

6. 某患者，男，79岁，皮肤剧烈瘙痒，遇热更甚，皮肤抓破后有血痂，口渴、小便色黄、大便干燥；舌质红，苔薄黄，脉浮数。应用以下哪个方剂（　　）

    A. 消风散合四物汤加减　　　　B. 龙胆泻肝汤加减　　　　C. 当归饮子加减

    D. 黄连解毒汤加减　　　　　　E. 五味消毒饮加减

7. 某患者，男，80岁。皮肤瘙痒，皮肤抓破后有血痂，有大量脱屑。该患者日常应注意（　　）

    A. 避免热水烫洗，洗浴后搽润肤剂

    B. 平时应多洗澡

    C. 饮食无禁忌

    D. 洗浴多用洗护洁肤用品

    E. 洗浴时应多揉搓

8. 某患者，男，69岁。全身皮肤瘙痒，夜间明显，干燥，抓破后出现血痂、部分呈湿疹样变，阴囊及肛门潮湿。西医治疗应（　　）

    A. 抗组胺药　　　　　　B. 镇静类药物　　　　　　C. 糖皮质激素软膏

    D. 维生素 E 霜　　　　E. 以上均正确

（三）B$_1$ 型题

    A. 虱病　　　　　　　　B. 湿疹　　　　　　　　C. 风瘙痒

    D. 瘾疹　　　　　　　　E. 面游风

1. 皮损多形性改变，有渗出的是（　　）

2. 全身泛发风团，忽起忽消，消退后不留痕迹是（　　）

3. 无原发皮损的阵发性瘙痒，尤以夜间为重的是（　　）

    A. 祛风清热凉血　　　　B. 清热利湿解毒　　　　C. 杀虫止痒

    D. 利湿止痒　　　　　　E. 以上均不正确

4. 风瘙痒的治则为（　　）

5. 湿疮的治则为（　　）

（四）X 型题

1. 以下哪项属于风瘙痒的临床证型（　　）
   A. 风热血热证　　　　　B. 湿热内蕴证　　　　　C. 血虚肝旺证
   D. 血虚风燥证　　　　　E. 热毒侵袭证
2. 风瘙痒常见的致病内因包括（　　）
   A. 禀赋不耐　　　　　　B. 素体血热　　　　　　C. 湿热内生
   D. 血虚生风　　　　　　E. 情志失调

二、填空题

1. 风瘙痒亦称 _____，相当于西医学的 _____。
2. 风瘙痒临床上有 _____、_____ 两种，局限性者以 _____、_____ 最为多见，泛发者可泛发全身。
3. 风瘙痒的临床证型有 _____、_____、_____。
4. 风瘙痒治疗以 _____ 为原则，并发内部疾患时，及时寻找原因，采用 _____、_____ 的方法。
5. 风瘙痒发生于秋末及冬季，因气温骤冷所诱发者称 _____。以湿热、汗液为诱因而引起瘙痒者称 _____。

三、简答题

1. 什么是风瘙痒？
2. 风瘙痒的病因病机是什么？
3. 风瘙痒的治疗原则是什么？
4. 风瘙痒的临床表现是什么？
5. 简述风瘙痒湿热内蕴证的辨证与治疗。

四、问答题

1. 如何区别虱病、疥疮和风瘙痒？
2. 风瘙痒临床上如何辨治？

参考答案

一、选择题

（一）A₁ 型题

1.C　2.D　3.D　4.D　5.D　6.A　7.E　8.C　9.D　10.E　11.C

（二）A₂型

1.A　2.B　3.C　4.B　5.C　6.A　7.A　8.E

（三）B₁型

1.B　2.D　3.C　4.A　5.D

（四）X型

1.ABC　2.ABCDE

二、填空题

1. 痒风；皮肤瘙痒症。
2. 局限性；泛发性；阴部；肛门周围。
3. 风热血热证；湿热内蕴证；血虚肝旺证。
4. 祛风清热凉血；标本兼顾；内外兼治。
5. 冬季瘙痒症；夏季瘙痒症。

三、简答题

1. 答：风瘙痒是一种无明显原发皮损而以瘙痒为主要症状的皮肤感觉异常的皮肤病。又称"痒风"。本病相当于西医学的皮肤瘙痒症。

2. 答：风瘙痒因禀赋不耐，血热内蕴，外感之邪侵袭，则易血热生风，因而致痒；久病体弱，气血亏虚，风邪乘虚外袭，血虚易生风，肌肤失养而致本病；饮食不节，过食辛辣、油腻，或饮酒，损伤脾胃，湿热内生，化热生风，内不得疏泄，外不得透达，郁于皮肤腠理而发本病。

3. 答：尽可能去除一切可疑致病因素。中医治疗以祛风清热凉血为主，并发内部疾病时宜标本兼顾，采用内外兼治方法。

4. 答：①好发于老年及青壮年人，多见于冬季，少数也有夏季发作者。②主要表现为瘙痒剧烈，常呈阵发性，以夜间为著。无原发性皮肤损害，由于经常搔抓，患处皮肤常伴抓痕、血痂，也可有湿疹样变、苔藓样变及色素沉着等继发性损害。

5. 答：证候：瘙痒不止，抓破后继发感染或湿疹样变；伴口干口苦，胸胁闷胀，纳谷不香，小便黄赤，大便秘结；舌质红，苔黄腻，脉滑数或弦数。治法：清热利湿，解毒止痒。方药：龙胆泻肝汤加减。

四、问答题

1. 答：虱病：虽有全身皮肤瘙痒，但主要发生在头部、阴部，并可找到成虫或虫卵，有传染性。

疥疮：好发于皮肤褶皱处，皮疹以丘疱疹为主，隧道一端可挑出疥螨。

风瘙痒：好发于老年，青壮年亦可罹患，且多见于秋末及冬季，少数亦有夏季发作。主要表现是皮肤阵发性瘙痒，搔抓后常出现抓痕、鳞屑、血痂、色素沉着、苔藓样变等继发性损害。饮酒之后、情绪变化及被褥温暖可使瘙痒发作或加重。病情反复难愈。

2. 风瘙痒临床可分为3个证型：风热血热证、湿热内蕴证、血虚肝旺证

（1）风热血热证：皮肤瘙痒剧烈，遇热更甚，皮肤抓破后有血痂；伴有心烦、口渴、小便色黄、大便干燥；舌质红，苔薄黄，脉浮数。治宜疏风清热、凉血止痒。方用消风散合四物汤加减。

（2）湿热内蕴证：抓破后继发感染或湿疹样变；伴口干口苦，胸闷胁胀，纳谷不香小便黄赤，大便秘结；舌质红，苔黄腻，脉滑数或弦数。治宜清热利湿止痒。方用龙胆泻肝汤加减。

（3）血虚肝旺证：一般以老年人多见，病程较久，皮肤干燥，抓破后可有少量脱屑，血痕累累；情绪波动，可引起发作或瘙痒加剧；伴头晕眼花，失眠多梦；舌红，苔薄，脉细数或弦数。治宜养血平肝、祛风止痒。方用当归饮子加减。

第十七节　牛皮癣

习　题

一、选择题

（一）A₁型题

1. 牛皮癣相当于西医学的（　　）

    A. 银屑病　　　　　　　　B. 红色毛糠疹　　　　　　C. 神经性皮炎

    D. 荨麻疹　　　　　　　　E. 扁平苔藓

2. 关于牛皮癣"牛皮癣如牛项之皮，顽硬且坚，抓之如朽木。"的描述出自（　　）

    A.《外科证治全书》　　　B.《外科全生集》　　　　C.《外科精义》

    D.《外科正宗》　　　　　E.《外科精要》

3. 牛皮癣的皮损特点为（　　）

    A. 瘙痒性风团，发无定处，骤起骤退，消退后多不留痕迹

    B. 对称分布，多形损害，剧烈瘙痒

    C. 皮损是圆形或多角形的扁平丘疹融合成片，极易形成苔藓样变

    D. 皮损为暗红色、淡紫色或皮肤色多角形扁平丘疹，有蜡样光泽、网状纹

    E. 皮损为基地呈淡红色，上覆银白色鳞屑，剥后有薄膜现象和点状出血

4. 牛皮癣的病因病机多为（　　）

A. 风邪袭表，气血失和   B. 脾经湿热，外受风邪

C. 心经热盛，生风作痒   D. 风湿热之邪阻滞肌肤，久滞血虚生风化燥

E. 以上均不是

5. 以下哪项不是牛皮癣的症状特点（   ）

A. 局部皮肤增厚，干燥成席纹状

B. 大多数发于颈部，额部

C. 本病可以泛发全身

D. 瘙痒较甚

E. 皮损有渗出倾向

6. 扁平丘疹，皮肤增厚、干燥成席纹状，稍有脱屑，有阵发性奇痒，在情绪波动时症状加重（   ）

A. 白疕   B. 牛皮癣   C. 白屑风

D. 慢性湿疹   E. 风瘙痒

7. 牛皮癣主要的临床表现以下哪一项除外（   ）

A. 与季节有关，常夏轻冬重

B. 皮疹为圆形或多角形扁平丘疹融合成苔藓样变

C. 慢性病程，易反复发作

D. 大多数见于颈项部、额部等摩擦部位

E. 自觉阵发性奇痒

8. 牛皮癣好发部位为（   ）

A. 四肢部   B. 头面部   C. 颈项部及摩擦部位

D. 腰部   E. 双下肢

9. 牛皮癣常见的诱发因素是（   ）

A. 情志内伤、风邪侵袭   B. 饮食不慎   C. 营血失和

D. 气血凝滞   E. 以上均不是

10. 牛皮癣最基本的发病病机为（   ）

A. 情志内伤   B. 风邪侵袭   C. 营血失和、气血凝滞

D. 气血虚弱   E. 以上均是

11. 牛皮癣按其发病部位分为（   ）

A. 局限型、泛发型   B. 普遍型、特殊型   C. 单一型、多发型

D. 复杂型、单纯型   E. 单纯型、复合型

（二）A₂ 型题

1. 某患者，女，35 岁。双肘部暗红色斑块，呈苔藓样改变，表面粗糙肥厚，其上有少许脱屑，周围有扁平多角形坚实丘疹。诊断为（   ）

A. 接触性皮炎   B. 慢性湿疮   C. 牛皮癣

D. 白癜风   E. 白疕

2. 某患者，男，35岁。颈背部片状暗褐色斑块，肥厚粗糙，瘙痒剧烈，夜间尤甚；舌质红，苔薄黄腻，脉弦濡。治法应为（　　）

　　A. 祛风利湿，清热止痒　　B. 清热泻火，疏肝止痒　　C. 凉血清热，消风止痒

　　D. 养血润燥，息风止痒　　E. 凉血止痒，滋阴养肤

3. 某患者，女，40岁。颈、背部、双肘部、腰骶部片状暗红色斑块，肥厚粗糙，大部分呈苔藓样变，瘙痒剧烈，夜间尤甚；口干口苦，心烦，失眠多梦；舌质红，苔薄黄腻，脉弦。治法应为（　　）

　　A. 祛风利湿，清热止痒　　B. 清热泻火，疏肝止痒　　C. 凉血清热，消风止痒

　　D. 养血润燥，息风止痒　　E. 凉血止痒，滋阴养肤

4. 某患者，男，36岁。背部丘疹，部分融合成片，皮疹发展迅速，瘙痒剧烈；伴心烦易怒，口干，大便干燥，小便黄，暗褐色斑块，肥厚粗糙，瘙痒剧烈，夜间尤甚；舌质红，苔薄黄，脉弦滑。治法应为（　　）

　　A. 祛风利湿，清热止痒　　B. 清热泻火，疏肝止痒　　C. 凉血清热，消风止痒

　　D. 养血润燥，息风止痒　　E. 凉血止痒，滋阴养肤

5. 某患者，女，48岁。双肘部、背部、腰骶部片状灰白斑块，状如枯木，肥厚粗糙；失眠健忘，心悸；舌质淡，苔薄，脉沉细。选方应为（　　）

　　A. 当归饮子加减　　B. 逍遥丸加减　　C. 消风散加减

　　D. 归脾汤加减　　E. 龙胆泻肝汤加减

6. 某患者，女，40岁。颈、背部、双肘部、腰骶部片状暗红色斑块，肥厚粗糙，大部分呈苔藓样变，瘙痒剧烈，夜间尤甚。关于该患者的外治说法不正确的是（　　）

　　A. 中药熏洗疗法　　B. 中药熏蒸疗法　　C. 中药溻渍疗法

　　D. 中药涂搽疗法　　E. 以上都不对

7. 某患者，女，29岁。双上眼睑淡红色斑块，肥厚粗糙，干燥脱屑，瘙痒剧烈，失眠后复发。西医外治可用（　　）

　　A. 抗生素外用　　B. 抗病毒药外用　　C. 强效糖皮质激素外用

　　D. 弱效糖皮质激素外用　　E. 抗真菌药外用

8. 某患者，女，52岁。双肘部、背部、腰骶部片状淡白色斑块，肥厚粗糙，多处血痂抓痕。该患者的健康教育说法不正确的是（　　）

　　A. 热水烫洗　　B. 保持心情舒畅，避免精神刺激

　　C. 避免硬质衣物　　D. 少食辛辣刺激食物

　　E. 沐浴后搽润肤剂

（三）B₁ 型题

　　A. 白疕　　B. 白屑风　　C. 牛皮癣

　　D. 油风　　E. 慢性湿疹

1. 病变多在四肢屈侧，皮损多为苔藓样变，但仍有丘疹、小水疱、点状糜烂、流滋等，诊为（　　）

2. 皮损基底呈淡红色，上覆银白色鳞屑，剥去后有薄膜现象和点状出血，诊为（　　）

3. 皮损多是圆形或多角形的扁平丘疹融合成片，剧烈瘙痒，搔抓后皮损肥厚，皮沟加深，易形成苔藓样变，诊为（　　）

A. 当归饮子加减　　　　B. 凉血四物汤加减　　　　C. 祛风换肌丸

D. 生血润肤饮加减　　　E. 以上均不是

4. 瘾疹与牛皮癣的血虚风燥证均可用（　　）

5. 血虚风燥型的湿疮可用（　　）

（四）X 型题

1. 牛皮癣相当于西医学的神经性皮炎，在古代文献中又名（　　）

A. 松皮癣　　　　　　　B. 摄领疮　　　　　　　C. 肥疮

D. 雁疮　　　　　　　　E. 顽癣

2. 以下关于牛皮癣的描述正确的有（　　）

A. 多由于风湿热邪阻滞肌肤，日久耗伤阴液，血虚生风化燥而成

B. 皮损对称分布，呈多形性，易形成慢性

C. 情志内伤、风邪侵扰是本病的诱发因素

D. 营血失和、气血凝滞则为其病机

E. 自觉阵发性瘙痒

二、填空题

1. 牛皮癣是一种皮肤状如牛项之皮，厚而且坚的慢性瘙痒性皮肤病，在中医古代文献中因其好发于颈项部，又称 ____；因其病缠绵顽固，亦称 ____。本病相当于西医学的 ____。

2. 牛皮癣的病因多样，总之，____、____ 是本病发病的诱发因素，____、____ 为其病机。

3. 牛皮癣临床上辨治一般分为三型，即 ____、____、____。

4. 牛皮癣皮损初期为有聚集倾向的 ____ 或 ____ 扁平丘疹，皮色 ____ 或 ____。

5. 牛皮癣临床上按其发病部位、皮损多少分为 ____ 和 ____ 两种。____ 皮损仅见于颈项等，____ 皮损可见全身各处。

三、简答题

1. 什么是牛皮癣？其好发部位及发病对象如何？其别名是什么？

2. 简述牛皮癣的病因病机。

3. 简述牛皮癣的治则。

4. 牛皮癣的血虚风燥证与慢性湿疮如何鉴别？

5. 简述风湿蕴肤证型牛皮癣的辨证与治疗。

四、问答题

1. 牛皮癣的特征是什么？临床上如何辨治牛皮癣？

2. 详述牛皮癣的内、外治方法。

五、病例分析题

某患者，男，58岁。主因"项部、腰骶部反复出现鳞屑斑4年"就诊。4年前，患者项部出现聚合性扁平丘疹、斑片，呈淡褐色，有少量的鳞屑，伴瘙痒，自搽皮炎平后消退。后皮损反复出现，且腰骶部也出现上述皮损，瘙痒甚。用皮炎平后效果差。皮损时轻时加重。现皮损处肥厚粗糙如牛革状，色灰白，状如枯木；伴有失眠健忘，大便干结；舌淡，脉沉细。

问题：试述该患者的中、西医诊断，证型，立法，辨证分析，内、外治及健康教育。

参考答案

一、选择题

（一）A₁ 型题

1.C 2.D 3.C 4.D 5.E 6.B 7.A 8.C 9.A 10.C 11.A

（二）A₂ 型题

1.C 2.A 3.B 4.C 5.A 6.E 7.D 8.A

（三）B₁ 型题

1.E 2.A 3.C 4.A 5.A

（四）X 型题

1.BE 2.ABCDE

二、填空题

1. 摄领疮；顽癣；神经性皮炎。

2. 情志内伤；风邪侵扰；营血失和；气血凝滞。

3. 肝郁化火；风湿蕴肤；血虚风燥。

4. 圆形；椭圆形；正常；略潮红。

5. 局限型；泛发型；局限型；泛发型。

三、简答题

1. 答：牛皮癣是一种皮肤状如牛项之皮，厚而且坚的慢性瘙痒性皮肤病。本病多发于中青年人，老人及儿童少见。本病好发于颈项、上眼睑处，也常发生于腕部、肘窝、股、腰骶部、踝部、女阴、阴囊和肛周等部位，多局限于一处或两侧对称分布。在中医古代文献中称之为"摄领疮""干癣""顽癣"等。

2. 答：初起为风湿热之邪阻滞肌肤或硬领等外来机械刺激所引起；病久耗伤阴液，营血不足，血虚生风生燥，皮肤失去濡养而成；肝火郁滞，情志不遂，或紧张劳累，心火上炎，以致气血失司，凝滞肌肤，每易成为诱发的重要因素，且使病情反复。总之，情志内伤、风邪侵扰是本病发病的诱因，营血失和、气血凝滞则为其病机。

3. 答：牛皮癣以祛邪止痒、扶正润肤为治则。

4. 答：牛皮癣（血虚风燥证）和慢性湿疮虽然都有局限性瘙痒、病程较长、缠绵难愈的特点，但牛皮癣血虚风燥证多发于项后及四肢伸侧部位，皮肤肥厚、脱屑、干燥，状如牛项之皮，有阵发性奇痒。慢性湿疮则多发于四肢屈侧部位，皮损为丘疹、小水疱，糜烂，流滋，肥厚，粗糙，呈苔藓样变，瘙痒剧烈。

5. 答：临床见皮损呈淡褐色片状，粗糙肥厚，剧痒时作，夜间尤甚；伴有舌淡红，苔薄白或白腻，脉濡缓。治宜祛风除湿，清热止痒；方用消风散加减。外治可选用三黄洗剂外搽，每天 3 ～ 4 次。

四、问答题

1. 答：牛皮癣的特点是：皮损多是圆形或多角形扁平丘疹融合成片，剧烈瘙痒，搔抓后皮损肥厚，皮沟加深，皮嵴隆起，极易形成苔藓样变。牛皮癣临床上常分为 3 个证型：肝郁化火证、风湿蕴肤证、血虚风燥证。①肝郁化火证：皮疹色红；伴有心烦易怒，失眠多梦，眩晕，心悸，口苦咽干；舌边尖红，脉弦数。治宜疏肝理气，清肝泻火；方用龙胆泻肝汤加减。②风湿蕴肤证：皮损呈淡褐色片状，粗糙肥厚，剧痒时作，夜间尤甚；伴有舌淡红，苔薄白或白腻，脉濡缓。治宜祛风利湿，清热止痒；方用消风散加减。③血虚风燥证：皮损色淡或灰白，状如枯木，肥厚粗糙似牛皮；心悸怔忡，失眠健忘，女子月经不调；舌淡，苔薄，脉沉细。治宜养血润燥，息风止痒；方用当归饮子加减。

2. 答：牛皮癣的局限型一般不需内治，播散型可内外兼治。

内治：①肝郁化火证治宜疏肝理气、清肝泻火，方用龙胆泻肝汤加减。②风湿蕴肤证治宜祛风除湿、清热止痒，方用消风散加减。③血虚风燥证治宜养血润燥、息风止痒，方用当归饮子加减。

外治：①肝郁化火、风湿蕴肤证可用三黄洗剂外搽。每天 3 ～ 4 次。②血虚风燥证可外用油膏加热烘疗法，局部涂油后，热烘 10 ～ 20 分钟，烘后可将所涂药膏擦去，每天1次，4周为1个疗程。

五、病例分析题

答：（1）中医诊断：牛皮癣；西医诊断：神经性皮炎。

（2）证型：血虚风燥证。

（3）治法：养血润燥，息风止痒。

（4）辨证分析：初起本病因风湿热邪阻滞肌肤或硬领摩擦刺激而引起。病久耗伤阴液，营血不足，血虚生风生燥，皮肤失于濡养而病情反复加重。因血虚生风化燥，故皮损状如枯木，肥厚粗糙如牛皮；血不养心，心不能藏神，则见失眠健忘；津血同源，肠中津液不足，故见大便干结；舌淡，脉沉细，均为血虚之象。证属血虚风燥。

（5）方药：当归饮子加减。

外治：中药熏洗，可用鸡血藤、当归、白鲜皮等煎汤外洗；外用油膏外涂封包，润肤剂外搽。

（6）健康教育：尽量减少局部的摩擦刺激，少用热水洗烫，少食辛辣食物，戒烟酒，保持心情舒畅。

第十八节　白疕

习　题

一、选择题

（一）A₁型题

1. 白疕相当于西医学的（　　　）

　　A. 湿疹　　　　　　　　　　B. 神经性皮炎　　　　　C. 银屑病

　　D. 白色糠疹　　　　　　　　E. 扁平苔藓

2. 白疕初发病例季节性明显，大多发于（　　　）

　　A. 春季　　　　　　　　　　B. 夏季　　　　　　　　C. 长夏

　　D. 秋季　　　　　　　　　　E. 冬季

3. 白疕的别名为（　　　）

　　A. 顽癣　　　　　　　　　　B. 白屑风　　　　　　　C. 白癣

　　D. 寒疕　　　　　　　　　　E. 松皮癣

4. 以下哪一项为白疕的皮损特点（　　　）

　　A. 红斑边界不清，鳞屑多呈油腻状

　　B. 椭圆形红斑，上覆较薄细碎鳞屑，长轴与皮纹走向一致

C. 红斑上有银白色鳞屑，有薄膜及露水珠样出血点

D. 与毛囊一致的角化性红丘疹及播散性淡红色鳞屑性斑片

E. 色素减退性的圆形或椭圆形的斑片

5. 以下哪一项属于白疕的病因病机（　　　）

A. 风湿热之邪阻滞肌肤，日久血虚生风化燥而成

B. 多因素体营血亏虚，血热内蕴，化燥生风，肌肤失养而成

C. 禀赋不耐、皮肤腠理不密，毒邪入侵，蕴郁化热，与气血相搏而成

D. 总由禀赋不耐、邪毒侵犯所致

E. 以上都不是

6. 头部红斑，覆以较厚银白色的鳞屑，抓之易脱落，点状出血，皮损超过发际，中医诊断为（　　　）

A. 牛皮癣   B. 白屑风   C. 白疕

D. 白癜风   E. 日晒疮

7. 下列哪一项不是白疕的特点（　　　）

A. 好发于身体的屈侧

B. 初起形如疹疥，逐渐扩大成片

C. 搔抓之可见层层的银白色鳞屑

D. 刮之可见露水珠样出血点

E. 头部皮损上的头发呈束状

8. 以下哪一项不属于寻常型银屑病的临床特点（　　　）

A. 皮损初为针头大小的丘疹，可融合为斑片状

B. 边界清楚的红斑上覆以干燥银白色鳞屑

C. 可在红斑上出现密集的、针头大小的脓疱

D. 皮损搔抓后有筛状出血点

E. 病程缓慢，易反复发作

9. 寻常型白疕进行期可见（　　　）

A. 皮疹色暗红，鳞屑减少   B. 基本无新皮损出现   C. "同形反应" 阳性

D. 皮损既无扩大，也不消退   E. 以上均不是

10. 白疕血虚风燥证的治疗法则为（　　　）

A. 养血滋阴，润肤息风   B. 清热凉血，解毒消斑   C. 活血化瘀，解毒通络

D. 清利湿热，解毒通络   E. 祛风除湿，散寒通络

11. 白疕湿毒蕴积证的治疗法则为（　　　）

A. 养血滋阴，润肤息风   B. 清热凉血，解毒消斑   C. 活血化瘀，解毒通络

D. 清利湿热，解毒通络   E. 祛风除湿，散寒通络

12. 白疕病程较久，皮损多呈斑片状，颜色淡红，鳞屑减少，干燥皲裂，自觉瘙痒，属（　　　）

A. 血热内蕴证型   B. 血虚风燥证型   C. 气血瘀滞证型

D.湿毒蕴阻证型　　　　　　E.火毒炽盛证型

（二）A₂型题

1.患者皮损初起为米粒至黄豆大红色丘疹或斑丘疹，逐渐扩大，边缘清楚，其上覆有多层银白色鳞屑，状若松皮，其下有半透明薄膜，再刮之有点状出血，自觉瘙痒。中医诊断为（　　）

A.松毛虫皮炎　　　　　　B.白疕　　　　　　C.白屑风

D.慢性湿疹　　　　　　E.白癜风

2.患者白疕病史五年余，皮损呈暗红色斑片，鳞屑较厚，舌质紫暗，脉细缓。证属（　　）

A.血热内蕴证　　　　　　B.血虚风燥证　　　　　　C.湿毒蕴阻证

D.气血瘀滞证　　　　　　E.以上都不是

3.白疕初起，皮损遍身，多呈点滴状，颜色鲜红，层层鳞屑，瘙痒剧烈，抓之有点状出血；伴口干舌燥，便干溲黄；舌质红，苔薄黄，脉弦滑。证属（　　）

A.火毒炽盛证　　　　　　B.湿毒蕴结证　　　　　　C.气血瘀滞证

D.血热内蕴证　　　　　　E.以上都不是

4.某患者，女，50岁。白疕病程较久，皮疹多呈斑片状，颜色淡红，鳞屑减少，干燥皲裂，自觉瘙痒；伴口咽干燥；舌质淡红，苔少，脉沉细。其治则为（　　）

A.清热泻火，凉血解毒　　B.活血化瘀，解毒通络　　C.养血滋阴，润肤息风

D.清利湿热，解毒通络　　E.祛风除湿，散寒通络

5.患者白疕病史20年，皮损反复不愈，皮疹多呈斑块状，鳞屑较厚，颜色暗红；舌质紫暗有瘀点、瘀斑，脉涩或细缓。其选用的最佳方剂为（　　）

A.独活寄生汤　　　　　　B.犀角地黄汤　　　　　　C.桃红四物汤

D.萆薢渗湿汤　　　　　　E.当归饮子

6.白疕皮损多发生在腋窝、腹股沟等皱褶部位，红斑糜烂有渗出，痂屑黏厚，瘙痒剧烈，或表现为掌跖红斑、脓疱、脱皮；或伴关节酸痛、肿胀，下肢沉重；舌质红，苔黄腻，脉滑。其选用的最佳方剂为（　　）

A.萆薢渗湿汤　　　　　　B.独活寄生汤　　　　　　C.犀角地黄汤

D.当归饮子　　　　　　E.桃红四物汤

7.白疕皮疹红斑不鲜，鳞屑色白而厚，抓之易脱，关节肿痛，活动受限，甚至僵硬畸形；伴形寒肢冷；舌质淡，苔白腻，脉濡滑。其治则为（　　）

A.清热泻火，凉血解毒　　B.活血化瘀，解毒通络　　C.养血滋阴，润肤息风

D.清利湿热，解毒通络　　E.祛风除湿，散寒通络

8.全身皮肤潮红肿胀，大量脱皮，或有密集小脓疱，伴局部灼热痒痛，壮热畏寒，头身疼痛，口渴欲饮，便干溲赤，舌质红绛，苔黄腻，脉弦滑数。其治则为（　　）

A.清热泻火，凉血解毒　　B.祛风除湿，散寒通络　　C.清利湿热，解毒通络

D.活血化瘀，解毒通络　　E.养血滋阴，润肤息风

9. 白疕皮疹呈点滴状，发展迅速，颜色鲜红，层层鳞屑，瘙痒剧烈，刮去鳞屑有点状出血；伴有口干舌燥，咽喉疼痛，心烦易怒，便干溲赤；舌质红，苔薄黄，脉弦滑或数。其选用的最佳方剂为（　　　）

　　A. 犀角地黄汤　　　　　B. 当归饮子　　　　　C. 桃红四物汤
　　D. 萆薢渗湿汤　　　　　E. 独活寄生汤

（三）B₁ 型题

　　A. 白疕　　　　　　　　B. 白屑风　　　　　　C. 油风
　　D. 花斑癣　　　　　　　E. 头癣

1. 头部皮损初为针头大小的丘疹，后扩大为片状的红斑，上覆银白色的干燥的鳞屑，刮之见筛状出血点，皮损超过发际，诊为（　　　）

2. 头部有片状糠秕状鳞屑，易脱落，基底轻度潮红，皮损不超过发际，诊为（　　　）

　　A. 风热疮　　　　　　　B. 面油风　　　　　　C. 慢性湿疹
　　D. 白疕　　　　　　　　E. 头癣

3. 皮损好发于四肢的屈侧，为苔藓样变，鳞屑较少，但仍有丘疹、水疱等，诊为（　　　）

4. 红斑上有松散的银白色鳞屑，刮之有薄膜及筛状出血现象，诊为（　　　）

　　A. 皮损缩小或变平　　　　B. "同形反应"阳性
　　C. 颜色变淡，鳞屑减少　　D. 皮损稳定，基本无新疹出现
　　E. 遗留暂时性的色素减退斑或色素沉着斑

5. 寻常型白疕进行期的皮损特点为（　　　）
6. 寻常型白疕静止期的皮损特点为（　　　）

（四）X 型题

1. 白疕的西医疗法中常选用以下哪几类药物（　　　）
　　A. 抗生素　　　　　　　B. 维生素类　　　　　C. 维甲酸类
　　D. 免疫抑制剂　　　　　E. 免疫调节剂

2. 寻常型白疕的组织病理显示（　　　）
　　A. 表皮角化过度
　　B. 角质层内有 Munro 微脓肿
　　C. 棘层肥厚，粒层变薄或消失
　　D. 表皮向下伸
　　E. 真皮乳头延长呈棒状

3. 白疕的临床证型有（　　　）

A. 血热内蕴证   B. 血虚风燥证   C. 气血瘀滞证

D. 湿毒蕴阻证   E. 火毒炽盛证

二、填空题

1. 白疕相当于西医的学的 _____，中医文献中记载有 "_____" "_____" "_____" "_____" 等病名。大部分患者的病情为 _____，少数为夏季加重。

2. 寻常型白疕病程一般分为 _____、_____、_____。

3. 根据白疕的临床特征，可分为 _____、_____、_____、_____ 4 种类型。

4. 白疕的辨证分型一般包括哪些 _____、_____、_____、_____、_____、_____。

5. 脓疱型白疕临床上较少见，一般可分为 _____ 和 _____ 两种。

三、简答题

1. 简述白疕寻常型的主要皮损表现。

2. 银屑病的常见类型有哪几种？

3. 简述寻常型银屑病的疾病分期。

4. 简述银屑病的病因病机。

5. 叙述脓疱型银屑病的皮损特点。

6. 白疕寻常型发生部位不同，皮损各有何特点？

7. 简述白疕火毒炽盛证的辨证及治疗。

四、问答题

1. 试述风热疮与白疕的鉴别。

2. 白疕辨证分为哪几种类型？如何施治？

五、病例分析题

王某，女，27 岁。因 "全身红斑、鳞屑 2 个月，加重 7 天" 入院。2 个月前，患者感冒后头皮、四肢外侧出现红色斑丘疹，伴瘙痒，遂入当地医院，诊为 "寻常型银屑病"，给予红霉素静滴、口服迪赛胸腺肽片、维生素等治疗后，无好转，遂加滴红花注射液、丹参注射液。7 天前红斑泛发全身，颜色鲜红，自觉低热，遂转入我院。入院症见：全身泛发红斑，颜色鲜红，上覆少许银白色鳞屑，刮之有点状出血点；伴有口干舌燥，大便干结，小便微黄；舌质红，苔薄黄，脉滑数。

问题：（1）该患者的中、西医诊断是什么？

（2）此病的证型及治法是什么？

（3）如何辨证分析？

（4）写出方药及医嘱。

参考答案

一、选择题

（一）A₁ 型题

1.C　2.E　3.E　4.C　5.B　6.C　7.A　8.C　9.C　10.A　11.D　12.B

（二）A₂ 型题

1.B　2.D　3.D　4.C　5.C　6.A　7.E　8.A　9.A

（三）B₁ 型题

1.A　2.B　3.C　4.D　5.B　6.D

（四）X 型题

1.ABCDE　2.ABCDE　3.ABCDE

二、填空题

1.银屑病；松皮癣；干癣；蛇虱；白壳疮；冬重夏轻。

2.进行期；静止期；退行期。

3.寻常型；脓疱型；红皮病型；关节型。

4.血热内蕴证；血虚风燥证；气血瘀滞证；湿毒蕴积证；风寒湿痹证；火毒炽盛证。

5.泛发性；局限性。

三、简答题

1.答：皮损初起为针头大小的丘疹，逐渐扩大为绿豆、黄豆大小的淡红色或鲜红色丘疹或斑丘疹，可融合成形态不同的斑片，边界清楚，表面覆盖多层银白色鳞屑，刮除鳞屑则露出发亮的半透明薄膜，为薄膜现象，再刮除薄膜，出现多个筛状出血点，为点状出血现象，为本病特征性皮损。

2.答：根据白疕的临床特征，可分为寻常型、脓疱型、红皮病型、关节型4种类型。

3.答：寻常型银屑病的病程一般可分为3期：

（1）进行期：新皮疹不断出现，原皮疹不断扩大，颜色鲜红，鳞屑较厚，针刺、搔抓、外伤、手术等损伤可导致受损部位出现典型的皮疹，称为同形反应。

（2）静止期：皮损稳定，基本无新疹出现，原皮疹色暗红，鳞屑较多，既不扩大，也不消退。

（3）退行期：皮损缩小或变平，颜色变淡，鳞屑减少，或从中心开始消退，遗留暂时性的色素减退斑或色素沉着斑。

4. 答：多因素体营血亏损，血热内蕴，化燥生风，肌肤失养所致。

（1）初起：多因内有蕴热，复感风寒或风热之邪，阻于肌肤，蕴结不散而发；或机体蕴热偏盛，或性情急躁，心火内生，或外邪入里化热，或恣食辛辣肥甘及荤腥发物，伤及脾胃，郁而化热，内外之邪相合，蕴于血分，血热生风而发。

（2）病久：耗伤营血，阴血亏虚，生风化燥，肌肤失养，或加之素体虚弱，气血不足，病程日久，气血运行不畅，以致经脉阻塞，气血瘀结，肌肤失养而反复不愈；或热蕴日久，生风化燥，肌肤失养，或流窜关节，闭阻经络，或热毒炽盛，气血两燔而发。

5. 答：脓疱型白疕一般分为泛发性和局限性两种。①泛发性脓疱型临床表现为皮疹初发多为炎性红斑，或在寻常型银屑病的皮损上出现密集的、针尖到粟粒大、黄白色浅在的小脓疱，表面覆盖少量鳞屑，2周左右消退，再发新脓疱；严重者可急性发病，全身出现密集脓疱，并融合成"脓湖"，可伴有发热、关节肿痛、全身不适。②局限性以掌跖脓疱病多见，临床表现为皮损仅限于手、足部，掌跖出现对称性红斑，其上密集针尖至粟粒大小的深在脓疱，不易破溃，1～2周后干枯、结痂、脱皮，脓疱常反复发生，顽固难愈。

6. 答：发生在头部，其发呈束状，但毛发正常，无脱落；发生在指甲则甲板呈顶针状；发生在面部的皮损可呈小片红斑；发生在口腔黏膜则为灰白色斑片，四周有红晕，基底浸润；发生在龟头则为光滑、干燥性红斑，边界清楚，刮之有白色鳞屑；小腿前反复发作的皮损可有苔藓样变。

7. 答：白疕的火毒炽盛证多属于红皮病型或脓疱型，患者全身皮肤潮红、肿胀、大量脱皮，或有密集小脓疱，伴局部灼热痒痛；壮热畏寒，头身疼痛，口渴欲饮，便干溲赤；舌质红绛，苔黄腻，脉弦滑数。治宜清热泻火，凉血解毒；方用清瘟败毒饮加减。

四、问答题

1. 答：①风热疮多在躯干、四肢近端出现，也可泛发全身，但一般不累及头面部。皮疹初为一玫瑰色母斑，以后有成批的子斑出现，斑片排列与皮纹方向一致，表面有糠秕样鳞屑。自觉不同程度的瘙痒，病程为4～6周。②白疕多发于头皮、四肢伸侧及骶尾部，皮损为大小不等的红色斑片，其上覆较厚银白色鳞屑，刮后有露水珠样点状出血。有一定的遗传性。病程缓慢，反复发作，多冬重夏轻。

2. 答：①血热内蕴证：皮疹多呈点滴状，发展迅速，颜色鲜红，层层鳞屑，瘙痒剧烈，刮去鳞屑有点状出血；伴口干舌燥，咽喉疼痛，心烦易怒，便干溲赤；舌质红，苔薄黄，脉弦滑或数。治宜清热凉血，解毒消斑；方用犀角地黄汤加减。②血虚风燥证：病程较久，皮疹多呈斑片状，颜色淡红，鳞屑减少，干燥皲裂，自觉瘙痒；伴口咽干燥；舌质淡红，苔少，脉沉细。治宜养血滋阴，润肤息风；方用当归饮子加减。③气血瘀滞证：皮损反复不愈，皮疹多呈斑块状，鳞屑较厚，颜色暗红；舌质紫暗有瘀点、瘀斑，脉涩或细缓。治宜活血化瘀，解毒通络；方用桃红四物汤加减。④湿毒蕴积证：皮损多发生在腋窝、腹股沟等皱褶部位，红斑糜烂有渗出，痂屑黏厚，瘙痒剧烈，或表现为掌跖红斑、脓疱、脱皮；或伴关节酸痛、肿胀，下肢沉重；舌质红，苔黄腻，脉滑。治宜清利湿热，解毒通络；方用萆薢渗湿汤加减。⑤风寒湿痹证：皮疹红斑不鲜，鳞屑色白而厚，抓之易脱，关节肿痛，活动受限，甚至僵硬畸形；伴形寒肢冷；舌质淡，苔白腻，脉濡滑。治宜祛风除湿，散寒通络；方用独活寄生汤合桂枝芍药知母汤加减。⑥火毒炽盛证：全身皮肤潮红、肿胀，大量脱皮，或有密集小脓疱，伴局部灼热痒痛；壮热畏寒，头身疼痛，口渴欲饮，便干溲赤；舌质红绛，苔黄腻，脉弦滑数。治宜清热泻火，凉血解毒；方用清瘟败毒饮加减。

五、病例分析题

答：（1）中医诊断：白疕；西医诊断：进行期寻常型银屑病。

（2）证型：血热内蕴证；治法：清热凉血，解毒消斑。

（3）辨证分析：患者因机体蕴热偏盛，外受邪气，入里化热，蕴于血分，血热生风而发。因使用过活血之品，此药性多温燥，易助火动风，风助火势，使病情加重。热结于内，伤近耗气，故见口干舌燥，大便干结，小便微黄；热结于血分，易耗血动血，故见皮损色赤；血热生风，风盛则痒；舌质红，脉滑数均为血热内蕴之象。证属血热内蕴。

（4）方药：犀角地黄汤加减。

（5）医嘱：劳逸结合，忌食辛辣腥膻发物，戒烟酒，多食新鲜蔬菜与水果。

第十九节　风热疮

习　题

一、选择题

（一）A₁型题

1. 风热疮后期主要治法为（　　　）

    A. 疏风清热　　　　　　B. 养血活血　　　　　　C. 滋阴清热

    D. 清解余毒　　　　　　E. 凉血解毒

2. 以下哪项属于风热疮的临床特点（　　　）

    A. 好发于儿童

    B. 多见于夏秋季节

    C. 皮损呈多形性，对称分布

    D. 搔抓后可见露水珠样点状出血

E. 以上均不是

3. 风热疮相当于西医学的（　　）

　　A. 荨麻疹　　　　　　　B. 湿疹　　　　　　　C. 玫瑰糠疹

　　D. 单纯疱疹　　　　　　E. 带状疱疹

4. 风热疮是一种急性自限性皮肤病，在《外科正宗》中称为（　　）

　　A. 风热疮　　　　　　　B. 风癣　　　　　　　C. 血疳

　　D. 风痒　　　　　　　　E. 白屑风

5. 以下哪项属于风热疮的皮损特点（　　）

　　A. 皮损呈多形性，对称分布，伴有瘙痒，易形成慢性

　　B. 皮损为大小不等的红色斑片，上覆银白色的鳞屑

　　C. 斑疹色如玫瑰，脱屑如糠秕

　　D. 皮损为簇集性水泡，呈带状分布

　　E. 中央有自愈倾向，四周有红晕，丘疹、小水疱等

6. 风热疮最先于躯干或四肢近端出现的一个约指甲盖大小的圆形或椭圆形的淡红色鳞屑斑，被称为母斑，一般母斑出现（　　）周后出现子斑

　　A. 4～6 周　　　　　　 B. 2～3 周　　　　　　C. 1～2 周

　　D. 3～4 周　　　　　　 E. 4～5 周

7. 风热疮早期主要治法为（　　）

　　A. 疏风清热 B 养血活血　　C. 滋阴清热

　　D. 清解余毒　　　　　　E. 凉血解毒

8. 以下除哪一项外，均是风热疮的发病部位（　　）

　　A. 胸背部　　　　　　　B. 腹部　　　　　　　C. 颜面部

　　D. 黏膜　　　　　　　　E. 下肢

9. 风热疮好发于青年和中年人，多发于（　　）

　　A. 冬季　　　　　　　　B. 冬、春季　　　　　C. 春夏季

　　D. 春秋季　　　　　　　E. 夏秋季

10. 玫瑰糠疹的发病多认为与（　　）有关

　　A. 细菌感染　　　　　　B. 真菌感染　　　　　C. 病毒感染

　　D. 混合感染　　　　　　E. 以上均不正确

11. 斑疹色红如玫瑰，脱屑如糠秕的急性自限性皮肤病，西医学称为玫瑰糠疹，中医学病名是（　　）

　　A. 白疕　　　　　　　　B. 白屑风　　　　　　C. 风热疮

　　D. 风癣　　　　　　　　E. 牛皮癣

（二）A₂ 型题

1. 张某，女，30岁。以"躯干淡红色鳞屑斑1周，加重3天"到门诊医治，皮损呈圆形及椭圆形淡红色斑片，中心有细微皱纹，表面有少量糠秕状鳞屑；伴有心烦口

渴，大便干，尿微黄；舌红，苔白，脉浮数。诊断为（　　　）

  A. 白疕　　　　　　　　B. 圆癣　　　　　　　　C. 风热疮

  D. 风瘙痒　　　　　　　E. 以上均不是

 2. 黄某，男，28岁。10天前无明显诱因躯干部、四肢出现大小不等的红色斑片，上覆糠秕状鳞屑，逐渐加重，以躯干部明显；舌淡红，苔薄白，脉浮数。其辨证及治法为（　　　）

  A. 风热蕴肤证，治以疏风清热止痒

  B. 风热血燥证，治以清热凉血、养血润燥

  C. 风热蕴肤证，治以清热凉血、养血润燥

  D. 风热血燥证，治以疏风清热止痒

  E. 以上均不是

 3. 某女，因躯干部淡红斑鳞屑2周就诊，皮损呈圆形及椭圆形淡红色斑片，长轴与皮纹走向一致，中心有细微皱纹；伴心烦，口干，便秘；舌红，苔白，脉数。以下穴位除哪项外均可选用（　　　）

  A. 合谷、曲池、大椎　　　　B. 血海、合谷、足三里　　　C. 肩髃、肩井、大椎

  D. 曲池、血海、足三里　　　E. 列缺、风池、天枢

 4. 万某，男，35岁。以"躯干部红斑鳞屑1个月"就诊，皮损呈淡红色圆形或椭圆形斑片，上覆鳞屑，瘙痒明显，夜间尤甚，伴抓痕，血痂，口干，便秘，舌红少苔，脉弦数。其辨证及治法为（　　　）

  A. 风热蕴肤证，治以疏风清热止痒

  B. 风热血燥证，治以清热凉血、养血润燥

  C. 风热蕴肤证，治以清热凉血、养血润燥

  D. 风热血燥证，治以疏风清热止痒

  E. 以上均不是

 5. 万某，男，35岁。以"躯干部红斑鳞屑1个月"就诊，皮损呈紫红色圆形或椭圆形斑片，鳞屑较多，瘙痒明显，夜间尤甚，伴抓痕，血痂；口干，便秘，舌红少苔，脉弦数。应选用何方治疗（　　　）

  A. 当归饮子　　　　　　B. 消风散　　　　　　　C. 防风通圣散

  D. 归脾汤　　　　　　　E. 凉血消风散

 6. 徐某，女，35岁。1周前感冒后，躯干部及四肢出现淡红色斑片，上覆少许鳞屑，皮损长轴与皮纹走向一致，中心有细微皱纹；伴心烦，口干，便秘；舌淡红，苔黄白，脉浮数。以下方剂中最为合适的是（　　　）

  A. 防风通圣散　　　　　B. 银翘散　　　　　　　C. 犀角地黄汤

  D. 消风散　　　　　　　E. 牛蒡解肌汤

 （三）B₁ 型题

  A. 疏风清热止痒，处方以消风散加减

B. 清热凉血、养血润燥，处方以消风散加减

C. 疏风清热止痒，处方以麻杏石甘汤加减

D. 清热凉血、养血润燥，处方以凉血消风散加减

E. 以上均不正确

1. 风热疮早期治法及用药为（　　　　）

2. 风热疮后期治法及用药为（　　　　）

A. 皮疹为鲜红或紫红色斑片，鳞屑较多

B. 皮损范围大，瘙痒较剧，

C. 伴有抓痕、血痂等，舌红，苔少，脉弦数

D. 三者均有

E. 三者均无

3. 风热疮风热蕴肤证的临床表现为（　　　　）

4. 风热疮风热血燥证的临床表现为（　　　　）

A. 白疕　　　　　　　　B. 圆癣　　　　　　　　C. 白屑风

D. 风热疮　　　　　　　E. 牛皮癣

5. 以皮肤油腻，瘙痒潮红，叠起白屑为主要表现的是（　　　　）

6. 以斑疹色红如玫瑰，脱屑如糠秕为主要表现的是（　　　　）

（四）X 型题

1. 风热疮的皮损特点包括（　　　　）

A. 皮损的长轴与皮纹一致

B. 先出现母斑，后出现子斑

C. 搔抓后可出现露水珠样点状出血

D. 斑疹颜色不一，自鲜红至褐色不等

E. 色素减退性的圆形或椭圆形的斑片

2. 关于风热疮的西医治疗，下列说法正确的是（　　　　）

A. 瘙痒明显者可口服抗组胺药

B. 尽早使用抗生素

C. 可予炉甘石洗剂外搽止痒

D. UVB 照射可缩短病程

E. 可使用抗病毒药

二、填空题

1. 风热疮相当于西医学的 ＿＿＿＿＿，西医学认为本病的发生与 ＿＿＿＿＿ 有关。

2. 风热疮的主要病机为 ＿＿＿＿＿＿，在临床上，根据四诊合参，风热疮主要分为

_____ 和 _____。

3. 风热疮以 _____ 为主要治法，初期以 _____ 为主，后期以 _____ 为主。

4. 风热疮是一种斑疹色红如玫瑰、脱屑如糠秕的急性 _____ 皮肤病。

5.《医宗金鉴》中将风热疮称之为 _____。

三、简答题

1. 简述风热疮的病因病机。

2. 简述风热疮常用的外治法。

3. 简述风热疮风热蕴肤证的临床特点。

4. 简述风热疮风热血燥证的临床特点。

5. 简述风热疮的皮损特点。

四、问答题

1. 风热疮与紫白癜风应如何进行鉴别？

2. 试述风热疮风热蕴肤证的辨证论治。

3. 风热疮与白疕应如何进行鉴别？

五、病例分析题

刘某，女，30岁。胸背红斑、鳞屑伴瘙痒7天。7天前患者无明显诱因前胸出现2处拇指甲大小的鲜红斑块，无明显瘙痒，未予重视。3天后在原发皮损周围及肩背出现形状相似但较小的红斑，有轻度瘙痒，遂于今日到医院就诊。查见前胸2处拇指甲大小椭圆形淡红色斑片，中心有细微皱纹，表面有少量糠秕状鳞屑，其周围及肩背散见黄豆大小的鲜红斑丘疹；伴心烦口渴，大便干；舌质红，苔薄黄，脉浮数。

问题：试析该患者的中、西医诊断及证型，辨证分析及立法、方药。

参考答案

一、选择题

（一）A$_1$型题

1.B   2.E   3.C   4.B   5.C   6.C   7.A   8.C   9.D   10.C   11.C

（二）A$_2$型题

1.C   2.A   3.E   4.B   5.E   6.D

（三）B₁ 型题

1.A 2.D 3.D 4.C 5.C 6.D

（四）X 型题

1.ABD 2.ACD

二、填空题

1. 玫瑰糠疹；病毒感染。
2. 肌肤郁闭，腠理闭塞；风热蕴肤证；风热血燥证。
3. 疏风清热止痒；疏风清热；养血活血。
4. 自限性。
5. 血痂。

三、简答题

1. 答：本病总由各种诱因致肌肤郁闭，腠理闭塞而发病。①外感风热，郁闭肌肤：风热外感，郁滞肌肤腠理，不得宣泄而发。②血分有热，化燥生风：过食辛辣炙煿，或情志抑郁化火，导致血分蕴热，热伤阴液而化燥生风，外泛肌肤而成。

2. 答：①皮损早期用三黄洗剂外搽，中后期外涂黄连膏，每天 2～3 次。②苦参 30g，蛇床子 30g，黄柏 30g，生大黄 30g，生甘草 10g。煎汤外洗患处。

3. 答：发病急骤，皮损呈圆形或椭圆形淡红色斑片，中心有细微皱纹，表面有少量糠秕状鳞屑；伴心烦口渴，大便干，尿微黄；舌红，苔白或薄黄，脉浮数。

4. 答：皮疹为鲜红或紫红色斑片，鳞屑较多，皮损范围大，瘙痒较剧，伴有抓痕、血痂等；舌红，苔少，脉弦数。

5. 答：皮损最先在躯干或四肢近端某处出现，皮损为一个约如指甲盖大小或稍大的圆形或椭圆形的淡红色或黄红色鳞屑斑，称为原发斑或母斑，这种母斑易被患者忽视。母斑出现 1～2 周后，即在躯干及四肢近端出现多数与母斑相似而形状较小的红斑，称为子斑或继发斑。皮损或横或斜，椭圆形，长轴与皮纹走行一致，中心略有细微皱纹，边缘不整，略似锯齿状，表面附有少量糠秕状细小鳞屑，多数孤立不相融合。子斑出现后，母斑颜色较为暗淡。斑疹颜色不一，自鲜红至褐色、褐黄或灰褐色不等。皮损好发于胸、背、腹、四肢近端、颈部，尤以胸部两侧多见。

四、问答题

1. 答：紫白癜风多发于胸背、颈侧、肩胛等处，皮损为黄豆到蚕豆大小的斑片，微微发亮，先淡红或赤紫，将愈时呈灰白色斑片。一般无自觉症状，或有轻度瘙痒。真菌检查阳性。

2.答：证候：发病急骤，皮损呈圆形或椭圆形淡红色斑片，中心有细微皱纹，表面有少量糠秕状鳞屑；伴心烦口渴，大便干，尿微黄；舌红，苔白或薄黄，脉浮数。治法：疏风清热止痒。方药：消风散加减。

3.答：白疕皮损为大小不等的红色斑块，可相互融合，其上覆有较厚的银白色鳞屑，搔抓后有露水珠样点状出血；病程较长，易在冬季复发加重。

五、病例分析题

答：（1）中医诊断：风热疮（风热蕴肤证）；西医诊断：玫瑰糠疹。

（2）辨证分析：患者发病初期，病程较短，乃感受风热之邪，郁闭肌肤而出现红斑、鳞屑伴瘙痒；热邪郁于内，灼伤津液，故出现心烦口渴、大便干；舌质红，苔薄黄，脉浮数，提示风热在表.故辨证为风热蕴肤证。

（3）治法及方药：治宜疏风清热止痒，方用消风散加减。

第二十节　紫癜风

习　题

一、选择题

（一）A₁ 型题

1.紫癜风的特点是（　　）
   A.薄膜现象　　　　B.筛状出血　　　　C.虹膜样改变
   D.蜡样光泽　　　　E.针刺现象
2.紫癜风病程较长，皮疹暗红，奇痒，舌质淡，苔薄白，脉细，其症候是（　　）
   A.血热风燥　　　　B.血虚风燥　　　　C.气血两虚
   D.阴虚血燥　　　　E.脾虚血燥
3.紫癜风的西医学病名是（　　）
   A.过敏性紫癜　　　B.花斑癣　　　　　C.扁平苔藓
   D.紫癜样皮炎　　　E.痘疮样糠疹
4.下列不属于紫癜风临床表现的是（　　）
   A.损害多为针头大小多角形紫红色丘疹或融合成片状
   B.丘疹表面可有网状纹
   C.腔黏膜常受累
   D.头部为浸润性暗红斑，头发成束装
   E.可发生甲胬肉，甲床萎缩，甲板脱落

5. "夫紫癜风者，由皮肤生紫点，搔之皮起"出自以下哪本著作（　　）

    A.《外科正宗》   B.《医宗金鉴》   C.《金匮要略》

    D.《证治准绳》   E.《外科理例》

6. 下列哪种药物一般不用于治疗紫癜风（　　）

    A. 羟氯喹   B. 抗组胺药   C. 抗生素

    D. 免疫抑制剂   E. 糖皮质激素

7. 关于扁平苔藓的病理特征描述正确的是（　　）

    A. 表现为表皮角化过度，颗粒层楔形增厚，棘层不规则增厚，表皮突呈锯齿状，基底细胞液化变性。

    B. 表现为角化过度或角化不全，角化不全的区域可见中性粒细胞构成的小脓肿，颗粒层减少或消失，棘层增厚。

    C. 表现为角化不全，炎症反应明显，真皮上层水肿显著。

    D. 基底层黑素细胞减少或消失，表皮黑素颗粒缺乏，多巴染色阴性，真皮浅层可见不同程度的单核细胞浸润，边缘部表皮基底层及基底层上角质形成细胞内可有变性及基底层灶状液化变性。

    E. 以上都对

8. 紫癜风气滞血瘀证的治法正确的是（　　）

    A. 行气活血，解毒止痒   B. 行气活血，清热止痒   C. 行气活血，润肤止痒

    D. 行气活血，燥湿止痒   E. 行气活血，降火止痒

9. 扁平苔藓的好发部位是（　　）

    A. 四肢伸侧   B. 四肢屈侧   C. 四肢末端

    D. 泛发全身   E. 皮肤褶皱处

10. 扁平苔藓可发生黏膜损害，关于此描述不正确的是（　　）

    A. 以口腔、外阴为主，可单发于黏膜亦可与皮肤同时并发

    B. 皮损表现为乳白色斑点，斑细小孤立，或排列成环状、线状及不规则网状

    C. 口腔皮损多发生在与白齿相对的颊黏膜处

    D. 口腔黏膜、口唇及阴唇部扁平苔藓易继发癌变

    E. 皮损可发生在多处黏膜，极易发生癌变，并留有瘢痕

11. 关于扁平苔藓的西医学说法正确的是（　　）

    A. 发病机制不清，可能与自身神经传导失常有关

    B. 发病机制不明，可能与免疫、遗传、病毒感染、神经精神因素等有关

    C. 发病机制明确，与自身激素分泌有关

    D. 发病机制明确，与真菌感染有关

    E. 以上说法都不对

（二）A₂型题

1. 某患者，女，反复口腔颊黏膜处溃疡2年，伴四肢屈侧紫红色、多角形扁平丘

疹，皮损有蜡样光泽。最有可能的诊断是（　　　）

    A. 白塞氏病   B. 扁平苔藓   C. 银屑病

    D. 脂溢性皮炎   E. 系统性红斑狼疮

2. 某患者，男，5年前诊断为"扁平苔藓"，其皮损反复不愈，皮疹多呈斑块状，皮肤粗糙，颜色紫红，舌质紫暗有瘀点，脉涩。下列哪首方剂最适合（　　　）

    A. 犀角地黄汤   B. 萆薢渗湿汤   C. 知柏地黄汤

    D. 桃红四物汤   E. 当归饮子

3. 某患者，因四肢多发紫红色扁平丘疹，自觉瘙痒明显而就诊，同时伴有皮肤黏膜糜烂、渗液；乏力纳呆；舌红，苔薄腻，脉数。最适合的治法是（　　　）

    A. 行气活血，解毒止痒   B. 祛风止痒，清热燥湿   C. 清热降火，祛湿止痒

    D. 清热解毒，祛湿止痒   E. 养血润燥，润肤止痒

4. 某患者，女，于某院明确诊断为"扁平苔藓"，经治疗患者皮损好转，仅局限于手背，颜色较暗。2天前患者突然出现会阴部皮肤溃疡，疼痛；舌红少苔，脉细滑数。不考虑其他疾病的情况下，患者目前最符合的证型是（　　　）

    A. 肝肾阴虚证   B. 湿热下注证   C. 肝胆湿热证

    D. 风湿热证   E. 血虚风燥证

5. 患者王某，3年前无明显诱因出现四肢紫红色扁平丘疹，自觉瘙痒明显。患者未重视未治疗。目前患者皮疹暗红，瘙痒较剧，皮肤干燥；伴有口干鼻燥；舌质红、少苔，脉沉细。患者目前辨证为（　　　）

    A. 气滞血瘀证   B. 肝肾阴虚证   C. 血虚风燥证

    D. 风湿热证   E. 湿热下注证

6. 上题患者拒绝中药口服治疗，要求采用其他方式治疗，下列哪项治疗措施不正确（　　　）

    A. 皮肤瘙痒处可外擦苦参酊或者百部酊

    B. 给予糖皮质激素口服

    C. 针刺曲池、血海、合谷、三阴交等穴

    D. 七星针在皮损局部点刺，至出血为宜

    E. 若患者瘙痒难忍，可考虑局部红光照射

7. 某患者，男，因"四肢屈侧多发多角形扁平丘疹2周"就诊，于门诊行局部病理活检术，考虑诊断为扁平苔藓，下列关于其病理的描述不正确的是（　　　）

    A. 颗粒层楔形增厚   B. 棘层不规则增厚   C. 基底细胞液化变性

    D. 表皮突呈锯齿状   E. 颗粒层减少或消失

8. 患者李某，因扁平苔藓于皮肤科咨询，就其调护而言，下列说法错误的是（　　　）

    A. 保持心情舒畅，避免精神紧张

    B. 忌食辛辣、烟酒等刺激性食物

    C. 勿用烫水洗浴或过度搔抓，以免皮损产生同形反应而扩散

D. 对药物使用没有禁忌

E. 保持良好的睡眠习惯

（三）B₁ 型题

A. 热疮   B. 脓疱疮   C. 蛇串疮

D. 紫癜风   E. 湿疮

1. 唇缘部有绿豆大小的水泡，成集簇状，有痒感和烧灼感，可诊断为（　　）

2. 一侧腰部皮肤有成簇状疱疹，呈带状排列，痛如火燎，可诊断为（　　）

3. 以紫红色的多角形扁平丘疹为典型皮损，表面有蜡样光泽，伴瘙痒感，可诊断为（　　）

A. 系统性红斑狼疮   B. 扁平苔藓   C. 银屑病

D. 红皮病   E. 脂溢性皮炎

4. 颊黏膜出现环状或网状斑片是（　　）的皮肤病黏膜表现

5. 可以导致毛发脱落，趾（指）甲脱落的是（　　）

（四）X 型题

1. 下列对于紫癜风的描述正确的有（　　）

A. 紫癜风临床特点是以紫红色的多角形扁平丘疹为典型皮损，表面有蜡样光泽

B. 紫癜风可有不同程度的瘙痒，搔抓后会出现不同程度的同型反应

C. 紫癜风会有不同程度的黏膜损害，多发生在头皮、口腔及外阴

D. 紫癜风在发病过程中皮疹逐渐增多并可相互融合，呈苔藓状斑片，周围可有散在皮疹，但各个皮疹大多仍保持其原发固有的形态特点

E. 头皮损害可造成永久性脱发，甲受累可引起甲板增厚或变薄，甚至脱甲

2. 属于紫癜风亚型的有（　　）

A. 急性泛发性扁平苔藓   B. 慢性局限性扁平苔藓   C. 色素型扁平苔藓

D. 肥厚型扁平苔藓   E. 大疱型扁平苔藓

二、填空题

1. 紫癜风的临床特点是以紫红色的 _____ 为典型皮损，表面有 _____，常伴有 _____。本病相当于西医学的 _____。

2. 紫癜风可分为多种亚型，如 _____、_____、_____、_____ 及 _____ 等。

3. 紫癜风初期以 _____，____ ____ 为主；后期以 ____ ____，____ ____ 为主。

4. 紫癜风中白色光泽小点或细浅的白色网状条纹称为 _____ 纹，为特征性皮损。

5. 紫癜风患者的黏膜损害较常见，_____ 及 _____ 为主，可单发于黏膜，亦

可与皮肤同时并发，表现为乳白色斑点，斑细小孤立，或排成环状、线状及不规则的网状。发生于口腔者多见于与臼齿相对的 _____。口腔黏膜及口唇、阴唇部扁平苔藓易 _____。

6. 紫癜风患者头皮损害可造成甲受累而引起 _____，_____ 甚至 _____。

7. 紫癜风瘙痒甚者可用 _____ 内服。病情严重或顽固难愈者可酌情使用 _____、_____ 或 _____。

三、简答题

1. 简述紫癜风的皮损表现。
2. 简述紫癜风的病因病机。
3. 简述紫癜风的主要辨证分型及对应方剂。
4. 简述紫癜风的主要治则。
5. 简述紫癜风的外治法。

四、问答题

1. 如何从皮损上区别紫癜风、牛皮癣及皮肤淀粉样变，试论之。
2. 简述紫癜风的治法，包括辨证论治、外治法及其他治法、调护等。
3. 如何鉴别紫癜风和紫白癜风。

五、病例分析题

李某，女，30岁，职员，四川人。1年前无明显诱因出现全身皮肤出现紫红色斑片，瘙痒明显，于院外行病理活检诊断为"扁平苔藓"。经治疗后患者病情明显好转，皮损减轻，偶有瘙痒，近1周因工作原因熬夜加班，诱发病情反复，皮疹增多，瘙痒明显，夜间难以入睡，合并有外阴唇 0.5cm×0.5cm 大小的溃疡。查体：全身可见散在性黄豆大小的紫斑点，部分融合成片，高出皮肤，个别处还可见少量水疱，抓痕累累，以双下肢及胸腹为多。舌质红，苔黄腻，脉弦滑数。

问题：试给出上述病例的中、西医诊断，辨证分析，给出治法（包括外治法）方药及调护。

参考答案

一、选择题

（一）A₁ 型题

1.D　2.B　3.C　4.D　5.D　6.C　7.A　8.A　9.B　10.E　11.B

（二）A$_2$型题

1.B　2.D　3.B　4.B　5.C　6.E　7.E　8.D

（三）B$_1$型题

1.A　2.C　3.D　4.B　5.D

（四）X型题

1.ABDE　2.ABCDE

二、填空题

1. 多角形扁平丘疹；蜡样光泽；黏膜损害；扁平苔藓。

2. 急性泛发性扁平苔藓；慢性局限性扁平苔藓；色素型扁平苔藓；肥厚型扁平苔藓；大疱型扁平苔藓。

3. 疏风除湿；清热止痒；养血滋阴；活血化瘀。

4. Wickham。

5. 口腔；外阴；颊黏膜处；继发癌变。

6. 永久性脱发；甲板增厚或变薄；脱甲。

7. 抗组胺药；激素；免疫抑制剂；羟氯喹。

三、简答题

1. 答：典型皮损为高起的紫红色多角形扁平丘疹，粟粒至绿豆大小或更大，境界清楚，表面有蜡样薄膜，可见白色光泽小点或细浅的白色网状条纹（Wickham纹），为特征性皮损。经过中皮疹逐渐增多并可相互融合，呈苔藓状斑片，周围可有散在皮疹，但各个皮疹大多仍保持其原发固有的形态特点。急性期搔抓后可出现线状串珠形同形反应。常伴有不同程度的瘙痒。黏膜损害较常见，以口腔及外阴为主，可单发于黏膜，亦可与皮肤同时并发，表现为乳白色斑点，斑细小孤立，或排成环状、线状及不规则的网状。发生于口腔者多见于与臼齿相对的颊黏膜处。口腔黏膜及口唇、阴唇部扁平苔藓易继发癌变。另外，头皮损害可造成永久性脱发，甲受累可引起甲板增厚或变薄，甚至脱甲。

2. 答：总由内因、外因致病邪气相合，气血凝滞，蕴阻皮肤、黏膜而成。外因多为感受风湿热之邪，搏于肌肤所致。或因久病血虚生风生燥，或肝肾阴虚，肌肤失于濡养而成，或因久病不愈，肝气郁滞，气滞血瘀，致皮损呈苔藓样斑片。

3. 答：①风热血热证——消风散加减；②血虚风燥证——当归饮子加减；③气滞血瘀证——逍遥散合桃红四物汤加减；④肝肾阴虚证——知柏地黄丸加减。

4. 答：初期以疏风除湿，清热止痒为主；后期以养血滋阴，活血化瘀为主

5. 答：皮损瘙痒明显者，可外搽苦参酊、百部酊。皮损泛发者，用三黄洗剂外搽。黏膜溃疡者，可用锡类散外吹或外涂患处。亦可用金银花 30g、生甘草 10g 煎水漱口或湿敷。

四、问答题

1. 答：①原发性皮肤淀粉样变皮损多对称分布于两小腿伸侧及两侧，为半球形或扁平丘疹，呈灰褐或灰黄色，表面粗糙无光泽，无 Wickham 纹，刚果红试验阳性。②牛皮癣皮损多发于颈部、尾骶部及四肢关节伸侧，苔藓样变明显，无多角形脐窝状丘疹，常与皮色一致，无 Wickham 纹，不并发口腔、甲损害。③紫癜风多为紫红色的多角形扁平丘疹为典型皮损，表面有蜡样光泽，常伴有黏膜损害，可累及口腔及甲。

2. 答：治法：初期以疏风除湿，清热止痒为主；后期以养血滋阴，活血化瘀为主。

辨证论治：①风热血热证——消风散加减；②血虚风燥证——当归饮子加减；③气滞血瘀证——逍遥散合桃红四物汤加减；④肝肾阴虚证——知柏地黄丸加减。

外治法：皮损瘙痒明显者，可外搽苦参酊、百部酊。皮损泛发者，用三黄洗剂外搽。黏膜溃疡者，可用锡类散外吹或外涂患处。亦可用金银花 30g、生甘草 10g 煎水漱口或湿敷。

其他治法：包括是针刺疗法和西医治疗。针刺疗法：①体针。主穴：曲池，血海。备用穴：合谷、三阴交、阿是穴。中强刺激，每日 1 次，留针 15～30 分钟。②耳针。取穴：肺、神门、肾上腺、皮质下等处或敏感点，留针或埋针。③梅花针。皮损肥厚者亦可用七星针在患处来回击刺，以少量出血为宜，每日 1 次。西医治疗：瘙痒甚者可用抗组胺药内服。病情严重或顽固难愈者可酌情使用激素、免疫抑制剂或羟氯喹。

调护：①积极治疗感染灶等其他疾病，忌用可能激惹本病的药物。②保持心情舒畅，避免精神紧张。忌食辛辣、烟酒等刺激性食物。勿用烫水洗浴或过度搔抓，以免皮损产生同形反应而扩散。

3. 答：紫癜风的西医学病名为扁平苔藓。或因风湿热蕴肤，或因肝肾亏虚肌肤失养，加之肝郁气滞血瘀乃发。典型皮损为紫红色扁平小丘疹，境界清楚，表面有蜡样薄膜，可见光泽小点或细浅的白色网状条纹；急性期可有同型反应，黏膜损害可累及口腔及外阴。治疗上中医初期主要以疏风除湿、清热止痒，后期以养血滋养、活血化瘀为主；西医以抗组胺药、激素、免疫抑制剂、羟氯喹等。

紫白癜风相当于西医学的花斑癣。紫白癜风者紫因血滞、白因气滞，总由风湿之邪侵袭，郁于皮肤腠理所致；或因汗衣接触人体，复经日晒，暑湿浸滞毛窍而成。以皮肤出现紫斑、白斑或紫白相间，边界清楚的斑点，小如针头或大如钱币，斑内毛发颜色不变为特征，有传染性。治疗上以清热祛风除湿为主，西医治疗以抗真菌药为主。

五、病例分析题

答：（1）中医诊断：紫癜风；西医诊断：扁平苔藓。

（2）辨证：风湿热蕴肤，湿热下注。

（3）辨证分析：患者久居湿地，外感风湿热邪，邪气蕴于肌表，故见斑疹水泡；热微则痒，湿为阴邪，易趋下焦，易袭阴位，热蒸肉腐故见外阴溃疡；结合患者舌脉，故辨证为风湿热蕴肤，湿热下注。

（4）治法：燥湿止痒，清热祛风。

（5）方剂：消风散合四妙散加减。

（6）外治法：黄柏溶液湿敷渗液处。

（7）预防与调护：积极治疗感染灶等其他疾病，忌用可能激惹本病的药物。保持心情舒畅，避免精神紧张。忌食辛辣、烟酒等刺激性食物。勿用烫水洗浴或过度搔抓，以免皮损产生同形反应而扩散。

第二十一节 白驳风

习 题

一、选择题

（一）A₁ 型题

1.白驳风相当于西医学的什么疾病（   ）

    A.银屑病   B.花斑癣   C.贫血痣

    D.白癜风   E.白色糠疹

2.下列哪项不是白癜风的中医病名（   ）

    A.白癜   B.白驳   C.白屑风

    D.斑白   E.斑驳

3.关于"白癜"之名，首见于（   ）

    A.《外科正宗》   B.《外科证治全书》   C.《诸病源候论》

    D.《外科精义》   E.《疡医大全》

4.白驳风其病因总由什么所致（   ）

    A.气血失和，脉络瘀阻   B.肝肾不足，外邪侵入   C.肝气郁结，复感风邪

    D.跌打损伤，络脉瘀阻   E.营血亏损，肌肤失养

5.下列哪项不是白驳风的皮损特点（   ）

    A.乳白色斑片   B.边界不清   C.周边色素增加

    D.患处毛发可变白   E.进展期可出现"同形反应"

6.需要与白驳风鉴别的疾病是（   ）

    A.白屑风   B.白色糠疹   C.白疕

    D.白秃疮   E.白癜风

7. 下列哪项与白驳风关系最密切（　　　）

    A. 多发于青年男女　　　　　　B. 好发于全身任何部位

    C. 多由肝肾不足所致　　　　　D. 西医学称为白癜风

    E. 有肝郁化火、气血瘀滞两种证型

8. 白驳风临床辨证分为（　　　）

    A. 风邪外侵证、肝郁气滞证、气血瘀滞证

    B. 风邪外侵证、肝郁气滞证、肝肾不足证

    C. 气血失和证、肝肾不足证、气血瘀滞证

    D. 风邪外侵证、气血失和证、气血瘀滞证

    E. 肝郁气滞证、肝肾不足证、气血瘀滞证

9. 白驳风肝郁气滞证的代表方为（　　　）

    A. 逍遥散　　　　　　B. 六味地黄丸　　　　　　C. 当归饮子

    D. 通窍活血汤　　　　E. 小柴胡汤

10. 白驳风常用的外用药物为（　　　）

    A. 红花酊　　　　　　B. 白芷酊　　　　　　C. 补骨脂酊

    D. 乌梅酊　　　　　　E. 大枫子酊

11. 下列哪项是泛发性白驳风患者的饮食禁忌（　　　）

    A. 豆类　　　　　　　B. 海鲜　　　　　　　C. 牛羊肉

    D. 辣椒　　　　　　　E. 维生素 C 含量高的蔬菜、水果

（二）A₂ 型题

1. 某患者，女，24 岁。四肢白斑散在渐起；伴心烦易怒，胸胁胀痛，夜寐不安，月经不调；舌质淡红，苔薄，脉弦。属于白驳风哪个证型（　　　）

    A. 肝郁气滞证　　　　B. 风邪外侵证　　　　C. 肝肾不足证

    D. 气血瘀滞证　　　　E. 气血失和证

2. 某患者，男，58 岁，病史三十余年，有家族史。白斑泛发；伴头晕耳鸣，失眠健忘，腰膝酸软；舌质红，少苔，脉细弱。属于白驳风哪个证型（　　　）

    A. 气血失和证　　　　B. 肝郁气滞证　　　　C. 肝肾不足证

    D. 气血瘀滞证　　　　E. 风邪外侵证

3. 某患者，男，42 岁，有车祸外伤，病史 2 年。头部及躯干白斑泛发，边界清楚，局部有刺痛；舌质紫暗，有瘀斑，苔薄白，脉涩。属于白驳风哪个证型（　　　）

    A. 肝肾不足证　　　　B. 肝郁气滞证　　　　C. 气血失和证

    D. 气血瘀滞证　　　　E. 风邪外侵证

4. 某患者，女，26 岁。躯干白斑散在渐起，伴有心烦易怒，胸胁胀痛，夜寐不安，月经不调；舌质淡红，苔薄，脉弦。治疗宜选方用（　　　）

    A. 六味地黄丸　　　　B. 逍遥散　　　　　　C. 金匮肾气丸

    D. 当归饮子　　　　　E. 通窍活血汤

5.某患者，男，62 岁，病史 36 年，有家族史。白斑泛发；伴头晕耳鸣，失眠健忘，腰膝酸软；舌质红，少苔，脉细弱。治疗宜选方用（　　）

  A.六味地黄丸   B.金匮肾气丸   C.逍遥散

  D.当归饮子   E.通窍活血汤

6.某患者，女，39 岁，有烫伤史，病史 1 年半。双下肢白斑泛发，边界清楚，局部有刺痛；舌质紫暗，有瘀斑，苔薄白，脉涩。治疗宜选方用（　　）

  A.六味地黄丸   B.柴胡疏肝饮   C.逍遥散

  D.当归饮子   E.通窍活血汤

7.某患者，男，31 岁。右手臂钱币大小白斑 2 个月，无痒痛。外用药可擦哪种酊剂（　　）

  A.红花酊   B.白芷酊   C.补骨脂酊

  D.乌梅酊   E.生姜酊

8.某患者，女，19 岁。全身泛发散在白斑，大小不等。外治法可用（　　）

  A.表皮移植术   B.窄波紫外线照射 C.高能紫外线照射

  D.黑光照射   E.氮芥乙醇外搽

9.某患者，男，28 岁。颈部银圆大小白斑 2 年，无发展。最宜采用的外治法是（　　）

  A.窄波紫外线照射   B.表皮移植术   C.中波紫外线照射

  D.308 激光照射   E.针灸疗法

（三）B₁ 型题

  A.白驳风   B.花斑癣   C.贫血痣

  D.白疕   E.白屑风

1.皮损色白，多发于躯干，以手摩擦局部则周围皮肤发红而白斑不红，应诊为（　　）

2.可发于任何部位、任何年龄，单侧或对称，大小不等，边界清楚的色素脱失性白斑，应诊为（　　）

  A.逍遥散   B.六味地黄丸   C.当归饮子

  D.通窍活血汤   E.金匮肾气丸

3.多见于体虚或有家族史的患者。病史较长，白斑局限或泛发；伴头晕耳鸣，失眠健忘，腰膝酸软；舌质红，少苔，脉细弱。应选何方（　　）

4.多有外伤，病史缠绵。白斑局限或泛发，边界清楚，局部可有刺痛；舌质紫暗或有瘀斑、瘀点，苔薄白，脉涩。应选何方（　　）

  A.疏肝理气、清肝泻火 B.疏肝理气、活血祛风 C.滋补肝肾、养血祛风

  D.活血化瘀、通经活络 E.以上都不是

5. 白斑散在分布，数目不定，伴有心烦易怒，胸胁胀痛，夜寐不安，女子月经不调；舌质正常或淡红，苔薄，脉弦。用何治法（　　　）

6. 白斑局限或泛发，病史较长，伴头晕耳鸣，失眠健忘，腰膝酸软；舌质红，少苔，脉细弱。用何治法（　　　）

（四）X 型题

1. 白癜风中医文献中又称为（　　　）
   A. 白驳风　　　　　　B. 斑白　　　　　　C. 斑驳
   D. 白屑风　　　　　　E. 白驳

2. 白驳风的临床辨证分为（　　　）
   A. 肝郁化火证　　　　B. 肝肾不足证　　　C. 冲任失调证
   D. 肝郁气滞证　　　　E. 气血瘀滞证

二、填空题

1. 白驳风相当于西医学的 ＿＿＿＿＿，总由 ＿＿＿＿＿、＿＿＿＿＿ 所致。

2. 白驳风皮损呈白色或乳白色斑点或斑片，逐渐扩大，边界 ＿＿＿＿＿，周边色素常反见增加，患处毛发亦可 ＿＿＿＿＿。皮损大小不等，形态各异，常融合成片。

3. 白驳风一般应与 ＿＿＿＿＿、＿＿＿＿＿、＿＿＿＿＿ 相鉴别。

4. 白驳风临床上辨证分为 ＿＿＿＿＿、＿＿＿＿＿、＿＿＿＿＿ 三型。

5. 白驳风预防与护理中应坚持治疗，树立信心；愈后巩固治疗，防止复发。少吃 ＿＿＿＿＿＿ 含量高的蔬菜、水果，多吃豆类制品。

三、简答题

1. 什么是白驳风？其别名是什么？
2. 简述白驳风的中医病因病机。
3. 白驳风皮疹特点有哪些？
4. 白驳风气血瘀滞证如何选用治法、方药及加减？
5. 白驳风外治疗法可用哪些？

四、问答题

1. 白驳风如何进行辨证论治？
2. 临床上如何区别单纯糠疹、花斑癣、贫血痣及白驳风？

参考答案

一、选择题

（一）A₁型题

1.D　2.C　3.C　4.A　5.B　6.B　7.D　8.E　9.A　10.C　11.E

（二）A₂型题

1.A　2.C　3.D　4.B　5.A　6.E　7.C　8.B　9.B

（三）B₁型题

1.C　2.A　3.B　4.D　5.B　6.C

（四）X型题

1.ABCE　2.BDE

二、填空题

1.白癜风；气血失和；脉络瘀阻。

2.清楚；变白。

3.单纯糠疹；花斑癣；贫血痣。

4.肝郁气滞证；肝肾不足证；气血瘀滞证。

5.维生素C。

三、简答题

1.答：白驳风是指以皮肤出现大小不同、形态各异的白斑为主要临床表现的后天性限局性色素脱失性皮肤病。形态各异，与周围正常皮肤的交界处有色素沉淀圈，边界清楚；亦可泛发全身；慢性病程，易诊难治。中医文献中又称为"白癜""白驳""斑白""斑驳"等。

2.答：本病总由气血失和，脉络瘀阻所致。①肝郁气滞：情志内伤，肝气郁结，气机不畅，复感风邪，搏于肌肤。②肝肾不足：素体肝肾虚弱，或亡精失血，伤及肝肾，致肝肾不足，外邪侵入，郁于肌肤。③气滞血瘀：跌打损伤，化学灼伤，络脉瘀阻，毛窍闭塞，肌肤腠理失养，酿成白斑。

3.答：皮损呈白色或乳白色斑点或斑片，逐渐扩大，边界清楚，周边色素常反见增加，患处毛发亦可变白。皮损大小不等，形态各异，常融合成片。本病男女皆可罹患，可发于任何年龄、任何部位，尤以暴露及摩擦损伤部位多见，可对称或单侧分布，亦可沿神经走行呈节段性分布。

4.答：治法：活血化瘀，通经活络。方药：通窍活血汤加减。常用当归、川芎、红花、桃仁、鸡血藤、紫草、丹参、首乌藤、浮萍、白薇、白蒺藜、陈皮、木香、甘草等。跌打损伤后而发者，加乳香、没药；局部有刺痛者，加制鬼箭羽、白芷；发于下肢者，加牛膝、木瓜；病久者，加苏木、补骨脂。

5.答：外治疗法可用：① 30% 补骨脂酊外用，同时可配合日光照射 5～10 分钟，或紫外线照射，每日或隔日 1 次。②远志肉 12g，蜜糖 30g。放瓷碗内，并用皮纸密封，放在蒸锅内蒸后外用，日搽 2～3 次。

四、问答题

1.答：白驳风临床辨证主要分为 3 型：①肝郁气滞证。证候：白斑散在渐起，数目不定；伴有心烦易怒，胸胁胀痛，夜寐不安，女子月经不调；舌质正常或淡红，苔薄，脉弦。治法：疏肝理气，活血祛风。方药：逍遥散加减。②肝肾不足证。证候：多见于体虚或有家族史的患者。病史较长，白斑局限或泛发；伴头晕耳鸣，失眠健忘，腰膝酸软；舌质红，少苔，脉细弱。治法：滋补肝肾，养血祛风。方药：六味地黄丸加减。③气血瘀滞证。证候：多有外伤，病史缠绵。白斑局限或泛发，边界清楚，局部可有刺痛；舌质紫暗或有瘀斑、瘀点，苔薄白，脉涩。治法：活血化瘀，通经活络。方药：通窍活血汤加减。

2.答：①白驳风：男女皆可罹患，可发于任何年龄、任何部位，尤以暴露及摩擦损伤部位多见，可对称或单侧分布，亦可沿神经走行呈节段性分布。皮损呈白色或乳白色斑点或斑片，逐渐扩大，边界清楚，周边色素常反见增加，患处毛发亦可变白。皮损大小不等，形态各异，常融合成片。②单纯糠疹：皮损淡白或灰白，为局限性色素减退斑，上覆少量灰白色糠状鳞屑，边界不清；多发于面部，其他部位很少累及；儿童多见。③花斑癣：皮损淡白或紫白色，呈边界清楚的圆形或卵圆形，上覆细碎鳞屑，病变处毛发不变白色；皮损处真菌镜检可呈阳性；多发于颈、躯干、双上肢；男性青壮年或多汗者多见。④贫血痣：皮损淡白，为先天性局部血管功能缺陷，一般单侧分布，以手摩擦局部则周围皮肤发红而白斑不红；多发于躯干；女性出生时或幼年多见。

第二十二节　黧黑斑

习　题

一、选择题

（一）A₁ 型题

1.黧黑斑相当于西医学的（　　　）

　A. 雀斑　　　　　　　　　B. 阿狄森病　　　　　　　C. 黄褐斑

　D. 太田痣　　　　　　　　E. 色素失禁症

2. 黧黑斑最好发的人是（　　　）

　A. 儿童　　　　　　　　　B. 青年　　　　　　　　　C. 中年女性

　D. 男性　　　　　　　　　E. 老人

3. 下列哪项不属于黄褐斑的中医病名（　　　）

　A. 面尘　　　　　　　　　B. 肾斑　　　　　　　　　C. 黧黑斑

　D. 妊娠斑　　　　　　　　E. 肝斑

4. 关于黧黑斑的主要病机，下列说法哪项正确（　　　）

　A. 总由气血失和，脉络瘀阻所致

　B. 风邪束表所致

　C. 气血不能上荣于面

　D. 淤血阻络，肌肤失养

　E. 风湿热邪久滞，血虚生风化燥

5. 下列哪项不是黧黑斑的特点（　　　）

　A. 对称发生于颜面

　B. 皮损为淡褐色至深褐色的斑片

　C. 为分散而不融合的较小褐色斑点

　D. 无任何自觉症状

　E. 男女均可发生，多见于女性

6. 黧黑斑多与何脏腑有密切关系（　　　）

　A. 肝、肺、脾　　　　　　B. 脾、肾、胆　　　　　　C. 肺、脾、肾

　D. 肝、脾、肾　　　　　　E. 心、脾、肝

7. 西医学认为，黄褐斑多数与内分泌失调有关，可能与下列哪种有关（　　　）

　A. 雄激素　　　　　　　　B. 雌激素　　　　　　　　C. 性激素

　D. 肾上腺素　　　　　　　E. 糖皮质激素

8. 黧黑斑应与下列哪种疾病相鉴别（　　　）

　A. 雀斑　　　　　　　　　B. 黑点癣　　　　　　　　C. 多形红斑

　D. 脂溢性角化　　　　　　E. 太田痣

9. 多见于女性，斑色深褐，弥漫分布；伴有烦躁不安，胸胁胀满，经前乳房胀痛，月经不调，口苦咽干；舌质红，苔薄，脉弦细。此黧黑斑属于哪个证型（　　　）

　A. 肝郁气滞证　　　　　　B. 肝肾不足证　　　　　　C. 脾虚湿蕴证

　D. 气滞血瘀证　　　　　　E. 气血失和证

10. 下列哪种外用药可用于黧黑斑皮损（　　　）

　A. 青黛散　　　　　　　　B. 六一散　　　　　　　　C. 碧玉散

　D. 玉容散　　　　　　　　E. 茯苓散

11. 关于黧黑斑的预防与调护，以下哪项是错误的（　　　）

A. 保持乐观情绪，心情舒畅

B. 注意劳逸结合

C. 避免日光暴晒

D. 慎用含香料和药物性化妆品

E. 少食含维生素 C 的蔬菜、水果

（二）A₂ 型题

1. 某患者，女，32 岁，病史 2 年。面颧颊部斑色深褐，弥漫分布；伴有烦躁不安，胸胁胀满，经前乳房胀痛，月经不调，口苦咽干；舌质红，苔薄，脉弦细。宜选用以下何方（　　）

    A. 逍遥散　　　　　　B. 六味地黄丸　　　　　　C. 参苓白术散

    D. 桃红四物汤　　　　E. 通窍活血汤

2. 某患者，女，35 岁，病史 6 年。面颊及前额斑色褐黑，面色晦暗；伴有头晕耳鸣，腰膝酸软，失眠健忘，五心烦热；舌质红，少苔，脉细。宜选用以下何方（　　）

    A. 逍遥散　　　　　　B. 金匮肾气丸　　　　　　C. 六味地黄丸

    D. 参苓白术散　　　　E. 桃红四物汤

3. 某患者，女，36 岁，病史 8 年。面部斑色灰褐，状如尘土附着；伴有疲乏无力，纳呆困倦，月经色淡，白带量多；舌质淡胖边有齿痕，苔白腻，脉濡或细。属于黧黑斑哪个证型（　　）

    A. 肝郁气滞证　　　　B. 肝肾不足证　　　　　　C. 脾虚湿蕴证

    D. 气滞血瘀证　　　　E. 风邪束表证

4. 某患者，女，31 岁，病史 5 年。面部斑色灰褐或黑褐；伴有慢性肝病病史，月经色暗有血块，有痛经；舌质暗红有瘀斑，苔薄，脉涩。属于黧黑斑哪个证型（　　）

    A. 肝郁气滞证　　　　B. 肝肾不足证　　　　　　C. 脾虚湿蕴证

    D. 气滞血瘀证　　　　E. 风邪束表证

5. 某患者，男，37 岁，病史 3 年，面颊及前额黧黑斑深，外用可搽（　　）

    A. 玉容散　　　　　　B. 六一散　　　　　　　　C. 碧玉散

    D. 金黄散　　　　　　E. 茯苓散

6. 女性患者，33 岁，病史 5 年，面部淡褐色斑片，下列外治法哪项不适宜（　　）

A. 茯苓粉洗面

B. 白附子、白芷、滑石各 250g，共研细末，每日早晚蘸末搽面

C. 口服维生素 C

D. 中药面膜敷面

E. 表皮移植术

7. 某患者，女，43 岁，面部斑色灰褐或黑褐，边界清楚，诊断为（　　）

    A. 雀斑　　　　　　　B. 阿狄森病　　　　　　　C. 黄褐斑

    D. 瑞尔黑变病　　　　E. 太田痣

8. 某患者，女，26 岁，妊娠 36 周，自妊娠 12 周来面部起淡褐色斑片，边界清晰，其适宜的治疗方法是（　　）

　　A. 六味地黄丸口服　　　　B. 液氮冷冻　　　　　C. 表皮移植术
　　D. 按摩疗法　　　　　　　E. 针灸疗法

（三）B₁ 型题

　　A. 肝郁气滞证　　　　　　B. 肝肾不足证　　　　C. 脾虚湿蕴证
　　D. 气滞血瘀证　　　　　　E. 气血失和证

1. 黧黑斑斑色深褐，弥漫分布；伴有烦躁不安，胸胁胀满，经前乳房胀痛，月经不调，口苦咽干；舌质红，苔薄，脉弦细。属于（　　）

2. 黧黑斑斑色灰褐，状如尘土附着；伴有疲乏无力，纳呆困倦，月经色淡，白带量多；舌质淡胖边有齿痕，苔白腻，脉濡或细。属于（　　）

　　A. 逍遥散　　　　　　　　B. 六味地黄丸　　　　C. 参苓白术散
　　D. 桃红四物汤　　　　　　E. 通窍活血汤

3. 黧黑斑斑色褐黑，面色晦暗；伴有头晕耳鸣，腰膝酸软，失眠健忘，五心烦热；舌质红，少苔，脉细。宜选方（　　）

4. 黧黑斑斑色灰褐或黑褐；多伴有慢性肝病病史，或月经色暗有血块，或痛经；舌质暗红有瘀斑，苔薄，脉涩。宜选方（　　）

　　A. 足三里、气海　　　　　B. 足三里、气海　　　C. 三阴交、阴陵泉
　　D. 肺俞、脾俞　　　　　　E. 合谷、外关

5. 黧黑斑治疗，体针：取肝俞、肾俞、风池为主穴，迎香、太阳、曲池、血海为辅穴。脾虚加何种穴位（　　）

6. 黧黑斑治疗，体针：取肝俞、肾俞、风池为主穴，迎香、太阳、曲池、血海为辅穴。肾虚加何种穴位（　　）

（四）X 型题

1. 黄褐斑的中医学病名有哪些（　　）
　　A. 黧黑斑　　　　　　　　B. 妊娠斑　　　　　　C. 面尘
　　D. 肝斑　　　　　　　　　E. 雀斑
2. 黧黑斑中医基本治疗原则为（　　）
　　A. 疏肝　　　　　　　　　B. 健脾　　　　　　　C. 补肾
　　D. 温阳　　　　　　　　　E. 化瘀

二、填空题

1. 黧黑斑属于中医学"面尘"范畴，其中因肝病引起者称为 ＿＿＿＿＿，因妊娠而发病者称为 ＿＿＿＿＿。

2. 黧黑斑病因多与 ____、____、_____ 三脏关系密切，气血不能上荣于面为主要病机。

3. 黧黑斑临床应与 _____、_____、_____ 相鉴别。

4. 黧黑斑治疗以 _____、_____、_____、_____ 为基本治疗原则。临床应辨证论治，随症加减。

5. 黧黑斑西医治疗为口服或静脉注射 _____。

三、简答题

1. 简述黧黑斑的特点。

2. 简述黧黑斑的病因病机。

3. 简述黄褐斑的西医病因。

4. 简述黄褐斑的皮损特点。

5. 简述黄褐斑预防与调护要点。

四、问答题

1. 黧黑斑如何辨证论治？

2. 黧黑斑如何外治？

参考答案

一、选择题

（一）A₁ 型题

1.C　2.C　3.B　4.C　5.C　6.D　7.B　8.A　9.A　10.D　11.E

（二）A₂ 型题

1.A　2.C　3.C.　4.D　5.A　6.E　7.C　8.D

（三）B₁ 型题

1.A　2.C　3.B　4.D　5.A　6.C

（四）X 型题

1.ABCD　2.ABCE

二、填空题

1. 肝斑；妊娠斑。

2 肝；脾；肾。

3. 雀斑；阿狄森病；瑞尔黑变病。

4. 疏肝；健脾；补肾；化瘀。

5. 大剂量维生素C。

三、简答题

1. 答：黧黑斑是指由于皮肤色素沉着而在面部呈现局限性褐色斑的皮肤病。临床特点是：色斑对称分布，大小不定，形状不规则，边界清楚，无自觉症状，日晒后加重。本病好发于青中年女性，尤以孕妇或经血不调的妇女为多，男性亦可发病，部分患者可伴有其他慢性病史。一般夏季加重，冬季减轻。

2. 答：本病多与肝、脾、肾三脏关系密切，气血不能上荣于面为主要病机。①肝郁气滞：情志不畅导致肝郁气滞，气郁化热，熏蒸于面，灼伤阴血而生。②肝肾不足：本病女性患者较多，多为冲任失调，肝肾不足，水火不济，虚火上炎所致。③脾虚湿蕴：饮食不节，忧思过度，损伤脾胃，脾失健运，湿热内生，熏蒸而致病。④气滞血瘀：一些慢性疾病致营卫失和，气血运行不畅，气滞血瘀，面失所养而成。

3. 答：西医学认为，本病多数与内分泌失调有关，可能与雌激素和孕激素在体内增多，刺激黑素细胞分泌黑素和促进黑色素的沉着堆积有关。

4. 答：黄褐斑皮损对称发生于颜面，尤以两颊、额部、鼻、唇及颏等处为多见；皮损为淡褐色至深褐色、淡黑色斑片，大小不等，形状各异，孤立散在或融合成片，边缘较明显，一般多呈蝴蝶状。无自觉症状，病程不定，慢性经过。

5. 答：心情舒畅，保持乐观情绪，避免忧思恼怒；注意劳逸结合，睡眠充足，避免劳损；避免日光暴晒，慎用含香料和药物性化妆品，忌用刺激性药物及激素类药物；多食含维生素C的蔬菜、水果，忌食辛辣，忌烟酒。

四、问答题

1. 答：本病以疏肝、健脾、补肾、化瘀为基本治疗原则。临床应辨证论治，随症加减。

辨证论治：①肝郁气滞证。证候：多见于女性，斑色深褐，弥漫分布；伴有烦躁不安，胸胁胀满，经前乳房胀痛，月经不调，口苦咽干；舌质红，苔薄，脉弦细。治法：疏肝理气，活血消斑。方药：逍遥散加减。②肝肾不足证。证候：斑色褐黑，面色晦暗；伴有头晕耳鸣，腰膝酸软，失眠健忘，五心烦热；舌质红，少苔，脉细。治法：补益肝肾，滋阴降火。方药：六味地黄丸加减。③脾虚湿蕴证。证候：斑色灰褐，状如尘土附着；伴有疲乏无力，纳呆困倦，月经色淡，白带量多；舌质淡胖边有齿痕，苔白腻，脉濡或细。治法：健脾益气，祛湿消斑。方药：参苓白术散加减。④气滞血瘀证。证候：斑色灰褐或黑褐；多伴有慢性肝病病史，或月经色暗有血块，或痛经；舌质暗红有瘀斑，苔薄，脉涩。治法：理气活血，化瘀消斑。方药：桃红四物汤加减。

2. 答：外治疗法：①用玉容散粉末搽面，早、晚各1次。②用茯苓粉，每日1匙，洗面或外搽，早、晚各 1 次。③白附子、白芷、滑石各 250g，共研细末，每日早晚蘸末搽面。④赤芍、丹参、桃仁、红花、白及、僵蚕、白丁香、白附子等各等份，研成粉末，加适当基质配制成中药面膜，每次敷于面部 30 分钟，每日 1 次。

第二十三节　粉刺

习　题

一、选择题

（一）A₁型题

1. 下列哪项不是痤疮的中医学病名（　　　）
　　A. 肺风粉刺　　　　　　　B. 粉刺　　　　　　　C. 面疮
　　D. 酒刺　　　　　　　　　E. 青春痘
2. 关于肺风粉刺由"肺经血热而成"的观点见于（　　　）
　　A.《外科正宗》　　　　　　B.《疡医大全》　　　　C.《医宗金鉴》
　　D.《外科证治全书》　　　　E.《外科精义》
3. 早期粉刺的病因以下列哪一项为主（　　　）
　　A. 湿热　　　　　　　　　B. 肺热　　　　　　　C. 气滞
　　D. 痰瘀　　　　　　　　　E. 血瘀
4. 粉刺的典型皮损为（　　　）
　　A. 丘疹　　　　　　　　　B. 脓疱　　　　　　　C. 黑头粉刺
　　D. 囊肿　　　　　　　　　E. 结节
5. 下列关于聚合性痤疮的描述哪项不正确（　　　）
　　A. 感染部位较深
　　B. 皮损以毛囊性丘疹、白头粉刺为主
　　C. 可见紫红色结节、脓肿、囊肿皮损
　　D. 可呈橘皮样改变
　　E. 愈后留有瘢痕
6. 痤疮的西医学病因中下列哪项是错误的（　　　）
　　A. 内分泌　　　　　　　　B. 皮肤角化　　　　　C. 感染
　　D. 免疫　　　　　　　　　E. 遗传
7. 临床上粉刺辨证分为（　　　）
　　A. 肺经血热证、脾胃湿热证、痰湿瘀滞证
　　B. 痰瘀互结证、肺经血热证、脾胃湿热证

C. 肺经风热证、肠胃湿热证、痰瘀互结证

D. 肺经风热证、肠胃湿热证、痰湿瘀滞证

E. 脾虚湿蕴证、痰瘀互结证、气滞血瘀证

8. 粉刺肺经风热证的代表方为（　　　）

    A. 枇杷清肺饮　　　　　　　B. 银翘散　　　　　　　　C. 茵陈蒿汤

    D. 参苓白术散　　　　　　　E. 桃红四物汤

9. 痤疮脓肿、囊肿、结节较甚者，外治可用（　　　）

    A. 颠倒散茶调　　　　　　　B. 三黄洗剂外敷　　　　　C. 玉露散外敷

    D. 金黄膏外敷　　　　　　　E. 黄连膏外搽

10. 粉刺肠胃湿热证的代表方为（　　　）

    A. 枇杷清肺饮　　　　　　　B. 龙胆泻肝汤　　　　　　C. 茵陈蒿汤

    D. 参苓白术散　　　　　　　E. 桃红四物汤

11. 关于粉刺的调护，下列哪项是错误的（　　　）

    A. 保持大便通畅　　　　　　B. 经常用冷水洗脸　　　　C. 多食新鲜蔬菜、水果

    D. 不要滥用化妆品　　　　　E. 禁止用手挤压粉刺

（二）A$_2$ 型题

1. 某患者，男，24 岁。面部丘疹色红，也有脓疱，痒痛；伴口渴喜饮，大便秘结，小便短赤；舌质红，苔薄黄，脉弦滑。属于粉刺哪个证型（　　　）

    A. 肺经风热证　　　　　　　B. 肺经血热证　　　　　　C. 肠胃湿热证

    D. 脾胃湿热证　　　　　　　E. 痰湿瘀滞证

2. 某患者，男，19 岁。颜面、胸背部皮肤油腻，皮疹红肿疼痛，有脓疱；伴口臭、便秘、溲黄；舌质红，苔黄腻，脉滑数。属于粉刺哪个证型（　　　）

    A. 肺经风热证　　　　　　　B. 肺经血热证　　　　　　C. 肠胃湿热证

    D. 脾胃湿热证　　　　　　　E. 痰湿瘀滞证

3. 某患者，男，28 岁，病史十余年。面部皮疹颜色暗红，以结节、脓肿、囊肿、疤痕为主，也见窦道，经久难愈；伴纳呆腹胀；舌质暗红，苔黄腻，脉弦滑。属于粉刺哪个证型（　　　）

    A. 肺经风热证　　　　　　　B. 肠胃湿热证　　　　　　C. 脾胃湿热证

    D. 痰瘀互结证　　　　　　　E. 痰湿瘀滞证

4. 某患者，女，21 岁。面部丘疹、粉刺、脓疱，色红，痒痛；伴口渴喜饮，大便秘结，小便短赤；舌质红，苔薄黄，脉弦滑。应选何方（　　　）

    A. 银翘散　　　　　　　　　B. 枇杷清肺饮　　　　　　C. 茵陈蒿汤

    D. 参苓白术散　　　　　　　E. 桃红四物汤

5. 某患者，男，21 岁，病史 5 年。颜面、胸背部皮肤油腻，皮疹红肿疼痛，有脓疱；伴口臭、便秘、溲黄；舌质红，苔黄腻，脉滑数。应选何方（　　　）

    A. 龙胆泻肝汤　　　　　　　B. 枇杷清肺饮　　　　　　C. 茵陈蒿汤

　　　　D. 参苓白术散　　　　　　　　E. 桃红四物汤

　　6. 某患者，男，26岁，病史9年。面部皮疹颜色暗红，有结节、脓肿、囊肿、疤痕、窦道，经久难愈；伴纳呆腹胀；舌质暗红，苔黄腻，脉弦滑。应选何方（　　　）

　　　　A. 防风通圣丸　　　　　　　B. 枇杷清肺饮　　　　　　C. 茵陈蒿汤
　　　　D. 参苓白术散　　　　　　　E. 二陈汤合桃红四物汤

　　7. 某患者，女，23岁，面部散在丘疹，色红，分布较多，外治药宜用（　　　）

　　　　A. 黄连膏　　　　　　　　　B. 颠倒散　　　　　　　　C. 玉露散
　　　　D. 金黄膏　　　　　　　　　E. 三黄洗剂

　　8. 某患者，男，25岁，面部脓肿、囊肿、结节较甚，疼痛，外治药宜用（　　　）

　　　　A. 三黄洗剂　　　　　　　　B. 颠倒散　　　　　　　　C. 玉露散
　　　　D. 金黄膏　　　　　　　　　E. 黄连膏

（三）B₁型题

　　　　A. 痤疮　　　　　　　　　　B. 职业性痤疮　　　　　　C. 酒齄鼻
　　　　D. 颜面播散性粟粒性狼疮　　E. 毛囊炎

　　1. 好发于青年人，以颜面、胸、背等处见丘疹，顶端如刺状，可挤出白色碎米样粉汁为主的毛囊、皮脂腺的慢性炎症，诊断为（　　　）

　　2. 多见于壮年人，皮疹分布以鼻准、鼻翼为主，两颊、前额也可发生，不累及其他部位，无黑头粉刺，患部潮红、充血，常伴有毛细血管扩张，诊断为（　　　）

　　　　A. 银翘散　　　　　　　　　B. 枇杷清肺饮　　　　　　C. 茵陈蒿汤
　　　　D. 参苓白术散　　　　　　　E. 二陈汤合桃红四物汤

　　3. 粉刺丘疹色红，或有痒痛，或有脓疱；伴口渴喜饮，大便秘结，小便短赤；舌质红，苔薄黄，脉弦滑。应选何方（　　　）

　　4. 粉刺皮疹颜色暗红，以结节、脓肿、囊肿、疤痕为主，或见窦道，经久难愈；伴纳呆腹胀；舌质暗红，苔黄腻，脉弦滑。应选何方（　　　）

　　　　A. 颠倒散　　　　　　　　　B. 玉露散　　　　　　　　C. 三黄洗剂
　　　　D. 金黄膏　　　　　　　　　E. 黄连膏

　　5. 粉刺丘疹色红，皮疹较多者，外用药宜用（　　　）

　　6. 粉刺皮疹顽固，脓肿、囊肿、结节较甚者，外用药宜用（　　　）

（四）X型题

　　1. 下列哪些是痤疮的中医学病名（　　　）

　　　　A. 肺风粉刺　　　　　　　　B. 粉刺　　　　　　　　　C. 青春痘
　　　　D. 酒刺　　　　　　　　　　E. 面疮

　　2. 下列哪些是粉刺的中医证型（　　　）

A.肺经风热证   B.肺经血热证   C.肠胃湿热证

D.脾胃湿热证   E.痰湿瘀滞证

二、填空题

1.粉刺的病因早期以 _____ 、 _____ 为主，晚期有 _____ 。

2.粉刺好发于颜面、颈、胸背等处，皮损初起为针头大小的毛囊性 _____ ，___ 有白头或为黑头。

3.痤疮如感染部位较深，可出现紫红色结节、脓肿、囊肿，甚至破溃形成窦道和疤痕，或呈橘皮样改变，常伴皮脂溢出，这种严重者称 _____ 。

4.痤疮临床应与 _____ 、 _____ 、 _____ 相鉴别。

5.粉刺肠胃湿热证的证候是颜面、胸背部皮肤油腻，皮疹红肿疼痛，或有脓疱；伴口臭、便秘、溲黄；舌质红，苔黄腻，脉滑数。治法是 _____ 。方选 _____ 加减。

三、简答题

1.简述粉刺的临床特点。

2.简述粉刺的中医病因病机。

3.粉刺的皮损有哪些？

4.简述粉刺的外治疗法。

5.简述粉刺的预防与护理要点。

四、问答题

1.痤疮如何鉴别诊断？

2.粉刺如何辨证论治？

五、病例分析题

刘某，女，18岁。

主诉：面部皮肤起疹二年余，加重1周。

现病史：患者2年多前面部皮肤起丘疹、脓疱，反复发作，经前尤甚，经后减轻，未经治疗。1周前，因食火锅后皮疹加重，数量增多，皮疹增大，疼痛，前来皮肤科门诊治疗。患者乳房持续疼痛，伴有胸闷胁胀。患者月经周期尚正常，经量少，经行腹痛。无乳腺癌家族史。伴口渴喜饮，大便秘结，小便短赤。

检查：额部及两侧颧颊、下颌等处有较多粟米至绿豆大小毛囊性丘疹、脓疱，色红，部分皮疹红肿。舌质红，苔薄黄，脉弦滑。

问题：

（1）该患者的中、西医诊断是什么？

（2）该患者的中医证型是什么？

（3）此病需与哪些疾病做鉴别诊断？
（4）针对本例患者，宜采取的治法、方药有哪些（包含外治法）？

参考答案

一、选择题

（一）A₁ 型题

1.E　2.C　3.B　4.C　5.B　6.B　7.D　8.A　9.D　10.C　11.B

（二）A₂ 型题

1.A　2.C　3.E　4.B　5.C　6.E　7.B　8.D

（三）B₁ 型题

1.A　2.C　3.B　4.E　5.A　6.D

（四）X 型题

1.ABDE　2.ACE

二、填空题

1.肺热；肠胃湿热；痰瘀。
2.丘疹；粉刺。
3.聚合型痤疮。
4.酒齄鼻；职业性痤疮；颜面播散性粟粒性狼疮。
5.清热除湿解毒；茵陈蒿汤。

三、简答题

1.答：粉刺是一种以颜面、胸、背等处见丘疹顶端如刺状，可挤出白色碎米样粉汁为主的毛囊、皮脂腺的慢性炎症。临床特点是：丘疹、脓疱等皮疹多发于颜面、前胸、后背等处，常伴有皮脂溢出。多见于青春期男女。

2.答：本病早期以肺热及肠胃湿热为主，晚期有痰瘀。①肺经风热：素体阳热偏盛，肺经蕴热，复受风邪，熏蒸面部而发。②肠胃湿热：过食辛辣肥甘厚味，肠胃湿热互结，上蒸颜面而致。③痰湿瘀滞：脾气不足，运化失常，湿浊内停，郁久化热，热灼津液，煎炼成痰，湿热瘀痰凝滞肌肤而发。

3.答：皮损初起为针头大小的毛囊性丘疹，或为白头粉刺、黑头粉刺，可挤出白色或淡黄色脂栓，因感染而成红色小丘疹，顶端可出现小脓疱。愈后可留暂时性色素沉着或轻度凹陷性疤痕。严重者称聚合型痤疮，感染部位较深，出现紫红色结节、脓肿、囊肿，甚至破溃形成窦道和疤痕，或呈橘皮样改变，常伴皮脂溢出。

4. 答：粉刺的外治疗法：①皮疹较多者可用颠倒散茶水调涂患处，每日2次，或每晚涂1次，次晨洗去。②脓肿、囊肿、结节较甚者，可外敷金黄膏，每日2次。

5. 答：经常用温水、硫黄皂洗脸，皮脂较多时可每日洗2～4次；忌食辛辣刺激性食物，如辣椒、酒类；少食油腻、甜食；多食新鲜蔬菜、水果；保持大便通畅；不要滥用化妆品，有些粉质化妆品会堵塞毛孔，造成皮脂淤积而成粉刺；禁止用手挤压粉刺，以免炎症扩散，愈后遗留凹陷性疤痕。

四、问答题

1. 答：痤疮的鉴别诊断：①酒齄鼻：多见于壮年人；皮疹分布以鼻准、鼻翼为主，两颊、前额也可发生，不累及其他部位；无黑头粉刺，患部潮红、充血，常伴有毛细血管扩张。②职业性痤疮：常发生于接触沥青、煤焦油及石油制品的工人，同工种的人往往多发生同样损害；丘疹密集，伴毛囊角化；除面部外，其他接触部位如手背、前臂、肘部亦有发生。③颜面播散性粟粒性狼疮：多见于成年人；损害为粟粒大小淡红色、紫红色结节，表面光滑，对称分布于颊部、眼睑、鼻唇沟等处；用玻片压之可呈苹果酱色。

2. 答：本病以清热祛湿为基本治疗原则，或配合化痰散结、活血化瘀等法，内、外治相结合。①肺经风热证。证候：丘疹色红，或有痒痛，或有脓疱；伴口渴喜饮，大便秘结，小便短赤；舌质红，苔薄黄，脉弦滑。治法：疏风清肺。方药：枇杷清肺饮加减。②肠胃湿热证。证候：颜面、胸背部皮肤油腻，皮疹红肿疼痛，或有脓疱；伴口臭，便秘，溲黄；舌质红，苔黄腻，脉滑数。治法：清热除湿解毒。方药：茵陈蒿汤加减。③痰湿瘀滞证。证候：皮疹颜色暗红，以结节、脓肿、囊肿、疤痕为主，或见窦道，经久难愈；伴纳呆腹胀；舌质暗红，苔黄腻，脉弦滑。治法：除湿化痰，活血散结。方药：二陈汤合桃红四物汤加减。

五、病例分析题

答：（1）中医诊断：粉刺；西医诊断：寻常痤疮。

（2）证型：肺经风热证。素体阳热偏盛，肺经蕴热，复受风邪，熏蒸面部而发。

（3）与以下病相鉴别诊断：①酒齄鼻：多见于壮年人；皮疹分布以鼻准、鼻翼为主，两颊、前额也可发生，不累及其他部位；无黑头粉刺，患部潮红、充血，常伴有毛细血管扩张。②职业性痤疮：常发生于接触沥青、煤焦油及石油制品的工人，同工种的人往往多发生同样损害；丘疹密集，伴毛囊角化；除面部外，其他接触部位如手背、前臂、肘部亦有发生。（3）颜面播散性粟粒性狼疮：多见于成年人；损害为粟粒大小淡红色、紫红色结节，表面光滑，对称分布于颊部、眼睑、鼻唇沟等处；用玻片压之可呈苹果酱色。

（4）治法：疏风清肺。用枇杷清肺饮加减。常用药物：枇杷叶、桑白皮、黄连、黄芩、生地黄、赤芍、牡丹皮、地骨皮、生山栀、生甘草等。伴口渴喜饮者，加生石膏、天花粉；大便秘结者，加生大黄；脓疱多者，加紫花地丁、白花蛇舌草；经前加重者，加香附、益母草、当归。外用药可用颠倒散茶水调涂患处，每日2次，或每晚涂1次，次晨洗去。

第二十四节 白屑风

习 题

一、选择题

(一) A₁ 型题

1.发生在头皮的慢性皮肤病，因白屑层层飞扬而定名为（ ）

    A.白屑风   B.白疕   C.白驳风

    D.白癣   E.白色糠疹

2.白屑风好发年龄为（ ）

    A.儿童   B.青少年   C.青壮年

    D.中年   E.中老年

3.古代文献提出白屑风"此皆起于热体当风，风热所化"，出自哪本古医籍（ ）

    A.《医宗金鉴》   B.《疡科心得集》   D.《外科征治全书》

    E.《外科真诠》

4.白屑风的中医病因病机为（ ）

    A.气血失和，络脉瘀阻所致

    B.气血不能上荣头面所致

    C.风湿热邪久滞，血虚生风化燥

    D.素体湿热内蕴，感受风邪所致

    E.禀赋不足，肝肾亏损而成

5.关于白屑风的描述下列哪项是错误的（ ）

    A.患者以青壮年为多

    B.临床上分为局限性和泛发性

    C.好发于皮脂腺丰富部位

    D.头皮有堆叠飞起的油腻鳞屑

    E.头发也可稀疏、变细、变软，容易折断和脱落

6.白屑风哪项不是油性者的临床表现（ ）

    A.发生在皮脂腺丰富的头皮和颜面等处

B. 皮肤表现为油腻发亮

C. 头皮毛发油腻

D. 堆积很厚的银白色鳞屑

E. 头发稀疏、细软、脱落、秃顶

7. 白屑风哪项不是干性者的临床表现（　　　）

A. 头皮有堆叠飞起的油腻鳞屑

B. 皮肤表现为油腻发亮，手摸之有油黏的感觉

C. 头发稀疏、变细、变软

D. 瘙痒

E. 头皮可检出芽生孢子菌

8. 白屑风湿热蕴结证的证候为皮损是潮红斑片，有油腻性痂屑，甚至糜烂、渗出；伴口苦口黏，脘腹痞满，小便短赤，大便臭秽；舌质红，苔黄腻，脉滑数。应选何方（　　　）

A. 龙胆泻肝汤 　　　　　B. 参苓白术散 　　　　　C. 防风通圣丸

D. 当归饮子 　　　　　E. 消风散

9. 白屑风多发于头面部，为淡红色斑片，干燥、脱屑、瘙痒，受风加重，或头皮瘙痒，头屑多，毛发干枯脱落；伴口干口渴，大便干燥；舌质偏红，苔薄白或黄，脉细数。属于何种证型（　　　）

A. 湿热蕴结证 　　　　　B. 风热血燥证 　　　　　C. 肝肾不足证

D. 脾胃湿热证 　　　　　E. 肺经风热证

10. 白屑风干性皮损在头皮者，外用药可用（　　　）

A. 白屑风酊 　　　　　B. 止痒酊 　　　　　C. 痤疮洗剂

D. 颠倒散 　　　　　E. 三黄洗剂

11. 白屑风患者的饮食禁忌中哪项是错误的（　　　）

A. 荤腥、油腻 　　　　　B. 甘甜食品 　　　　　C. 豆制品

D. 浓茶、咖啡 　　　　　E. 辛辣、酒类

（二）A₂ 型题

1. 某患者，男，24 岁。头面皮肤为潮红斑片 2 个月，有油腻性痂屑，糜烂、渗出；伴口苦口黏，脘腹痞满，小便短赤，大便臭秽；舌质红，苔黄腻，脉滑数。属于白屑风何种证型（　　　）

A. 湿热蕴结证 　　　　　B. 风热血燥证 　　　　　C. 风热蕴结证

D. 肺经风热证 　　　　　E. 脾胃湿热证

2. 某患者，男，31 岁，病史 6 年。发于头面部，有淡红色斑片，干燥、脱屑、瘙痒，头屑多，毛发干枯脱落；伴口干口渴，大便干燥；舌质偏红，苔薄白或黄，脉细数。属于白屑风何种证型（　　　）

A. 湿热蕴结证 　　　　　B. 风热血燥证 　　　　　C. 风热蕴结证

D. 肺经风热证　　　　　　　　E. 血虚风燥证

3.某患者，男，19岁。头面部皮疹1个月，油腻性痂屑，潮红、糜烂、渗出；伴口苦，脘腹胀满，小便短赤，大便臭秽；舌质红，苔黄腻，脉滑数。治疗方剂应选（　　　）

A. 防风通圣丸　　　　　B. 参苓白术散　　　　　C. 龙胆泻肝汤

D. 当归饮子　　　　　　E. 消风散

4.某患者，女，34岁，病史5年。发于头面部，有淡红色斑片，皮肤干燥、脱屑，头屑多，瘙痒，毛发干枯脱落；口干渴，大便干燥；舌质偏红，苔薄白或黄，脉细数。治疗方剂应选（　　　）

A. 消风散合防风通圣丸　　B. 消风散合参苓白术散　　C. 消风散合当归饮子

D. 消风散合龙胆泻肝汤　　E. 消风散合六味地黄丸

5.某患者，男，33岁，头皮白屑风，有红斑、丘疹、脱屑，瘙痒，外用药宜用（　　　）

A. 止痒酊　　　　　　　B. 三黄洗剂　　　　　　C. 痤疮洗剂

D. 颠倒散　　　　　　　E. 白屑风酊

6.某患者，女，24岁，面部红斑，丘疹，脱屑，瘙痒，外用药宜用（　　　）

A. 炉甘石洗剂　　　　　B. 痤疮洗剂　　　　　　C. 三黄洗剂

D. 玉露散　　　　　　　E. 白屑风酊

7.某患者，女，27岁，头面部白屑风，属于风热血燥证，治法以祛风清热、养血润燥为主，方用消风散合当归饮子加减，如瘙痒较重者，可加何药（　　　）

A. 玄参、麦冬　　　　　B. 白鲜皮、刺蒺藜　　　C. 牡丹皮、金银花

D. 天花粉、青蒿　　　　E. 桑白皮、蒲公英

8.某患者，男，36岁，头皮白屑风，皮肤油腻，脱屑，潮红，糜烂，预防及护理中哪项是错误的（　　　）

A. 生活规律　　　　　　B. 睡眠充足　　　　　　C. 保持大便通畅

D. 清淡饮食　　　　　　E. 碱性肥皂清洗

（三）B₁型题

A. 白疕　　　　　　　　B. 白驳风　　　　　　　C. 白秃疮

D. 油风　　　　　　　　E. 游风

1.皮损多在肘、膝关节的伸侧面，头发也可发生，但损害为边界清楚的红斑，其上堆集很厚的银白色鳞屑，搔抓后可见到露水珠样出血点，身体其他部位有典型红斑鳞屑皮损。临床应考虑（　　　）

2.多见于儿童，头部有灰白色鳞屑斑片，其上有长短不齐的断发，发根有白色菌鞘；真菌检查呈阳性，Wood灯光下呈亮绿色荧光。临床应考虑（　　　）

A. 清热解毒，利湿止痒　　B. 清热利湿，健脾和胃　　C. 祛风清热，养血润燥

D. 清热利湿，养血润燥　　E. 祛风清热，健脾和胃

3. 白屑风证候为皮损是潮红斑片，有油腻性痂屑，甚至糜烂、渗出；伴口苦口黏，脘腹痞满，小便短赤，大便臭秽；舌质红，苔黄腻，脉滑数。其治法应为（　　　）

4. 白屑风证候为多发于头面部，为淡红色斑片，干燥、脱屑、瘙痒，受风加重，或头皮瘙痒，头屑多，毛发干枯脱落；伴口干口渴，大便干燥；舌质偏红，苔薄白或黄，脉细数。其治法应为（　　　）

（四）X 型题

1. 白屑风的临床表现主要有下列哪些（　　　）

　　A. 皮肤油腻

　　B. 头发稀疏、细软、脱落、秃顶

　　C. 发根有白色菌鞘

　　D. 头皮有堆叠飞起的油腻鳞屑

　　E. 搔抓后可见到露水珠样出血点

2. 脂溢性皮炎的西医病因与以下哪些因素有关（　　　）

　　A. 精神因素　　　　　　B. 嗜食辛辣油腻　　　　　C. 嗜酒

　　D. 维生素 B 族缺乏　　　E. 便秘

二、填空题

1. 白屑风相当于西医学的 ＿＿＿＿＿＿。

2. 白屑风主要病因为 ＿＿＿＿＿＿，＿＿＿＿＿＿ 所致。

3. 与白屑风主要鉴别诊断的疾病是 ＿＿＿＿＿、＿＿＿＿＿。

4. 白屑风的辨证分型有 ＿＿＿＿＿＿、＿＿＿＿＿。

5. 白屑风多见于 ＿＿＿＿＿＿，发生在丰富的 ＿＿＿＿＿＿ 头皮和颜面等处。

三、简答题

1. 简述白屑风的特点。

2. 简述白屑风的中医病因病机。

3. 简述脂溢性皮炎的西医病因。

4. 简述白屑风的鉴别诊断。

5. 简述白屑风预防与调护要点。

四、问答题

1. 白屑风的主要临床表现是什么？

2. 白屑风如何辨证论治？

参考答案

一、选择题

（一）A₁ 型题

1.A　2.C　3.C　4.D　5.B　6.D　7.B　8.A　9.B　10.A　11.C

（二）A₂ 型题

1.A　2.B　3.C　4.C　5.E　6.B　7.B　8.E

（三）B₁ 型题

1.A　2.C　3.B　4.C

（四）X 型题

1.ABD　2.ABCD

二、填空题

1.脂溢性皮炎。
2.素体湿热内蕴；感受风邪。
3.头皮白疕；白秃疮。
4.湿热蕴结证；风热血燥证。
5.青壮年；皮脂腺。

三、简答题

1.答：本病是一种发生在头皮的慢性疾病，因白屑层层飞扬而定名为白屑风。以毛囊口棘状隆起，糠状鳞屑为特征，一般无自觉症状，或有轻度瘙痒，病程长，青壮年患者最多，或在乳儿期发生。本病相当于西医学的脂溢性皮炎。

2.答：本病主要因素体湿热内蕴，感受风邪所致。①湿热上蒸：湿为重浊之邪，常夹风、热等，以热为多，湿热互结，循经上行，加之恣食肥甘油腻、辛辣之品，以致脾胃运化失常，化湿生热，湿热蕴阻肌肤而成。②风热血燥：风热之邪外袭，郁久耗伤阴血，阴伤血燥；或平素血燥之体，复感风热之邪，血虚生风，风热燥邪蕴阻肌肤，肌肤失于濡养而致。

3.答：西医学认为，本病与皮脂溢出过度引发炎症有关。精神因素、嗜食辛辣油腻、维生素 B 族缺乏、嗜酒等可加重本病。

4.答：①头皮白疕：皮损多在肘、膝关节的伸侧面，头发也可发生，但损害为边界清楚的红斑，其上堆集很厚的银白色鳞屑，搔抓后可见到露水珠样出血点，身体其他部位有典型白疕皮损。②白秃疮：多见于儿童，头部有灰白色鳞屑斑片，其上有长短不齐的断发，发根有白色菌鞘；真菌检查呈阳性，Wood 灯光下呈亮绿色荧光。

5. 答：忌食荤腥、油腻，少食甘甜、辛辣及浓茶、咖啡、酒等，多食水果、蔬菜。生活规律，睡眠充足，保持大便通畅。避免搔抓、烫洗，不用刺激性强的肥皂外洗。

四、问答题

1. 答：①油性皮脂溢出症多见于青壮年，发生在皮脂腺丰富的头皮和颜面等处。皮肤表现为油腻发亮，手摸之有油黏的感觉，鼻部如涂上一层油，毛囊口扩大，能挤出黄白色的粉汁。头皮毛发油腻，或头屑多，瘙痒，继而头发稀疏、细软、脱落、秃顶。20～40 岁最重。②干性皮脂溢出症多发于头皮部，头皮有堆叠飞起的油腻鳞屑，抓之如下雪样飘落，头发也可稀疏、变细、变软，容易折断和脱落。有不同程度的瘙痒。本病多病程缓慢，但常有急性发作。

2. 答：①湿热蕴结证。证候：皮损为潮红斑片，有油腻性痂屑，甚至糜烂、渗出；伴口苦口黏，脘腹痞满，小便短赤，大便臭秽；舌质红，苔黄腻，脉滑数。治法：清热利湿，健脾和胃。方药：龙胆泻肝汤加减。②风热血燥证。证候：多发于头面部，为淡红色斑片，干燥、脱屑、瘙痒，受风加重，或头皮瘙痒，头屑多，毛发干枯脱落；伴口干口渴，大便干燥；舌质偏红，苔薄白或黄，脉细数。治法：祛风清热，养血润燥。方药：消风散合当归饮子加减。

第二十五节 酒齄鼻

习 题

一、选择题

（一）A₁ 型题

1. 下列哪个是酒齄鼻的西医学病名（ ）
   A. 油风　　　　　B. 玫瑰痤疮　　　　　C. 脂溢性皮炎
   D. 聚合性痤疮　　　E. 红鼻

2. 古代文献中提出酒齄鼻"此由饮酒，热势冲面而遇风冷之气相搏所生"，出自何书（ ）
   A.《外科正宗》　　　B.《肘后备急方》　　　C.《医宗金鉴》
   D.《诸病源候论》　　E.《外科证治全书》

3. 下列哪项不是酒齄鼻的中医学病因（ ）
   A. 体内郁热　　　　B. 肺经风热　　　　　C. 肺胃热盛

D. 热毒蕴肤　　　　　　　　E. 气滞血瘀

4. 下列哪项不是酒齄鼻的西医学病因（　　　）

    A. 皮脂溢出　　　　　　B. 胃肠功能紊乱　　　　C. 幽门螺杆菌感染

    D. 毛囊虫寄生　　　　　E. 嗜食辛辣、饮酒等

5. 酒齄鼻的皮损是（　　　）

    A. 针头大小的毛囊性丘疹，或为白头粉刺、黑头粉刺

    B. 持续性红斑及毛细血管扩张

    C. 上覆片状白色糠秕状鳞屑的基底潮红斑

    D. 多角形扁平丘疹，融合扩大成片，呈苔藓样变

    E. 粟米大小的淡红色、紫红色结节，表面光滑

6. 酒齄鼻的初期表现是鼻尖部出现（　　　）

    A. 暂时性阵发性红斑　　　B. 明显毛细血管扩张　　　C. 脓疱

    D. 鼻部组织增厚　　　　　E. 结节增生

7. 下列哪项不是酒齄鼻的临床特点（　　　）

    A. 多发生于中年人，男女均可发病，以女性为多见

    B. 皮损以颜面中央持续性红斑和毛细血管扩张，伴丘疹、脓疱、鼻赘

    C. 根据症状临床可分为红斑型、丘疹脓疱型、鼻赘型

    D. 皮损为基底潮红的大小不等的斑片，上覆片状白色糠秕状鳞屑

    E. 好发于鼻尖、鼻翼、两颊、前额等部位

8. 酒齄鼻的辅助检查中，哪项具有临床意义（　　　）

    A. 查到双球菌　　　　　B. 查到芽生孢子　　　　C. 查到幽门螺杆菌

    D. 查到疥螨　　　　　　E. 查到蠕形螨

9. 酒齄鼻皮损以红斑、丘疹为主者，外用药可选用（　　　）

    A. 炉甘石洗剂　　　　　B. 三黄洗剂　　　　　　C. 颠倒散洗剂

    D. 3% 硼酸溶液　　　　　E. 痤疮洗剂

10. 酒齄鼻鼻赘形成者，外治可用（　　　）

    A. 一扫光外搽　　　　　B. 四黄膏外搽　　　　　C. 三棱针刺破放血

    D. 1% 甲硝唑霜外用　　　E. 金黄膏外敷

11. 关于酒齄鼻的预防与调护，下列哪项是错误的（　　　）

    A. 避免过冷、过热、不洁物等刺激

    B. 精神紧张

    C. 忌食辛辣酒类等刺激性食物

    D. 禁用各种化妆品

    E. 保持大便通畅

（二）A₂ 型题

1. 某患者，男，36 岁。面部红斑 3 个月，发于鼻尖或两翼，压之退色；常嗜酒，

伴口干、便秘；舌质红，苔薄黄，脉弦滑。其属于酒齄鼻何证型（　　）

　　A.肺经风热证　　　　　　B.肺胃热盛证　　　　　C.热毒蕴肤证

　　D.气滞血瘀证　　　　　　E.痰瘀互结证

　2.某患者，女，34岁。病史一年余，面鼻部红斑上出现痤疮样丘疹、脓疱，毛细血管扩张明显，局部灼热；伴口干，便秘；舌质红，苔黄，脉数。其属于酒齄鼻何证型（　　）

　　A.肺胃热盛证　　　　　　B.肺经风热证　　　　　C.热毒蕴肤证

　　D.气滞血瘀证　　　　　　E.痰瘀互结证

　3.某患者，女，38岁。病史2年，鼻部及周围起丘疹、脓疱，毛细血管扩张明显，局部灼热；伴口干，便秘；舌质红，苔黄，脉数。其治法是（　　）

　　A.清泄肺胃积热　　　　　B.清热解毒凉血　　　　C.清肝泻脾利湿

　　D.清利湿热解毒　　　　　E.活血化瘀散结

　4.某患者，男，46岁。鼻部起疹十余年，可见鼻部组织增生，呈结节状，毛孔扩大；舌质红，脉沉缓。其治法是（　　）

　　A.清泄肺胃积热　　　　　B.清热解毒凉血　　　　C.清肝泻脾利湿

　　D.活血化瘀散结　　　　　E.祛痰软坚化瘀

　5.某患者，女，41岁。病史3个月，鼻尖或两翼起红斑，压之可退色；经常饮酒，伴口干、便秘；舌质红，苔薄黄，脉弦滑。治疗宜选何方（　　）

　　A.枇杷清肺饮　　　　　　B.黄连解毒汤　　　　　C.凉血四物汤

　　D.通窍活血汤　　　　　　E.五神汤

　6.某患者，男，53岁。鼻部起疹15年，现鼻部皮肤增厚，呈结节状，毛孔扩大；舌质略红，有紫气，脉沉缓。治疗宜选何方（　　）

　　A.枇杷清肺饮　　　　　　B.黄连解毒汤　　　　　C.凉血四物汤

　　D.通窍活血汤　　　　　　E.血府逐瘀汤

　7.患者女性，35岁，酒齄鼻1年，鼻部有红斑、丘疹，外治宜用（　　）

　　A.颠倒散外搽　　　　　　B.四黄膏外搽　　　　　C.三黄洗剂外用

　　D.1%甲硝唑霜外用　　　　E.金黄膏外敷

　8.患者男性，38岁，酒齄鼻3年，鼻部有丘疹、脓疱，外治宜用（　　）

　　A.颠倒散外搽　　　　　　B.四黄膏外搽　　　　　C.三黄洗剂外用

　　D.玉露膏外用　　　　　　E.一扫光外敷

（三）B₁型题

　　A.红斑、毛细血管扩张

　　B.丘疹、脓疱

　　C.鼻尖部肥大，形成大小不等的结节状隆起

　　D.白头粉刺、黑头粉刺

　　E.基底潮红的红斑，上覆鳞屑

1. 酒齄鼻早期的表现是（　　　）
2. 酒齄鼻晚期的表现是（　　　）

　　A. 枇杷清肺饮　　　　　　　　B. 黄连解毒汤合凉血四物汤
　　C. 通窍活血汤　　　　　　　　D. 龙胆泻肝汤　　　　　E. 血府逐瘀汤
3. 酒齄鼻热毒蕴肤证治疗方剂可选（　　　）
4. 酒齄鼻气滞血瘀证治疗方剂可选（　　　）

　　A. 四黄膏外涂　　　　　　　　B. 三黄洗剂外用　　　　　C. 一扫光外搽
　　D. 金黄膏外敷　　　　　　　　E. 玉露膏外涂
5. 酒齄鼻鼻部有红斑、丘疹者，可选用（　　　）
6. 酒齄鼻鼻部有脓疱者，可选用（　　　）

（四）X 型题

1. 西医学病名玫瑰痤疮相当于中医学的哪些病名（　　　）
　　A. 粉刺　　　　　　　　　　　B. 酒齄鼻　　　　　　　　C. 赤鼻
　　D. 酒刺　　　　　　　　　　　E. 酒糟鼻
2. 酒齄鼻的临床分期有哪些（　　　）
　　A. 红斑型　　　　　　　　　　B. 丘疹脓疱型　　　　　　C. 丘疹型
　　D. 脓疱型　　　　　　　　　　E. 鼻赘型

二、填空题

1. 酒齄鼻是发生于鼻及面部中央以 _____ 和 _____ 为特点的慢性皮肤病。
2. 酒齄鼻的西医学病名为 _____、_____。
3. 酒齄鼻的病因早期往往为 _____，日久则为 _____。
4. 酒齄鼻的临床分型为 _____ 型、_____ 型、_____ 型三型。
5. 酒齄鼻的中医治疗以 _____、_____ 为基本治疗原则。

三、简答题

1. 简述酒齄鼻的特点。
2. 简述酒齄鼻的中医病因病机。
3. 简述酒齄鼻的鉴别诊断。
4. 简述酒齄鼻的治疗原则。
5. 简述酒齄鼻的预防与调护要点。

四、问答题

1. 酒齄鼻的临床表现和分型是什么？

2.酒齄鼻如何辨证论治？

参考答案

一、选择题

（一）A₁型题

1.B　2.D　3.B　4.C　5.B　6.A　7.D　8.E　9.C　10.C　11.D

（二）A₂型题

1.B　2.C　3.B　4.D　5.A　6.D　7.A　8.B

（三）B₁型题

1.A　2.C　3.B　4.C　5.C　6.A

（四）X型题

1.BCE　2.ABE

二、填空题

1.红斑；毛细血管扩张。

2.酒渣鼻；玫瑰痤疮。

3.体内郁热；气滞血瘀。

4.红斑；丘疹脓疱；鼻赘。

5.清泄肺胃积热；理气活血化瘀。

三、简答题

1.答：酒齄鼻是发生于鼻及面部中央以红斑和毛细血管扩张为特点的慢性皮肤病。临床特点是：鼻及颜面中央部持续性红斑和毛细血管扩张，伴丘疹、脓疱、鼻赘。多发生于中年人，男女均可发病，以女性为多见。

2.答：本病早期往往为体内郁热，日久则为气滞血瘀。①肺胃热盛：由肺胃积热上蒸，复遇风寒外袭，血瘀凝结而成。②热毒蕴肤：本病多发于嗜酒之人，酒气熏蒸，热毒凝结于鼻，复遇风寒之邪，交阻肌肤所致。③气滞血瘀：热毒日久瘀阻鼻面，气滞血瘀，毒邪聚而不散所致。

3.答：酒齄鼻的鉴别诊断：①粉刺：多发于青春期男女；常见于颜面、前胸、背部，鼻部常不侵犯；皮损为散在性红色丘疹，可伴有黑头粉刺。②面游风：分布部位较为广泛，不只局限于面部；有油腻性鳞屑，不发生毛细血管扩张；常有不同程度的瘙痒。

4.答：酒齄鼻的治疗以清泄肺胃积热、理气活血化瘀为基本治疗原则，早期及时治疗，皮疹可以治愈，鼻赘型可采用手术治疗。

5.答：酒齄鼻的预防与调护要点：避免过冷、过热、不洁物等刺激及精神紧张；忌食辛辣酒类等刺激性食物和肥甘厚腻之品；保持大便通畅。

四、问答题

1.答：酒齄鼻皮损以红斑为主，好发于鼻尖、鼻翼、两颊、前额等部位，少数鼻部正常而只发于两颊和额部。依据临床症状可分为三型：①红斑型：颜面中部特别是鼻尖部出现红斑，开始为暂时性，时起时消，寒冷、饮酒、进食辛辣刺激性食物及精神兴奋时红斑更为明显，以后红斑持久不退，并伴有毛细血管扩张，呈细丝状，分布如树枝。②丘疹脓疱型：在红斑基础上出现痤疮样丘疹或小脓疱，无明显的黑头粉刺。毛细血管扩张更为明显，如红丝缠绕，纵横交错，皮色由鲜红变为紫褐，自觉轻度瘙痒。病程迁延数年不愈，极少数最终发展成鼻赘型。③鼻赘型：临床较少见，多为病期长久者。可见鼻部结缔组织增生，皮脂腺异常增大，致鼻尖部肥大，形成大小不等的结节状隆起，称为鼻赘。且皮肤增厚，表面凹凸不平，毛细血管扩张更加明显。

2.答：酒齄鼻的辨证论治：①肺胃热盛证。证候：多见于红斑型。红斑多发于鼻尖或两翼，压之退色；常嗜酒，伴口干、便秘；舌质红，苔薄黄，脉弦滑。治法：清泄肺胃积热。方药：枇杷清肺饮加减。②热毒蕴肤证。证候：多见于丘疹脓疱型。在红斑上出现痤疮样丘疹、脓疱，毛细血管扩张明显，局部灼热；伴口干，便秘；舌质红，苔黄，脉数。治法：清热解毒凉血。方药：黄连解毒汤合凉血四物汤加减。③气滞血瘀证。证候：多见于鼻赘型。鼻部组织增生，呈结节状，毛孔扩大；舌质略红，脉沉缓。治法：活血化瘀散结。方药：通窍活血汤加减。

第二十六节 油风

习 题

一、选择题

（一）A₁型题

1.油风俗称为（　　）
A.白屑风　　　　　　B.顽癣　　　　　　C.痒风
D.鬼舐头　　　　　　E.白驳风

2.古文献提出"油风乃血虚不能随气荣养肌肤，故毛发根空，脱落成片，皮肤光

亮，痒如虫行，此皆风热乘虚攻注而然"，此论述出自何书（　　）

  A.《外科证治全书》   B.《外科精要》   C.《外科正宗》

  D.《外科启玄》   E.《医宗金鉴》

3. 油风相当于西医学的（　　）

  A. 男性型脱发   B. 脂溢性脱发   C. 斑秃

  D. 早秃   E. 先天性脱发

4. 下列哪项不是油风的中医病因（　　）

  A. 风邪外侵   B. 血热风燥   C. 气滞血瘀

  D. 气血两虚   E. 肝肾不足

5. 油风脱发的特点是（　　）

  A. 病发露出头皮即可折断

  B. 头皮油腻

  C. 有糠秕状鳞屑

  D. 脱下的头发呈上粗下细的感叹号

  E. 发质无光泽，干燥

6. 下列哪项不是油风的临床表现（　　）

  A. 呈圆形、椭圆形或不规则形脱发

  B. 脱发区边缘如虫蚀状

  C. 根据脱发累及的部位有全秃与普秃

  D. 脱发区皮肤光滑

  E. 一般无自觉症状

7. 油风头发全部脱光者称为（　　）

  A. 早秃   B. 普秃   C. 全秃

  D. 斑秃   E. 雄秃

8. 油风初发时，下列哪种症状是正确的（　　）

  A. 皮肤光滑   B. 皮肤萎缩   C. 点状疤痕

  D. 皮肤肥厚   E. 毛细血管扩张

9. 油风肝肾不足证的代表方为（　　）

  A. 金匮肾气丸   B. 八珍汤   C. 通窍活血汤

  D. 七宝美髯丹   E. 四物汤

10. 下列哪项不是油风的外用药（　　）

  A. 辣椒酊   B. 斑蝥酊   C. 补骨脂酊

  D. 土槿皮酊   E. 米诺地尔酊

11. 关于油风的预防与调护，哪项是错误的（　　）

  A. 注意劳逸结合   B. 保证充足睡眠

  C. 避免烦躁、忧愁、动怒　D. 忌食辛辣刺激性食物

  E. 加强头发护理，定期烫发

（二）A₂型题

1.某患者，女，23岁。1周前突然发生头发成片脱落，偶有头皮瘙痒，头部烘热；伴心烦易怒，急躁不安；舌质红，苔薄，脉弦。其证候为（　　　）

　　A.血热风燥证　　　　　　B.气滞血瘀证　　　　　　C.气血两虚证

　　D.心脾气虚证　　　　　　E.肝肾不足证

2.某患者，女，27岁。产后10个月，生产后2个月时头发呈斑块状脱落，并呈渐进性加重，范围由小而大，毛发稀疏枯槁，触摸易脱；伴唇白，心悸，气短懒言，倦怠乏力；舌质淡，舌苔薄白，脉细弱。其证候为（　　　）

　　A.血热风燥证　　　　　　B.心脾气虚证　　　　　　C.气滞血瘀证

　　D.气血两虚证　　　　　　E.肝肾不足证

3.某患者，男，36岁。脱发2年，头部有散在脱发斑片，头发脱落前先有头痛、胸胁疼痛等；伴夜多恶梦，烦热难眠；舌质暗红，有瘀点、瘀斑，苔薄，脉沉细。其治法为（　　　）

　　A.凉血息风，养阴护发　　B.通窍活血，祛瘀生发　　C.益气补血，养血生发

　　D.健脾益肾，活血通络　　E.滋补肝肾，养阴生发

4.某患者，女，44岁。脱发十余年，反复发作，平素头发焦黄，发病时呈大片均匀脱落，全身各处毛发也有脱落；伴头昏，耳鸣，目眩，腰膝酸软，月经已绝；舌质淡，苔薄，脉细。其治法为（　　　）

　　A.凉血息风，养肝护发　　B.通窍活血，祛瘀生发　　C.健脾益肾，温阳通络

　　D.益气补血，养血生发　　E.滋补肝肾，养阴生发

5.某患者，女，35岁。病程8年，头发脱落前有胸胁疼痛；伴夜寐多梦，烦热难眠；舌质暗红，有瘀点、瘀斑，苔薄，脉沉细。治疗宜用何方（　　　）

　　A.四物汤　　　　　　　　B.六味地黄丸　　　　　　C.通窍活血汤

　　D.八珍汤　　　　　　　　E.七宝美髯丹

6.某患者，男，48岁。脱发十余年，反复发作，头发花白，发病时呈大片均匀脱落，眉毛、胡须、腋毛、阴毛甚至毳毛等全身毛发也有脱落；伴头昏，耳鸣，目眩，腰膝酸软；舌质淡，苔薄，脉细。治疗宜用何方（　　　）

　　A.四物汤　　　　　　　　B.十全大补丸　　　　　　C.通窍活血汤

　　D.七宝美髯丹　　　　　　E.八珍汤

7.男性患者，20岁，3天前头顶突发一片脱发斑，外用药可用（　　　）

　　A.30%斑蝥酊　　　　　　B.10%补骨脂酊　　　　　C.50%辣椒酊

　　D.40%生姜酊　　　　　　E.10%米诺地尔酊

8.女性患者18岁，10天前后枕部发生一小片脱发斑，局部治疗可用（　　　）

　　A.穴位按摩　　　　　　　B.火针　　　　　　　　　C.激光照射

　　D.梅花针叩击　　　　　　E.艾灸

（三）B₁ 型题

A. 斑秃　　　　　　　B. 全秃　　　　　　　C. 普秃
D. 早秃　　　　　　　E. 先天性秃发

1. 头发突然成片迅速脱落，脱发区皮肤光滑，边缘的头发松动，易拔出，称为（　　）

2. 除头发外，眉毛、胡须、腋毛、阴毛甚至毳毛等全身毛发均脱落，称为（　　）

A. 血热风燥　　　　　B. 气滞血瘀　　　　　C. 气血两虚
D. 肝肾不足　　　　　E. 精血亏虚

3. 过食辛辣厚味，或情志不遂，抑郁化火，损阴耗血，血热生风，风热上窜颠顶，毛发失于阴血濡养而突然脱落。其病因为（　　）

4. 情志内伤，气机不畅，气滞血瘀致毛发失荣，及跌仆损伤，瘀血阻络，清窍失养致发脱不生。其病因为（　　）

A. 白屑风　　　　　　B. 湿疮　　　　　　　C. 白秃疮
D. 肥疮　　　　　　　E. 白疕

5. 油风鉴别诊断中，头发呈稀疏、散在性脱落，脱发多从额角开始，延及前头及顶部；头皮覆有糠秕状或油腻性鳞屑；常有不同程度的瘙痒。应为（　　）

6. 油风鉴别诊断中，好发于儿童，为不完全脱发，毛发多数折断，残留毛根，附有白色鳞屑和结痂；断发中易查到真菌。应为（　　）

（四）X 型题

1. 油风包括哪些脱发（　　）
A. 斑秃　　　　　　　B. 全秃　　　　　　　C. 早秃
D. 普秃　　　　　　　E. 先天性秃发

2. 斑秃的西医学病因有哪些（　　）
A. 遗传　　　　　　　B. 情绪　　　　　　　C. 传染
D. 内分泌失调　　　　E. 自身免疫

二、填空题

1. 油风相当于西医学的 _____，本病俗称鬼舔头、_____。
2. 油风中头发全部脱落者称为 _____，全身毛发脱落者称为 _____。
3. 油风总的治则是：实证以 _____ 为主，虚证以 _____ 为主。
4. 油风的临床辨证分为 _____、_____、_____、_____ 四型。
5. 油风的针刺疗法，主穴可取 _____、_____、_____。

三、简答题

1. 简述油风的特点。
2. 简述油风的病因病机。
3. 简述油风的鉴别诊断。
4. 简述油风的中医外治方法。
5. 简述油风的预防与调护。

四、问答题

1. 油风的临床表现有哪些?
2. 油风如何辨证论治?

参考答案

一、选择题

(一) A₁ 型题

1.D 2.C 3.C 4.A 5.D 6.B 7.C 8.A 9.D 10.D 11.E

(二) A₂ 型题

1.A 2.D 3.B 4.E 5.C 6.D 7.B 8.D

(三) B₁ 型题

1.A 2.C 3.A 4.B 5.A 6.C

(四) X 型题

1.ABD 2.ABDE

二、填空题

1. 斑秃;鬼剃头。
2. 全秃;普秃。
3. 以清以通;以补以摄。
4. 血热风燥证;气滞血瘀证;气血两虚证;肝肾不足证。
5. 百会;头维;生发穴。

三、简答题

1. 答：油风是一种头发突然发生斑块状脱落的慢性皮肤病。因头发脱落之处头皮光亮而得名，其临床特点是：突然发生斑片状脱发，脱发区皮肤变薄，多无自觉症状。可发生于任何年龄，多见于青年，男女均可发病。本病相当于西医学的斑秃。

2. 答：油风的病因病机：肝肾不足，精血亏虚为脱发的主要病因，同时与血热生风，肝郁血燥，气血两虚等相关。①血热风燥：过食辛辣厚味，或情志不遂，抑郁化火，损阴耗血，血热生风，风热上窜颠顶，毛发失于阴血濡养而突然脱落。②气滞血瘀：情志内伤，气机不畅，气滞血瘀致毛发失荣，及跌仆损伤，瘀血阻络，清窍失养致发脱不生。③气血两虚：久病及产后致气血两虚，精血亏虚，毛发失养而脱。④肝肾不足：肝肾亏损，精不化血，血不养发，肌腠失润，发无生长之源，毛根空虚而发落成片，甚至全身毛发脱落。

3. 答：油风的鉴别诊断：①白屑风：头发呈稀疏、散在性脱落，脱发多从额角开始，延及前头及顶部；头皮覆有糠秕状或油腻性鳞屑；常有不同程度的瘙痒。②白秃疮：好发于儿童，为不完全脱发，毛发多数折断，残留毛根，附有白色鳞屑和结痂；断发中易查到真菌。③肥疮：多见于儿童，头部有典型的碟形癣痂，其间有毛发穿过，头皮有萎缩性的疤痕；真菌检查阳性。

4. 答：油风的外治疗法：①鲜毛姜（或生姜）切片，烤热后涂搽脱发区，每天数次。② 5%～ 10% 斑蝥酊或 10% 补骨脂酊或 10% 辣椒酊外搽，每天数次。

5. 答：油风的预防与调护：①注意劳逸结合，保持心情舒畅，睡眠充足。避免烦躁、忧愁、动怒等。②加强营养，多食富含维生素的食物，纠正偏食的不良习惯，忌食辛辣刺激性食物。③注意头发卫生，加强头发护理，发病期间不烫发，不染发。

四、问答题

1. 答：头发突然成片迅速脱落，脱发区皮肤光滑，边缘的头发松动，容易拔出，拔出时可见发根近端萎缩，呈上粗下细的感叹号（！）样。脱发区呈圆形、椭圆形或不规则形。数目不等，大小不一，可相互连接成片，或头发全部脱光而称全秃。严重者眉毛、胡须、腋毛、阴毛甚至毳毛等全身毛发脱落，称普秃。一般无自觉症状，多在无意中发现。常在过度劳累、睡眠不足、精神紧张或受刺激后发生。病程较长，可持续数月或数年，多数能自愈，但也有反复发作或边长边脱者。开始长新发时往往纤细柔软，呈灰白色毳毛，以后逐渐变粗变黑，最后恢复正常。

2. 答：油风的辨证论治：①血热风燥证。证候：突然脱发成片，偶有头皮瘙痒，或伴头部烘热；心烦易怒，急躁不安；舌质红，苔薄，脉弦。治法：凉血息风，养阴护发。方药：四物汤合六味地黄汤加减。若风热偏胜，脱发迅猛者，宜养血散风、清热护发，方用神应养真丹加减；②气滞血瘀证。证候：病程较长，头发脱落前先有头痛或胸胁疼痛等症；伴夜多恶梦，烦热难眠；舌质暗红，有瘀点、瘀斑，苔薄，脉沉细。治法：通窍活血，祛瘀生发。方药：通窍活血汤加减。③气血两虚证。证候：多在病后或产后头发呈斑块状脱落，并呈渐进性加重，范围由小而大，毛发稀疏枯槁，触摸易脱；伴唇白，心悸，气短懒言，倦怠乏力；舌质淡，舌苔薄白，脉细弱。治法：益气补血，养血生发。方药：八珍汤加减。④肝肾不足证。证候：病程日久，平素头发焦黄或花白，发病时呈大片均匀脱落，甚或全身毛发脱落；伴头昏，耳鸣，目眩，腰膝酸软；舌质淡，苔薄，脉细。治法：滋补肝肾，养阴生发。方药：七宝美髯丹加减。

第二十七节　红蝴蝶疮

习　题

一、选择题

（一）A$_1$型题

1. 红蝴蝶疮相当于西医学的（　　）
   A. 多形性红斑　　　　　　B. 结节性红斑　　　　　C. 皮肌炎
   D. 红斑狼疮　　　　　　　E. 硬皮病

2. 中医学认为，红蝴蝶疮总由（　　）
   A. 禀赋不耐，邪毒侵犯所致
   B. 禀赋不耐，感受不耐之物，搏于肌肤而发
   C. 禀赋不耐，肝肾亏虚而成
   D. 禀赋不耐，血热内蕴生风
   E. 禀赋不耐，触毒而发

3. 系统性红蝴蝶疮急性发作时多为（　　）
   A. 湿度蕴阻　　　　　　　B. 阴虚火旺　　　　　　C. 热毒炽盛
   D. 湿热蕴结　　　　　　　E. 湿热瘀阻

4. 系统性红斑狼疮病变过程中可累及多个脏器，最容易累及的脏器及系统为（　　）
   A. 神经系统　　　　　　　B. 肝脏　　　　　　　　C. 肺脏
   D. 肾脏　　　　　　　　　E. 心血管系统

5. 盘状红蝴蝶疮的皮损为（　　）
   A. 以眼睑为中心的紫红色水肿性红斑
   B. 不规则形的蝶形水肿性红斑
   C. 圆形或不规则形鲜红色斑，边界清，边缘略高，中央萎缩
   D. 持续性的红斑，伴有毛细血管的扩张
   E. 基底微红的炎性斑片，上有片状白色糠秕状鳞屑

6. 关于系统性红蝴蝶疮皮损的描述，下列哪项正确（　　）

　　A. 以眼睑为中心的紫蓝色斑片

　　B. 颜面部水肿性红斑

　　C. 有虹膜状损害的水肿性圆形红斑

　　D. 浸润明显的紫红色斑片

　　E. 以上均不是

7. 系统性红斑狼疮的全身症状表现为发热时（　　）

　　A. 低热　　　　　　　　　B. 稽留热　　　　　　　　C. 高热

　　D. 弛张热　　　　　　　　E. 间歇热

8. 不属于系统性红斑狼疮临床表现的是（　　）

　　A. 80% 患者出现对称性皮损

　　B. 患部对日光不敏感，春夏减轻

　　C. 发生在指甲周围皮肤及甲下者，可存在出血性紫红色斑片

　　D. 严重者，可有全身泛发性多形性红斑

　　E. 手部遇冷可出现雷诺现象

9. 盘状红蝴蝶疮的典型皮疹为（　　）

　　A. 突出皮面的圆形红斑　　B. 水肿性红斑　　　　　　C. 风团样红斑

　　D. 弥漫性红斑　　　　　　E. 中心微凹、上覆黏着性鳞屑的斑

10. 红斑狼疮的预防与护理，以下哪项最重要（　　）

　　A. 避日晒　　　　　　　　B. 防风寒　　　　　　　　C. 忌腥膻

　　D. 高营养　　　　　　　　E. 免劳累

11. 以下哪项不属于红斑狼疮的关节损害（　　）

　　A. 四肢大小关节疼痛　　　B. 晨僵现象

　　C. 关节周围软组织肿胀　　D. 骨关节 X 线检查有骨质破坏变形

　　E. 可发生股骨头坏死

12. 红斑狼疮最常发生于哪个年龄阶段（　　）

　　A. 婴儿期　　　　　　　　B. 青壮年女性　　　　　　C. 青壮年男性

　　D. 中老年男性　　　　　　E. 更年期女性

（二）A₂ 型题

1. 红蝴蝶疮患者红斑色暗滞，角质栓形成及皮肤萎缩；伴倦怠乏力；舌暗红，苔白，脉沉细。可用何方治疗（　　）

　　A. 四君子汤合丹栀逍遥散加减

　　B. 逍遥散合血府逐瘀汤加减

　　C. 六味地黄丸合大补阴丸加减

　　D. 附桂八味丸加减

　　E. 以上均不是

2. 红斑狼疮患者有眼睑、下肢浮肿，胸胁胀满，面色无华；腰膝酸软，面热肢冷，口干；舌淡胖，苔少，脉沉细。辨证属哪型（　　　）

    A. 热毒炽盛证　　　　　　　B. 阴虚火旺证　　　　　　C. 脾肾阳虚证

    D. 脾虚肝旺证　　　　　　　E. 气滞血瘀证

3. 女性患者，24 岁，长期口腔溃疡，低热，关节酸痛，皮肤紫癜，血小板减少，抗核抗体、抗双链 DNA 抗体阳性，应首选考虑的诊断是（　　　）

    A. 系统性红斑狼疮　　　　　B. 盘状红斑狼疮　　　　　C. 白塞氏病

    D. 风湿性关节炎　　　　　　E. 过敏性紫癜

4. 红蝴蝶疮患者皮肤紫斑；胸胁胀满，腹胀纳呆，头昏头痛，耳鸣失眠，月经不调或闭经；舌紫暗或有瘀斑，脉细弦。应用何治法（　　　）

    A. 清热凉血，化斑解毒　　　B. 滋阴降火　　　　　　　C. 温肾助阳，健脾利水

    D. 健脾清肝　　　　　　　　E. 疏肝理气，活血化瘀

5. 红蝴蝶疮患者斑疹暗红，关节痛，足跟痛；伴有不规则发热或持续性低热，手足心热，心烦失眠，疲乏无力，自汗盗汗，面浮红，月经量少或闭经；舌红，苔薄，脉细数。可用何方（　　　）

    A. 逍遥散合血府逐瘀汤加减

    B. 附桂八味丸加减

    C. 犀角地黄汤合黄连解毒汤加减

    D. 四君子汤合丹栀逍遥散加减

    E. 六味地黄丸合大补阴丸加减

6. 以下何证多见于盘状局限型及亚急性皮肤型红蝴蝶疮（　　　）

    A. 热毒炽盛证　　　　　　　B. 阴虚火旺证　　　　　　C. 脾肾阳虚证

    D. 脾虚肝旺证　　　　　　　E. 气滞血瘀证

7. 红蝴蝶疮患者面部蝶形红斑，色鲜艳，皮肤紫斑，关节肌肉疼痛；伴高热，烦躁口渴，抽搐，大便干结，小便短赤；舌红绛，苔黄腻，脉洪数或细数。应用何治法（　　　）

    A. 温肾助阳，健脾利水　　　B. 疏肝理气，活血化瘀　　C. 健脾清肝

    D. 清热凉血，化斑解毒　　　E. 滋阴降火

8. 四君子汤合丹栀逍遥散加减适用于（　　　）证型的红蝴蝶疮

    A. 气滞血瘀证　　　　　　　B. 脾肾阳虚证　　　　　　C. 阴虚火旺证

    D. 热毒炽盛证　　　　　　　E. 脾虚肝旺证

9. 以下何证多见于系统性红蝴蝶疮急性活动期（　　　）

    A. 脾肾阳虚证　　　　　　　B. 气滞血瘀证　　　　　　C. 阴虚火旺证

    D. 热毒炽盛证　　　　　　　E. 脾虚肝旺证

（三）B₁ 型题

    A. 热毒炽盛证　　　　　　　B. 阴虚火旺证　　　　　　C. 脾肾阳虚证

　　D.脾虚肝旺证　　　　　　　　E.气滞血瘀证

　　1.红蝴蝶疮患者红斑色暗滞，角质栓形成及皮肤萎缩；伴倦怠乏力；舌黯红，苔白，脉沉细。证属（　　　）

　　2.红斑狼疮患者有眼睑、下肢浮肿，胸胁胀满，面色无华；腰膝酸软，面热肢冷，口干；舌淡胖，苔少，脉沉细。证属（　　　）

　　3.红蝴蝶疮患者斑疹暗红，关节痛，足跟痛；伴有不规则发热或持续性低热，手足心热，心烦失眠，疲乏无力，自汗盗汗，面浮红，月经量少或闭经；舌红，苔薄，脉细数。证属（　　　）

　　4.红蝴蝶疮患者面部蝶形红斑，色鲜艳，皮肤紫斑，关节肌肉疼痛；伴高热，烦躁口渴，抽搐，大便干结，小便短赤；舌红绛，苔黄腻，脉洪数或细数。证属（　　　）

　　5.红蝴蝶疮患者皮肤紫斑；胸胁胀满，腹胀纳呆，头昏头痛，耳鸣失眠，月经不调或闭经；舌紫暗或有瘀斑，脉细弦。证属（　　　）

（四）X型题

　　1.关于红斑狼疮的实验室检查结果，在检查报告中下列哪些正确（　　　）

　　　A.血常规中可见全血细胞减少

　　　B.免疫学检查中 C_3、C_4 补体可以升高

　　　C.尿常规中可见尿蛋白红细胞

　　　D.血生化中白蛋白减少

　　　E.抗核抗体为阳性

　　2.下列哪些属于盘状红斑狼疮的临床特点（　　　）

　　　A.好发于面颊部　　　　　　　B.可累及其他脏器

　　　C.皮肤损害多为慢性局限性　　D.可伴有关节疼痛

　　　E.黏膜可累及

　　3.以下哪些属于系统性红斑狼疮的全身症状（　　　）

　　　A.发热　　　　　　　　B.关节疼痛，肌肉疼痛　　　　　　　C.抽搐

　　　D.症状性癫痫　　　　　E.咳嗽、咯痰，呼吸困难

二、填空题

　　1.红蝴蝶疮是一种可累及 _____ 和全身多脏器的 _____ 疾病。相当于西医学的 _____。临床上常见类型为 _____ 和 _____。

　　2.红蝴蝶疮的发病诱因有 _____、_____、_____、_____、_____、_____ 等。

　　3.红蝴蝶疮的免疫学检查可以有 _____、_____、_____、_____。

　　4.红蝴蝶疮中医治疗多从 _____、_____、_____ 入手。

　　5.红蝴蝶疮中医辨证论治可分为 _____、_____、_____、

_____、_____ 等。

三、简答题

1. 红蝴蝶疮的中医学病因病机是什么？
2. 什么是狼疮带试验检查？
3. 红蝴蝶疮的临床特点是什么？
4. 系统性红斑狼疮的全身症状可有哪些？
5. 红蝴蝶疮与风湿性关节炎怎么鉴别？

四、问答题

1. 试述盘状红斑狼疮的主要临床表现。
2. 试述系统性红斑狼疮阴虚火旺证的辨证及治疗。

五、病例分析题

黄某，女，26 岁。主因"腕关节疼痛 2 个月，日晒后面部红斑 6 天"于 2002 年 5 月 21 日以"SLE"收住入院。患者自诉 2 个月前受凉后出现发热（体温未测）、双侧腕关节疼痛，遂就诊于当地医院，诊为"关节炎"。予消炎痛、布洛芬等治疗，症状好转。6 天前，因外出日光照射后，颜面部出现对称性的水肿性红斑，无痒痛感。且近 2 日口腔黏膜出现数个溃疡，伴有疼痛。为进一步治疗，诊于我院门诊。入院症见：面部对称性蝶形红斑，色鲜艳，双侧腕关节疼痛；口干口渴，大便略干，小便黄；舌质红，苔黄略腻，脉细数。体格检查：体温 37.8℃，咽后壁充血，口腔黏膜数个溃疡，扁桃体无肿大，肝脾未扪及肿大。心肺无异常，下肢无水肿。实验室检查：尿常规：蛋白（++）；血常规：红细胞 3.1×10^{12}/L、血红蛋白 102g/L、白细胞 5.6×10^9/L、血小板 90×10^9/L。ANA（+）1：320（斑点型）。

问题：试析该患者的中西医诊断、证型、立法、辨证分析、方药及医嘱。

参考答案

一、选择题

（一）A₁ 型题

1.D　2.C　3.C　4.D　5.C　6.B　7.A　8.B　9.E　10.A　11.D　12.B

（二）A₂ 题型

1.B　2.C　3.A　4.D　5.E　6.E　7.D　8.E　9.D

（三）B₁ 题型

1.E　2.C　3.B　4.A　5.D

（四）X 题型

1.ACDE　2.ACE　3.ABCDE

二、填空题

1. 皮肤；自身免疫性；红斑狼疮；盘状红斑狼疮；系统性红斑狼疮。
2. 六淫侵袭；劳倦内伤；七情郁结；妊娠分娩；日光暴晒；内服药物。
3. 狼疮细胞检查；抗核抗体检查；补体及免疫复合物检查；狼疮带试验检查。
4. 补益肝肾；活血化瘀；祛风解毒。
5. 热毒炽盛证；阴虚火旺证；脾肾阳虚证；脾虚肝旺证；气滞血瘀证。

三、简答题

1. 答：本病总由先天禀赋不足、肝肾亏虚而成。因肝主藏血，肾主藏精，精血不足，虚火上炎；兼因腠理不密，日光曝晒，外热入侵，热毒入里，二热相搏，瘀阻脉络，内伤于脏腑，外伤于肌肤发病。

2. 答：用直接免疫荧光法，在患者表皮与真皮连接处观察，可见免疫球蛋白和补体在此间的沉积带，多呈颗粒状、球状或线条状排列的黄绿色荧光带。系统性红斑狼疮的患者做此检查，暴露部位的正常皮肤的阳性率为 50%～70%，而皮损处高达 90% 以上，对诊断本病意义较大。

3. 答：盘状红斑狼疮好发于面颊部，主要表现为皮肤损害，多为慢性局限性；系统性红斑狼疮除皮肤损害外，常同时累及全身多系统、多脏器，病变呈进行性经过，预后较差。

4. 答：①发热，多呈低热，急性活动期可出现高热；②关节、肌肉疼痛，关节疼痛可侵犯四肢大小关节，多为游走性；③肾脏损害；④心血管系统病变；⑤呼吸系统病变；⑥消化系统疾病；⑦神经系统病变；⑧其他如淋巴系统疾病。

5. 答：风湿性关节炎关节肿痛明显，可出现风湿结节；无系统性红斑狼疮特有的皮肤改变；对光线不敏感；抗风湿因子多为阳性；红斑狼疮细胞及抗核抗体检查阴性。

四、问答题

1. 答：①皮损发病部位：皮损好发于面部，尤以两颊、鼻部为著，其次为头项、两耳、眼睑、额角，亦可发于手背、指侧、唇红部、肩胛部等处。②皮损特点：初为针头至黄豆大小的鲜红或桃红色斑，边界清楚，边缘略高起，中央轻度萎缩，形如盘状，表面覆有灰褐色的黏着性鳞屑，下有角质栓，嵌入毛囊口内，毛囊口开放如筛状，皮损周围有色素沉着，伴毛细血管扩张。典型者呈蝴蝶状皮损，有轻度的瘙痒感。黏膜损害为糜烂、溃疡。③病程：为慢性经过，患者对日光敏感，春、夏加重，入冬减轻，病程中不破溃，亦难以自愈，消退后遗留浅在性瘢痕。个别患者皮损可癌变或转为系统性红蝴蝶疮。

2. 答：系统性红斑狼疮的阴虚火旺证：其皮损红斑不鲜，斑疹暗红，伴有不规则发热或持续性低热，有关节痛。足跟痛，手足心热，心烦失眠，疲乏无力，自汗盗汗，面浮红，月经量少或闭经，舌红，苔薄，脉细数。内治宜滋阴降火为法，方用六味地黄丸合大补阴丸、清骨散加减；外治用白玉膏或黄柏霜外搽。

五、病例分析题

答：（1）中医诊断：系统性红蝴蝶疮；西医诊断：系统性红斑狼疮。

（2）证型：热毒炽盛证。

（3）治法：清热凉血，化斑解毒。

（4）因患者先天禀赋不耐，肝肾亏虚，虚火上炎，加之日光曝晒，外热入侵，二热相搏，瘀阻脉络，内伤于脏腑，外伤于肌肤而成。瘀阻于关节则关节疼痛；上泛头面则生蝶形红斑；热灼于黏膜，热胜肉腐则黏膜糜烂、溃疡；热结于肠胃，灼津伤液则口干口渴，大便干结，小便黄；舌质红，苔黄腻，脉细数，均为内热炽盛的表现。

（5）方药：犀角地黄汤合黄连解毒汤加减。

（6）医嘱：加强营养，劳逸结合，防止日晒，忌食高蛋白饮食。

第二十八节　　淋病（附：非淋菌性尿道炎）

习　题

一、选择题

（一）A₁型题

1. 淋病中医学称之为（　　）
   A. 淋证　　　　　B. 花柳病　　　　　C. 淋浊
   D. 花柳毒淋　　　E. 臊疣
2. 以下哪一项为淋病的临床特点（　　）
   A. 尿道分泌物少，为黏液状
   B. 外生殖器有多个痛性溃疡，表面有脓性分泌物，尿道口红肿
   C. 龟头红肿，包皮内有大量脓性分泌物
   D. 尿道口刺痛，尿道口排出脓性分泌物
   E. 外生殖器多为单个无痛性溃疡

3. 以下哪一项属于男性急性淋病的临床特点（　　）

　　A. 可伴有腰痛、会阴部胀感　B. 尿道口分泌物多为浆液性

　　C. 龟头、包皮红肿甚　　　　D. 尿道口刺痛，有脓性分泌物

　　E. 常伴有并发症

4. 关于慢性淋病，下列哪项不正确（　　）

　　A. 反复发作可引起尿道狭窄　B. 多伴有并发症

　　C. 可有尿道口灼热感和刺痛　D. 分泌少量脓性分泌物

　　E. 多由急性淋病治疗不当引起

5. 女性淋病的主要类型有（　　）

　　A. 淋菌性宫颈炎、淋菌性子宫内膜炎

　　B. 淋菌性宫颈炎、淋菌性尿道炎、淋菌性前庭大腺炎

　　C. 淋菌性尿道炎、淋菌性盆腔炎

　　D. 淋菌性盆腔炎、淋菌性子宫内膜炎、淋菌性输卵管炎

　　E. 淋菌性盆腔炎、淋菌性子宫内膜炎

6. 淋病的潜伏期为（　　）

　　A. 2～10 天　　　　　　B. 3～5 天　　　　　　C. 1～2 天

　　D. 7～10 天　　　　　　E. 7～14 天

7. 男性淋病当病变上行蔓延至尿道时，可出现（　　）

　　A. 尿道口溢脓

　　B. 尿道口刺痛或灼热感

　　C. 终末血尿，血精，会阴部轻度坠胀

　　D. 尿频，尿急，夜尿增多

　　E. 腹股沟淋巴结肿大

8. 女性淋病若炎症波及盆腔等处，最易出现的并发症是（　　）

　　A. 盆腔炎、输卵管炎、子宫内膜炎

　　B. 盆腔炎、卵巢脓肿、尿道炎

　　C. 卵巢脓肿、子宫内膜炎、尿道炎

　　D. 输卵管炎、子宫内膜炎、卵巢炎

　　E. 输卵管炎、卵巢炎、腹膜炎

9. 播散性淋病的常见并发症包括（　　）

　　A. 淋菌性关节炎、淋菌性败血症、脑膜炎

　　B. 淋菌性败血症、心包炎、咽炎

　　C. 直肠炎、结膜炎、心包炎

　　D. 心内膜炎、肠炎、脑膜炎

　　E. 脑膜炎、肺炎、肠炎

10. 非淋菌性尿道炎主要由何种病原微生物引起（　　）

　　A. 沙眼衣原体、乙型溶血性链球菌

B. 乙型溶血性链球菌、解脲支原体

C. 解脲支原体、沙眼衣原体

D. 糠秕马拉色菌、乙型溶血性链球菌

E. 金葡菌、沙眼衣原体

11. 淋病湿热毒蕴证的治疗，应选（　　　）

  A. 龙胆泻肝汤　　　　　　B. 四妙丸　　　　　　C. 知柏地黄丸

  D. 六味地黄丸　　　　　　E. 四妙勇安汤

12. 淋病阴虚毒恋证的治疗，应选（　　　）

  A. 龙胆泻肝汤　　　　　　B. 知柏地黄丸　　　　　C. 六味地黄丸

  D. 杞菊地黄丸　　　　　　E. 左归丸

13. 淋病常与以下哪些疾病相鉴别（　　　）

  A. 非淋菌性尿道炎、念珠菌性尿道炎

  B. 非淋菌性尿道炎、盆腔炎

  C. 念珠菌性尿道炎、盆腔炎

  D. 梅毒、艾滋病

  E. 梅毒、前列腺炎

14. 淋病的治疗原则是（　　　）

  A. 按规范方案及时、足量用药

  B. 按规范方案及时、小剂量开始

  C. 按规范方案足量用药

  D. 按规范方案小剂量开始

  E. 若症状缓解，可立即停药

15. 下列关于幼女淋菌性外阴阴道炎的临床特点，错误的是（　　　）

  A. 外阴红肿　　　　　　　B. 阴道有黄绿色脓性分泌物

  C. 外阴白斑　　　　　　　D. 外阴灼痛

  E. 尿道有黄绿色脓性分泌物

（二）A₂ 型题

1. 以下哪一项属于淋病的病因（　　　）

  A. 淫秽疫毒与湿热、风邪杂合所致

  B. 湿热秽浊之邪侵及肝经，下注阴部

  C. 湿热秽浊之气由下焦前阴窍口入侵，阻滞于膀胱及肝经

  D. 秽浊之毒酿生湿热，下注皮肤黏膜

  E. 以上均不是

2. 非淋菌性尿道炎的病原体以何种病菌多见（　　　）

  A. 阴道滴虫　　　　　　　B. 白念珠菌

  C. 沙眼衣原体、解脲支原体　D. 单纯疱疹病毒　　　　E. 以上均不是

3. 非淋菌性尿道炎的分泌物为（　　　）

A. 脓血性的　　　　　　　　B. 脓性的　　　　　　　　C. 黏液性的

D. 浆液性的　　　　　　　　E. 以上均不是

4. 非淋菌性尿道炎的临床辨证分为（　　　）

A. 湿热蕴毒证、阴虚湿恋证

B. 湿热阻滞证、阴虚湿热证、肝郁气滞证

C. 肝经湿热证、阴虚湿热证

D. 湿毒下注证、肝郁气滞证、阴虚湿热证

E. 以上均不是

5. 下列哪一项不属于女性慢性淋病的表现（　　　）

A. 外阴红肿、灼痛，阴道有黄绿色脓性分泌物

B. 严重时可见腹膜炎的症状

C. 前庭大腺红肿热痛

D. 可出现关节疼痛，关节中可有积脓

E. 以上均不是

6. 急性淋病临床上常辨为（　　　）

A. 湿热阻滞证　　　　　　　B. 血热运毒证　　　　　　C. 湿热毒蕴证

D. 阴虚毒恋证　　　　　　　E. 以上均不是

7. 慢性淋病临床上常辨为（　　　）

A. 阴虚湿恋证　　　　　　　B. 阴虚湿热证　　　　　　C. 阴虚邪恋证

D. 阴虚毒恋证　　　　　　　E. 以上均不是

8. 中医治疗急性淋病应用（　　　）

A. 龙胆泻肝汤加减　　　　　B. 清营汤加减　　　　　　C. 知柏地黄丸加减

D. 四妙丸加减　　　　　　　E. 以上均不是

9. 非淋菌性尿道炎中阴虚湿热证应用（　　　）

A. 大补阴丸加减　　　　　　B. 左归丸加减　　　　　　C. 知柏地黄丸加减

D. 八正散加减　　　　　　　E. 以上均不是

（三）B₁ 型题

A. 淫秽疫毒与湿热、风邪杂合所致

B. 湿热秽浊之邪侵及肝经，下注阴部

C. 湿热秽浊之邪由下焦前阴入侵，阻于膀胱及肝经

D. 秽浊之毒酿生湿热，下注皮肤黏膜

E. 下焦湿热导致膀胱功能失调，三焦水道通调不利

1. 淋病的中医学病因病机为（　　　）

2. 生殖器疱疹的中医学病因病机为（　　　）

3. 非淋菌性尿道炎的中医学病因病机为（　　　）

A. 非淋菌性尿道炎　　　　B. 非特异性尿道炎　　　　C. 包皮龟头炎

D. 软下疳　　　　　　　　E. 淋病

4. 龟头红肿，包皮内有多量脓性分泌物，无排尿改变，应诊为（　　　）

5. 尿道口刺痛，尿道口有脓性分泌物流出，应诊为（　　　）

（四）X 型题

1. 关于女性淋病的描述下列哪些正确（　　　）

　　A. 多有不洁性交或间接接触传染史

　　B. 根据有无并发症，临床上分急性淋病、慢性淋病

　　C. 淋病在整个病程中分泌物由脓性转为浆液性

　　D. 女性急性淋病包括淋菌性阴道炎、淋菌性尿道炎

　　E. 急性淋病可伴有全身症状

2. 淋病临床上辨证可分为（　　　）

　　A. 阴虚毒恋证　　　　　B. 血热蕴毒证　　　　　C. 阴虚湿热证

　　D. 湿热毒蕴证　　　　　E. 肝胆湿热证

3. 以下属于男性慢性淋病临床症状的是（　　　）

　　A. 终末血尿　　　　　　B. 夜间遗精及出现血精　　C. 腰痛

　　D. 尿道口浆液性分泌物　E. 尿急、尿痛

二、填空题

1. 淋病是由 _____ 引起的泌尿生殖系感染的性传播疾病。中医学称为 _____。该病原微生物革兰染色为 _____。临床上以 _____、_____ 为主症。

2. 引起非淋菌性尿道炎的病原微生物主要为 _____、_____ 两种。

3. 非淋菌性尿道炎中医辨证分为 _____、_____、_____ 三型。

4. 女性急性淋病的主要类型有 _____、_____、_____。

5. 淋病常与 _____、_____ 等疾病相鉴别。

三、简答题

1. 什么是淋病？中医学病名为何？其特点是什么？

2. 简述淋病的病因病机。

3. 简述非淋菌性尿道炎的病因病机。

4. 试比较淋病与非淋菌性尿道炎。

5. 简述淋病的西医学治疗原则，并说出 2 种治疗药物及其用法。

四、问答题

1. 女性急性淋病主要类型有哪三种？试述其症状。

2. 试述非淋菌性尿道炎的临床症状及治疗不当的风险。

五、病例分析题

某患者，男，公司职员，27 岁。主因"尿痛、尿道口流脓性分泌物 2 天"于 2003 年 3 月 2 日来我院门诊医治。2 天前，患者自觉小便时刺痛，遂自行检查，发现尿道口红肿，有少量脓性分泌物流出，由于难以启齿，自服抗生素（具体药物不详）治疗无效。今晨脓性分泌物增多，且尿痛加剧，影响排尿，遂入门诊医治。患者呈痛苦面容，伴尿频、尿急、尿痛，淋沥不止；舌质红，苔黄略腻，脉滑数。专科检查：尿道口红肿，有脓液流出，龟头、包皮无红肿，双侧腹股沟淋巴结红肿，伴疼痛且有压痛。脓液涂片示：多形核白细胞内革兰阴性双球菌染色阳性。自述 1 周前有冶游史。

问题：试述该患者的中西医诊断、证型、辨证分析、治法、方药及医嘱。

参考答案

一、选择题

（一）A₁ 型题

1.D　2.D　3.D　4.D　5.B　6.A　7.C　8.A　9.A　10.C　11.A　12.B　13.A　14.A　15.C

（二）A₂ 型题

1.C　2.C　3.C　4.B　5.C　6.C　7.D　8.A　9.C

（三）B₁ 型题

1.C　2.B　3.E　4.C　5.E

（四）X 型题

1.ABE　2.AD　3.ABCDE

二、填空题

1.淋病双球菌；花柳毒淋；阴性；尿道刺痛；尿道口排出脓性分泌物。

2.沙眼衣原体；解脲支原体。

3.湿热阻滞证；肝郁气滞证；阴虚湿热证。

4.淋菌性宫颈炎；淋菌性尿道炎；淋菌性前庭大腺炎。

5.非淋菌性尿道炎；念珠菌性尿道炎。

三、简答题

1.答：淋病是由淋球菌所引起的泌尿生殖系感染的性传播疾病。中医学称之为"花柳毒淋"。其特点是以尿道刺痛、尿道口排出脓性分泌物为主症。

2.答：因宿娼恋色或误用污染之器具，湿热秽浊之气由下焦前阴窍口入侵，阻滞于膀胱及肝经，局部气血不畅，湿热熏蒸，精败肉腐，气化失司而成本病；日久及肾，导致肾虚阴亏，瘀结于内，病程日久，由实转虚，形成虚症或虚实夹杂之证。

本病的主要病因病机为下焦湿热、肝郁气滞、肝肾亏虚，导致膀胱功能失调，三焦水道通调不利。

3.答：①潜伏期：淋病平均为3～5天；非淋菌性尿道炎为1～3周或更长时间。②全身症状：淋病可见全身症状；非淋菌性尿道炎不伴有全身症状。③尿道分泌物：淋病呈脓性分泌物，量多；非淋菌性尿道炎为黏液性分泌物，量少。④淋病白细胞内革兰染色阴性双球菌染色呈阳性；非淋菌性尿道炎为阴性。⑤淋病培养为革兰染色阴性双球菌；非淋菌性尿道炎培养为沙眼衣原体或解脲衣原体。

4.答：西医治疗淋病以抗生素为主，且应按规范方案早期、及时、足量用药。①青霉素或头孢类：头孢三嗪250mg，1次肌内注射。急性淋病给药1～2次即可，慢性者应给药7天以上。氨苄西林3.5g，1次口服或肌内注射，并加服丙磺舒1.0g。②喹诺酮类：诺氟沙星800mg，1次口服，或800mg，每天2次；氧氟沙星400mg，1次口服，或每天2次，共服10天。

四、问答题

1.答：女性急性淋病包括淋菌性宫颈炎、淋菌性尿道炎、淋菌性前庭大腺炎。①淋菌性宫颈炎：表现为大量脓性白带，宫颈充血、触痛，若阴道脓性分泌物较多者，常有外阴刺痒和灼烧感，因常与尿道炎并见，故也可有尿频、尿急等症状。②淋菌性尿道炎：表现为尿道口充血、压痛，并有脓性分泌物，轻度尿频、尿急、尿痛，排尿时有烧灼感，挤压尿道旁腺有脓性分泌物。③淋菌性前庭大腺炎：表现有前庭大腺红肿热痛，严重时形成脓肿，触痛明显，全身伴有高热、畏寒等。

2.答：非淋菌性尿道炎表现似淋病但症状轻。男性主要表现为尿道炎，可有尿急、尿频、尿痛、尿道刺痒、尿道口潮红，有清稀的黏液性分泌物，亦可并发附睾炎和前列腺炎。女性尿道症状常轻微，甚至无症状，可有宫颈炎，宫颈充血、水肿、糜烂、分泌物增多，还可并发前庭大腺炎、阴道炎、子宫内膜炎。如治疗不当，反复发作可致不育，部分患者可发生 Reiter 征。

五、病例分析题

答：（1）中医诊断：花柳毒淋；西医诊断：淋病。

（2）证型：湿热毒蕴证。

（3）辨证分析：因宿娼恋色，湿热秽浊之气由下焦前阴窍口入侵，阻滞于膀胱及肝经，致气血运行不畅，湿热熏蒸，膀胱气化失司而出现尿频尿急、淋漓不尽等症状；湿热蕴阻易腐肉败精而化毒成脓，故尿道口流脓性分泌物；湿热甚故尿道口红肿，不通则尿痛；舌质红，苔黄腻，脉滑数均为湿热蕴阻的症状。

（4）治法：清热利湿，解毒化浊。

（5）方药：抗生素治疗的同时，应用龙胆泻肝汤加减。

（6）医嘱：患病期间暂停性行为，并注意个人卫生。

第二十九节　　梅毒

习　题

一、选择题

（一）A₁ 型题

1. 中医学认为，梅毒的病因病机为（　　　）
   A. 淫秽疫毒与湿热、风邪杂合所致
   B. 湿热秽浊之邪侵及肝经，下注阴部
   C. 湿热秽浊由下焦前阴入侵，阻于膀胱及肝经
   D. 秽浊之毒酿生湿热，下注皮肤黏膜
   E. 下焦湿热导致膀胱功能失调，三焦水道通调不利

2. 西医学认为，梅毒为感受（　　　）所致
   A.Ducreyi 链杆菌　　　　B. 肉芽肿多诺万菌　　　　C. 苍白螺旋体
   D. 加德纳菌　　　　　　　E. 人型支原体

3. 以下对梅毒的描述哪项不正确（　　　）
   A. 临床表现复杂　　　　　　B. 几乎可侵犯全身各器官
   C. 主要通过性交传染　　　　D. 好发于皮肤黏膜交界处的柔软赘生物
   E. 可通过胎盘传染至下一代

4. 临床上一期梅毒常辨为（　　　）
   A. 血热蕴毒证　　　　　　B. 毒结筋骨证　　　　　C. 肝经湿热证
   D. 肝肾亏损证　　　　　　E. 心肾亏虚证

5. 梅毒肝经湿热证宜用（　　　）
   A. 龙胆泻肝汤加减　　　　B. 八正散　　　　　　　C. 黄连解毒汤
   D. 三妙散　　　　　　　　E. 知柏地黄汤

6. 二期梅毒临床上常辨为（　　　）
   A. 肝经湿热证　　　　　　B. 心肾亏虚证　　　　　C. 血热蕴毒证

D. 毒结筋骨证   E. 肝肾亏损证

7. 杨梅结毒临床上常辨为（　　）

A. 肝经湿热证   B. 心肾亏虚证   C. 血热蕴毒证

D. 毒结筋骨证   E. 肝肾亏损证

8. 梅毒治疗主要是（　　）

A. 以中药为主   B. 以西药为主   C. 以外治为主

D. 以理疗为主   E. 以手术为主

9. 胎传梅毒多发生在（　　）

A. 妊娠 1 个月内   B. 妊娠 2 个月内   C. 妊娠 3 个月内

D. 妊娠 4 个月内   E. 妊娠 4 个月后

10. 以杨梅结毒为主要表现的是（　　）

A. 一期梅毒   B. 二期梅毒   C. 三期梅毒

D. 小儿遗毒   E. 隐性梅毒

11. 一期梅毒的主要表现是（　　）

A. 疳疮、横痃   B. 梅毒性脱发   C. 杨梅疮

D. 杨梅结毒   E. 生殖器疱疹

12. 关于二期梅毒的皮肤黏膜损害，下列哪项是错误的（　　）

A. 皮疹多样，分布广泛而对称

B. 对组织的破坏性大

C. 无自觉症状或症状轻

D. 传染性强

E. 浸润性斑块或结节

（二）A₂ 型题

1. 王某，男，曾有不洁性交史。阴茎包皮上有一溃疡，质地较硬，少许分泌物，尿道口无明显红肿；口干口苦，大便秘结；舌质红绛，苔薄黄，脉细数。方选（　　）

A. 龙胆泻肝汤加减   B. 八正散   C. 黄连解毒汤

D. 三妙散   E. 知柏地黄汤

2. 刘某，两周来全身出现散在玫瑰色甲盖大的红斑，累及躯干、四肢掌跖，不痒；肛门附近有半环形排列的湿性丘疹，表面浸渍状；全身淋巴结肿大。应考虑（　　）

A. 一期梅毒   B. 二期梅毒   C. 三期梅毒

D. 多形红斑   E. 药疹

3. 成人感染梅毒，早期未发现症状，4 年后也未出现心血管和中枢神经等症状，查血梅毒血清反应为阳性。称为（　　）

A. 二期梅毒   B. 早期隐性梅毒   C. 三期梅毒

D. 胎传梅毒   E. 晚期隐性梅毒

4. 赵某，梅毒病史十余年。近年来双下肢逐渐痿弱不行，肌肤麻木，筋骨窜痛，腰

膝酸软；舌质淡，苔白，脉沉细弱。其治法宜（　　　）

    A. 养心补肾，祛瘀通阳　　　　B. 滋补肝肾，填髓息风　　　C. 活血解毒，通络止痛

    D. 凉血解毒，泻热散瘀　　　　E. 清热利湿，解毒驱梅

  5. 钱某，男，梅毒病史五年余。近来消瘦，四肢及头面部出现树胶样肿；伴关节、骨骼作痛；舌质暗，苔薄白，脉沉细涩。其证属（　　　）

    A. 毒结筋骨证　　　　　　　B. 肝肾亏损证　　　　　　　　C. 心肾亏虚证

    D. 肝经湿热证　　　　　　　E. 血热蕴毒证

  6. 以下除哪项外，均是硬下疳的典型表现（　　　）

    A. 单个溃疡

    B. 溃疡表面有黏液脓性分泌物

    C. 触诊有软骨样硬度

    D. 无自觉疼痛和触痛

    E. 可在 3～4 周后自然消失

  7. 下列是二期梅毒临床表现的描述，但除外（　　　）

    A. 伴有头痛、恶心等前驱症状

    B. 可发生虫蛀样脱发

    C. 发生的神经梅毒以无症状居多

    D. 骨关节疼痛在白天和活动时加重

    E. 局限性色素脱失斑

  8. 早期梅毒的推荐治疗方案为（　　　）

    A. 苄星青霉素 G120 万 U，分两侧臀部肌注，每周 1 次，共 2 次

    B. 苄星青霉素 G240 万 U，分两侧臀部肌注，每周 1 次，共 2 次

    C. 苄星青霉素 G480 万 U，分两侧臀部肌注，每周 1 次，共 2 次

    D. 苄星青霉素 G120 万 U，分两侧臀部肌注，每周 1 次，共 5～6 次

    E. 以上均不是

  9. 晚期梅毒的推荐治疗方案为（　　　）

    A. 苄星青霉素 G120 万 U，分两侧臀部肌注，每周 1 次，共 3 次

    B. 苄星青霉素 G120 万 U，分两侧臀部肌注，每周 1 次，共 6 次

    C. 苄星青霉素 G480 万 U，分两侧臀部肌注，每周 1 次，共 3 次

    D. 苄星青霉素 G240 万 U，分两侧臀部肌注，每周 1 次，共 3 次

    E. 以上均不是

（三）X 型题

  1. 梅毒属于中医学的（　　　）

    A. 霉疮　　　　　　　　　　B. 花柳病　　　　　　　　　C. 猫眼疮

    D. 疳疮　　　　　　　　　　E. 寒疮

  2. 二期梅毒可见下列哪些表现（　　　）

A. 硬下疳　　　　　　　B. 梅毒性脱发　　　　　　C. 梅毒性骨膜炎

D. 近关节结节　　　　　E. 丘疹鳞屑性梅毒疹

3. 下列哪些属于三期梅毒的皮肤损害（　　　　）

A. 结节性梅毒疹　　　　B. 扁平湿疣　　　　　　　C. 梅毒性白斑

D. 树胶样肿　　　　　　E. 近关节结节

二、填空题

1. 梅毒是由 _____ 所致的一种全身性、慢性性传播疾病。

2. 中医学认为，梅毒为 _____ 与湿热、风邪杂合所致。疫毒结于阴器及肛周等处，发为 _____；流于经脉，则生 _____。

3. 三期皮肤梅毒包括 _____、_____、_____。

4. 我国第一部论述梅毒的专著是《_____》。

5. 梅毒的治疗原则为 _____、_____、_____。

三、简答题

1. 如何区别硬下疳与软下疳？

2. 简述梅毒的分类。

3. 何为潜伏梅毒？

4. 二期梅毒的皮肤损害与三期梅毒有何区别？

5. 何为胎传梅毒？

四、问答题

1. 试述一期梅毒的诊断要点。

2. 试述早期胎传梅毒的主要临床表现。

五、病例分析题

陆某，男，52 岁。双下肢进行性麻木、疼痛五年余，行走不稳 2 年。患者 5 年前出现双下肢麻木，伴游走型疼痛，逐渐上延并加重。2 年前出现双下肢无力，远端为著，行走不稳，行走踩棉花感，双下肢麻木、疼痛加重，伴腰膝酸软。查体：体温、血压、心率正常。神经系统检查：神清、智力正常；双上肢肌力正常，四肢肌张力正常，双下肢近端肌力减退，双下肢痛温觉减退，膝、踝反射未引出；行走时步态不稳，步基宽。实验室检查：颈胸腰椎、头颅 MRI 基本正常。肌电图示：下肢神经源性损害，左右腓神经损害。血常规正常, TPPA（＋）, 血 RPR（＋）, CSF 的 RPR（＋）, TPHA（＋）。舌质淡，苔薄白，脉沉细弱。

问题：试析该患者的中医诊断、西医诊断、诊断依据、治法、方药。

参考答案

一、选择题

（一）A₁型题

1.A　2.C　3.D　4.C　5.A　6.C　7.D　8.B　9.E　10.C　11.A　12.B

（二）A₂型题

1.A　2.B　3.E　4.B　5.A　6.B　7.D　8.B　9.D

（三）X型题

1.ABD　2.BCE　3.ADE

二、填空题

1.梅毒螺旋体（苍白螺旋体）。

2.淫秽疫毒；疳疮；横痃。

3.结节性梅毒疹；树胶样肿；近关节结节。

4.霉疮秘录。

5.及早；足量；规范。

三、简答题

1.答：硬下疳与软下疳表现为外阴及生殖器溃疡。但两者是有区别的：硬下疳潜伏期长，为浅表性溃疡，边缘隆起，边缘及基底部呈软骨样硬度，无痛无痒，可伴有无痛性横痃，分泌物梅毒血清反应阳性。软下疳为杜克雷（Ducreyi）链杆菌引起，潜伏期短，发病急，炎症明显，基底柔软，溃疡较深，疼痛剧烈，可伴有疼痛性横痃。

2.答：（1）获得性梅毒（后天）：①早期梅毒（病程＜2年）：A.一期梅毒；B.二期梅毒；C.早期潜伏毒。②晚期梅毒（病程＞2年）：A.三期皮肤、黏膜、骨骼梅毒；B.心血管梅毒；C.神经梅毒；D.晚期潜伏梅毒。

（2）胎传梅毒（先天）：①早期胎传梅毒（＜2岁）。②晚期胎传梅毒（＞2岁）：A.皮肤、黏膜、骨骼梅毒；B.心血管梅毒；C.神经梅毒；D.潜伏梅毒。

3.答：梅毒未经治疗或用药剂量不足，无临床症状，血清反应阳性，排除其他可引起血清反应阳性的疾病存在，脑脊液正常，这类患者称为潜伏梅毒。

4.答：二期梅毒的皮肤损害特点是：分布广泛、对称，自觉症状轻微，破坏性小，传染性强。而三期梅毒的皮肤损害特点是：损害多为局限性、孤立性、浸润性斑块或结节，发展缓慢，破坏性大，愈后留有疤痕。

5.答：胎传梅毒是母体内的梅毒螺旋体由血液通过胎盘传入胎儿血液中，导致胎儿感染的梅毒。多发生在妊娠 4 个月后，发病小于 2 岁者称早期胎传梅毒，大于 2 岁者称晚期胎传梅毒。

四、问答题

1.答：有不洁性交、嫖娼、配偶感染史或同性恋史。潜伏期 2～4 周。主要表现为硬下疳，常为单个、无痛无痒、境界清楚、直径 1～2cm 大小、触之如软骨样硬度，表面可糜烂或浅溃疡，渗出物中有大量的梅毒螺旋体。常发生在外生殖器部位，如男性的冠状沟、龟头、系带及包皮，女性的大阴唇、小阴唇、宫颈等部位，男性同性恋者可发生在肛周及直肠，偶见于唇、咽等处。局部淋巴结肿大，单侧或双侧。不经治疗 3～8 周内可自然消失，不留痕迹或仅留轻度萎缩性疤。分泌物涂片做暗视野显微镜检查，可见多数活动的螺旋体。梅毒血清试验：硬下疳早期阴性，7～8 周后大部分患者呈阳性结果。

2.答：胎传梅毒是母体内的梅毒螺旋体由血液通过胎盘传入胎儿血液中，导致胎儿感染的梅毒。多发生在妊娠 4 个月后，小于 2 岁者称早期胎传梅毒。胎传梅毒不发生硬下疳，常有严重的内脏损害，对患儿的健康影响很大，病死率高。早期胎传梅毒多在出生 2 周～3 个月内出现症状。表现为消瘦，皮肤松弛多褶皱，哭声嘶哑，发育迟缓，常因鼻炎而导致呼吸、哺乳困难。皮肤损害可表现为斑疹、斑丘疹、水疱、大疱、脓疱等，多分布在头面、肢端、口周皮肤，口周可见皲裂，愈后留有辐射状疤痕。此外，也可发生甲周炎、甲床炎、无发、骨髓炎、骨软骨炎、贫血、血小板减少等。大部分患儿可有肝脾肿大，少数出现活动性神经梅毒。

五、病例分析题

答：（1）中医诊断：梅毒（肝肾亏损证）。

（2）西医诊断：神经梅毒（脊髓痨）。

（3）诊断依据：根据该患者的临床表现及实验室检查结果：RPR（＋），TPPA（＋），TPHA（＋）可确诊其为梅毒。该患者表现为慢性病程，肝肾亏损。肾主骨，肝主筋，肝肾亏损，精血不足，下肢失于濡养则麻木、疼痛、行走不稳；腰膝失养则腰膝酸软；舌质淡，苔薄白，脉沉细弱均为肝肾亏损的表现。因此辨其为肝肾亏损证。

（4）治法：滋补肝肾，填髓息风。

（5）方药：地黄饮子加减。熟地黄 12g，巴戟天、山茱萸、石斛、肉苁蓉、附子、五味子、官桂、白茯苓、麦门冬、菖蒲、远志各 15g，生姜 3 片，大枣 2 枚。

第三十节　艾滋病

习　题

一、选择题

(一) A₁ 型题

1. 艾滋病是由感受何种病毒所致的疾病（　　）
   - A. 人类乳头瘤样病毒
   - B. 类细胞病毒
   - C. 巨细胞病毒
   - D. 人类免疫缺陷病毒
   - E. 痘病毒

2. HIV 特异性侵犯（　　）
   - A. B 细胞
   - B. 自然杀伤细胞
   - C. CD4+T 细胞
   - D. CD8+T 细胞
   - E. 单核巨噬细胞

3. 艾滋病的正气不足主要为（　　）
   - A. 脾虚
   - B. 肺气虚
   - C. 肝血不足
   - D. 肾不藏精，肾亏体弱
   - E. 心脾两虚

4. 中医学认为，艾滋病发病为外受（　　）
   - A. 湿热秽浊之气
   - B. 疫疬之毒
   - C. 秽浊之毒
   - D. 淫秽疫毒
   - E. 漆毒

5. 以下关于艾滋病病因病机的描述，下列哪项不正确（　　）
   - A. 其病机为邪盛与正虚共存、夹杂
   - B. 病因包括邪毒外袭与正气不足两方面
   - C. 正气不足主要为肾不藏精，肾亏体弱
   - D. 外邪为湿热淫秽疫毒
   - E. 发病过程中呈现正气日虚，邪气渐盛

6. 以下不是艾滋病的传播途径的是（　　）
   - A. 性接触
   - B. 血液及血制品传染
   - C. 共用受 HIV 污染的注射器和针头
   - D. 母婴传播
   - E. 消化道传染

7. 中医学认为，艾滋病肺卫受邪证应用方药为（　　）
   - A. 银翘散
   - B. 百合固经汤合瓜蒌贝母汤

C.补中益气汤合参苓白术散加减

D.肾气丸合四神丸加减

E.补阳还五汤

8.中医学认为，艾滋病肺肾阴虚证应用治法为（　　　）

　A.宣肺祛风，清热解毒　　　　B.滋补肺肾，解毒化痰　　　C.扶正祛邪，培补脾胃

　D.温补脾肾，益气回阳　　　　E.补气化瘀，活血清热

9.艾滋病窍闭痰蒙证多见于哪种患者（　　　）

　A.急性感染期患者

　B.以呼吸道系统症状为主的艾滋病早、中期患者

　C.以消化系统症状为主的患者

　D.卡波济肉瘤患者

　E.中枢神经病症的晚期患者

10.艾滋病气虚血瘀证多见于哪种患者（　　　）

　A.急性感染期患者

　B.以呼吸道系统症状为主的艾滋病早、中期患者

　C.以消化系统症状为主的患者

　D.卡波西肉瘤患者

　E.中枢神经病症的晚期患者

（二）A$_2$型题

1.以下哪项属于艾滋病的传播途径（　　　）

　A.空气飞沫传播

　B.水源传播

　C.血液及血液制品传播

　D.间接接触传播

　E.以上均不是

2.某患者，男，32岁。HIV阳性，发热，微畏寒，微咳，身痛，乏力，咽痛；舌质淡红，苔薄白，脉浮。见于以下哪种证型（　　　）

　A.肺卫受邪证　　　　　　B.肺肾阴虚证　　　　　　C.脾胃虚弱证

　D.脾肾亏虚证　　　　　　E.气虚血瘀证

3.某艾滋病患者，女，25岁。腹泻久治不愈，腹泻呈稀水状便；兼有食欲不振，恶心呕吐。主要见于以下哪种证型（　　　）

　A.肺卫受邪证　　　　　　B.肺肾阴虚证　　　　　　C.脾胃虚弱证

　D.脾肾亏虚证　　　　　　E.气虚血瘀证

4.以下哪项属于诊断艾滋病的辅助检查（　　　）

　A.免疫学检查　　　　　　B.HIV检测　　　　　　C.HIV抗体检测

　D.以上均是　　　　　　　E.以上均不是

5. 艾滋病患者症见发热咳嗽，气短胸痛，动则气喘，舌红，少苔，脉沉细数，可用以下哪种方药配合治疗（   ）

    A. 银翘散

    B. 百合固经汤合瓜蒌贝母汤

    C. 补中益气汤合参苓白术散加减

    D. 肾气丸合四神丸加减

    E. 补阳还五汤

6. 以下哪项用于艾滋病的筛选检查（   ）

    A. 酶联合免疫吸附法   B. 间接免疫荧光法   C. 明胶颗粒凝集试验

    D. 以上均是   E. 以上均否

7. 补中益气汤主要用于下列哪一证型的艾滋病患者（   ）

    A. 肺卫受邪证   B. 肺肾阴虚证   C. 脾胃虚弱证

    D. 脾肾亏虚证   E. 气虚血瘀证

8. 安宫牛黄丸主要用于下列哪一证型的艾滋病患者（   ）

    A. 肺卫受邪证   B. 肺肾阴虚证   C. 脾胃虚弱证

    D. 脾肾亏虚证   E. 窍闭痰蒙证

（三）B_1 型题

    A. 出现类似传染性单核细胞增多症的症状

    B. 严重的细胞免疫功能缺陷而致条件性感染和少见的恶性肿瘤

    C. 较长期的发热（38℃以上持续 3 个月以上），体重减轻 10% 以上，疲乏、夜间盗汗及持续腹泻

    D. 以上均是

    E. 以上均否

1. 艾滋病感染期阶段的表现是（   ）

2. 艾滋病相关综合征阶段的表现是（   ）

3. 艾滋病阶段的表现是（   ）

    A. 酶联免疫吸附法

    B. 免疫 EP 迹检测法

    C. 检测逆转录酶

    D. 以上均是

    E. 以上均否

4. 可作为艾滋病筛选的指标的是（   ）

5. 可作为艾滋病诊断的指标的是（   ）

（四）X 型题

1. 关于 HIV 抗体的检测哪些能用于初步筛选（　　）
   A. 放射免疫沉淀试验　　　B. 酶免疫吸附法　　　C. 明胶颗粒凝集试验
   D. 间接免疫荧光法　　　　E. 免疫 EP 迹检测法

2. 关于艾滋病的描述，下列哪几项正确（　　）
   A. 病原体为 HIV
   B. 使体液免疫处于无能状态
   C. 通过性交、血液及围产期母婴感染
   D. 临床上分为艾滋病感染期、艾滋病相关综合征期、艾滋病期
   E. 可见各种条件病原体的感染、少见的恶性肿瘤

3. 艾滋病病毒体液中以下哪些可分离出 HIV 病毒（　　）
   A. 唾液　　　　　　　　B. 尿液　　　　　　　C. 阴道分泌物
   D. 血液　　　　　　　　E. 眼泪

二、填空题

1. 艾滋病是由 _____ 所致的传染病。主要通过性接触及 _____ 和 _____ 传染。

2. 中医学认为，艾滋病的病因包括邪毒外袭和正气不足两方面。正气不足主要为 _____，邪毒为 _____，具有强烈的传染性。

3. 临床感染 HIV 后，由于细胞免疫缺陷的程度不同，可分为 _____、_____、_____ 三个阶段。

4. 中医临床将艾滋病辨为 _____、_____、_____、_____、_____、_____ 6 型。

5. 艾滋病临床表现为严重的细胞免疫所致的 _____ 和少见的 _____，较常见的有 _____ 和 _____。

三、简答题

1. 艾滋病的中医病因病机是什么？
2. 简述针灸治疗艾滋病的机理及相关针刺穴位。
3. 简述艾滋病的预防与调护。
4. 简述艾滋病西医抗病毒药物的选择及应用。
5. 简述临床上艾滋病中医辨证分型和治法。

四、问答题

1. 诊断艾滋病的依据应从哪些方面考虑？
2. 艾滋病各期的表现分别是什么？

五、病例分析题

某患者，女，39岁，个体劳动者。低热伴乏力五月余。无明显诱因出现发热，体温38℃左右，伴乏力、盗汗。近2个月来体重明显减轻，形体极度消瘦；全身淋巴结肿大，面部及躯干部见红色斑丘疹，口腔多处溃疡；神情倦怠，心悸气短，常有腰膝酸痛，四肢厥逆，食欲不振，呃逆频作，腹泻剧烈；舌质淡，苔白，脉细无力。患者数年前曾有吸毒史，辅助检查显示 HIV 阳性。

问题：试析该患者的西医诊断、中医证型、辨证分析、治法及方药。

参考答案

一、选择题

（一）A₁ 型题

1.D 2.C 3.D 4.B 5.D 6.E 7.A 8.B 9.E 10.D

（二）A₂ 型题

1.C 2.A 3.C 4.D 5.B 6.D 7.C 8.E

（三）B₁ 型题

1.A 2.C 3.B 4.A 5.B

（四）X 型题

1.BCD 2.ACDE 3.ABCDE

二、填空题

1.人类免疫缺陷病毒；母婴传播；血液及血液制品。

2.肾不藏精、肾亏体弱；疫疠之气。

3.艾滋病病毒感染；艾滋病相关综合征；艾滋病。

4.肺卫受邪证；肺肾阴虚证；脾胃虚弱证；脾肾亏虚证；气虚血瘀证；窍闭痰蒙证。

5.条件性感染；恶性肿瘤；卡氏肺囊虫肺炎；卡波西肉瘤。

三、简答题

1.答：中医学认为，艾滋病的病因是邪毒外袭和正气不足。其病机是邪盛与正虚共存，最终导致正气衰竭，五脏受损，阴阳离绝。

2. 答：针灸可以调动机体的免疫系统，提高抗病能力。可选关元、命门、腰俞、脾俞、足三里、内关、合谷、曲池、百会、阴陵泉、阳陵泉、风池、委中、列缺等穴位。

3. 答：①加强对艾滋病防治知识的宣传普及；②加强性道德观念的教育，杜绝不洁性行为，避免与 HIV 感染者、艾滋病患者及高危人群性接触；③禁止静脉吸毒者共用注射器，严格加强普通人群注射消毒管理，提倡使用一次性注用品；④使用进口血液、血液成分制品时一定要进行 HIV 检测；⑤严格选择供血者，HIV 检测应作为供血者常规检查项目，防止血源传染；⑥艾滋病患者或 HIV 阳性者应避孕，已出生婴儿不用母乳喂养；⑦加强入境检疫，严防艾滋病传入；⑧加强心理治疗，创造良好环境，不歧视患者。

4. 答：抗 HIV 现首推叠氮胸苷，口服吸收好，并能通过血脑屏障，可抑制逆转录酶，阻断 HIV 的复制，但不能杀灭病毒。用法：5mg/kg，每 4 小时 1 次。其次，可用 2′-3′双脱氧肌苷（DDI）、2′-3′双脱氧胞嘧啶核苷（DDC）。

5. 答：①肺卫受邪证；宣肺祛风，清热解毒。②肺肾阴虚证；滋补肺肾，解毒化痰。③脾胃虚弱证；扶正祛邪，培补脾胃。④脾肾亏虚证；温补脾胃，益气回阳。⑤气虚血瘀证；补气化瘀，活血清热。⑥窍闭痰蒙证；清热化痰，开窍通闭。

四、问答题

1. 答：诊断主要从三个方面考虑：① HIV 抗体检测经确认试验阳性。②临床表现。③流行病学史。如配偶或性伴是艾滋病病毒感染者、有多性伴、静脉注射毒品，接受过 HIV 污染的血液、血制品或曾被 HIV 污染的利器刺破等。

在以上三条中最主要的依据是 HIV 抗体阳性。而某些临床表现和流行病学史可提示应考虑做 HIV 抗体检测。

2. 答：①艾滋病感染：有的早期出现类似传染性单核细胞增多症的症状，有的发展为慢性淋巴结病综合征，表现为除腹股沟部位外，全身淋巴结或至少有 2 处以上持续肿大 3 个月以上。②艾滋病相关综合征：患者有 T 淋巴细胞免疫功能缺陷所致的临床症状和慢性淋巴结综合征，有较长时间的发热，体重减轻 10% 以上，疲乏、夜间盗汗及持续腹泻等；有非致命性的真菌、病毒或细菌性感染的表现。③艾滋病：约 1% 的 HIV 感染者可发展为艾滋病，其临床表现为严重的细胞免疫缺陷而致的条件性感染和少见的恶性肿瘤，较常见的卡氏肺囊虫肺炎和卡波西肉瘤。

五、病例分析题

答：（1）西医诊断：艾滋病。

（2）中医证型：脾肾亏虚证。

（3）辨证分析：凡吸毒者均用致幻之品，令人异常亢奋，性欲亢进，心神恍惚，不能自持，毒品为燥烈耗气伤精之品，腰为肾之腑，故有腰膝酸软；久病则伤及脾胃，致人食欲不振，呃逆频作；其四肢厥逆，腹泻剧烈，舌质淡，苔白，脉细无力均为脾肾亏虚之象。

（4）治法：温补脾肾，益气回阳。

（5）方药：肾气丸合四神丸加减。干地黄 24g，山茱萸 12g，山药 12g，泽泻 9g，茯苓 9g，牡丹皮 9g，附子 3g，桂枝 3g，肉豆蔻 6g，补骨脂 12g，五味子 6g。

第十一章 肛肠疾病 ▷▷▷▷

习 题

一、选择题

(一) A₁ 型题

1. 内痔分期的主要依据是（ ）
　　A. 便血多少与颜色　　　B. 有无脱出　　　C. 痔核大小
　　D. 病程长短　　　　　　E. 疼痛程度

2. Ⅰ期内痔的主要特征为（ ）
　　A. 便血　　　　　　　　B. 痔核脱出肛外，可自行还纳
　　C. 排便伴肛门剧痛　　　D. 流脓
　　E. 嵌顿

3. 硬化注射疗法的主要作用机理是（ ）
　　A. 使痔核湿性坏死　　　B. 全部阻断痔血流　　　C. 使痔核纤维化萎缩
　　D. 畅通痔血流　　　　　E. 使痔组织坏死脱落

4. 内痔结扎术后第 7～9 天，嘱患者减少活动的主要目的是（ ）
　　A. 防止水肿发炎　　　　B. 避免大出血　　　C. 防止感染
　　D. 防止复发　　　　　　E. 防止尿潴留

5. 患者便后突感肛门部剧烈疼痛，排便行走时加剧，无便血。检查：肛缘有一暗紫色圆形硬结节，界限清楚，有明显触痛。应诊为（ ）
　　A. 炎性外痔　　　　　　B. 血栓性外痔　　　C. 静脉曲张性外痔
　　D. 哨兵痔　　　　　　　E. 肛周脓肿

6. 肛门直肠周围较大的间隙有几个（ ）
　　A. 3 个　　　　　　　　B. 5 个　　　　　　C. 7 个
　　D. 4 个　　　　　　　　E. 9 个

7. 肛门直肠周围脓肿的发生大多与（ ）有关
　　A. 外痔感染发炎　　　　B. 直肠炎　　　　　C. 肛门腺感染发炎
　　D. 肛乳头炎　　　　　　E. 肛乳头肥大

8. 肛门直肠周围脓肿破溃后每多形成（ ）

A. 肛裂   B. 肛漏   C. 肛周湿疹

D. 结缔组织外痔   E. 肛乳头肥大

9. 关于肛痈，下列哪项说法不正确（　　　）

    A. 多与肛门腺感染有关   B. 溃后多形成肛漏

    C. 青壮年多见   D. 浅部脓肿全身症状不明显

    E. 高位脓肿多采用一次切开法

10. 肛门旁皮下脓肿切开时应采取什么切口（　　　）

    A. 放射状   B. 十字形   C. 弧形

    D. 平行纵切开   E. 梭形

11. 下列哪种疾病无脱垂症状（　　　）

    A. Ⅱ期内痔   B. 肛漏   C. 混合痔

    D. 息肉痔   E. 脱肛

12. 肛漏手术成败的关键在于（　　　）

    A. 切除瘘管管壁

    B. 避免损伤内括约肌

    C. 正确找到内口并切开或切除

    D. 将外口及瘘管切除

    E. 以上都不是

13. 肛漏的原发病灶在（　　　）

    A. 肛乳头   B. 齿线   C. 肛窦

    D. 肛柱   E. 肛瓣

14. 高位肛漏手术切开治疗时，一般应配合（　　　）

    A. 结扎疗法   B. 注射疗法   C. 扩肛疗法

    D. 插药疗法   E. 挂线疗法

15. 肛漏术后采用挂线疗法主要是为了防止术后（　　　）

    A. 出血   B. 疼痛   C. 肛门失禁

    D. 水肿   E. 复发

16. 肛裂的主要症状是（　　　）

    A. 疼痛，出血，瘙痒   B. 疼痛，出血，便秘   C. 瘙痒，疼痛，便秘

    D. 疼痛，坠胀，便秘   E. 出血，坠胀，脱垂

17. 肛裂好发于截石位的（　　　）

    A. 3、6 点处   B. 6、9 点处   C. 6、12 点处

    D. 3、12 点处   E. 3、7、11 点处

18. 陈旧性肛裂伴有结缔组织性外痔、肛乳头肥大者，手术时多选用（　　　）

    A. 扩肛法   B. 切除术   C. 肛裂侧切术

    D. 纵切横缝法   E. 挂线疗法

19. 肛裂疼痛的特点是（　　　）

A. 周期性疼痛　　　　B. 持续性钝痛　　　　C. 持续性刺痛

D. 搏动性跳动　　　　E. 持续性胀痛

20. 关于肛裂，下列说法哪项是错误的（　　　）

A. 肛裂是肛管皮肤全层裂开并形成慢性溃疡

B. 肛裂可继发于肛窦炎

C. 肛裂主要因粪便干燥，用力过猛导致

D. 肛裂是肛管皮肤浅层裂开

E. 肛门内括约肌痉挛致溃疡不易愈合

21. 脱肛的发病主要与哪个因素有关（　　　）

A. 风邪　　　　　　　B. 燥邪　　　　　　　C. 血虚

D. 热邪　　　　　　　E. 气虚

22. 对直肠周围注射法治疗脱肛的描述中，不正确的是（　　　）

A. 使用 6% ～ 8% 明矾溶液

B. 进针点为截石位 3、6、9 点

C. 术后卧床休息，控制大便 3 天

D. 术后应用抗生素

E. 注射时使药物呈扇形均匀散开

23. 肛管直肠脱出性疾病常用的检查体位是（　　　）

A. 蹲位　　　　　　　B. 侧卧位　　　　　　C. 膝胸位

D. 截石位　　　　　　E. 倒置位

24. 脱肛辨证为湿热下注证者宜选用（　　　）

A. 黄连解毒汤　　　　B. 萆薢渗湿汤　　　　C. 槐角地榆丸

D. 萆薢化毒汤　　　　E. 二妙散

25. 黏膜下注射法的适应证是（　　　）

A. Ⅱ、Ⅲ度脱肛　　　B. Ⅲ度脱肛　　　　　C. Ⅰ、Ⅱ度脱肛

D. Ⅱ度脱肛　　　　　E. Ⅰ、Ⅱ、Ⅲ度脱肛

26. 下列哪项属于息肉痔的正确称谓（　　　）

A. 钩肠痔　　　　　　B. 珊瑚痔　　　　　　C. 悬胆痔

D. 锁肛痔　　　　　　E. 葡萄痔

27. 下列何种外治法不适用于息肉痔（　　　）

A. 注射疗法　　　　　B. 结扎法　　　　　　C. 电烙法

D. 熨法　　　　　　　E. 直肠结肠切除术

28. 直肠息肉的辅助检查有（　　　）

A. 肛门指诊　　　　　B. 直肠镜　　　　　　C. 活体组织病理检查

D. X 线气钡双重对比造影　　E. 以上均是

29. 下列疾病中多发于儿童的是（　　　）

A. 息肉痔　　　　　　B. 内痔　　　　　　　C. 血栓性外痔

　　D. 锁肛痔　　　　　　　　　　E. 肛隐窝炎

30. 多发性结肠息肉的临床症状不包括（　　　）

　　A. 常伴腹痛腹泻　　　　　　B. 大便时可脱出肛外　　　　C. 可有黏液血便

　　D. 可伴贫血　　　　　　　　E. 可致体重减轻

31. 便秘辨证为燥热内结证者，宜选用（　　　）

　　A. 六磨汤　　　　　　　　　B. 济川煎　　　　　　　　　C. 增液汤

　　D. 麻子仁丸　　　　　　　　E. 黄芪汤

32. 可排除直肠器质性疾病的常用检查方法是（　　　）

　　A. 盆腔四重造影　　　　　　B. 动态磁共振　　　　　　　C. 电子结肠镜

　　D. 肛门直肠压力测定　　　　E. 排粪造影

33. 锁肛痔的主要症状是（　　　）

　　A. 便血，排便习惯改变，大便变形

　　B. 疼痛，出血，大便变形

　　C. 便血，疼痛，便秘

　　D. 疼痛，坠胀，便秘

　　E. 出血，坠胀，脱垂

34. 40 岁以上，出现排便习惯改变及便血，首先应考虑（　　　）

　　A. 痔疮　　　　　　　　　　B. 直肠癌　　　　　　　　　C. 肛裂

　　D. 结直肠炎　　　　　　　　E. 息肉病

35. 晚期肛管直肠癌已广泛转移，或年老体弱，或有严重的器质性病变，多选用（　　　）

　　A. 灌肠法　　　　　　　　　B. 敷药法　　　　　　　　　C. 根治性手术

　　D. 姑息性手术　　　　　　　E. 针灸

36. 锁肛痔的病因病机中，本病之本是（　　　）

　　A. 湿热下注　　　　　　　　B. 火毒内蕴　　　　　　　　C. 气滞血瘀

　　D. 正气不足、脾肾两亏　　　E. 气阴两亏

37. 锁肛痔的早期特点是（　　　）

　　A. 便血、大便习惯改变　　　B. 大便变形　　　　　　　　C. 转移征象

　　D. 恶病质 E 脓血便

38. 下列哪项属于肛管直肠癌的正确称谓（　　　）

　　A. 钩肠痔　　　　　　　　　B. 珊瑚痔　　　　　　　　　C. 悬胆痔

　　D. 锁肛痔　　　　　　　　　E. 葡萄痔

39. 锁肛痔辨证为湿热蕴结证者，宜选用（　　　）

　　A. 黄连解毒汤　　　　　　　B. 萆薢渗湿汤　　　　　　　C. 槐角地榆丸

　　D. 萆薢化毒汤　　　　　　　E. 桃红四物汤

40. 锁肛痔患者排便习惯改变不包括（　　　）

　　A. 排便带血

B. 排便次数增多,便意频繁

C. 有排便不尽感

D. 便秘

E. 肛门内不适或下坠感

（二）A₂型题

1. 某女性患者,32岁,以无痛性便血为主要临床表现,就诊诊断为"内痔",其母痔区是指（　　）

A. 3、7、11点处　　　　B. 3、9、11点处　　　　C. 6、12点处

D. 3、9点处　　　　　　E. 以上都不是

2. 一患者52岁,排便时见少量鲜血,肛门有肿物脱出,表面青紫,便后自行回纳,蹲位下努可见肛门口有三个拇指大小肿物脱出,诊断为（　　）

A. Ⅱ期内痔　　　　　　B. Ⅰ期内痔　　　　　　C. Ⅲ期内痔

D. 静脉曲张性外痔　　　E. 血栓性外痔

3. 某男性患者,35岁,内痔术后大夫嘱其术后7～9天内要减少活动,其目的是（　　）

A. 避免发生水肿　　　　B. 防止感染　　　　　　C. 防止大出血

D. 防止复发　　　　　　E. 防止肉芽生长过高

4. 某患者,男,23岁。自诉1天前用力排便后肛门部突发剧痛,可扪及一肿物,检查时见肛缘处隆起一暗紫色圆形结节,触痛明显。应初步诊断为（　　）

A. 结缔组织性外痔　　　B. 内痔脱出　　　　　　C. 混合痔

D. 静脉曲张性外痔　　　E. 血栓性外痔

5. 某患者,男,22岁。3天前肛门部肿起一肿块,红肿热痛,压之有波动感;舌苔薄,苔黄腻,脉滑数。应诊断为（　　）

A. 肛门皮下脓肿　　　　B. 坐骨直肠间隙脓肿　　C. 骨盆直肠间隙脓肿

D. 直肠后间隙脓肿　　　E. 混合痔

6. 某患者,男,30岁。恶寒发热,肛内坠胀疼痛3天。肛门指诊,可触及直肠左侧壁隆起,压痛,有波动感。应诊断为（　　）。

A. 肛门皮下脓肿　　　　B. 坐骨直肠间隙脓肿　　C. 骨盆直肠间隙脓肿

D. 直肠后间隙脓肿　　　E. 混合痔

7. 某患者发热畏寒4天,自觉肛门旁跳痛,咳嗽、行走、排便时加重;伴头痛,纳差,坐卧不安。肛门指诊:肛门右侧丰满,压痛明显,可扪及波动感。应诊断为（　　）

A. 肛门皮下脓肿　　　　B. 坐骨直肠间隙脓肿　　C. 骨盆直肠间隙脓肿

D. 直肠后间隙脓肿　　　E. 混合痔

8. 某肛漏患者,其外口在截石位2点处,距肛缘6cm,则漏管内口大多在截石位的（　　）

A. 2 点处　　　　　　　B. 12 点处　　　　　　C. 6 点处

D. 9 点处　　　　　　　E. 7 点处

9. 某肛漏患者，男，46 岁，其漏管的走行通过 2 个以上间隙，应诊为（　　）

A. 单纯性肛漏　　　　　B. 化脓性肛漏　　　　　C. 内盲漏

D. 外盲漏　　　　　　　E. 复杂性肛漏

10. 患者李某，患肛漏十余年。查：内、外口均位于截石位 5 点，管道跨过肛管直肠环，且肛管直肠环已经纤维化。手术治疗宜选择（　　）

A. 切开法　　　　　　　B. 挂线法　　　　　　　C. 切开联合挂线法

D. 切除结扎法　　　　　E. 结扎法

11. 一青年妇女，近月余便时疼痛剧烈，大便秘结，点滴下血，应考虑为（　　）

A. 早期肛裂　　　　　　B. Ⅱ期内痔　　　　　　C. 直肠息肉

D. 肛隐窝炎　　　　　　E. 混合痔

12. 某患者，女，23 岁。大便二三日一行，质干硬，便时肛门疼痛，便时滴血；腹部胀满；舌偏红，脉弦数。宜选用（　　）

A. 麻子仁丸

B. 六磨汤

C. 凉血地黄汤合脾约麻仁丸

D. 止痛如神汤

E. 凉血地黄汤合润肠汤

13. 某患者，女，30 岁。平素大便干结，肛门部刺痛明显，便时便后尤甚；舌紫暗，脉弦涩。治宜（　　）

A. 清热润肠通便　　　　B. 活血化瘀，清热软坚　　C. 活血化瘀

D. 理气活血，润肠通便　　E. 养阴清热润肠

14. 某患者，女，22 岁。大便带血，血色鲜红，便后无脱出，伴肛门疼痛，排便时疼痛，排便后稍好转，接着又有剧烈疼痛，约持续半小时后才逐渐缓解。可能的手术方法是（　　）

A. 切除术　　　　　　　B. 挂线术　　　　　　　C. 注射术

D. 切开引流术　　　　　E. 侧切术

15. 某患者，女，26 岁。大便时有物脱出肛外，便后能自行回纳；伴见面色苍白，唇舌爪甲色淡无华，头晕目眩，疲倦无力；舌淡苔薄白，脉细。其诊断是（　　）

A. Ⅰ度脱肛气虚证　　　B. Ⅱ度脱肛气虚证　　　C. Ⅲ度脱肛气虚证

D. Ⅰ度脱肛血虚证　　　E. Ⅱ度脱肛血虚证

16. 某患者，男，13 岁。自幼便时有肿物脱出肛外，脱出物淡红色，长 3～5cm，触之柔软，无弹性，不易出血。其诊断是（　　）

A. 脱肛（一度脱垂）　　B. 脱肛（二度脱垂）　　C. 脱肛（三度脱垂）

D. 内痔一期　　　　　　E. 内痔二期

17. 某患者，男，13 岁。自幼便时有肿物脱出肛外，脱出物淡红色，长 5～8cm，

触之柔软，表面为环状有层次的黏膜皱襞，偶尔可见有出血小点，便后需用手帮助复位。可能的手术方法是（　　）

  A. 切除术　　　　　　　B. 注射术　　　　　　　C. 侧切术

  D. 挂线术　　　　　　　E. 切开引流术

18. 某患者，男，9岁。自幼便时肛内肿物脱出，轻重不一，色淡红，伴有肛门坠胀，大便带血；神疲乏力，食欲不振；舌淡，苔薄白，脉细弱，宜选用（　　）

  A. 草薢渗湿汤　　　　　B. 四君子汤　　　　　　C. 补中益气汤

  D. 凉血地黄汤　　　　　E. 止痛如神汤

19. 某患者，女，35岁。2年前出现大便次数增多，阵发性腹痛，便后出血，色鲜红，量少，直肠指诊可触及圆形柔软带蒂肿物，表面光滑，活动度大。其诊断是（　　）

  A. 混合痔　　　　　　　B. 锁肛痔　　　　　　　C. 肛乳头肥大

  D. 息肉痔　　　　　　　E. 内痔

20. 某患者，男，43岁。大便时有肿物脱出肛外，可自行回纳，伴有排便不畅，肛门下坠感，直肠指诊可触及圆形柔软带蒂肿物，表面光滑，活动度大。宜选用的手术方式是（　　）

  A. 注射疗法　　　　　　B. 结扎法　　　　　　　C. 挂线法

  D. 电烙法　　　　　　　E. 直肠结肠部分切除术

21. 一中年妇女，近月余大便干结，腹部胀满，肛门坠胀，小便短赤，偶有便时点滴下血，应考虑主病为（　　）

  A. 早期肛裂　　　　　　B. 便秘　　　　　　　　C. 直肠息肉

  D. 肛隐窝炎　　　　　　E. 混合痔

22. 某患者，女，25岁。大便排出不畅，少腹作胀；伴嗳气频作，纳少，胸胁痞满；舌苔薄腻，脉细弦。宜选用（　　）

  A. 麻子仁丸

  B. 六磨汤

  C. 凉血地黄汤合脾约麻仁丸

  D. 止痛如神汤

  E. 凉血地黄汤合润肠汤

23. 某患者，男，60岁。平素大便秘结，排出困难，腰酸肢冷，小便清长；舌淡苔白，脉沉迟。治宜（　　）

  A. 清热润肠通便　　　　B. 活血化瘀，清热软坚　　C. 温阳通便

  D. 理气活血，润肠通便　E. 养阴清热润肠

24. 某患者，女，59岁。大便困难，排出费力，偶有带血，血色暗红，血与大便相混。应首先进行的检查方法是（　　）

  A. 盆腔CT　　　　　　　B. 电子结肠镜　　　　　C. 排粪造影

  D. 大便潜血实验　　　　E. 肛门指检

25. 某患者，男，33岁。近日出现大便干结，腹部胀满，按之疼痛；伴有口臭口干，

面红心烦，小便短赤；舌红苔黄腻，脉滑实。可能的中医治法是（　　　）

  A. 行气导滞通便   B. 益气养阴，润肠通便 C. 清肠泄热通便

  D. 温阳通便   E. 增液通便

26. 某患者，女，35岁。2年前行剖宫产手术，昨日突然出现阵发性腹痛，腹痛拒按，未排便、排气，腹部立位X线片可见较多肠道气液平面。其诊断可能性最大的是（　　　）

  A. 便秘   B. 锁肛痔   C. 肠梗阻

  D. 溃疡性结肠炎   E. 肛门直肠狭窄

27. 某患者，男，75岁，锁肛痔患者。后期出现食欲不振，全身衰弱无力，贫血，极度消瘦表现。与下列哪项内容相符（　　　）

  A. 便血   B. 排便习惯改变   C. 大便变形

  D. 恶病质   E. 转移征象

28. 某患者，女，53岁。肛周肿物隆起，触之坚硬如石，疼痛拒按；舌紫暗，脉涩。除外哪项，皆为其需鉴别诊断的疾病（　　　）

  A. 直肠息肉   B. 肛周脓肿   C. 溃疡性结肠炎

  D. 痢疾   E. 内痔

29. 某患者，男，63岁。肛周肿物隆起，触之坚硬如石，疼痛拒按，排便困难；舌紫暗，脉涩。宜选用（　　　）

  A. 槐角地榆丸   B. 四君子汤   C. 四君子汤合增液汤

  D. 凉血地黄汤   E. 桃红四物汤合失笑散

30. 某患者，男，58岁。大便带血，色泽暗红，夹有黏液，伴有肛门坠胀，排便次数增多，直肠指诊可触及直肠末端隆起性肿物，表面不平，固定于肠壁。其诊断最可能是（　　　）

  A. 混合痔   B. 锁肛痔   C. 肛乳头肥大

  D. 息肉痔   E. 内痔

（三）B₁型题

  A. 截石位3、6点位 B. 截石位6、12点位 C. 截石位3、7、11点位

  D. 截石位9、12点位 E. 截石位6、9点位

1. 肛裂多发于肛管部（　　　）

2. 结缔组织性外痔多发于肛缘（　　　）

3. 内痔多发于齿线上（　　　）

  A. 疼痛、出血、便秘 B. 流脓、疼痛、瘙痒 C. 肛门坠胀、有异物感

  D. 肛周红、肿、热、痛 E. 便下脓血、黏液，便意频数

4. 肛漏的局部症状为（　　　）

5. 肛门旁皮下脓肿的症状多表现为（　　　）

A. 肛内指诊检查　　　　　B. 探针检查　　　　　C. 肛门镜检查
D. 乙状结肠镜检查　　　　E. 肛门局部望诊检查

6. 肛漏常用的检查方法是（　　　）

7. 直肠高位息肉常用的检查方法是（　　　）

A. 扩肛法　　　　　　　　B. 切除法　　　　　　C. 肛裂侧切术
D. 纵切横缝法　　　　　　E. 注射法

8. 早期肛裂，宜选用的手术方法是（　　　）

9. 陈旧性肛裂伴有肛管狭窄者，宜选用的手术方法是（　　　）

A. 早期肛裂　　　　　　　B. 直肠息肉　　　　　C. 直肠脱垂
D. Ⅱ期内痔　　　　　　　E. 混合痔

10. 某 8 岁儿童，自幼便时有肿物脱出肛外，脱出物淡红色，长 3～5cm，触之柔软，无弹性，不易出血，应考虑为（　　　）

11. 某 4 岁儿童，大便每日一行，色黄质软，便时下血，应首先考虑为（　　　）

12. 某青年妇女，近月余便时肛门疼痛剧烈，大便秘结，点滴下血，应考虑为（　　　）

A. 直肠息肉　　　　　　　B. 肛裂　　　　　　　C. 外痔
D. 肛隐窝炎　　　　　　　E. 锁肛痔

13. 一般不出现便血症状的疾病是（　　　）

14. 常表现为无痛性便血的疾病是（　　　）

A. 锁肛痔　　　　　　　　B. 直肠息肉　　　　　C. 直肠脱垂
D. 便秘　　　　　　　　　E. 混合痔

15. 某 60 岁老年男性，近期出现排便困难，便中带血，色泽紫暗，肛门坠胀应考虑为（　　　）

16. 某 60 岁老年男性，近期出现大便不畅，便而不爽，少腹坠胀，应首先考虑为（　　　）

A. 肛门指检　　　　　　　B. 直肠镜　　　　　　C. 活组织病理检查
D. 大便潜血检查　　　　　E. 盆腔 CT 检查

17. 诊断锁肛痔的重要方法是（　　　）

18. 锁肛痔诊断的"金标准"是（　　　）

A. 任何年龄　　　　　　　B. 40 岁以上　　　　　C. 50 岁以上
D. 60 岁以上　　　　　　　E. 30 岁以上

19. 锁肛痔好发于（　　　）

20. 便秘好发于（　　　）

（四）X 型题

1. 内痔治疗运用坏死枯脱注射法时，常有哪些并发症（　　　）
   A. 大出血
   B. 形成肛裂
   C. 局部感染
   D. 使痔核脱出
   E. 直肠狭窄

2. 注射法治疗痔的禁忌证是（　　　）
   A. Ⅲ期内痔
   B. 外痔
   C. 腹腔肿瘤引起的内痔
   D. 临产期限孕妇的内痔
   E. 内痔兼有贫血者

3. 下列哪些情况不宜使用贯穿结扎法治疗（　　　）
   A. Ⅲ期内痔
   B. 内痔伴痢疾
   C. 内痔伴肛周脓肿
   D. 内痔伴有血液病
   E. 纤维化型内痔

4. 内痔继发性出血的主要原因是（　　　）
   A. 结扎线过细
   B. 结扎不牢脱落
   C. 内痔枯萎脱落
   D. 局部水肿
   E. 敷料包扎过松

5. 关于肛痈，下列哪些说法不正确（　　　）
   A. 多与肛腺感染有关
   B. 一般 3～4 周成脓
   C. 溃后多形成肛漏
   D. 浅部脓肿全身症状不明显
   E. 深部脓肿多采用一次切开法

6. 肛漏的主要症状是（　　　）
   A. 流脓
   B. 便血
   C. 疼痛
   D. 瘙痒
   E. 便秘

7. 肛漏挂线疗法的禁忌证有（　　　）
   A. 肛周有严重皮肤病者
   B. 漏管仍有酿脓现象者
   C. 有肛管直肠癌者
   D. 伴有内痔者
   E. 有严重的梅毒者

8. 陈旧性肛裂常可伴发（　　　）
   A. 哨兵痔
   B. 单口内瘘
   C. 肛乳头肥大
   D. 肛乳头炎
   E. 肛窦炎

9. 下列关于陈旧性肛裂的说法中，正确的有（　　　）
   A. 病程较长，反复发作
   B. 梭形溃疡，创面浅而色鲜红
   C. 溃疡边缘呈"缸口"增厚
   D. 溃疡底部可形成栉膜带
   E. 常可伴发结缔组织性外痔、单口内瘘、肛乳头肥大等

10. 脱肛多见于（　　　）
    A. 儿童
    B. 老年人
    C. 多次分娩的妇女
    D. 患有慢性腹泻者
    E. 长期咳嗽或习惯性便秘者

11. 脱肛中医辨证常分为（   ）

    A. 脾虚气陷证   B. 风热肠燥证   C. 湿热下注证

    D. 气滞血瘀证   E. 血虚风燥证

12. 脱肛的主要症状是（   ）

    A. 肿物脱出   B. 分泌物增加   C. 坠胀和疼痛

    D. 排便紊乱   E. 黏液脓血便

13. 根据患者年龄、位置、数目的不同，临床上治疗息肉痔可选用（   ）

    A. 注射疗法   B. 结扎疗法   C. 挂线疗法

    D. 电烙法   E. 直肠结肠部分切除术

14. 直肠息肉需与下列哪些疾病相鉴别（   ）

    A. 直肠癌   B. 肛乳头肥大   C. 湿疣

    D. 内痔   E. 肛隐窝炎

15. 西医学认为，便秘病常由哪些因素引起（   ）

    A. 药物   B. 神经内分泌疾病   C. 饮食

    D. 环境   E. 心理因素

16. 锁肛痔的早期临床表现是（   ）

    A. 大便习惯改变   B. 大便变形   C. 腹痛

    D. 大便出血   E. 排便困难

17. 大便时带脓血黏液，首先可考虑（   ）

    A. 肛瘘   B. 溃疡性结肠炎   C. 肛周脓肿

    D. 结直肠癌   E. 直肠息肉

18. 锁肛痔的病因病机是（   ）

    A. 湿热蕴结   B. 湿寒蕴结   C. 气阴两虚

    D. 气滞血瘀   E. 气虚血瘀

19. 锁肛痔的临床表现（   ）

    A. 便血   B. 排便习惯改变   C. 大便变形

    D. 转移征象   E. 恶病质

20. 凡是出现原因不明的便血、腹泻及体重减轻的患者均应行 3p 检查，3P 检查包括（   ）

    A. 直肠指诊   B. 直肠镜检查   C. 活组织检查

    D. 气钡造影检查   E. 结肠镜检查

21. 锁肛痔便血的特点是（   ）

    A. 大便带血，血色鲜红或暗红

    B. 常同时伴有黏液，呈持续性

    C. 可出现大便次数增多

    D. 有里急后重、排便不尽感

    E. 粪便中有血、脓、黏液，并有特殊的臭味

二、填空题

1. 内痔多发于齿线上膀胱截石位的 _____、_____、_____ 点处。

2. 内痔的症状特点是 _____、_____、_____ 肛门不适感。

3. 内痔术后常见反应有 _____、_____、_____、_____、_____。

4. 外痔由于临床症状、病理特点及其过程不同，可分为 _____、血栓性外痔、_____、_____ 四种。

5. 血栓性外痔好发于肛缘膀胱截石位的 _____、_____ 点处。

6. 肛痈中医辨证分型分为 _____、_____、_____ 三型。

7. 肛周脓肿溃后用纱条引流，脓尽后改纱条。

8. 肛漏的主要临床表现为 _____、_____、_____。

9. 肛漏一般由 _____、_____、_____ 三部分组成。

10. 肛漏挂线疗法的禁忌证包括 _____、_____、_____、_____。

11. 肛裂的治疗应以 _____、_____ 和 _____ 为目的。

12. 根据不同病程及局部表现，可将肛裂分为 _____、_____。

13. 肛裂好发于截石位 ___、___ 点处，主要临床特点是 _____、_____、和 _____。

14. 脱肛的病名首见于《_____》。

15. 脱肛是 _____、_____、_____ 和向下移位，脱出肛门外的一种疾病。

16. Ⅲ 度脱肛为 _____ 脱出，长达 _____cm 以上，呈 _____ 形，触之 _____，肛门 _____。

17. 息肉痔可分为 _____ 和 _____ 两类，从发病年龄上看，前者多见于 _____，后者多见于 _____。

18. 息肉痔钡灌肠造影时，直肠腔内可见有单个或多个 _____。

19. 息肉痔中医辨证分型常分为 _____、_____、_____。

20. 对于较高位的小息肉多采用 _____ 疗法。

21. 便秘临床常分为 _____、_____、_____ 三种。

22. 便秘辨证为脾肾阳虚型者中医治法为，选用方剂为 _____。

23. 治疗盆地失迟缓综合征的首选方法为 _____。

24. 锁肛痔一经诊断，应及早采取治疗；广泛转移，或年老体弱，或伴有严重气质性病变，可行治疗。

25.《外科大成》说：锁肛痔，_____、_____，里急后重，粪便细而带扁，时流臭水。

26. 锁肛痔根据发病部位不同分为 _____、_____。

27. 直肠癌多为 _____，好发于 _____；肛管癌原于 _____，多为 _____。

28. 锁肛痔常见的辨证论治证型分为 _____、_____、_____。

29. 锁肛痔的临床表现为 _____、_____、_____、_____。

30. 锁肛痔不能行根治性手术时，可行姑息性手术治疗，考虑做 _____，以解除梗阻，减轻患者痛苦。

三、简答题

1. 肛门直肠的血液供给来自哪几支动脉？

2. 引起便血的肛门直肠疾病有哪些？它们的特点各是什么？

3. 肛管与直肠的主要生理功能是什么？

4. 何为内痔？其症状特点是什么？

5. 简述内痔的病因病机。

6. 注射法治疗内痔的适应证与禁忌证是什么？

7. 何谓外痔？常分几种类型？

8. 简述肛痈的病因病机。

9. 肛漏由哪几部分组成？其主要症状是什么？

10. 简述挂线疗法治疗肛漏的优点及作用机理。

11. 何谓肛裂？其症状特点是什么？

12. 简述肛裂的病因病机。

13. 肛裂常用的手术方法有哪几种？其适应证各是什么？

14. 何谓脱肛？与内痔如何鉴别？

15. 简述脱肛的病因病机。

16. 注射法治疗脱肛常用哪两种注射法？其适应证与禁忌证各是什么？

17. 何谓息肉痔？其临床特点是什么？

18. 低位直肠息肉肛门指诊时肿物特点是什么？

19. 息肉痔与内痔如何鉴别？

20. 何谓便秘？

21. 简述便秘的临床表现。

22. 简述便秘的临床分型。

23. 简述便秘的一般治疗。

24. 何谓锁肛痔？

25. 简述锁肛痔的病因病机。

26. 锁肛痔的手术治疗大体分为哪两类？其适应证各是什么？

27. 锁肛痔与溃疡性结肠炎如何鉴别？

四、问答题

1. 试述齿线在解剖和临床上的意义。

2. 什么叫肛管直肠环？有何临床意义？

3. 肛痈手术切开引流时应注意什么？

4. 肛门直肠周围脓肿按发生部位分哪几种？其临床表现是什么？

5. 肛漏在临床上是如何分类的?

6. 肛裂分哪两类? 其表现各是什么?

7. 引起便血的肛门直肠疾病有哪些? 它们的特点各是什么?

8. 脱肛分几度? 其表现各是什么?

9. 脱肛的中医辨证分型有哪些? 其证候、治法及方药各是什么?

10. 直肠息肉的临床症状是什么?

11. 便秘的临床表现是什么? 其检查方法有哪些?

12. 便秘的中医辨证分型有哪些? 其证候、治法及方药各是什么?

13. 锁肛痔的临床表现是什么?

14. 锁肛痔的专科及辅助检查有哪些? 其意义各是什么?

15. 试述锁肛痔的手术治疗方法及新辅助治疗方法。

五、病例分析题

1. 王某，男，36岁，农民。患者有间歇性便血史2年，肛门部坠胀不适，便时尤甚，近月余便血点滴而下，色鲜红，且有肿物脱出于肛外，便后可自行回纳，肛门灼热；舌红，苔黄腻，脉弦数。

检查：截石位11点处肛管部有一椭圆形肿物，质软，同方位齿线上有一如枣大小的肿块，色紫暗，表面轻度糜烂。

问题：(1) 该患者中医诊断是什么?

(2) 属于何种证型?

(3) 其采用的代表方剂是什么?

(4) 若采用手术治疗应考虑行什么手术?

(5) 简述其手术主要操作步骤。

2. 陈某，女，31岁，农民。自述2年前产后出现便时有肿物从肛门脱出，便后能自行回纳；伴肛门部坠胀，神疲乏力，食欲不振，腰膝酸软；舌质淡，苔薄白，脉细弱。

检查：嘱患者屏气下蹲时有直肠黏膜脱出，呈环状，色淡红，长约3cm，触之柔软，无弹性，不易出血，站立后自行复位。

问题：(1) 该患者的中、西医诊断，中医证型是什么?

(2) 针对本例患者，宜采用的内治法则及代表方剂是什么?

(3) 若采用手术治疗，宜采用的手术名称是什么?

(4) 本病应与什么疾病相鉴别? 鉴别要点是什么?

(5) 本病的预防调护有哪些?

3. 邢某，女，31岁，教师。自述2年前产后出现大便不畅，虽有便意，临厕却无力努挣，挣则气短汗出；伴便后乏力，神疲倦怠懒言；舌体瘦薄，舌偏红少苔，边有齿痕，脉细弱。

　　检查：排粪造影检查显示：直肠前突、直肠黏膜内脱垂。

　　问题：（1）该患者的中、西医诊断，中医证型是什么？

　　（2）针对本例患者，宜采用的内治法则及代表方剂是什么？

　　（3）如需进一步明确诊断，需做哪些检查？

　　（4）本病应与什么疾病相鉴别？鉴别要点是什么？

　　（5）本病的预防与调护有哪些？

　　4. 李莫，男，58岁，推销员。长期应酬饮酒，吸烟，饮食不规律，出现排便次数增多，大便带血伴黏液，色暗红，肛门坠胀；自诉近1个月体重下降10斤；舌红，苔黄腻，脉滑数。

　　检查：肛门指诊：直肠腔内可触及大小约2cm×2cm质硬肿块，肠腔狭窄，退指后指套可见脓血染。

　　问题：（1）该患者可能的中、西医诊断，中医证型是什么？

　　（2）本病需与哪些疾病相鉴别？

　　（3）如需进一步明确诊断，需做哪些检查？

　　（4）针对本患者，宜采用的内治法及方药是什么？

　　（5）本病的预后与调护有哪些？

参考答案

一、选择题

（一）A$_1$型题

1.B　2.A　3.C　4.B　5.B　6.B　7.C　8.B　9.E　10.A　11.B　12.C　13.C　14.E　15.C　16.B　17.C　18.B　19.A　20.D　21.E　22.D　23.A　24.B　25.C　26.C　27.D　28.E　29.A　30.B　31.D　32.C　33.A　34.B　35.D　36.D　37.A　38.D　39.C　40.A

（二）A$_2$型题

1.A　2.A　3.C　4.E　5.A　6.C　7.B　8.C　9.E　10.A　11.A　12.C　13.D　14.E　15.A　16.A　17.B　18.C　19.D　20.B　21.B　22.B　23.C　24.E　25.C　26.C　27.D　28.B　29.E　30.B

（三）B$_1$型题

1.B　2.B　3.C　4.B　5.D　6.B　7.D　8.A　9.D　10.C

11.B 12.A 13.C 14.A 15.A 16.D 17.A 18.C 19.B 20.A

（四）X 型题

1.ACE 2.BCD 3.BCD 4.BC 5.BE 6.ACD 7.ABCE 8.ADCDE
9.ACDE 10.ABCDE 11.AC 12.ABCD 13.ABDE 14.ABD 15.ABCDE
16.AD 17.BD 18.ACD 19.ABCDE 20.ABC 21.ABCDE

二、填空题

1. 3；7；11。

2. 便血；脱垂。

3. 疼痛；小便困难；出血；发热；水肿。

4. 炎性外痔；结缔组织性外痔；静脉曲张性外痔。

5. 3；9。

6. 热毒蕴结证；火毒炽盛证；阴虚毒恋证。

7. 九一丹；生肌散。

8. 流脓；疼痛；瘙痒。

9. 原发性内口；漏管；继发性外口。

10. 肛门周围有皮肤病者；漏管仍有酿脓现象存在者；有严重的肺结核病、梅毒等或极度虚弱者；有癌变者。

11. 纠正便秘；止痛；促进溃疡愈合。

12. 早期肛裂；陈旧性肛裂。

13. 6；12；周期性疼痛；便秘；出血。

14. 神农本草经。

15. 肛管；直肠黏膜；直肠全层；部分乙状结肠。

16. 直肠及部分乙状结肠；10；圆柱；很厚；松弛无力。

17. 单发性；多发性；儿童；青壮年。

18. 龛影。

19. 风伤肠络证；气滞血瘀证；脾气亏虚证。

20. 电烙法。

21. 结肠慢传输型；出口梗阻型；混合型。

22. 温阳通便；济川煎。

23. 生物反馈疗法。

24. 根治性手术；姑息性手术。

25. 肛门内外如竹节锁紧；形如海蜇。

26. 直肠癌；肛管癌。

27. 腺癌；直肠上端及与乙状结肠交界处；肛管；皮肤鳞状细胞癌。

28. 湿热蕴结；气滞血瘀；气阴两虚。

29. 便血；排便习惯改变；大便变形；转移征象；恶病质。

30. 乙状结肠造瘘术。

三、简答题

1. 答：肛管直肠的血液供给主要有 4 支动脉：①来自于肠系膜下动脉的直肠上动脉；②来自于髂内动脉前干的直肠下动脉；③来自于阴部内动脉的肛门动脉；④来自于腹主动脉的骶中动脉。

2. 答：引起便血的肛门直肠疾病有内痔、肛裂、直肠息肉、直肠癌、溃疡性直肠炎等。它们的特点是：①内痔便血，血不与大便相混，附于大便表面，或便时点滴而下，或一线如箭，无疼痛，血量多。②肛裂便血，血量少，肛门明显疼痛。③直肠息肉便血多见于儿童，大便次数和性质无明显改变。④直肠癌便血，血与黏液相混，其色晦暗，排便次数增多，便意频繁，肛门有重坠感。⑤溃疡性直肠炎便血，其便血程度与病情轻重有关，轻者便血轻或无，重者脓血显见，甚至大量便血，并伴有腹泻、腹痛症状。

3. 答：肛管与直肠的主要生理功能是排泄粪便、分泌黏液、吸收水分和部分药物。

4. 答：内痔是指肛门齿线以上，直肠末端黏膜下的痔内静脉丛扩大曲张和充血所形成的柔软静脉团。好发于膀胱截石位的 3、7、11 点处。其特点是便血、痔核脱出、肛门不适感。

5. 答：内痔的发生主要是由于先天性静脉壁薄弱，兼因饮食不节、过食辛辣醇酒厚味，燥热内生，下迫大肠，以及久坐久蹲、负重远行、便秘努责、妇女生育过多、腹腔肿物，致血行不畅，血液瘀积，热与血相搏，气血纵横，筋脉交错，结滞不散而成。

6. 答：注射法是治疗内痔的常用方法之一。其适应证是：Ⅰ、Ⅱ、Ⅲ期内痔，内痔兼有贫血者，混合痔的内痔部分。其禁忌证是：外痔，内痔伴有肛门周围急、慢性炎症或腹泻，内痔伴有严重肺结核或高血压、肝、肾疾病或血液病患者，因腹腔肿瘤引起的内痔和临产期孕妇。

7. 答：外痔发生于齿线以下，是由痔外静脉丛扩大曲张或痔外静脉丛破裂或反复发炎，纤维结缔组织增生而成的疾病。其特点是自觉肛门坠胀、疼痛、有异物感。由于临床症状和病理特点及其过程的不同，可分为静脉曲张性外痔、血栓性外痔和结缔组织性外痔。

8. 答：肛痈的发病多因过食肥甘、辛辣、醇酒等物，湿热内生，下注大肠，蕴阻肛门；或肛门破损染毒，致经络阻塞，气血凝滞而成。也有因肺、脾、肾亏损，湿热乘虚下注而成。

9. 答：肛漏一般由原发性内口、瘘管和继发性外口三部分组成。其主要症状是局部反复流脓、疼痛、瘙痒。

10. 答：挂线疗法治疗肛漏具有简便、经济、不影响肛门功能、瘢痕小、引流通畅等优点。其原理在于利用结扎线的机械作用，以其紧缚所产生的压力或收缩力，使局部组织的血循受阻而发生缺血性坏死，缓慢切开，给断端以生长和与周围组织产生炎症粘连的机会，从而防止了肛管直肠环突然断裂回缩而引起的肛门失禁。目前多以橡皮筋代替丝线，可缩短疗程，减轻术后疼痛。

11. 答：肛管的皮肤全层裂开并形成感染性溃疡者称为肛裂。临床上以肛门周期性疼痛、便秘、出血为主要特点。

12. 答：肛裂的发生主要是由于阴虚津液不足或脏腑热结肠燥，致大便秘结，粪便粗硬，排便努挣，使肛门皮肤裂伤，湿热蕴阻，染毒而成。

13. 答：治疗肛裂的常用手术方法有：①扩肛法：适用于早期肛裂，无结缔组织外痔、肛乳头肥大等并发症者；②切开疗法：适用于陈旧性肛裂伴有结缔组织外痔、肛乳头肥大等；③肛裂侧切术：适用于不伴有结缔组织外痔、肛管皮下瘘等的陈旧性肛裂；④纵切横缝法：适用于陈旧性肛裂伴有肛管狭窄者。

14. 答：脱肛又称肛管直肠脱垂，是直肠黏膜、肛管、直肠全层或部分乙状结肠向下移位而脱出肛门外的疾病。多见于体质虚弱的小儿、老年人、产育过多的妇女以及久咳、久泻久痢患者。肛管、直肠和部分乙状结肠脱出肛外与内痔脱出有明显不同，但直肠黏膜脱垂与内痔脱出常易混淆，应予以鉴别。直肠黏膜脱垂呈环状或花瓣状，颜色为鲜红色或淡红色，不易出血；内痔脱出为痔核脱出，呈暗红或青紫色，很容易出血。

15. 答：脱肛的发生多是由于小儿气血未旺，老年人气血衰退，中气不足，或妇女分娩用力耗气，气血亏损，以及慢性泻痢、习惯性便秘、长期咳嗽等导致气虚下陷，固摄失司，以致直肠肛管向外脱出。

16. 答：注射法治疗脱肛常用黏膜下注射法和直肠周围注射法。黏膜下注射法适用于Ⅰ、Ⅱ度脱肛，尤以Ⅰ度脱肛效果最好；其禁忌证为直肠炎、腹泻、肛周炎及持续性腹压增加疾病等。直肠周围注射法适用于Ⅱ、Ⅲ度脱肛；其禁忌证为肠炎、腹泻、肛门周围急性炎症者。

17. 答：息肉痔是指发生于直肠黏膜上的赘生物，是一种常见的直肠良性肿瘤，相当于西医学的直肠息肉。其临床特点为肿物蒂小质嫩，其色鲜红，便后出血。

18. 答：肛门指诊对低位息肉有重要诊断价值，可扪及圆形柔软肿物，表面光滑，活动度大，有长蒂时常有肿物出没不定的情况。多发性息肉，可触及直肠腔内有葡萄串样大小不等的球形肿物，指套染血或附有血性黏液。

19. 答：息肉痔与内痔两者均有脱出、便血。但内痔位于直肠末端近齿线处，呈圆形或椭圆形，基底较宽而无蒂，便血量多，多见于成年人。

20. 答：便秘是以排便间隔时间延长、排出困难或排便不尽感为临床表现的病症。古代文献将之称为"大便难""脾约""秘涩""秘结"等。

21. 答：便秘可发生于任何年龄，表现为：①排便周期异常：排便次数减少，数日或数十日排1次便，或排便次数增多但无法有效排空。②排便费力、排便时间延长、缺乏便意、排便不尽感、肛门坠胀感等；患者可长期依赖泻药，部分患者伴有心理或精神障碍。

22. 答：临床常分为结肠慢传输型、出口梗阻型和混合型便秘，其中出口梗阻型便秘又可分为盆底失迟缓型便秘和盆底松弛型便秘。

23. 答：纠正不良饮食习惯，注意多使用粗纤维食物及蔬菜、水果；晨起一次性饮温白开水 500mL，可用促进肠道蠕动，引发便意；纠正不良排便习惯，定时排便，每次排便时间控制在 3～5 分钟内。

24. 答：锁肛痔是发生在肛管直肠的恶性肿瘤，病至后期，肿瘤阻塞，肛门狭窄，排便困难，犹如锁住肛门一样，故称锁肛痔。

25. 答：中医学认为，湿热下注，火毒内蕴，气滞血瘀，结而为肿是本病之标；正气不足，脾肾两亏是本病之本。西医学认为，本病病因不明，可能与慢性炎症、腺瘤癌变、膳食习惯和致癌物质有关。

26. 答：对能切除的肛管直肠癌应尽早行根治切除术。适用于癌肿局限在直肠壁或肛管，或只有局部淋巴结转移的患者。已侵犯的子宫、阴道壁也可同时切除。当晚期肛管直肠癌已广泛转移，或年老体弱，或伴有严重的器质性病变，不能行根治性手术时，可行姑息性手术，考虑做乙状结肠造瘘术，以解除梗阻，减轻患者痛苦。

27. 答：溃疡性结肠炎有黏液血便，或里急后重，结肠镜检查可见直肠或结肠黏膜充血、水肿或糜烂、溃疡，无明显肿物及肠腔狭窄，大便培养无致病菌生长。

四、问答题

1. 答：齿线以上是直肠，为黏膜组织，多发生腺癌；齿线以下为肛管，表面是皮肤，多发生鳞状上皮癌。齿线以上的血液供给来自于直肠上动脉、直肠下动脉；齿线以下的血液供给来自于肛门动脉。齿线以上的静脉丛为痔内静脉丛，如发生屈曲扩张形成内痔；齿线以下的静脉丛为痔外静脉丛，如发生屈曲扩张形成外痔；齿线是内、外痔的分界线。齿线上的淋巴回流至盆腔，下方的淋巴回流至腹股沟淋巴结。齿线上的神经为自主神经系统，无痛觉，齿线以下的神经为体神经，对痛觉特别敏感。

2. 答：外括约肌的深、浅二部围绕直肠纵肌并联合肛提肌的耻骨直肠肌，环绕肛管直肠连接处，组成一肌环，称为肛管直肠环。在临床上，肛管直肠环有维持肛门括约的功能，此环狭窄变小，就会引起大便困难；此环松弛无力，大便就会不完全失禁；手术时切断该环，会引起大便完全失禁。所以，肛门手术时要防止损伤肛管直肠环。

3. 答：①定位要准确：一般在脓肿切开引流前应先穿刺，俟抽出脓液后再行切开引流。②切口：浅部脓肿可行放射状切口，深部脓肿应行弧形切口，避免损伤括约肌。③引流要彻底：切开脓肿后用手指去探查脓腔，分开脓腔内的间隔以利引流。④预防肛漏形成：术中应切开原发性肛隐窝炎即肛漏内口，可防止肛漏形成。

4. 答：肛门直肠周围脓肿按部位可分为以下 4 种：肛门旁皮下脓肿、坐骨直肠间隙脓肿、骨盆直肠间隙脓肿、直肠后间隙脓肿。

（1）肛门旁皮下脓肿：发生在肛门周围的皮下组织内，局部红、肿、热、痛明显，脓成有波动感，全身症状轻微。

（2）坐骨直肠间隙脓肿：发于肛门与坐骨结节之间，初起仅感肛门部不适或微痛，逐渐出现发热、畏寒、头痛、食欲不振等症状，继而局部症状加剧，肛门有灼痛或跳痛，在排便、咳嗽、行走时疼痛加剧，甚则坐卧不安。肛门指诊患侧饱满，有明显的压痛和波动感。

（3）骨盆直肠间隙脓肿：位于肛提肌以上，腹膜以下，位置深隐，局部症状不明显，有时仅有直肠下坠感，但全身症状明显。肛门指诊可触及患侧直肠壁处隆起、压痛或有波动感。

（4）直肠后间隙脓肿：症状与骨盆直肠间隙脓肿相同，但直肠内有明显的坠胀感，骶尾部可有钝痛，并可放射至下肢，在尾骨与肛门之间有明显的深部压痛。肛门指诊直肠后方肠壁处有触痛、隆起和波动感。

5. 答：肛漏一般在临床上分为两类：①单纯性肛漏：是指肛门旁皮肤仅有一个外口直通入齿线上肛隐窝之内口者，称为内外漏，又称完全漏；若只有外口而无内口，称为外漏，又叫外盲漏；若只有内口与漏管相通而无外口的为单口内漏，又叫内盲漏。②复杂性肛漏：是指在肛门内、外有 3 个以上的开口；或管道穿通 2 个以上间隙；或管道多而支管横生；或管道绕肛门而生，形如马蹄者，称为马蹄形肛漏。

1975 年全国首届肛肠学术会议制定肛漏的统一分类标准，以外括约肌深部划线为标志，漏管经过此线以上为高位，在此线以下为低位，其分类如下：①低位单纯性肛漏：只有 1 个漏管，并通过外括约肌深层以下，内口在肛窦附近。②低位复杂性肛漏：漏管在外括约肌深层以下，有 2 个以上外口，或 2 条以上管道，内口在肛窦部位。③高位单纯性肛漏：仅有 1 条管道，漏管通过外括约肌深层以上，内口位于肛窦部位。④高位复杂性肛漏：有 2 个以上外口及管道有分支窦道，其主管通过外括约肌深层以上，有 1 个或 2 个以上内口者。

6. 答：根据不同病程及局部表现，可将肛裂分为早期肛裂、陈旧性肛裂。

早期肛裂发病时间较短，仅在肛管皮肤上见有一小的梭形溃疡，创面浅而色鲜红，边缘整齐，有弹性。

陈旧性肛裂病程较长，反复发作，溃疡色淡白，底深，边缘呈"缸口"增厚，底部形成平整较硬的灰白组织。由于裂口周围组织的慢性炎症，常可伴发结缔组织性外痔、单口内瘘、肛乳头肥大、肛隐窝炎、肛乳头炎等。

7. 答：便血是内痔、肛裂、直肠息肉、直肠癌的共有症状。

血不与大便相混，附于大便表面，或便时点滴而下，或一线如箭，血多而无疼痛者，多为内痔。

便血少而有肛门周期性疼痛者，多为肛裂。

儿童便血，大便次数和性质无明显改变者，多为直肠息肉。

血与黏液相混，其色晦暗，肛门坠胀者，应考虑有直肠癌的可能。

8. 答：Ⅰ度脱肛为直肠黏膜脱出，脱出物淡红色，长 3～5cm，触之柔软，无弹性，不易出血，便后可自行回纳。

Ⅱ度脱肛为直肠全层脱出，脱出物长 5～10cm，呈圆锥状，淡红色，表面为环状而有层次的黏膜皱襞，触之较厚，有弹性，肛门松弛，便后有时需用手回复。

Ⅲ度脱肛直肠及部分乙状结肠脱出，长达 10cm 以上，呈圆柱形，触之很厚，肛门松弛无力。

9. 答：脱肛中医辨证分型包括脾虚气陷证、湿热下注证。①脾虚气陷证。证候：便时肛内肿物脱出，轻重不一，色淡红；伴有肛门坠胀，大便带血，神疲乏力，食欲不振，甚则头昏耳鸣，腰膝酸软；舌淡，苔薄白，脉细弱。治法：补气升提，收敛固涩。方药：补中益气汤加减。②湿热下注证。证候：肛内肿物脱出，色紫暗或深红，甚则表面溃破、糜烂，肛门坠痛，肛内指检有灼热感；舌红，苔黄腻，脉弦数。治法：清热利湿。方药：萆薢渗湿汤加减。

10.答：直肠息肉因息肉大小及位置高低的不同，临床表现也不尽相同。

位置较高的小息肉一般无症状；低位带蒂息肉，大便时可脱出肛门外，小的能自行回纳，大的便后需用手推回，常伴有排便不畅，下坠，或有里急后重感。

多发性息肉常伴腹痛、腹泻，排出带血性黏液便，久之则体重减轻，体弱无力，消瘦，贫血等。

若息肉并发溃疡及感染，可有大便次数增加，便后有里急后重，便后出血伴血性黏液排出。

11.答：临床表现：可发生于任何年龄，表现为：①排便周期异常：排便次数减少，数日或数十日排1次便，或排便次数增多但无法有效排空。②排便费力、排便时间延长、缺乏便意、排便不尽感、肛门直肠坠胀感等；患者可长期依赖泻药，部分患者伴有心理或精神障碍。临床常分为结肠慢传输性、出口梗阻性和混合型便秘三种，其中出口梗阻性便秘又可以分为盆底失弛缓型便秘和盆底松弛型便秘。

检查方法：直肠指诊、电子肠镜可排除结直肠器质性疾病，特别是肿瘤的筛查；排粪造影、直肠气囊逼出试验、肛门直肠压力测定、结肠运输试验等检查有助于确定便秘的类型；盆腔四重造影、动态磁共振检查能较好地提示盆底各脏器的脱垂状况，如直肠前突，直肠黏膜内脱垂、肠疝、膀胱子宫脱垂等。

12.答：①燥热内结证。证候：大便干结，腹部胀满，按之疼痛；伴口干口臭，面红心烦，小便短赤；舌红苔黄燥，脉滑实。治法：清肠泄热通便。方药：麻子仁丸加减。郁怒伤肝，易怒目赤者，加服更衣丸清肝通便；痔疮便血者，加槐花、地榆、茜草清肠止血。②肠道气滞证。证候：大便不畅，欲解不得出，或便而不爽，甚则少腹作胀；伴嗳气频作，纳少，胸胁痞满；舌苔薄腻，脉细弦。治法：行气导滞通便。方药：六磨汤加减。气郁化火，口苦咽干者，加黄芩、栀子、牡丹皮清肝泻火；情志不舒、胁肋胀痛者，加香附、厚朴、柴胡疏肝理气解郁；服药后，大便通畅者，去大黄，转以调气。③气阴两虚证。证候：大便干结，或虽有便意，临厕无力努挣，挣则汗出气短；伴便后乏力，神疲倦怠懒言；舌体瘦薄，舌偏红少苔，边有齿痕，脉细弱。治法：益气养阴，润肠通便。方药：增液汤合黄芪汤加减。乏力汗出者，加白术、党参补中益气；痔疮便血者，加阿胶、槐角养血止血；心烦口干者，加知母、玉竹滋阴生津。④脾肾阳虚证。证候：大便秘结，排出困难；伴面色萎黄无华，时作眩晕，或腰膝酸软，畏寒肢冷，小便清长；舌淡苔白，脉沉迟。治法：温阳通便。方药：济川煎加减。寒凝气滞、腹痛较甚者，加肉桂、木香温阳散寒，行气止痛。

13.答：本病的发病年龄多为40岁，偶见青年人，其早期特点是便血、大便习惯改变。初期表现为直肠黏膜或肛门皮肤有突起小硬结，无明显症状，病情进一步发展可出现一系列改变。①便血：是直肠癌最常见的早期症状。大便带血，血为鲜红或者暗红，量不多，常同时伴有黏液，呈持续性，此时常被误认为痔疮。病情进一步发展，可出现大便次数增多，有里急后重、排便不尽感，粪便中有血、脓、黏液，并有特殊气味。②排便习惯改变：也是直肠癌中常见的早期症状。表现为排便次数增多，便意频繁，有排便不尽感等。有时为便秘，同时肛门内有不适或者下坠感。③大便变形：病程后期因肠腔狭窄，粪便少，大便形状变细、变扁，并出现腹胀、腹痛、肠鸣音亢进等肠梗阻征象。④转移征象：首先是直接蔓延，后期穿过肠壁，侵入膀胱、阴道壁、前列腺等邻近组织。若侵及膀胱、尿道时，有排尿不畅及尿痛、尿频；侵及骶前神经丛时，在直肠内或骶骨部可有剧烈持续性疼痛，并向下腹部、腰部或者下肢放射。另外，可经淋巴向上转移至沿直肠上静脉走行的淋巴结。有10%～15%的患者在确诊时癌症已经过门静脉血行转移至肝脏，出现肝大、腹水和黄疸等。⑤恶病质：晚期患者可出现食欲不振、全身衰弱无力、贫血、极度消瘦等恶病质表现。

肛管癌比较少见，早期肿块较小，可活动，呈现疣状；进一步发展，在肛门部可见突起包块或溃疡，基底不平，质硬，并可能有卫星转移结节和腹股沟淋巴结转移。

14. 答：专科检查：直肠指检是诊断直肠癌最重要的方法，80%的直肠癌位于手指可触及的部位，肿瘤较大时指检可以清楚地扪到肠壁上的硬块、巨大溃疡或肠腔狭窄，退指后可见指套上染有血、脓和黏液。指检发现癌肿时要扪清大小、范围、部位和固定程度，以便决定治疗方法。直肠指诊、直肠镜检查及活组织检查被称为3p检查。凡是出现原因不明的便血、腹泻及体重减轻的患者均应行3p检查。

辅助检查：①直肠镜或乙状结肠镜检查：对所有指检可疑或已明确无疑的直肠癌均应进行直肠镜或乙状结肠镜检查，不仅可以看到直肠内病变的范围，更重要的是取活组织进行病理检查，以确定诊断。②大便潜血检查：是最简单的检查方法之一，常作为大规模普查手段，或作为对高危人群直肠癌的初筛手段。③气钡双重对比造影检查：可以发现肠腔狭窄或钡影残缺等。为排除结肠中多发性原发癌，应常规进行钡剂灌肠或气钡双重造影术。④其他检查：直肠下端癌肿较大时，女性患者应行阴道及双合诊检查，男性患者必要时应该行膀胱镜检查。腔内B超检查可检测出癌肿浸润肠壁的深度及有无邻近器官受累，便于术前对其严重程度进行评估。怀疑有肝转移应行B型超声检查、CT或同位素扫描。直肠癌肿侵及肛管而有腹股沟淋巴结肿大时，应将淋巴结切除活检。

15. 答：手术治疗：对能切除的肛管直肠癌应尽早行根治性切除术。适用于癌肿局限在直肠壁或者肛管，或有局部淋巴结转移的患者。已经侵犯子宫、阴道壁也可以同时切除。当晚期肛管直肠癌已经广泛转移、年老体弱，或者伴有严重的器质性病变、不能行根治手术时，可行姑息性手术，考虑做乙状结肠造瘘术，以解除梗阻，减轻患者痛苦。常用的手术方式有局部切除术、Miles术、Dixon术、Parks术、Bacon术。若能行根治手术的，均需要采用（加用）TME术等。

新辅助治疗：对于T_3期或者淋巴结转移的直肠癌患者都应该进行术前的新辅助治疗。术前新辅助治疗可降低结直肠癌术后肝转移的发生，延缓肝转移的发生时间，能提高患者的生存质量。较晚期的直肠癌术前放疗可改变局部状况，一部分患者因此而能行根治性切除。直肠癌术后局部复发多见于会阴部，放疗可抑制其生长，但不能根治。化疗配合根治性切除可以提高 5 年生存率。

五、病例分析题

1. 答：（1）诊断：混合痔。

（2）证型：湿热下注证。

（3）代表方剂：脏连丸加减。

（4）手术：外痔剥离内痔结扎术。

（5）操作步骤：患者取侧卧位或截石位，局部消毒、麻醉。将混合痔充分暴露，在其外痔部分做"V"形皮肤切口，用血管钳钝性剥离外痔皮下静脉丛至齿线稍上。然后用弯血管钳夹住被剥离的外痔皮瓣和内痔基底部，在内痔基底正中用圆针粗丝线贯穿结扎，剪去"V"字形内的皮肤及静脉丛，使在肛门部呈一放射状伤口，创面用凡士林纱条或红油膏纱布敷盖，无菌纱布加压包扎。嘱术后当天限制大便。

2. 答：（1）中医诊断：脱肛；证型：脾虚气陷证；西医诊断：直肠脱垂。

（2）内治法则：补气升提，收敛固涩。代表方剂：补中益气汤加减。

（3）黏膜下注射法．

（4）本病需与内痔相鉴别。直肠黏膜脱垂呈环状或花瓣状，颜色为鲜红色或淡红色，不易出血；内痔脱出为痔核脱出，呈暗红或青紫色，很容易出血。

（5）患脱肛后及时治疗，防止发展到严重程度。避免负重远行，积极治疗慢性腹泻、便秘、慢性咳嗽等，防止腹压过度增高。局部可采用丁字形托带垫棉固定，或每日进行提肛运动锻炼。

3. 答：（1）中医诊断：便秘（气阴两虚证）西医诊断：慢性功能性便秘

（2）治则：益气养阴，润肠通便。代表方：增液汤合黄芪汤加减

（3）直肠指诊、电子肠镜可排除结直肠器质性疾病，特别是肿瘤的筛查；排粪造影、直肠气囊逼出试验、肛门直肠压力测定、结肠运输试验等检查有助于确定便秘的类型；盆腔四重造影、动态磁共振检查能较好地提示盆底各脏器的脱垂状况，如直肠前突，直肠黏膜内脱垂、肠疝、膀胱子宫脱垂等。

（4）鉴别诊断：

肠梗阻：多急性起病，伴有腹痛拒按、肛门无排气、呕吐等症状，腹部立位 X 线片多可见肠道气液平面。

巨结肠综合征：绝大多数在新生儿期发生过便秘、腹胀、呕吐等情况。直肠指检一般能触及肠壁内狭窄环，直立位的腹部平片及钡剂灌肠检查有助于诊断。

肛门直肠狭窄：肛门直肠狭窄有因胚胎发育异常、有因局部外伤或手术损伤，致使肛门直肠口径狭小，表现为不同程度的排便不畅。严重者可出现低位肠梗阻现象。有排便不畅史，结合局部检查可以明确诊断。

（5）预防调护：调整心态，保持良好的情绪；加强锻炼；忌滥用泻药；注意饮食的合理性，多饮水，多食粗纤维食物；养成良好的排便习惯，以及定时排便和缩短排便

时间。

4. 答：（1）中医诊断：锁肛痔（湿热蕴结）；西医诊断：肛管直肠癌。

（2）鉴别诊断：

直肠息肉：无痛性便血，量时多时少，少夹黏液，肛门镜或者直肠镜检查可见有蒂或无蒂肿物，病理检查可以协助诊断。直肠息肉：无痛性便血，量时多时少，少夹黏液，肛门镜或者直肠镜检查可见有蒂或无蒂肿物，病理检查可以协助诊断。

痢疾：黏液血便，里急后重，大便培养有痢疾杆菌，抗痢疾治疗效果显著。

内痔：便血、脱出，但便血呈间歇性，无黏液，指诊痔核质地柔软。

（3）明确诊断检查：

直肠指检是诊断直肠癌最重要的方法，80%的直肠癌位于手指可触及的部位，肿瘤较大时指检可以清楚地扪到肠壁上的硬块、巨大溃疡或肠腔狭窄，退指后可见指套上染有血、脓和黏液。指检发现癌肿时要扪清大小、范围、部位和固定程度，以便决定治疗方法。直肠指诊、直肠镜检查及活组织检查被称为 3p 检查。凡是出现原因不明的便血、腹泻及体重减轻的患者均应行 3p 检查。

辅助检查：①直肠镜或乙状结肠镜检查：对所有指检可疑或已明确无疑的直肠癌均应进行直肠镜或乙状结肠镜检查，不仅可以看到直肠内病变的范围，更重要的是取活组织进行病理检查，以确定诊断。②大便潜血检查：是最简单的检查方法之一，常作为大规模普查手段，或作为对高危人群直肠癌的初筛手段。③气钡双重对比造影检查：可以发现肠腔狭窄或钡影残缺等。为排除结肠中多发性原发癌，应常规进行钡剂灌肠或气钡双重造影术。④其他检查：直肠下端癌肿较大时，女性患者应行阴道及双合诊检查，男性患者必要时应该行膀胱经检查。腔内 B 超检查可检测出癌肿侵润肠壁的深度及有无邻近器官受累，便于术前对其严重程度进行评估。怀疑有肝转移应行 B 型超声检查、CT 或同位素扫描。直肠癌肿侵及肛管而有腹股沟淋巴结肿大时，应将淋巴结切除活检。

（4）内治法：清热利湿。方药：槐角地榆丸加减。

（5）预后调护：积极治疗肛门部病变，一旦发现肛门不适，肛缘有硬结、出血或肿痛应及时检查，尽早可能做到早期发现，早期治疗；40 岁以上患者出现排便习惯改变及便血，应尽早治疗；普及肿瘤知识，开展普查工作，做到早就诊、早检查、早治疗。

第十二章 泌尿男性生殖系疾病 ▷▷▷▷

习 题

一、选择题

（一）A₁ 型题

1. 中医学认为，精、溺二窍由哪一脏腑所主（　　）
   A. 心　　　　　　　　　B. 肝　　　　　　　　　C. 脾
   D. 肺　　　　　　　　　E. 肾

2. 慢性子痈的病机多为（　　）
   A. 湿热下注　　　　　　B. 气滞痰凝　　　　　　C. 热毒蕴结
   D. 气滞血瘀　　　　　　E. 肾虚血瘀

3. 子痈与卵子瘟（腮腺炎性睾丸炎）最重要的鉴别要点是（　　）
   A. 睾丸附睾是否疼痛　　B. 是否伴有发热症状　　C. 睾丸附睾是否化脓
   D. 睾丸附睾是否肿大　　E. 患者是成人还是儿童

4. 治疗慢性子痈常采用的中药方剂是（　　）
   A. 枸橘汤　　　　　　　B. 龙胆泻肝汤　　　　　C. 五味消毒饮
   D. 六味地黄丸　　　　　E. 橘核丸

5. 下列哪项不属于子痰的临床特点（　　）
   A. 破溃后形成窦道　　　B. 患处输精管增粗呈串珠样改变
   C. 多有泌尿系结核病史　D. 疼痛剧烈
   E. 破溃后分泌物如稀薄豆渣样

6. 子痰好发于（　　）
   A. 中、青年　　　　　　B. 少年儿童　　　　　　C. 婴幼儿
   D. 老年　　　　　　　　E. 以上都不是

7. 以下哪项不属于子痰的常见伴随症状（　　）
   A. 五心烦热　　　　　　B. 午后潮热　　　　　　C. 盗汗
   D. 恶寒发热　　　　　　E. 倦怠乏力

8. 下列哪一项不属于囊痈的病因（　　）
   A. 外感湿毒　　　　　　B. 外感风热　　　　　　C. 饮食不节

D. 肝肾湿热　　　　　　　E. 以上都不是

9. 以下不是囊痈的临床表现的是（　　　）
　　A. 阴囊灼痛　　　　　B. 腹股沟淋巴结肿大　　　C. 睾丸肿大
　　D. 发热　　　　　　　E. 阴囊肿大如瓢

10. 囊痈发的病部位在（　　　）
　　A. 附睾　　　　　　　B. 阴茎　　　　　　　C. 睾丸
　　D. 阴囊　　　　　　　E. 精索

11. 以下疾病中，导致阴囊皮肤腐脱，睾丸外露，最为凶险的是（　　　）
　　A. 子痈　　　　　　　B. 子痰　　　　　　　C. 脱囊
　　D. 囊痈　　　　　　　E. 水疝

12. 阴茎痰核的临床表现，以下哪一项是错误的（　　　）
　　A. 痰核生于阴茎腹侧　　B. 阴茎皮下有条索状或斑块样结节
　　C. 一般不会溃破　　　　D. 勃起时阴茎弯曲疼痛
　　E. 影响性生活

13. 阴茎痰核的外治法，以下哪一项是错误的（　　　）
　　A. 局部注射氢化可的松　B. 理疗　　　　　　C. 阳和解凝膏外敷
　　D. 黑虎丹外敷　　　　　E. 黑退消敷贴

14. 下列疾病中，西医学病因与其他不同的是（　　　）
　　A. 子痰　　　　　　　B. 瘰疬　　　　　　　C. 阴茎痰核
　　D. 蝼蛄疖　　　　　　E. 流痰

15. 下列关于阴茎痰核说法正确的是（　　　）
　　A. 硬结在阴茎腹侧　　B. 可伴有勃起疼痛　　　C. 是阴茎癌的早期病变
　　D. 与包皮过长有关　　E. 是一种性传播疾病

16. 水疝相当于西医学的（　　　）
　　A. 腹股沟斜疝　　　　B. 精索静脉曲张　　　C. 精液囊肿
　　D. 睾丸或精索鞘膜积液　E. 睾丸肿瘤

17. 临床检查水疝最常用的方法是（　　　）
　　A. 局部视诊　　　　　B. 尿常规　　　　　　C. 透光试验
　　D. CT　　　　　　　E. X 线摄片

18. 预防上尿路结石的发生应（　　　）
　　A. 多食动物内脏　　　B. 合理进蛋白质饮食　　C. 控制饮水
　　D. 多食豆腐、腐竹等　　E. 多食肥甘之品

19. 关于肾绞痛的特点，下列哪项是错误的（　　　）
　　A. 常为阵发性发作　　B. 剧烈绞痛，坐立不安
　　C. 无恶心、呕吐　　　D. 疼痛严重时可发生虚脱
　　E. 疼痛可向下腹部放射

20. 关于上尿路结石的临床表现，下列哪项是错误的（　　　）

A. 放射性疼痛   B. 结石越大，症状越明显

C. 肉眼血尿   D. 有时仅表现为镜下血尿

E. 小结石有时疼痛不明显

21. 关于尿石症的发病，下列哪项说法是错误的（　　）

A. 南方多于北方

B. 男性多于女性

C. 包括上尿路结石和下尿路结石

D. 病位在肾、膀胱和溺窍，以湿热为本

E. 影响尿结石形成的因素很多

22. 膀胱结石的典型症状是（　　）

A. 绞痛   B. 隐痛   C. 钝痛

D. 血尿   E. 排尿中断

23. 精液常规分析中，正常精子密度应为（　　）

A. ≥ 40×106/mL   B. ≥ 15×106/mL   C. ≥ 100×106/mL

D. < 15×106/mL   E. < 10×106/mL

24. 在男性不育患者中，哪种疾病的治疗预后较差（　　）

A. 精索静脉曲张   B. 睾丸下降不全   C. 慢性生殖道感染

D. 性功能障碍   E. 内分泌异常

25. 下列哪项不是男性不育的原因（　　）

A. 内分泌和染色体异常   B. 精索静脉曲张   C. 膀胱结石

D. 长期接触放射线   E. 精液异常

26. 关于男性不育的定义，下列哪些项描述不正确（　　）

A. 育龄夫妇同居一年以上 B. 性生活正常   C. 女方有受孕能力

D. 不孕原因不明   E. 未采取任何避孕措施

27. 首次以"阳痿"命名见于下列哪部著作（　　）

A.《景岳全书》   B.《内经》   C.《医宗金鉴》

D.《慎斋遗书》   E.《外科正宗》

28. 阳痿证属湿热下注，首选方药为（　　）

A. 逍遥散   B. 八正散   C. 萆薢渗湿汤

D. 龙胆泻肝汤   E. 四妙丸

29. 血精的病位在（　　）

A. 肾   B. 精室   C. 溺窍

D. 肾子   E. 脾

30. 下列属于血精的主要临床表现的是（　　）

A. 精液中带血   B. 阳痿   C. 早泄

D. 腹痛   E. 尿频尿急

31. 下列不属于血精的证型的是（　　）

A. 湿热下注　　　　　　B. 阴虚火旺　　　　　　C. 瘀血阻络

D. 脾肾两虚　　　　　　E. 肝气郁结

32. 精浊以少腹、会阴、睾丸、腰骶部坠胀疼痛，尿不尽，舌暗或有瘀斑，苔白或黄，脉沉涩为表现者，辨证为（　　）

A. 湿热蕴结　　　　　　B. 阴虚火旺　　　　　　C. 肾阳不足

D. 气滞血瘀　　　　　　E. 心肾不交

33. 慢性精浊患者直肠指诊前列腺的特点是（　　）

A. 前列腺增大，中央沟消失，无压痛

B. 前列腺肿胀饱满，伴明显压痛

C. 前列腺增大，质地不均，无弹性及压痛

D. 前列腺缩小，质韧，光滑，无压痛

E. 前列腺多正常大小，或稍大或稍小，质软或软硬不均，轻度压痛

34. 以下有关前列腺按摩的论述错误的是（　　）

A. 用力不宜过大　　　　B. 时间不宜过长　　　　C. 不宜过于频繁

D. 适用于急性前列腺炎患者　E. 适用于慢性前列腺炎患者

35. 精浊的病因病机不包括（　　）

A. 阴虚火旺　　　　　　B. 浊痰瘀阻　　　　　　C. 肾阳虚损

D. 气滞血瘀　　　　　　E. 湿热蕴结

36. 精浊的临床表现不包括（　　）

A. 排尿异常　　　　　　B. 骨盆区域疼痛　　　　C. 阳痿早泄

D. 头晕失眠　　　　　　E. 血尿

37. 下列哪项不是精癃的常见临床表现（　　）

A. 排尿困难　　　　　　B. 尿频　　　　　　　　C. 夜间次数增多

D. 血尿　　　　　　　　E. 尿潴留

38. 精癃患者直肠指诊前列腺的特征，下列哪一项不符（　　）

A. 表面光滑　　　　　　B. 边缘清楚　　　　　　C. 中等硬度而富有弹性

D. 中央沟变浅或消失　　E. 可扪及结节

39. 下列哪项症状是前列腺增生与神经源性膀胱的区别（　　）

A. 排尿困难

B. 尿失禁

C. 尿潴留

D. 会阴部感觉异常或肛门括约肌松弛

E. 尿频

40. 前列腺癌直肠指诊的前列腺的特点是（　　）

A. 前列腺增大，表面光滑，中等硬度而富有弹性，中央沟变浅或消失

B. 前列腺饱满肿胀，压痛明显，温度增高

C. 前列腺缩小，质坚韧，光滑，无压痛

D. 直肠指诊前列腺多不对称，表面不光滑，可触及不规则、无弹性的硬结

E. 前列腺增大，质不均，无弹性及压痛

41. 下列有关前列腺癌的说法错误的是（　　）

A. 常见于 50 岁以上

B. 有遗传倾向

C. 属于中医学"癥瘕"范畴

D. 临床上一般用直肠指检可以确诊前列腺癌

E. 早期前列腺癌症状不明显

（二）A₂ 型题

1. 男性患者临床症状表现为尿频、尿急，茎中热痛，尿液黄赤，血淋、白浊，阴囊红肿热痛，附睾、睾丸肿痛，囊内积液，外阴多汗味臊等时，辨证一般为（　　）

A. 湿热下注证　　　　B. 气血瘀滞证　　　　C. 浊痰凝结证

D. 肾阴不足证　　　　E. 肾阳虚衰证

2. 某男，右侧睾丸疼痛剧烈，阴囊皮肤正常，切开引流后疼痛迅速缓解，数日后愈合。该患者最可能的诊断是（　　）

A. 子痈　　　　B. 卵子瘟　　　　C. 囊痈

D. 子痰　　　　E. 水疝

3. 急性子痈患者，破溃后脓液已净，外用药宜选用（　　）

A. 金黄散　　　　B. 九一丹　　　　C. 冲和膏

D. 生肌白玉膏　　　　E. 玉露散

4. 下列哪项对于鉴别子痈和子痰没有临床意义（　　）

A. 起病是否急

B. 疼痛是否剧烈

C. 是否有睾丸外伤史

D. 是否伴有患侧精索串珠样改变

E. 破溃后分泌物的性质是脓性还是稀薄米汤样

5. 某患者因附睾慢性疼痛被诊断为"子痰"，该患者最有可能存在的病史是（　　）

A. 慢性病毒性肝炎病史　　　B. 泌尿系结核病史　　　C. 睾丸外伤史

D. 糖尿病病史　　　　E. 性传播疾病病史

6. 某患者，男，28 岁。阴囊红肿灼热，肿胀进展较快，肿大如瓢，亮如水晶，坠胀疼痛；伴全身发热，小便赤热，大便干结。应考虑诊断为（　　）

A. 子痈　　　　B. 水疝　　　　C. 囊痈

D. 子痰　　　　E. 脱囊

7. 某患者，男，56 岁。因阴囊瘙痒，自行抓破后用酒精消毒，继则整个阴囊肿大如瓢，坠胀疼痛；小便黄，大便秘结；舌红，苔黄腻，脉弦数。中医辨证应考虑为（　　）

A.湿热下注　　　　　　B.外伤瘀血　　　　　　C.寒滞肝脉

D.浊痰下注　　　　　　E.风热蕴肤

8.某患者，男，32岁。1周前因长途登山磨伤阴囊皮肤，逐渐出现阴囊红肿、灼痛，经超声检查双侧睾丸、附睾未见明显异常；伴全身发热，小便短赤，大便干，小便灼热；舌质红，苔黄腻，脉弦数。首选方药为（　　　　）

A.七厘散　　　　　　　B.龙胆泻肝汤　　　　　C.黄连解毒汤

D.橘核丸　　　　　　　E.八正散

9.某患者，男，43岁。5个月前发现阴茎背侧有1个条索状硬结，推之不移，平时无疼痛，但阴茎勃起时向患侧弯曲并有牵掣痛。该患者最可能的诊断为（　　　　）

A.肾岩　　　　　　　　B.阴茎结核　　　　　　C.阴茎痰核

D.阴茎流痰　　　　　　E.阳强

10.某患儿，男，2岁。右侧阴囊肿大1个月，直立时阴囊肿大明显，平卧时缩小，阴囊光滑如水晶，透光试验阳性；舌淡，苔薄白，脉细弱。诊断为水疝，治宜（　　　　）

A.温肾通阳，化气行水　B.清热利湿，行气利水　C.温肾散寒，化气行水

D.活血化瘀，行气利水　E.补中益气，健脾化湿

11.某患者，男，25岁。左侧阴囊肿大坠痛3个月，左睾丸有外伤史。刻下左侧阴囊肿大坠痛，左睾丸胀痛，透光试验阴性；舌紫暗有瘀斑，脉沉涩。诊断为水疝，治宜（　　　　）

A.温肾通阳，化气行水　B.清热利湿，行气利水　C.温肾散寒，化气行水

D.活血化瘀，行气利水　E.补中益气，健脾化湿

12.某患者，男，41岁。平时很少饮水，喜食动物内脏，近3个月腹部出现阵发性疼痛，最近1周疼痛加重，疼痛向左下腹部放射，偶可见肉眼血尿。诊断应考虑（　　　　）

A.阑尾炎　　　　　　　B.肾岩　　　　　　　　C.尿石症

D.子痈　　　　　　　　E.胆囊炎

13.某男患者，50岁，反复出现肾绞痛3年，疼痛经常呈放射性，疼痛剧烈。下列哪项检查优先考虑（　　　　）

A.B超　　　　　　　　B.尿路X线平片　　　　C.腹部CT

D.MRI　　　　　　　　E.静脉尿路造影

14.某患者，女，48岁。腰痛，有时尿流突然中断，尿频、尿急、尿痛，小便混赤，或为血尿；口干欲饮；舌红，苔黄腻，脉弦数。下列治法正确的是（　　　　）

A.清热利湿，通淋排石　B.理气活血，通淋排石　C.补益肾气，通淋排石

D.滋补肾阴，通淋排石　E.补益肾阳，通淋排石

15.某患者，男，31岁。性欲减退，阳痿早泄，精子数少、成活率低、活动力弱，或射精无力，腰酸腿软，疲乏无力，小便清长；舌质淡，苔薄白，脉沉细。宜辨证为（　　　　）

A.肝郁气滞　　　　　　B.肾阴不足　　　　　　C.肾阳虚衰

D.气血两虚　　　　　　　　　E.湿热下注

16.某患者,男,35岁。遗精滑泄,精液量少,精子数少,精子活动力弱,精液黏稠不化,畸形精子较多;头晕耳鸣,手足心热,有时潮热盗汗;舌质红,少苔,脉沉细。宜辨证为( )

A.肝郁气滞　　　　　　　B.肾阴不足　　　　　　　C.肾阳虚衰

D.气血两虚　　　　　　　E.湿热下注

17.某患者,男,30岁。近半年来出现阳事不兴;伴心情抑郁,烦躁易怒,胸胁胀满,善太息;苔薄白,脉弦。治宜( )

A.清热利湿　　　　　　　B.疏肝解郁　　　　　　　C.行气活血

D.补益心脾　　　　　　　E.益肾宁神

18.某患者,男,60岁。近2年来逐渐出现阳事不举;伴神疲倦怠,形寒肢冷,阴部冷凉,面色无华,头晕耳鸣,腰酸膝软,小便清长;舌淡胖,苔薄白,脉沉细。常用的方药为( )

A.左归丸　　　　　　　　B.二地鳖甲煎　　　　　　C.归脾汤

D.右归丸　　　　　　　　E.参苓白术散

19.某患者,男,41岁。症见精血相混,色鲜红,夹有碎屑状陈旧血块,或镜下精液中有红细胞,会阴部坠胀或阴茎中灼痛;伴头晕耳鸣,腰膝酸软,潮热盗汗,心烦口干,小便短黄;舌红少津,苔薄黄,脉细数。辨证为( )

A.湿热下注　　　　　　　B.阴虚火旺　　　　　　　C.瘀血阻络

D.脾肾两虚　　　　　　　E.肾阴不足

20.精浊患者以尿频、尿急、尿痛,尿道灼热感,排尿末或大便时尿道偶有白浊,会阴、腰骶、睾丸、小腹坠胀疼痛为主;苔黄腻,脉滑数。辨证为( )

A.湿热蕴结　　　　　　　B.气滞血瘀　　　　　　　C.肾精亏虚

D.阴虚火旺　　　　　　　E.痰湿内蕴

21.某患者,男,70岁。反复排尿不畅3年,加重2天。3年前患者出现排尿不畅,尿线变细,甚至小便点滴而出,排尿次数增多,夜尿4～5次/晚。现症见小便点滴而出,伴小腹胀痛不适。诊断应考虑( )

A.水疝　　　　　　　　　B.囊痈　　　　　　　　　C.精浊

D.精癃　　　　　　　　　E.尿石症

22.精癃患者小便频数黄赤,尿道灼热或涩痛,排尿不畅,甚或点滴不通,小腹胀满;或大便干燥,口苦;舌暗红,苔黄腻,脉滑数。辨证为( )

A.湿热下注　　　　　　　B.脾肾气虚　　　　　　　C.气滞血瘀

D.肾阴亏虚　　　　　　　E.肾阳不足

23.前列腺癌患者小便点滴不出,甚或尿血,面色晦暗,纳差,大便黏滞不爽;舌紫暗,苔白腻,脉涩。辨证为( )

A.湿热蕴结　　　　　　　B.脾肾亏虚　　　　　　　C.痰瘀痹阻

D.气血两虚　　　　　　　E.阴虚内热

24. 某男性患者，60 岁，确诊前列腺癌，临床分期为 T1 ～ T2c 期。患者最佳治疗方案为（　　）

　　A. 内分泌治疗　　　　　　B. 根治性前列腺切除术　　C. 化疗

　　D. 外放射治疗　　　　　　E. 以上都不是

25. 某患者，男，76 岁。尿频、尿急一年余，伴排尿困难半年。患者 1 年前出现尿频、尿急，夜尿 3 ～ 5 次，时有尿痛，排尿踌躇；半年前出现排尿困难，严重时小便点滴不出，曾留置导尿管。临床确诊患者为前列腺癌的常用方法是（　　）

　　A. X 线　　　　　　　　　B. CT　　　　　　　　　C. 直肠指诊

　　D. 前列腺穿刺活检　　　　E. 以上都不是

（三）B₁ 型题

　　A. 阳和汤　　　　　　　　B. 泻热汤　　　　　　　C. 橘核丸

　　D. 滋阴除湿汤　　　　　　E. 化坚二陈丸

1. 慢性子痈气滞痰凝证可用（　　）

2. 子痈初起可用（　　）

　　A. 青壮年，初起附睾结块，疼痛，压痛明显，与阴囊皮肤无粘连

　　B. 青壮年，初起附睾结块，较硬，不痛或微痛，不红不热，输精管有串珠样改变

　　C. 青少年，有痄腮史，或发病在流行季节和地区，睾丸肿大，早期能触及睾丸并能与附睾分开

　　D. 任何年龄，初为睾丸内实质性肿块，有痛或无痛，质地坚硬，有沉重感，肿块部位在睾丸内而附睾正常

　　E. 青少年，突发阴囊内剧痛，睾丸附睾触痛明显，肿胀致睾丸附睾界限不清，睾丸常向上收缩，抬高睾丸疼痛加剧

　3. 慢性子痈的临床特点为（　　）

　4. 睾丸肿瘤的临床特点为（　　）

　　A. 饮食不节，脾失健运，浊痰内生，下注前阴

　　B. 饮食不节，脾胃损伤，水湿不化，下注前阴

　　C. 饮食不节，脾失健运，湿热内生，下注前阴

　　D. 肝肾亏损，脉络空虚，浊痰乘虚，下注前阴

　　E. 肾气不足，肾阳虚衰，水液不化，下注前阴

　5. 囊痈的病因病机是（　　）

　6. 阴茎痰核的病因病机是（　　）

　　A. 阴囊坏疽　　　　　　　B. 阴囊蜂窝织炎　　　　C. 睾丸鞘膜积液

D. 睾丸炎　　　　　　　　E. 以上均不是

7. 囊痈相当于（　　　）

8. 脱囊相当于（　　　）

A. 龙胆泻肝汤　　　　　B. 阳和汤合化坚二陈丸　　C. 橘核丸
D. 活血散瘀汤　　　　　E. 以上均不是

9. 囊痈湿热下注证的主方是（　　　）

10. 阴茎痰核痰浊凝结证的主方是（　　　）

A. 阳和汤加小金丹　　　　B. 阳和汤加化坚二陈汤　　C. 龙胆泻肝汤
D. 以上均是　　　　　　　E. 以上均不是

11. 子痰初起常选用（　　　）

12. 阴茎痰核常选用（　　　）

A. 阴茎癌　　　　　　　B. 生殖器疱疹　　　　　C. 尖锐湿疣
D. 附睾结核　　　　　　E. 阴茎硬结症

13. 肾岩相当于西医学的（　　　）

14. 阴茎痰核相当于西医学的（　　　）

A. 子痰　　　　　　　　B. 子痈　　　　　　　　C. 囊痈
D. 水疝　　　　　　　　E. 卵子瘟

15. 患者阴囊红肿灼热，肿胀进展较快，肿大如瓢，皮紧光亮，坠胀疼痛，股缝臖核肿大；伴全身发热，小便赤热，大便干结。其诊断可能是（　　　）

16. 患者阴囊逐渐肿大，不红不热，状如水晶，无明显疼痛感，透光试验阳性。其诊断可能是（　　　）

A. 湿热蕴结证　　　　　B. 气血瘀滞证　　　　　C. 肾气不足证
D. 肝气郁结证　　　　　E. 湿热蕴胆证

17. 发病急骤，腰腹胀痛或绞痛，疼痛向外阴部放射，尿频、尿急、尿黄赤；舌暗红有瘀斑，脉弦。辨证为（　　　）

18. 结石日久，留滞不去，腰部胀痛，时发时止，遇劳加重，疲乏无力，尿少，频数不爽；面部轻度浮肿；舌淡苔薄，脉细无力。辨证为（　　　）

A. 三金排石汤加减　　　　B. 金铃子散合石韦散加减
C. 济生肾气丸加减　　　　D. 六味地黄丸加减　　　E. 柴胡疏肝散加减

19. 尿石症湿热蕴结证用（　　　）

20. 尿石症气血瘀滞证用（　　　）

A.琥珀粉、三七粉　　　B.延胡索、乳香、没药

C.白术、玉米须、白茅根　D.枳实、厚朴、郁金　　　E.车前子、牛膝

21.尿石症湿热蕴结证血尿较甚加（　　　）

22.尿石症湿热蕴结证疼痛较甚加（　　　）

A.湿热下注证　　　　　B.气血两虚证　　　　　C.肾阴不足证

D.肝郁气滞证　　　　　E.肾阳虚衰证

23.性欲减退，阳事不兴，或精子数少、成活率低、活动力弱；神疲倦怠，面色无华；舌质淡，苔薄白，脉沉细无力。辨证为（　　　）

24.性欲低下，阳痿不举，或性交时不能射精，精子稀少、活力下降；精神抑郁，两胁胀痛，嗳气泛酸；舌质暗，苔薄，脉弦细。辨证为（　　　）

A.左归丸合五子衍宗丸加减

B.柴胡疏肝散加减

C.程氏萆薢分清饮加减

D.龙胆泻肝汤

E.金匮肾气丸合五子衍宗丸加减

25.男性不育症属湿热下注证用（　　　）

26.男性不育症属肾阴不足证用（　　　）

A.逍遥散　　　　　　　B.萆薢渗湿汤　　　　　C.桃红四物汤

D.启阳娱心丹　　　　　E.金匮肾气丸

27.阳事不兴，证属气血瘀阻，治宜（　　　）

28.阳事不兴，证属肝气郁结，治宜（　　　）

A.知柏地黄丸合二至丸加减

B.桃红四物汤合失笑散加减

C.大补元煎合归脾汤加减

D.龙胆泻肝汤加减

E.金匮肾气丸加减

29.血精属瘀血阻络证用（　　　）

30.血精属脾肾两虚证用（　　　）

A.八正散　　　　　　　B.前列腺汤　　　　　　C.知柏地黄丸

D.济生肾气丸　　　　　E.龙胆泻肝汤

31.精浊气滞血瘀证可用（　　　）

32. 精浊湿热蕴结证可用（　　　）

　　A. 八正散　　　　　　　　B. 补中益气汤　　　　　C. 沉香散
　　D. 济生肾气丸　　　　　　E. 知柏地黄丸

33. 精癃气滞血瘀证可用（　　　）

34. 精癃肾阳不足证可用（　　　）

　　A. 八正散　　　　　　　　B. 膈下逐瘀汤　　　　　C. 补中益气汤
　　D. 济生肾气丸　　　　　　E. 十全大补汤

35. 前列腺癌痰瘀痹阻证可用（　　　）

36. 前列腺癌气血两虚证可用（　　　）

（四）X 型题

1. 子痈的常见证型包括（　　　）
　　A. 肝肾阴虚　　　　　　　B. 气滞痰凝　　　　　　C. 阴虚内热
　　D. 肾阳虚衰　　　　　　　E. 湿热下注

2. 以下哪些是子痰的常见证型（　　　）
　　A. 肝胆湿热　　　　　　　B. 浊痰凝结　　　　　　C. 瘀血阻滞
　　D. 阴虚内热　　　　　　　E. 气血两亏

3. 以下哪些是囊痈的病因病机（　　　）
　　A. 肾阳虚衰，水液不化，集注阴囊
　　B. 囊痒搔抓，外伤染毒
　　C. 房事过度，相火妄动，郁结不散
　　D. 饮食不节，过食膏粱厚味，脾失健运，湿热内生
　　E. 坐卧湿地，外感湿毒

4. 囊痈未成脓可外用（　　　）
　　A. 玉露散　　　　　　　　B. 金黄散　　　　　　　C. 双柏散
　　D. 生肌玉红膏　　　　　　E. 冲和膏

5. 阴茎痰核的病因包括（　　　）
　　A. 情志不畅，肝郁气结，痰瘀互阻，结于宗筋
　　B. 饮食不节，脾失健运，浊痰内生，下注宗筋
　　C. 肝肾阴虚，阴虚火旺，灼津为痰，痰浊下注
　　D. 玉茎损伤，脉络瘀阻，气血痰浊，搏结宗筋
　　E. 脾失健运，湿热内生，湿热毒邪，下注宗筋

6. 水疝的中医治疗原则以（　　　）为主
　　A. 疏肝　　　　　　　　　B. 清热　　　　　　　　C. 健脾
　　D. 益肾　　　　　　　　　E. 除湿

7. 下列属于尿石症常见症状的有（   ）

A. 疼痛向下腹及会阴等部放射

B. 血尿

C. 恶心，呕吐

D. 肾区叩击痛

E. 输尿管点压痛

8. 下列属于尿石症常见证型的是（   ）

A. 湿热蕴结证　　　　　B. 气血瘀滞证　　　　　C. 肾气不足证

D. 肾阳不足证　　　　　E. 肾阴不足证

9. 以下哪些是男性不育症的病因病机（   ）

A. 湿热下注　　　　　　B. 肝郁气滞　　　　　　C. 热毒侵袭

D. 肾阳虚衰　　　　　　E. 气血两虚

10. 男性不育症的常见证型有（   ）

A. 湿热下注证　　　　　B. 肝郁气滞证　　　　　C. 肾阴不足证

D. 肾阳虚衰证　　　　　E. 气血两虚证

11. 西医学认为，阳痿主要由（   ）等多方面因素所造成

A. 精神心理　　　　　　B. 疾病　　　　　　　　C. 血管

D. 神经　　　　　　　　E. 内分泌及某些器质性疾病

12. 精浊的辨证论治需注意哪些基本病理环节（   ）

A. 肾虚　　　　　　　　B. 脾虚　　　　　　　　C. 湿热

D. 瘀滞　　　　　　　　E. 痰浊

13. 某患者，男，30岁。尿频、尿急、尿痛，尿道灼热感，排尿末或大便时尿道偶有白浊，会阴、腰骶、睾丸、小腹坠胀疼痛；苔黄腻，脉滑数。临床上可选用的方药是（   ）

A. 前列腺汤　　　　　　B. 八正散　　　　　　　C. 龙胆泻肝汤

D. 知柏地黄丸　　　　　E. 右归丸

14. 精癃的基本治疗法则是（   ）

A. 清热利湿　　　　　　B. 补肾益气　　　　　　C. 活血利尿

D. 滋阴降火　　　　　　E. 健脾化痰

15. 前列腺癌的常见证型有（   ）

A. 湿热蕴结　　　　　　B. 脾肾亏虚　　　　　　C. 痰瘀闭阻

D. 气血两虚　　　　　　E. 阴虚内热

16. 前列腺癌的治疗方法有（   ）

A. 手术治疗　　　　　　B. 内分泌治疗　　　　　C. 中医中药治疗

D. 外放射治疗　　　　　E. 化疗

二、填空题

1.《外科真诠》划分认为，男性生殖器官的脏腑属性是：玉茎（阴茎）属；马口（尿道）属；阴囊属；肾子（附睾、睾丸）属；子系（精索）属。

2. 子痈是指 _____ 及 _____ 的急性化脓性感染，相当于西医学的 _____。

3. 子痈证属气滞痰凝者治宜 _____、_____，方用 _____ 加减。

4. 子痰是发于 _____ 的属于 ____ 性质的慢性化脓性疾病。

5. 囊痈是发于 _____ 的急性化脓性疾病。相当于西医学的 _____。

6. 湿热下注型囊痈的中医内治法则为 _____、_____。

7. 阴茎痰核的特点是在 _____ 可触及条索或斑块状结节，相当于西医学的 _____。

8. 阴茎痰核的中医内治法则是 _____、_____。

9. 水疝是指阴囊内有水湿停滞，以 _____、_____ 为特征的一种疾病。

10. 水疝其他疗法中的药物注射法，禁用于 _____。

11. 上尿路结石主要症状是 _____ 和 _____。

12. 膀胱结石的典型症状是 _____。

13. 尿石症首先考虑的辅助检查是 _____。

14.《石室秘录》提出治不育六法，即"_____，_____，痰多者消其痰，火盛者补其水，精少者添其精，气郁者舒其气，则男子无子者可以有子，不可徒补其肾也"。

15. 男性不育是指育龄夫妇同居，性生活正常，未采取任何避孕措施，女方有受孕能力，由于男方原因而致女方不能怀孕的一类疾病。

16. 阳痿是指男性性交时 _____，或 _____，或 _____，以致不能进行或完成性交全过程的一种疾病。

17. 血精相当于西医学的 _____。

18. 血精除与慢性前列腺炎、急性膀胱炎相鉴别外，还应与 _____ 相鉴别。

19. 前列腺炎临床上有 _____ 和 _____、_____、和 _____、特异性和非特异性的区别，其中以 _____ 最为多见，其特点是发病缓慢、病情顽固、缠绵难愈。

20. 前列腺炎急性者尿道口溢出分泌物镜检有 _____，涂片可找到 _____。慢性者前列腺按摩液镜检白细胞每高倍视野在 _____ 以上，卵磷脂小体 _____。

21. 西医学认为，_____ 和 _____ 是前列腺增生发生的两个必备条件。

22. 精癃属肾阴亏虚证者治宜 _____、_____，方用 _____ 加减。

23. 前列腺癌的病因病机中，_____ 为致病之本，_____、_____ 等因素加速了疾病的进展。

24. _____ 是去势抵抗前列腺癌的重要治疗手段，总的治疗效果并不理想。常用药物有 _____、5-氟尿嘧啶、阿霉素、_____、长春花碱等。

三、简答题

1. 急性子痈的病因病机是什么？

2. 急性子痈的诊断要点是什么？

3. 慢性子痈和子痰如何鉴别？

4. 子痰的辨病要点是什么？

5. 囊痈如何辨证论治（内治）？

6. 简述囊痈的诊断依据。

7. 简述囊痈的临床表现。

8. 如何使用外治法治疗囊痈？

9. 简述阴茎痰核的临床表现。

10. 阴茎痰核如何与肾岩鉴别？

11. 简述水疝发生的基本病因病机。

12. 什么是水疝的透光试验？

13. 简述水疝的临床表现。

14. 尿石症的中医病因病机有哪些？

15. 上尿路结石有哪些临床表现？

16. 尿石症怎样预防与调护？

17. 男性不育症的病因病机是什么？

18.《石室秘录》提出的治不育六法是什么？

19. 男性不育症怎样预防与调护？

20. 简述阳痿的临床表现。

21. 血精的病因病机是什么？

22. 血精的主要临床表现是什么？

23. 血精怎样预防与调护？

24. 慢性精浊如何预防与调护？

25. 简述精浊的临床表现。

26. 简述精浊与慢性子痈的鉴别要点。

27. 简述精癃采取外科手术治疗的指征。

28. 简述精癃的临床表现。

29. 简述精癃与神经源性膀胱的鉴别诊断。

30. 简述前列腺癌的病因病机。

31. 前列腺癌与精癃的鉴别诊断是什么？

32. 前列腺癌的主要临床表现是什么？

四、问答题

1. 子痰如何进行辨证论治（内治）？

2. 子痈分哪几种证型？其立法与代表方剂分别是什么？

3. 试述囊痈如何与子痈进行鉴别？

4. 试述囊痈如何与脱囊进行鉴别？

5. 阴茎痰核临床上如何辨证论治？

6. 水疝要与哪些疾病相鉴别，其鉴别要点分别是什么？

7. 尿石症如何辨证施治（以内治为主）？

8. 尿路结石总攻疗法的适应证是什么？其具体步骤如何？

9. 尿石症需与哪些疾病鉴别诊断？其鉴别诊断要点是什么？

10. 男性不育症如何辨证施治（以内治为主）？

11. 阳痿要与哪些疾病相鉴别，其鉴别要点是什么？

12 血精如何辨证施治（以内治为主）？

13. 应用中医学观点试述精浊的辨证论治。

14. 应用中医学观点论述精癃的病因病机。

15. 前列腺癌有哪些常见证型？其治法及代表方剂是什么？

16. 前列腺癌的诊断包括哪些内容？

五、病例分析题

1. 某患者，男，46 岁，工人。昨晚饮酒，晨起时自觉右侧阴囊胀痛、下坠，牵引少腹隐痛，触按右侧睾丸肿大，附睾不大，疼痛逐渐加重，阴囊皮肤红肿，焮热疼痛，少腹抽痛，局部触痛明显；伴恶寒发热；苔黄腻，脉滑数。

问题：（1）该患者的中、西医诊断是什么？

（2）其中医辨证证型是什么？

（3）如何对该患者进行辨证分析？

（4）其中医治疗立法是什么？

（5）中医治疗的方药是什么？

（6）该患者日常调护措施有哪些要点？

2. 某患者，男，43 岁。5 个月前洗澡时发现阴茎背侧可触及条索状结块，皮色不变，温度正常，无明显压痛，阴茎勃起时可发生弯曲和牵掣疼痛；舌质淡，边有齿痕，苔薄白，脉滑。

问题：（1）该患者的主症、次症分别是什么？

（2）该患者的舌苔、脉象的主要特点是什么？

（3）该患者的中、西医诊断，中医证型是什么？

（4）本病需与哪些疾病做鉴别诊断？需要做哪些检查来明确诊断？

（5）对本例患者，宜采取的治法、方药有哪些（包含外治法）？

3. 李某，男，37 岁。

主诉：右腰腹绞痛阵发性加剧 2 小时。

现病史：患者于今日中餐饮酒后突然出现右腰腹部剧烈疼痛，呈绞痛性，阵发性加剧，疼痛向右侧外阴部放射；伴恶心欲呕，尿频、尿急，小便混赤，大汗淋漓。

检查：急性痛苦面容，右肾区轻叩击痛，右输尿管中上段有轻压痛。脉弦数。尿常规检查：红细胞（＋）；血常规检查：正常。舌质稍暗有瘀斑，苔黄腻。

问题：（1）该患者的主症、次症分别是什么？

（2）该患者的舌苔、脉象的主要特点是什么？

（3）该患者的中、西医诊断，中医证型是什么？

（4）本病需与哪些疾病做鉴别诊断？需要做哪些检查来明确诊断？

（5）对本例患者，宜采取的治法、方药有哪些（包含外治法）？

4. 某患者，男，36 岁。

主诉：结婚 3 年，其妻子一直未孕。

现病史：诉结婚已 3 年，性生活基本正常，其妻子一直未孕。每月遗精 2～3 次，口干，时有盗汗，多梦，手足心热，大便干，小便可，饮食正常。

检查：精液常规：精液量 2mL，快速前向运动精子 20%，精子密度 16×106/mL，存活率 50%。舌偏红少苔，脉细。

问题：（1）该患者的主症、次症分别是什么？

（2）该患者的舌苔、脉象的主要特点是什么？

（3）该患者的中、西医诊断，中医证型是什么？

（4）本病需与哪些疾病做鉴别诊断？需要做哪些检查来明确诊断？

（5）对本例患者，宜采取的治法、方药有哪些（包含外治法）？

5. 张某，男，35 岁

主诉：阴茎举而不坚 2 年。

现病史：患者 2 年前因夫妻关系不和谐，性生活不规律，善太息，其后渐进性出现阴茎举而不坚；伴性欲减退，情志抑郁，烦躁易怒，胸胁胀满；舌质淡红，苔薄白，脉弦。既往工作压力较大，否认高血压、糖尿病、心脏病及手术外伤史。

检查：阴茎发育正常，包皮不长，双侧睾丸及附睾无异常。前列腺液常规示：卵磷脂小体（＋＋＋），白细胞（0～2/HP）；血浆性激素 6 项：正常；甲状腺激素：正常。

问题：（1）该患者的主症、次症分别是什么？

（2）该患者的舌苔、脉象的主要特点是什么？

（3）该患者的中、西医诊断，中医证型是什么？

（4）本病需与哪些疾病做鉴别诊断？需要做哪些检查来明确诊断？

（5）对本例患者，宜采取的治法、方药有哪些（包含外治法）？

6. 王某，男，32 岁。

主诉：精液变成红色1周。

现病史：诉约10天前曾患感冒，服药后好转，近1周无明显原因出现精液呈鲜红色，小腹隐痛，轻度尿频、尿急，小便黄，大便可；无恶寒发热，无外伤史。

检查：外生殖器无异常。尿常规：无异常发现。舌淡红，苔黄腻，脉滑数。

问题：（1）该患者的主症、次症分别是什么？

（2）该患者的舌苔、脉象的主要特点是什么？

（3）该患者的中、西医诊断、中医证型是什么？

（4）本病需与哪些疾病做鉴别诊断？需要做哪些检查来明确诊断？

（5）对本例患者，宜采取的治法、方药有哪些（包含外治法）？

7. 李某，男，68岁。

主诉：进行性排尿困难三年余。

现病史：患者3年多前无明显诱因出现尿频、尿急、尿等待、尿后滴沥，伴夜尿增多，尿不尽感，一直未予规范就诊和治疗。自诉近2个月来上述症状加重，夜尿4～5次；伴乏力，易疲倦，胃纳差，眠差，面色无华，大便稀溏。

检查：直肠指检：前列腺明显增大，表面光滑，未扪及结节，中等硬度，边界清，无压痛，中央沟消失。舌淡，苔白，脉细无力。

问题：（1）该患者的主症、次症分别是什么？

（2）该患者的中、西医诊断是什么？

（3）中医证型是什么？

（4）试述本病的辨证分析思路。

（5）针对本例患者，宜采取的治法、方药有哪些？

8. 赵某，男，75岁。

主诉：排尿困难半年余，加重伴血尿1个月。

现病史：患者半年多前无明显诱因出现排尿困难，尿频。1个月前排尿不畅症状进一步加重，尿线变细，小便淋沥不尽，伴肉眼血尿。半年来体重下降5kg；伴神疲乏力，面色无华，纳差，便溏。既往体健。

检查：直肠指检：前列腺增大明显，大小约5cm×4cm，质硬，中央沟消失，表面欠光滑，右侧叶可扪及一小结节。血清PSA检查示：总前列腺特异抗原124.402ng/mL。盆腔MR示：考虑合并前列腺癌的可能性大，双侧精囊腺部分受累（右侧为著）。舌淡，苔白，脉细无力。

问题：（1）该患者的中、西医诊断是什么？

（2）中医证型是什么？

（3）本病需与哪些疾病做鉴别诊断？需要做哪些检查来明确诊断？

（4）针对本例患者，宜采取的治法、方药有哪些？

（5）本病除中药内治外还有哪些治疗方法？

参考答案

一、选择题

（一）A₁ 型题

1.E　2.B　3.C　4.E　5.D　6.A　7.D　8.B　9.C　10.D　11.C　12.A　13.D　14.C　15.B　16.D　17.C　18.B　19.C　20.B　21.D　22.E　23.B　24.C　25.C　26.D　27.D　28.C　29.B　30.A　31.E　32.D　33.E　34.D　35.B　36.E　37.D　38.E　39.D　40.D　41.D

（二）A₂ 型题

1.A　2.A　3.D　4.C　5.B　6.C　7.A　8.B　9.C　10.A　11.D　12.C　13.B　14.A　15.C　16.B　17.B　18.D　19.B　20.A　21.D　22.A　23.C　24.B　25.D

（三）B₁ 型题

1.C　2.A　3.A　4.D　5.A　6.C　7.A　8.B　9.A　10.B　11.A　12.B　13.A　14.E　15.C　16.D　17.B　18.C　19.A　20.B　21.A　22.B　23.B　24.D　25.C　26.A　27.C　28.A　29.B　30.C　31.B　32.A　33.C　34.D　35.B　36.E

（四）X 型题

1.BE　2.BDE　3.BDE　4.ABC　5.BCD　6.ACDE　7.ABCDE　8.ABC　9.ABDE　10.ABCDE　11.ABCDE　12.ACD　13.BC　14.BC　15.ABCD　16.ABCDE

二、填空题

1. 肝；小肠；肝；肾；肝。
2. 睾丸；附睾；急、慢性附睾炎或睾丸炎。
3. 疏肝理气；化痰散结；橘核丸。
4. 附睾；疮痨。
5. 阴囊；阴囊蜂窝织炎。
6. 清热利湿；解毒消肿。
7. 阴茎背侧；阴茎硬节症。
8. 温阳通脉；化痰散结。
9. 不红不热；状如水晶。
10. 交通性鞘膜积液。
11. 疼痛；血尿。

12. 排尿中断。

13. 尿路 X 线平片。

14. 精寒者温其火；气衰者补其气。

15. 一年以上。

16. 阴茎不能勃起；虽勃起但勃起不坚；勃起不能维持。

17. 精囊炎。

18. 精囊肿瘤。

19. 急性；慢性；有菌性；无菌性；慢性无菌性非特异性前列腺炎。

20. 大量脓细胞；细菌；10 个；减少或消失。

21. 有功能的睾丸；年龄的增长。

22. 滋补肾阴；通窍利尿；知柏地黄丸。

23. 脾肾亏虚；湿热下注；痰瘀闭阻。

24. 化疗；环磷酰胺；卡铂。

三、简答题

1. 答：（1）湿热火毒下注，气血壅滞，经络阻隔，湿热与瘀滞互结于肾子。湿热火毒又源于以下因素：①过食肥甘，脾胃受伤，湿热火毒内生，结于肾子；②外感寒湿之邪，郁而化热，湿热结于肾子；③时毒痄腮余毒未尽，邪毒结于肝胆不散，循经结于肾子；④不洁房事，外染浊毒，而成性道淋浊，再循精道结于肾子。

（2）睾丸外伤，络伤血瘀，复染邪毒，瘀血化热，湿热与瘀毒相结于肾子。

2. 答：附睾或睾丸肿痛，突然发作，疼痛程度不一，行动或站立时加重。疼痛可沿输精管放射至腹股沟及下腹部。伴有恶寒发热，口渴欲饮，尿黄便秘等症状。附睾可触及肿块，触痛明显。化脓后阴囊红肿，可有波动感，溃破或切开引流后，脓出毒泄，症状消退迅速，疮口容易愈合。化验检查血白细胞总数增高，尿中可有白细胞。

3. 答：慢性子痈常有急性发作及反复发作附睾炎病史，附睾结节一般仅局限于附睾尾部，呈单个，不如子痰硬，但压痛较子痰明显，与阴囊皮肤无粘连，不形成窦道，亦无输精管串珠样改变。而子痰则起病缓慢，隐匿性进展。可有肾结核或其他部位结核史。附睾上有不规则硬结，局限于尾部或已发展到全部附睾。无痛或有轻微疼痛，压痛不明显。如已与阴囊皮肤粘连，形成特有溃疡窦道及输精管发生串珠样改变，则支持子痰的诊断。

4. 答：（1）临床表现：本病多发于中青年，以 20～40 岁居多。初起自觉阴囊坠胀，附睾尾部有不规则的局限性结节，质硬，触痛不明显，结节常与阴囊皮肤粘连。日久结节逐渐增大，可形成脓肿，溃破后脓液清稀，或夹有豆腐渣样絮状物，易形成反复发作、经久不愈的窦道。输精管增粗变硬，呈串珠状。常有五心烦热、午后潮热、盗汗、倦怠乏力等症状。

（2）辅助检查：尿常规检查可有红、白细胞及脓细胞，红细胞沉降率多增高。脓液培养有结核杆菌生长。

5. 答：湿热下注证。证候：阴囊红肿焮热，坠胀疼痛，拒按，酿脓时局部胀痛、跳痛，指压有应指感；伴发热，口干喜冷饮，小便赤热；舌红，苔黄腻或黄燥，脉弦数或紧数。治法：清热利湿，解毒消肿。方药：龙胆泻肝汤或泻热汤加减。

6. 答：①发病迅速，阴囊肿胀疼痛进展较快，可伴见发热、恶寒或寒战等全身中毒症状。②阴囊红肿灼热剧痛，压痛明显，双侧腹股沟淋巴结肿痛。阴囊蜂窝织炎者，局部呈弥漫性红肿，境界不清，阴囊显著水肿，常超出炎症范围；阴囊脓肿者，局部红肿较局限、隆起。③若身热不退，肿痛不减，则欲化脓；若中软应指，提示脓成；随后破溃。④辅助检查：白细胞总数增高，中性粒细胞增多。

7. 答：初起阴囊部出现红肿、灼热，压痛明显，腹股沟淋巴结肿大。阴囊肿胀进展较快，甚则肿大如瓢，坠胀疼痛。可伴有发热畏寒、口干、喜冷饮、小便赤热、大便干结等全身症状。若治疗不及时，身热不退，肿痛不减，便欲成脓。

8. 答：①未成脓者，用玉露散、金黄散或双柏散凉水调糊冷敷。②若红肿范围较大者，用三黄汤（大黄、黄柏、黄芩）煎汤作冷湿敷，频换敷料，保持冷湿，以消肿止痛。③已成脓者，及时切开引流，注意避免损伤鞘膜与睾丸。

9. 答：本病多见于中年人。阴茎背侧可触及硬结或条索状斑块，无压痛，大小不一，或单发或数个不等，发展缓慢，从不破溃。阴茎勃起时有疼痛或弯曲变形，严重者可影响性交，甚至引起阳痿。

10. 答：肾岩相当于西医学的阴茎癌，结节多发生在阴茎头、冠状沟或包皮内板处，溃烂后，状如翻花，晚期两侧腹股沟淋巴结可肿大，病理学检查可发现癌细胞。阴茎痰核相当于西医学的阴茎硬节症，硬结位于阴茎背侧，无压痛，无压痛，大小不一，或单发或数个不等，发展缓慢，从不破溃，患者可伴有勃起疼痛，严重者可影响性交，甚至引起阳痿。

11. 答：水疝的发生与肝、脾、肾三脏有关。肝寒不疏，脾虚不运，肾虚失约，或先天禀赋不足，水之输布异常，水湿下聚，或因虚而感水湿，停滞囊中而发为水疝。此外，外伤络阻，水液不行也可引起。

12. 答：检查水疝的透光试验是医生手持电筒在患者肿胀的阴囊一侧，利用光线对准肿块照射，如能透光通明即为阳性。

13. 答：本病起病缓慢，多为单侧发生，阴囊肿大，可触及光滑而柔软的肿物，呈球形或梨形，犹如囊内盛水，一般无压痛。睾丸可因积液包裹而不易扪及。肿胀严重时，阴囊光亮如水晶，坠胀不适。

14. 答：本病多由肾虚和下焦湿热引起，病位在肾、膀胱和溺窍，肾虚为本，湿热为标。肾虚则膀胱气化不利，尿液生成与排泄失常，加之摄生不慎，感受湿热之邪，或饮食不节，嗜食辛辣肥甘醇酒之品，致湿热内生，蕴结膀胱，煎熬尿液，结为砂石；湿热蕴结，气机不利，结石梗阻，不通则痛；热伤血络，可引起血尿。

15. 答：上尿路结石包括肾和输尿管结石，典型的临床症状是突然发作的肾或输尿管绞痛和血尿。其程度与结石的部位、大小及移动情况等有关。绞痛发作时疼痛剧烈，患者可出现恶心、呕吐、冷汗、面色苍白等症状。疼痛为阵发性，并沿输尿管向下放射至下腹部、外阴和大腿内侧。检查时肾区有叩击痛，各输尿管点可有压痛。结石较大或固定不动时，可无疼痛，或仅为钝痛、胀痛，常伴有肾积水或感染。绞痛发作后出现血尿，多为镜下血尿，肉眼血尿较少，或有排石现象。有时活动后镜下血尿是上尿路结石唯一的临床表现。

16. 答：尿石症的预防与调护措施有：①每天饮水量2000～3000mL，并及时排尿，防止尿液浓缩，若能饮用磁化水则更为理想。②调节饮食结构，合理摄入蛋白质饮食，避免进食过多钙质。痛风患者应少食动物内脏、肥甘之品，菠菜、豆腐、竹笋、苋菜之类不宜进食太多。③及时治疗尿路感染，解除尿路梗阻。④经常用金钱草、玉米须泡水喝，有助于细小结石排出和预防结石形成。

17. 答：男性不育症与肾、心、肝、脾等脏有关，而其中与肾脏关系最为密切。大多由于精少、精弱、死精、无精、精稠、阳痿及不射精等所引起。若禀赋不足，肾气虚弱，命门火衰，可致阳痿不举，甚至阳气内虚，无力射出精液。或元阴不足，精血亏虚，阴虚火旺，相火偏亢，精热黏稠不化；或房劳过度，精血耗散，则精少精弱，均可导致不育。情志不舒，郁怒伤肝，肝气郁结，疏泄无权，可致宗筋萎不举；或气郁化火，肝火亢盛，灼伤肾水，肝木失养，宗筋拘急，精窍之道被阻，亦可影响生育。素嗜肥甘滋腻、辛辣炙煿之品，损伤脾胃，脾失健运，痰湿内生，郁久化热，阻遏命门之火，可致阳痿、死精、精浊等，造成不育。思虑过度、劳倦伤心而致心气不足，心血亏耗；或大病久病之后，元气大伤，气血两虚，血虚不能化生精液而精少精弱，甚或无精，可引起不育。

18. 答：《石室秘录》提出治不育六法，即"精寒者温其火，气衰者补其气，痰多者消其痰，火盛者补其水，精少者添其精，气郁者舒其气，则男子无子者可以有子，不可徒补其肾也"。

19. 答：①提倡进行婚前教育，宣传生殖健康知识，科学指导青年男女正确认识两性关系，夫妻和睦，性生活和谐。②勿过量饮酒及大量吸烟，不食棉籽油。③消除有害因素的影响，对接触放射线、有毒物品或高温环境而致不育者，宜调动工作。④性生活适度，性交次数不要过频，也不宜相隔时间太长，否则影响精子质量。在女方排卵时间进行性交，可提高受孕机会。

20. 答：本病是指在性刺激和性欲情况下，阴茎不能勃起或勃起不坚，勃起时间短促，很快疲软，以致不能进行或完成性交，并持续3个月以上。

21. 答：血精的病位在精室。其病因或热入精室，或外伤跌仆，或脾肾气虚，血失统摄。基本病理变化为精室血络受损，血溢脉外，随精并出。①湿热下注：外感湿热毒邪或湿热秽浊之气，或嗜食辛辣厚味，醇酒炙煿之品，均可导致湿热内生蕴结下焦，熏蒸精室，灼伤血络，迫血妄行，精血同下，发为本病。②阴虚火旺：先天禀赋不足，或过服温燥助阳之品，或房劳过度，耗伤阴精，阴虚火旺，灼伤血络，血溢脉外，血随精出，发为本病。③瘀血阻络：跌仆闪挫，伤及精室血络，络破血溢；或病久入络，瘀血内停，阻滞血络；或强力入房，逼令精出，精室血络受损，瘀血败精阻络等，均可导致血不循经，溢于精室，随精并出，发为本病。④脾肾两虚：思虑无穷，劳倦过度，或久病体虚，房事不节，均可致脾肾两虚，气不统血摄精，精血俱出，发为本病。

22.答：本病多见于成年男性，尤其是同时伴有前列腺炎者。部分患者有性交过频或性交持续时间过长、燥热饮食刺激等诱因。主要症状为性交时射出的精液或不因性交而外遗的精液中含有血液，由平时的乳白色变为粉红色、暗红色或夹带有血丝。可伴有下腹部及会阴部不适，或出现性欲减退、早泄等症状。急性期可伴有寒战、发热等全身表现。

23.答：①未病时，保持规律的性生活，房事不能过频，避免酒后尤其醉酒后同房；少饮酒，少食辛辣燥热食物，多食蔬菜、水果，保持大便通畅；避免不洁性交；预防会阴外伤，避免长时间骑车；积极防治尿道炎、前列腺炎等泌尿生殖系疾病。②已病后，急性期禁止精道检查和精囊前列腺按摩，暂停房事；慢性期可适度房事，但每次持续时间不宜过长；保持心情舒畅；避免久坐及长时间骑车；饮食以清淡为主，禁酒，忌辛辣刺激之品。

24.答：前列腺按摩时用力不宜过大，按摩时间不宜过长，也不宜过于频繁，以每周1次为宜。禁酒，忌过食肥甘及辛辣炙煿。生活规律，劳逸结合，避免频繁的性冲动，不要久坐或骑车时间过长。调节情志，保持乐观情绪，树立战胜疾病的信心。

25.答：急性者发病较急，突发寒战高热，尿频、尿急、尿痛，腰骶部及会阴部疼痛，或伴有直肠刺激症状。形成脓肿时常发生尿潴留。直肠指检前列腺饱满肿胀，压痛明显，温度增高。慢性者可出现不同程度的尿频、尿急、尿痛、尿不尽、尿道灼热，腰骶、小腹、会阴及睾丸等处坠胀隐痛。晨起、排尿终末或大便时尿道偶见有少量白色分泌物。部分病程较长者可出现阳痿、早泄、遗精或射精痛等，或伴头晕耳鸣、失眠多梦、腰酸乏力等。直肠指检前列腺多正常大小，或稍大或稍小，质软或软硬不均，轻度压痛。

26.答：慢性子痛多出现阴囊、腹股沟部隐痛不适，类似精浊。但慢性子痛（附睾炎）附睾部可触及结节，并伴轻度压痛。

27.答：①反复尿潴留；②反复血尿，药物治疗无效；③反复泌尿系感染；④膀胱结石；⑤继发性上尿路积水。

28.答：本病多见于50岁以上的中老年男性患者。逐渐出现进行性尿频，以夜间为明显，并伴排尿困难，尿线变细。部分患者由于尿液长期不能排尽，致膀胱残余尿增多而出现假性尿失禁。在发病过程中，常因受寒、劳累、憋尿、便秘等而发生急性尿潴留。严重者可引起肾功能损伤而出现肾功能不全的一系列症状。有些患者可并发尿路感染、膀胱结石、疝气或脱肛等。

29.答：神经源性膀胱也会出现排尿困难、尿潴留或尿失禁等类似精癃的临床表现，该病属于中枢、周围神经系统疾病，神经系统检查常有会阴部感觉异常或肛门括约肌松弛等，多见于老年人。此外，尿流动力学、膀胱镜检查可协助鉴别。

30.答：前列腺癌是外邪、内伤、饮食、脏腑功能失调等多种因素综合作用导致机体阴阳失调，正气亏虚，气血阻于经络，而引起局部气滞、血瘀、痰凝、湿聚、热毒等互结而成。脾肾亏虚为致病之本，湿热下注、痰瘀闭阻等因素加速了疾病的进展。

31. 答：两者发病年龄相似，且可同时存在。但前列腺癌多有早期发生骨骼与肺转移的特点。直肠指诊前列腺多不对称，表面不光滑，可触及不规则、无弹性的硬结。前列腺特异抗原（PSA）增高。B 超、盆腔 CT 和 MRI 可进行鉴别。前列腺穿刺活体组织检查可确诊。

32. 答：早期前列腺癌症状常不明显，当癌肿侵犯膀胱颈或阻塞尿道时，可见尿频、尿急、尿流缓慢、排尿不尽等下尿路症状，严重者可能出现急性尿潴留、血尿、尿失禁等。前列腺癌骨转移时常见骨骼疼痛、病理性骨折、贫血等症。

四、问答题

1. 答：①初起硬结期证属浊痰凝结；宜温经通络，化痰散结；用阳和汤加减，配服小金丹。②中期成脓期证属阴虚内热；宜养阴清热，除湿化痰，佐以透脓解毒；用滋阴除湿汤合透脓散加减。③后期溃脓期证属肝肾阴虚，余毒未尽者，宜滋阴清热、清解余毒，仍用滋阴除湿汤加减。溃后久不愈合证属气血两亏；宜益气养血，化痰消肿；方用十全大补汤加减，兼服小金丹。

2. 答：①湿热下注证。证候：多见于成年人。睾丸或附睾肿大疼痛，阴囊皮肤红肿，焮热疼痛，少腹抽痛，局部触痛明显，脓肿形成时，按之应指；伴恶寒发热；苔黄腻，脉滑数。治法：清热利湿，解毒消肿。方药：枸橘汤或龙胆泻肝汤加减。疼痛剧烈者，加延胡索、金铃子。②气滞痰凝证。证候：附睾结节，子系粗肿，轻微触痛，或牵引少腹不适；多无全身症状；舌淡或有瘀斑，苔薄白或腻，脉弦滑。治法：疏肝理气，化痰散结。方药：橘核丸加减。

3. 答：子痈是发生于睾丸附睾的化脓性疾病，可见睾丸或附睾肿硬，疼痛剧烈，早期阴囊肿胀不明显；而囊痈是发生于阴囊的化脓性疾病，初期即出现阴囊红肿灼热，炎症一般不波及睾丸。

4. 答：脱囊多有阴囊皮肤外伤史，阴囊由红肿而迅速变为紫黑腐烂，甚至睾丸暴露，病情危重，易发生内陷，是一种发于阴囊的特发性坏疽性疾病，临床少见。囊痈也是发生于阴囊的化脓性疾病，初期即出现阴囊红肿灼热，炎症多局限于阴囊。

5. 答：①中医证型：痰浊凝结证。②证候表现：阴茎背侧可触及条索状结块，皮色不变，温度正常，无明显压痛，阴茎勃起时可发生弯曲或疼痛；舌淡边有齿印，苔薄白，脉滑。③治法：温阳通脉，化痰散结。④方药：阳和汤合化坚二陈丸加减。

6. 答：临床上水疝要与狐疝（腹股沟斜疝）、精液囊肿及睾丸肿瘤相鉴别。其鉴别要点如下：①狐疝（腹股沟斜疝）：多见阴囊一侧肿物，卧则入腹，立则出囊，用手轻压可纳回腹内，嘱患者咳嗽时有冲击感，透光试验阴性。②精液囊肿：常位于附睾头部，一般体积较小，睾丸可清楚扪及。穿刺囊肿液呈乳白色，镜检内含精子。③睾丸肿瘤：无疼痛，肿物增长较快，质地硬且有沉重感，透光试验阴性。

7. 答：①湿热蕴结证。证候：腰痛或小腹痛，或尿流突然中断，尿频、尿急、尿痛，小便混赤，或为血尿；口干欲饮；舌红，苔黄腻，脉弦数。治法：清热利湿，通淋排石。方药：三金排石汤加减。②气血瘀滞证。证候：发病急骤，腰腹胀痛或绞痛，疼痛向外阴部放射，尿频，尿急，尿黄或赤；舌暗红或有瘀斑，脉弦或弦数。治法：理气活血，通淋排石。方药：金铃子散合石韦散加减。③肾气不足证。证候：结石日久，留滞不去，腰部胀痛，时发时止，遇劳加重，疲乏无力，尿少或频数不爽；或面部轻度浮肿；舌淡苔薄，脉细无力。治法：补肾益气，通淋排石。方药：济生肾气丸加减。

8.答：（1）适应证：结石直径＜1cm，表面光滑；双肾功能基本正常；无明显尿路狭窄或畸形。

（2）方法：见表12-1。

表 12-1　尿路结石总攻疗法

时间	方法
7：00	排石中药头煎 300mL，口服
7：30	氢氯噻嗪 50mg，口服
8：30	饮水 500～1000mL
9：00	饮水 500～1000mL
9：30	排石中药二煎 300mL，口服
10：30	阿托品 0.5mg，肌内注射
10：40	针刺肾俞、膀胱俞（肾盂、输尿管中上段结石）；或肾俞、水道（输尿管下段结石）；或关元、三阴交（膀胱、尿道结石）。先弱刺激，后强刺激，共20分钟
11：00	跳跃 20 分钟左右

总攻疗法以6～7次为1个疗程，隔天1次；总攻疗法治疗后结石下移或排而未净者，休息2周可继续进行下一个疗程，一般不超过2个疗程。如多次使用氢氯噻嗪等利尿药进行总攻疗法，可口服补钾，以防低血钾。

9.答：需要鉴别诊断的有：①胆囊炎：表现为右上腹疼痛且牵引背部作痛，疼痛不向下腹及会阴部放射，墨菲征阳性。经腹部X线平片、B超及血、尿常规检查，两者不难鉴别。②急性阑尾炎：以转移性右下腹痛为主症，麦氏点压痛，可有反跳痛或肌紧张。经腹部X线平片和B超检查即可鉴别。

10.答：①肾阳虚衰证。证候：性欲减退，阳痿早泄，精子数少、成活率低、活动力弱，或射精无力；伴腰酸腿软，疲乏无力，小便清长；舌质淡，苔薄白，脉沉细。治法：温补肾阳，益肾填精。方药：金匮肾气丸合五子衍宗丸加减。②肾阴不足证。证候：遗精滑泄，精液量少，精子数少，精子活动力弱或精液黏稠不化，畸形精子较多；头晕耳鸣，手足心热，甚则潮热盗汗；舌质红，少苔，脉沉细。治法：滋补肾阴，益精养血。方药：左归丸合五子衍宗丸加减。③肝郁气滞证。证候：性欲低下，阳痿不举，或性交时不能射精，精子稀少、活力下降；精神抑郁，两胁胀痛，嗳气泛酸；舌质暗，苔薄，脉弦细。治法：疏肝解郁。方药：柴胡疏肝散加减。④湿热下注证。证候：阳事不兴或勃起不坚，精子数少或死精子较多；小腹急满，小便短赤；舌苔薄黄，脉弦滑。治法：清热利湿。方药：程氏萆薢分清饮加减。⑤气血两虚证。证候：性欲减退，阳事不兴，或精子数少、成活率低、活动力弱；神疲倦怠，面色无华；舌质淡，苔薄白，脉沉细无力。治法：补益气血。方药：十全大补汤加减。

11. 答：临床上阳痿主要与早泄及假性阳痿相鉴别。其鉴别要点如下：①早泄：阴茎勃起正常，但射精快，一般性交时间不足 1 分钟精液即排出，甚至阴茎尚未插入阴道即泄精，妨碍性生活的正常进行。②假性阳痿：不属于阳痿范畴，患者阴茎能正常勃起并进入阴道进行性交，很快达到高潮而射精并获得快感，但因不能满足对方而遭到非议，便自以为是阳痿而求治。

12. 答：①湿热下注证。证候：精液红色或暗红色或棕褐色，少腹、会阴及睾丸部疼痛或不适，射精时加剧；可伴有尿频、尿急，排尿灼热或疼痛，小便黄热，余沥不尽，或有白浊；舌红，苔黄腻，脉滑数或洪数。治法：清热利湿，凉血止血。方药：龙胆泻肝汤加减。②阴虚火旺证。证候：精血相混，色鲜红，夹有碎屑状陈旧血块，或镜下精液中有红细胞，会阴部坠胀或阴茎中灼痛；伴头晕耳鸣，腰膝酸软，潮热盗汗，心烦口干，小便短黄；舌红少津，苔薄黄，脉细数。治法：滋阴降火，凉血止血。方药：知柏地黄丸合二至丸加减。③瘀血阻络证。证候：精中带血，血色暗红，夹有血丝、血块，射精时精道疼痛较重，有阴部外伤史；伴少腹、会阴及睾丸部疼痛；舌质紫暗或有瘀点瘀斑，苔薄，脉涩。治法：活血止血，祛瘀止痛。方药：桃红四物汤合失笑散加减。④脾肾两虚证。证候：精液淡红，或镜下见红细胞；伴有性欲减退或阳痿早泄，面色少华，神疲乏力，失眠多梦，腰膝酸软；舌淡而胖，脉细无力。治法：补肾健脾，益气摄血。方药：大补元煎合归脾汤加减。

13. 答：①湿热下注证：小便频数黄赤，尿道灼热或涩痛，排尿不畅，甚或点滴不通，小腹胀满；或大便干燥，口苦口黏；舌暗红，苔黄腻，脉滑数或弦数。宜清热利湿，消癃通闭。用八正散加减。②脾肾气虚证：尿频，滴沥不畅，尿线细，甚或夜间遗尿或尿闭不通；神疲乏力，纳谷不香，面色无华，便溏脱肛；舌淡，苔白，脉细无力。宜补脾益气，温肾利尿。用补中益气汤加减。③气滞血瘀证：小便不畅，尿线变细或点滴而下，或尿道涩痛，闭塞不通，或小腹胀满隐痛，偶有血尿；舌质黯或有瘀点瘀斑，苔白或薄黄，脉弦或涩。宜行气活血，通窍利尿。用沉香散加减。④肾阴亏虚证：小便频数不爽，尿少热赤，或闭塞不通；头晕耳鸣，腰膝酸软，五心烦热，大便秘结；舌红少津，苔少或黄，脉细数。宜滋补肾阴，通窍利尿。用知柏地黄丸加减。⑤肾阳不足证：小便频数，夜间尤甚，尿线变细，余沥不尽，尿程缩短，或点滴不爽，甚则尿闭不通；精神萎靡，面色无华，畏寒肢冷；舌质淡润，苔薄白，脉沉细。宜温补肾阳，通窍利尿。用济生肾气丸加减。另外，排尿困难如伴有咳嗽、气喘、胸闷等肺热失宣的症状，可用黄芩清肺饮加减。

14. 答：本病的病理基础是年老肾气虚衰，气化不利，血行不畅，与肾和膀胱的功能失调有关。①脾肾两虚：年老脾肾气虚，推动乏力，不能运化水湿，终致痰湿凝聚，阻于尿道而生本病。②气滞血瘀：前列腺的部位是肝经循行之处，肝气郁结，疏泄失常，可致气血瘀滞，阻塞尿道；或年老之人，气虚阳衰，不能运气行血，久之气血不畅，聚而为痰，痰血凝聚于水道；或憋尿过久，败精瘀浊停聚不散，凝滞于溺窍，致膀胀气化失司而发为本病。③湿热蕴结：若水湿内停，郁而化热，或饮食不节酿生湿热，或外感湿热，或恣饮醇酒聚湿生热等，均可致湿热下注，蕴结不散，瘀阻于下焦，诱发本病。

15. 答：前列腺癌的中医证型有：①湿热蕴结证：清热利湿、解毒通淋，方用八正散加减。②脾肾亏虚证：补益脾肾、解毒化瘀，方用补中益气汤加减。③痰瘀闭阻证：软坚散结、祛瘀化痰，方用膈下逐瘀汤加减。④气血两虚证：补益气血、培补肾元，方用十全大补汤加减。

16. 答：前列腺癌的诊断要点包括：①临床表现：早期前列腺癌的症状常不明显，当癌肿侵犯膀胱颈或阻塞尿道时，可见尿频、尿急、尿流缓慢、排尿不尽等下尿路症状，严重者可能出现急性尿潴留、血尿、尿失禁等。前列腺癌骨转移时常见骨骼疼痛、病理性骨折、贫血等症。②辅助检查：直肠指检对前列腺癌的早期诊断有重要价值。前列腺癌的确诊需前列腺穿刺活检取得组织病理诊断。此外，经直肠前列腺超声、CT、MRI等检查可协助诊断及进行肿瘤分期。

五、病例分析题

1. 答：（1）中医诊断：子痈；西医诊断：急性睾丸炎。

（2）证型：湿热下注证。

（3）辨证分析：因外感六淫或过食辛辣炙煿，湿热内生，经络阻隔，气血凝滞，不通则痛，故见右侧阴囊胀痛、下坠，牵引少腹隐痛，触按右侧睾丸肿大；郁久化热，湿热下注则阴囊皮肤红肿，焮热疼痛；苔黄腻，脉滑数为湿热下注之象。

（4）立法：清热利湿，解毒消肿。

（5）方药：枸橘汤或龙胆泻肝汤加减。

（6）日常调护：①外生殖器有包茎、龟头炎、尿道狭窄等，应及时治疗。②应卧床休息，兜起阴囊。③饮食清淡，忌烟禁酒。

2. 答：（1）主症：阴茎背侧条索状结块5个月。次症：阴茎勃起时弯曲和牵掣疼痛。

（2）舌质淡，苔薄白，有齿痕，可见患者存在气虚；脉滑，表明体内有痰湿。

（3）中医诊断：阴茎痰核（痰浊凝结证）；西医诊断：阴茎硬结症。

（4）需与肾岩相鉴别：肾岩相当于西医学的阴茎癌，病理学检查有助于疾病的鉴别。

（5）治法：温阳通脉，化痰散结。方药：阳和汤合化坚二陈丸加减。外治法：①阳和解凝膏或黑退消外敷；②局部注射类固醇（氢化可的松、氢化泼尼松）等可抑制组织纤维化；③局部进行理疗，有一定效果。

3. 答：（1）主症：右腰腹绞痛，阵发性加剧。次症：尿频、尿急，恶心欲呕。

（2）该患者的舌象、脉象主要特点是舌质稍暗，苔黄腻，脉弦数。表示体内有湿热之邪，有气血瘀滞之象。

（3）中医诊断：石淋（湿热蕴结证）；西医诊断：右输尿管结石。

（4）本病需要与急性胆囊炎、急性胰腺炎、急性胃溃疡穿孔、急性阑尾炎、宫外孕等疾病相鉴别。要明确诊断还需要做以下检查：腹部 X 线平片、尿路造影、泌尿生殖系统 B 超等。

（5）本病宜采取的治疗方法有中药内服、针灸治疗、结石总攻疗法、体外震波碎石、输尿管镜下碎石术等。中医治法以清热利湿、通淋排石为主，方药以三金排石汤加减。常用药物：金钱草、海金沙、鸡内金、木通、萹蓄、滑石、车前子、延胡索、乳香、没药、三七粉等。

4. 答：（1）主症：结婚 3 年，其妻未孕。次症：遗精、口干、盗汗、手足心热等；精液常规检查，精子活力低下。

（2）该患者舌象、脉象的特点是舌偏红少苔、脉细，表示体内有阴虚之象。

（3）中医诊断：男性不育（肾阴亏虚证）；西医诊断：弱精子症。

（4）本病需与女性不孕相鉴别，对男性进行全面检查的同时，还要对女方进行相关检查，排除女方因素导致的不孕不育。要进一步明确诊断，还需要反复做精液常规 3 次以上，确定精子活力低下，同时做相关检查明确弱精子症的可能原因，如前列腺液常规＋培养，性激素全套及其他内分泌检查，生殖系统 B 超等。

（5）本患者宜采取的中医治法以补肾养阴为主，代表方药为左归丸合五子衍宗丸加减。常用药物：生地黄、熟地黄、山茱萸、山药、枸杞子、鹿角胶、龟甲、鳖甲、覆盆子、五味子等。

5. 答：（1）主症：阴茎举而不坚。次症：情志抑郁，善太息，烦躁易怒，胸胁胀满。

（2）患者舌质淡红，苔薄白，脉弦。系因情志所伤，忧郁不舒，哀愁缠绵，情志不遂，致肝失调达，疏泄不利，气机不畅，病久终致肝木不能疏泄条达，宗筋失养而痿软不用，故见舌质淡红，苔薄白。肝主筋，若肝失疏泄，气郁不利则见弦脉。

（3）中医诊断：阳痿（肝气郁结证）；西医诊断：勃起功能障碍。

（4）本病需与早泄、假性阳痿等相鉴别。临床上还可进一步完善夜间阴茎勃起试验、阴茎海绵体造影、阴茎动脉测压等相关检查。

（5）治法：疏肝解郁。方药：逍遥散加减。常用药物：醋柴胡 15g，炒枳壳 10g，当归 10g，白芍 15g，丹参 30g，刺蒺藜 30g，蜈蚣 2 条，蜂房 10g，公丁香 10g，紫梢花 15g，川楝子 10g，炙甘草 5g。

外治法：可以配合针灸治疗。主穴：会阴、曲骨、内关、肝俞。配穴：期门、太冲、阳陵泉。操作：平补平泻。

6. 答：（1）主症：精液呈现红色。次症：小腹隐痛，尿频、尿急、小便黄。

（2）该患者舌象、脉象的特点是舌苔黄腻，脉滑数，表示下焦有湿热之象。

（3）中医诊断：血精（湿热蕴结证）；西医诊断：精囊炎。

（4）此病需与慢性前列腺炎、膀胱炎、精囊肿瘤等相鉴别。还需要做前列腺、膀胱、精囊腺 B 超、前列腺液常规＋培养，血常规等检查，进一步明确诊断。

（5）该患者宜采取清热利湿、凉血止血之治法，方药以龙胆泻肝汤加减，常用药物：龙胆草、栀子、车前草、黄柏、泽泻、柴胡、生地黄、赤芍、蒲黄炭、大蓟、小蓟、甘草。

7.答:(1)主症：排尿困难，尿频、尿急、尿等待等，夜尿增多。次症：神疲乏力，纳眠差，面色无华，大便稀溏。

(2)中医诊断：精癃；西医诊断：良性前列腺增生症。

(3)中医证型：脾肾气虚证。

(4)辨证分析：年老脾肾气虚，推动乏力，不能运化水湿，终至痰湿凝聚，阻于尿道而生本病。

(5)治法：补脾益气，温肾利尿。方药：补中益气汤加减。

8.答:(1)中医诊断：前列腺癌；西医诊断：前列腺癌。

(2)中医证型：脾肾亏虚证。

(3)与前列腺增生症相鉴别：两者发病年龄相似。前列腺增生是引起中老年男性排尿障碍最常见的疾病。直肠指检前列腺增大，表面光滑，中等硬度而富有弹性，中央沟变浅或消失。前列腺特异性抗原（PSA）多处于正常范围。此外经直肠前列腺超声检查、CT、MRI 等检查可协助鉴别。需进一步完善前列腺穿刺活检，以取得组织病理诊断。

(4)治法：补益脾肾，解毒化瘀。方药：补中益气汤加减。

(5)①手术治疗：对于临床分期属于（T1～T2c）的患者，可以行根治性前列腺切除术，但应考虑患者的年龄及身体状况等因素。②内分泌治疗：任何去除雄激素和抑制雄激素活性的治疗，均可称为内分泌治疗。包括手术和药物去势。适用于转移前列腺癌的治疗。③外放射治疗：和手术治疗一样，是前列腺癌的根治性治疗手段。适用于各期前列腺癌患者。④化疗：化疗是去势抵抗前列腺癌的重要治疗手段，总的治疗效果并不理想。常用药物有环磷酰胺、5-氟尿嘧啶、阿霉素、卡铂、长春花碱等。

第十三章 周围血管疾病 ▷▷▷

习 题

一、选择题

（一）A₁型题

1. 臁疮的病因病机是（　　　）

A. 久病气血亏虚，不能营养肌肤

B. 气血失和，经脉阻滞，气血凝结

C. 湿热下注，瘀血凝滞经络

D. 气血失和，风寒痰浊凝聚

E. 寒湿凝聚经络，闭塞不通，气血运行不畅

2. 臁疮的好部位为（　　　）

A. 小腿 1/3　　　　　B. 臀部下 1/3　　　　　C. 足部

D. 小腿下 1/3　　　　E. 前臂下 1/3

3. 臁疮疮面腐暗，脓水浸淫，四周漫肿灼热，治疗宜用（　　　）

A. 萆薢化毒汤　　　　B. 二妙丸和五神汤　　　C. 黄连解毒汤

D. 五神汤　　　　　　E. 三妙散

4. 臁疮局部红肿，渗液量少者，外用药宜选（　　　）

A. 红油膏　　　　　　B. 金黄膏　　　　　　　C. 八二丹

D. 生肌散　　　　　　E. 生肌玉红膏

5. 青蛇毒的病因是（　　　）

A. 寒湿之邪外侵　　　B. 湿热之邪外侵　　　　C. 外感风热之邪

D. 肝肾不足，气虚血亏　E. 肺胃积热下迫

6. 以下青蛇毒的临床表现中，不正确的是（　　　）

A. 肢体浅静脉呈条索状突起　B. 形如蚯蚓　　　　C. 硬而疼痛

D. 胸腹部多见，次为四肢　　E. 多发于青壮年人

7. 治疗血瘀湿阻型青蛇毒，其主方为（　　　）

A. 复原活血汤　　　　B. 活血通脉汤　　　　　C. 血府逐瘀汤

D. 补阳还五汤　　　　E. 桃红四物汤

8. 青蛇毒局部红肿渐消者，外用药宜选（　　）

    A. 金黄散软膏　　　　　　B. 消炎软膏　　　　　　C. 拔毒膏

    D. 生肌玉红膏　　　　　　E. 活血止痛散

9. 股肿相当于西医学的（　　）

    A. 血栓性浅静脉炎　　　　B. 下肢慢性溃疡　　　　C. 下肢深静脉血栓

    D. 淋巴水肿　　　　　　　E. 下肢静脉曲张

10. 股肿多发生于（　　）

    A. 上肢静脉　　　　　　　B. 下肢静脉　　　　　　C. 胸壁静脉

    D. 颈静脉　　　　　　　　E. 面部静脉

11. 股肿最危险的并发症为（　　）

    A. 局部疼痛　　　　　　　B. 发热　　　　　　　　C. 肺栓塞

    D. 浅静脉怒张　　　　　　E. 肢体肿胀

12. 股肿早期的治法为（　　）

    A. 活血化瘀，清热利湿　　B. 清热利湿，理气活血　　C. 温阳利水，活血化瘀

    D. 凉血清热，活血通络　　E. 化痰软坚，利水消肿

13. 股肿患者患肢粗肿、发热、疼痛，治疗宜用（　　）

    A. 活血通脉汤　　　　　　B. 四妙勇安汤　　　　　C. 参苓白术散

    D. 五神汤　　　　　　　　E. 萆薢渗湿汤

14. 对淋巴水肿临床表现的叙述，正确的是（　　）

    A. 好发于四肢，上肢最常见

    B. 表现为肢体肿胀，早期多呈非凹陷性水肿

    C. 休息或抬高患肢后水肿加重

    D. 后期患部皮肤粗糙增厚，坚如象皮

    E. 后期不会发生溃疡

15. 治疗湿热下注型象皮腿，其主方为（　　）

    A. 桃红四物汤合四君子汤

    B. 萆薢渗湿汤合五神汤

    C. 萆薢渗湿汤合四妙勇安汤

    D. 五神汤合四妙勇安汤

    E. 四妙丸合五神汤

16. 脱疽初起，患者足背动脉、胫后动脉的脉象多表现为（　　）

    A. 弦数　　　　　　　　　B. 洪大　　　　　　　　C. 结代

    D. 微弱　　　　　　　　　E. 绝

17. 关于血栓闭塞性脉管炎的诊断，下列哪一项是错误的（　　）

    A. 20 ～ 40 岁男性多发

    B. 足趾遇冷刺激后发冷，苍白变紫

    C. 患侧下肢肢端疼痛，可伴游走性浅静脉炎或间歇性跛行

D. 患侧足背动脉搏动减弱或消失

E. 足趾持续发冷，皮肤苍白或青紫，或有干性坏疽

18. 关于脱疽热毒伤阴证，下列哪一项正确（　　）

A. 需重用苦寒清热之品　　　B. 需慎用桃仁、红花　　　C. 需重用养血滋阴之品

D. 需重用滋阴清热之品　　　E. 以上都不是

19. 脱疽湿热毒盛证的治则是（　　）

A. 活血通络止痛　　　　　　B. 温阳通脉，散寒止痛　　　C. 清热利湿，解毒活血

D. 补气养血止痛　　　　　　E. 以上都不是

20. 四妙勇安汤治疗脱疽适用于（　　）

A. 寒湿阻络证　　　　　　　B. 血脉瘀阻证　　　　　　　C. 气血两虚型

D. 热毒伤阴证　　　　　　　E. 湿热毒盛证

21. 下列哪种治疗原则贯穿脱疽的治疗始终（　　）

A. 活血化瘀　　　　　　　　B. 疏风清热　　　　　　　　C. 清热凉血

D. 疏肝行气　　　　　　　　E. 理气活血

22. 下列哪项不是脱疽早期的表现（　　）

A. 患肢发凉　　　　　　　　B. 患肢麻木

C. 患肢足背动脉搏动减弱　　D. 间歇性跛行　　　　　　　E. 静息痛

23. 脱疽的好发部位是（　　）

A. 双侧小腿　　　　　　　　B. 四肢末端，以下肢多见　C. 双上肢

D. 足踝部　　　　　　　　　E. 双手

24. 下列哪项不是脱疽的常见证型（　　）

A. 寒湿阻络证　　　　　　　B. 血脉瘀阻证　　　　　　　C. 热毒伤阴证

D. 气阴两虚证　　　　　　　E. 脾胃两虚证

25. 脱疽寒湿阻络证的症状中，下列哪一项不常见（　　）

A. 间歇性跛行　　　　　　　B. 患趾麻木　　　　　　　　C. 肢端皮肤苍白

D. 静息痛　　　　　　　　　E. 趺阳脉搏动减弱

26. 关于下肢动脉硬化闭塞症，下列哪一说法不正确（　　）

A. 患者多为中老年人

B. 患者大多患高血压病

C. 常伴游走性浅静脉炎

D. 可发生急性下肢缺血

E. 疾病早期常无间歇性跛行

27. 脱疽中的"筋疽"常见于下列哪一种疾病（　　）

A. 动脉硬化闭塞症

B. 血栓闭塞性脉管炎

C. 糖尿病足

D. 静脉性溃疡

E. 雷诺病（肢端动脉痉挛症）

28. 关于糖尿病足，下列哪一说法不正确（　　　）

　　A. 糖尿病足坏疽时常合并严重感染

　　B. 糖尿病足坏疽时常无静息痛

　　C. 糖尿病足多发生干性坏疽

　　D. 糖尿病足溃疡不一定发生于肢端

　　E. 糖尿病足患者多为中老年人

29. 脱疽寒湿阻络证常见（　　　）

　　A. 间歇性疼痛　　　　　　B. 啄痛　　　　　　　C. 绞痛

　　D. 静息痛　　　　　　　　E. 刺痛

30. 脱疽湿热毒蕴证常见（　　　）

　　A. 间歇性疼痛　　　　　　B. 啄痛　　　　　　　C. 绞痛

　　D. 静息痛　　　　　　　　E. 刺痛

（二）A$_2$ 型题

1. 臁疮患者，疮面腐暗，脓水浸淫，秽臭难闻，四周漫肿，痛痒时作；口渴，便秘，溲赤；舌质红，苔黄腻，脉滑数。其治法应为（　　　）

　　A. 清热利湿为主　　　　B. 健脾利湿为主　　　　C. 活血化瘀为主

　　D. 益气健脾为主　　　　E. 以上都不是

2. 臁疮患者，病程日久，疮面苍白，肉芽色淡，疮周紫暗，板滞木硬；伴倦怠乏力；舌淡暗，苔白腻，脉细涩。证属（　　　）

　　A. 脾虚湿盛证　　　　　B. 湿热瘀阻证　　　　　C. 气虚血瘀证

　　D. 湿热下注证　　　　　E. 以上都是

3. 臁疮患者，疮面溃烂日久，疮面苍白，肉芽色淡，疮周紫暗；伴倦怠乏力；舌淡暗，苔白腻，脉细涩。方药为（　　　）

　　A. 三妙丸合五神汤加减　　B. 参苓白术散加减　　　C. 补阳还五汤加减

　　D. 活血通脉汤加减　　　　E. 以上都不是

4. 患者静脉给药后右上肢出现条索状肿物，皮肤发红，触之较硬，扪之发热，局部明显压痛，中医诊断为（　　　）

　　A. 股肿　　　　　　　　　B. 青蛇毒　　　　　　　C. 脱疽

　　D. 丹毒　　　　　　　　　E. 以上都不是

5. 青蛇毒患肢疼痛、肿胀、皮色紫红，活动后加重，见条索状物；舌有瘀斑，脉沉细。其治法为（　　　）

　　A. 活血化瘀，行气散结　　B. 疏肝解郁，活血解毒　　C. 清热利湿，解毒通络

　　D. 活血化瘀，解毒通络　　E. 以上都不是

6. 患者剖宫产后出现左下肢疼痛肿胀，局部皮温升高，行走时加重，可伴有发热，诊断为（　　　）

A.股肿　　　　　　　　　B.青蛇毒　　　　　　　　C.脱疽

D.丹毒　　　　　　　　　E.以上都不是

7.股肿患者，患肢肿胀久不消退，按之不硬而无明显凹陷，沉重麻木，皮肤发紫，青筋显露，倦怠乏力；舌质淡而有齿痕，苔薄白，脉沉而涩。其治法为（　　　）

A.清热利湿，活血通络　　B.益气健脾，祛湿通络　　C.理气活血，清热利湿

D.活血化瘀，行气散瘀　　E.以上都是

8.股肿患者右下肢肿胀疼痛，皮色苍白或发绀，扪之灼热，腿胯部疼痛固定不移；舌质暗，苔白腻，脉数。证属（　　　）

A.气虚血瘀证　　　　　　B.湿热下注证　　　　　　C.湿热瘀阻证

D.脾虚湿盛证　　　　　　E.以上都不是

9.患者右乳癌切除术后出现右上肢肿胀，增粗变硬，皮肤增厚、粗糙，状如象皮，活动受限；舌淡暗，苔薄白，脉弦涩。证属（　　　）

A.气滞血瘀证　　　　　　B.湿热瘀阻证　　　　　　C.痰瘀阻滞证

D.气虚血瘀证　　　　　　E.以上都是

10.右下肢淋巴水肿，皮肤焮红灼热，肿胀疼痛；伴寒战，发热；舌质红，苔黄腻，脉滑数。治以（　　　）

A.清热利湿，活血消肿　　B.软坚散结，活血通络　　C.清热利湿，和营解毒

D.活血化瘀，通络止痛　　E.以上都不是

11.某患者，男，30岁。右足肢端暗红，足背汗毛脱落，趾甲变厚，足背动脉搏动消失，患肢持续性静息痛，尤以夜间为重，甚则抱膝而坐；舌质红或紫暗，脉沉细而涩。治以（　　　）

A.清热解毒，通络止痛　　B.温阳通脉，散寒止痛　　C.活血化瘀，通络止痛

D.升提补气，养血活血　　E.以上都不是

12.某患者，男，36岁。左足怕冷、疼痛、间歇性跛行一年余。近月余来足痛转为持续性静息痛，夜间痛剧，不能入睡，足背动脉搏动消失。最可能的诊断为（　　　）

A.痹证　　　　　　　　　B.脱疽　　　　　　　　　C.筋疽

D.青蛇毒　　　　　　　　E.脉痹

13.脱疽患者久病面容萎黄，消瘦，患肢肌肉萎缩，皮肤干燥脱屑，趾甲干燥肥厚，趾部坏死组织脱落后，创面生长缓慢，经久不愈；舌淡，脉沉细弱。其治则应为（　　　）

A.温阳通脉散寒　　　　　B.活血通络止痛　　　　　C.温补肾阳

D.益气养阴　　　　　　　E.以上都不是

14.某患者，男，32岁。右下肢麻木发凉、怕冷2年，每行走约1km需停下休息。体格检查：右下肢皮温较对侧低。色泽苍白，右足背动脉搏动减弱。诊断考虑为（　　　）

A.血栓闭塞性脉管炎　　　B.大动脉炎

C.右下肢动脉硬化闭塞症　　D.右下肢深静脉血栓形成

E. 右下肢血栓性浅静脉炎

15. 某患者，男，35岁。吸烟15年，出现右下肢麻木、发凉、间歇性跛行8年。患者初次就诊时，下列哪项措施最重要（　　）

　　A. 使用抗菌药物　　　　B. 使用激素　　　　C. 使用免疫抑制剂

　　D. 嘱患者保暖　　　　E. 嘱患者戒烟

16. 男性患者，左下肢疼痛，日轻夜重，皮肤紫暗，浸淫蔓延，溃破腐烂，肉色不鲜，身热口渴，便秘溲赤；舌红，苔黄腻，脉弦数。最适合的内服方是（　　）

　　A. 阳和汤　　　　　　B. 桃红四物汤　　　　C. 四妙散

　　D. 顾步汤　　　　　　E. 四妙勇安汤

17. 脱疽患者，男，39岁。症见皮肤干燥，毫毛脱落，趾甲增厚变性，肌肉萎缩，口干欲饮，便秘溲赤；舌红，苔黄，脉细数。证属（　　）

　　A. 寒湿阻络证　　　　B. 热毒伤阴证　　　　C. 湿热毒盛证

　　D. 血脉瘀阻证　　　　E. 气血两虚证

18. 某患者，女，62岁。患糖尿病多年，3个月前左足第一趾渐干黑坏死，伴静息痛；10天前坏死边缘溃脓，左足渐红热，啄痛，肿胀甚。此时最应采用的外治方法是（　　）

　　A. 蚕食清创　　　　　B. 鲸吞清创　　　　C. 切开减张

　　D. 箍围法　　　　　　E. 截肢

19. 某患者，男，72岁。右足干黑坏死，坏死至足中部，静息痛，无发热，无恶寒。此时最不宜采取下列哪一种治疗措施（　　）

　　A. 顾步汤加减内服

　　B. 截肢

　　C. 活血通脉类中药熏洗患肢

　　D. 应用抗菌药物

　　E. 应用扩张血管药物

20. 某患者，女，60岁。患者有心脏病史（房颤）和糖尿病史。3日前突发右侧小腿及足部疼痛、发凉。检查见右小腿及足部肤色苍白，皮肤温度降低，足背动脉搏动消失。最可能的诊断是（　　）

　　A. 右下肢血栓闭塞性脉管炎

　　B. 右下肢动脉栓塞

　　C. 右糖尿病足

　　D. 右下肢动脉硬化闭塞症

　　E. 雷诺病（肢端动脉痉挛症）

（三）B₁型题

　　A. 气虚血瘀　　　　　B. 湿热瘀阻　　　　C. 气虚湿阻

　　D. 血脉瘀阻　　　　　E. 湿热下注

1. 臁疮的基本病机为（　　　）
2. 青蛇毒的基本病机为（　　　）

A. 清热利湿　　　　　B. 益气活血　　　　　C. 疏肝解郁
D. 活血散结　　　　　E. 益气健脾

3. 臁疮后期的关键治疗方法是（　　　）
4. 青蛇毒后期治疗的主要方法是（　　　）

A. 三仁汤合五神汤　　　B. 复元活血汤合二妙丸　　C. 二妙丸合五神汤
D. 补阳还五汤合四妙汤　E. 五神汤合萆薢渗湿汤

5. 治疗湿热下注型臁疮选用（　　　）
6. 治疗气虚血瘀型臁疮选用（　　　）

A. 湿热瘀阻证　　　　B. 血瘀湿阻证　　　　C. 肝郁蕴结证
D. 湿热下注证　　　　E. 湿热毒盛证

7. 患者肢见静脉曲张团突出，灼热疼痛，可触及条索状物；苔黄腻，脉滑数。辨证为（　　　）
8. 发病较急，患肢粗肿，色红灼热疼痛，活动受限；舌红，苔黄腻，脉弦滑。辨证为（　　　）

A. 四妙勇安汤　　　　B. 桃红四物汤　　　　C. 活血通脉汤
D. 五神汤　　　　　　E. 补阳还五汤

9. 患肢肿胀，皮色紫暗，固定压痛，肢体青筋怒张；舌暗，苔白，脉弦。治疗时选用（　　　）
10. 患肢肿胀、增粗变硬，皮肤肥厚、粗糙，状如象皮；舌暗，苔薄白，脉弦涩。治疗时选用（　　　）

A. 患肢肿胀　　　　　B. 患肢肤温升高　　　C. 患肢皮肤瘙痒
D. 患肢肤温降低　　　E. 患肢肤色苍白

11. 股肿的主要表现是（　　　）
12. 脱疽早期的主要表现是（　　　）

A. 四肢末端　　　　　B. 小腿下 1/3　　　　C. 下肢
D. 四肢静脉注射处　　E. 双手

13. 脱疽好发于（　　　）
14. 青蛇毒好发于（　　　）

A. 间歇性跛行　　　　　B. 静息痛　　　　　　C. 肢体营养障碍

D. 下肢肿胀　　　　　　E. 红肿条索

15. 血栓性浅静脉炎的主要症状是（　　　）

16. 血脉瘀阻型脱疽常见（　　　）

　

A. 中、小动、静脉　　　B. 中、小动脉　　　　C. 大、中动脉

D. 大、微血管　　　　　E. 大动脉

17. 糖尿病足的血管病变主要在（　　　）

18. 血栓闭塞性脉管炎的血管病变主要在（　　　）

　

A. 干性坏疽　　　　　　B. 湿性坏疽　　　　　C. 混合性坏疽

D. 气性坏疽　　　　　　E. 炭疽

19. 糖尿病足常发生（　　　）

20. 动脉栓塞常发生（　　　）

（四）X 型题

1. 以下药物中哪些是四妙勇安汤中的药物（　　　）

A. 金银花　　　　　　　B. 紫花地丁　　　　　C. 玄参

D. 当归　　　　　　　　E. 连翘

2. 周围血管疾病常用的血管功能试验有（　　　）

A. 皮肤指压试验　　　　B. 拾物试验　　　　　C. 肢体位置试验

D.4 字试验　　　　　　E. 直腿伸踝试验

3. 臁疮发生的原因有（　　　）

A. 静脉瘀滞　　　　　　B. 结核　　　　　　　C. 恶变

D. 放射　　　　　　　　E. 妊娠

4. 青蛇毒的病因病机有（　　　）

A. 血脉损伤　　　　　　B. 湿热蕴结　　　　　C. 肝气郁滞

D. 久卧伤气　　　　　　E. 外伤筋脉

5. 血栓性浅静脉炎的常见临床类型有（　　　）

A. 注射性浅静脉炎　　　B. 胸腹壁浅静脉炎　　C. 肿瘤性浅静脉炎

D. 游走性浅静脉炎　　　E. 四肢血栓性浅静脉炎

6. 股肿的临床类型有（　　　）

A. 小腿深静脉血栓形成　B. 股静脉血栓形成　　C. 髂股静脉血栓形成

D. 混合性深静脉血栓形成　E. 胫腓静脉血栓形成

7. 股肿应与哪些疾病相鉴别（　　　）

A. 筋瘤　　　　　　　　B. 血栓性浅静脉炎　　C. 淋巴水肿

D. 臁疮　　　　　　　　E. 原发性下肢深静脉瓣膜功能不全

8. 淋巴水肿的中医辨证分型有（　　　）

　　A. 脾虚湿阻证　　　　　　　B. 湿热下注证　　　　　　C. 痰瘀阻滞证

　　D. 气虚血瘀证　　　　　　　E. 湿热瘀阻证

9. 脱疽相当于西医学的哪种疾病（　　　）

　　A. 糖尿病足　　　　　　　　B. 血栓闭塞性脉管炎　　　　C. 动脉硬化闭塞症

　　D. 血栓性浅静脉炎　　　　　E. 深静脉血栓形成

10. 糖尿病足常见夏科关节，夏科关节病变好发于以下哪些部位（　　　）

　　A. 手部关节　　　　　　　　B. 足部关节　　　　　　　　C. 踝关节

　　D. 髋关节　　　　　　　　　E. 肘关节

11. 动脉硬化闭塞症的相关病因包括（　　　）

　　A. 吸烟　　　　　　　　　　B. 高血脂　　　　　　　　　C. 饮酒

　　D. 糖尿病　　　　　　　　　E. 高血压

12. 血栓闭塞性脉管炎的发生与下列哪些因素有关（　　　）

　　A. 吸烟　　　　　　　　　　B. 饮酒　　　　　　　　　　C. 寒冷

　　D. 潮湿　　　　　　　　　　E. 劳累

13. 治疗脱疽常用以下哪些方剂（　　　）

　　A. 桃红四物汤　　　　　　　B. 顾步汤　　　　　　　　　C. 参芪桂枝汤

　　D. 阳和汤　　　　　　　　　E. 四妙勇安汤

14. 以下药物中哪些是四妙勇安汤中的药物（　　　）

　　A. 金银花　　　　　　　　　B. 紫花地丁　　　　　　　　C. 玄参

　　D. 当归　　　　　　　　　　E. 连翘

15. 应从哪几个方面鉴别脉管炎、糖尿病足及动脉硬化闭塞症（　　　）

　　A. 舌苔、脉象　　　　　　　B. 发病年龄　　　　　　　　C. 坏疽部位

　　D. 受累血管　　　　　　　　E. 血脂、血糖

16. 周围血管病坏疽常见下列哪些类型（　　　）

　　A. 干性坏疽　　　　　　　　B. 湿性坏疽　　　　　　　　C. 炭疽

　　D. 气性坏疽　　　　　　　　E. 混合性坏疽

二、填空题

1. 臁疮是指发生在 _____ 的慢性溃疡，古文献中称"_____""_____"，俗称"_____"。

2. 臁疮患者多见于久立、久行者，常为 _____ 的后期并发症。

3. 血栓性浅静脉炎的发病部位有 _____、_____、_____ 三种类型。

4. 血栓性浅静脉炎的外治可选用 _____、_____、_____ 等药物外敷。

5. 青蛇毒早期治疗以 _____ 为主，后期以 _____ 为主。

6. 股肿主要临床表现为 _____、_____、_____ 和 _____ 四大症状。

7. 股肿的常见发病部位有 _____、_____、_____。

8.股肿多由 _____、_____ 等因素造成气血运行不畅而发病。

9.继发性淋巴水肿分为 _____、_____、_____ 和 _____淋巴水肿。

10.淋巴水肿应与 _____、_____、_____ 和 _____相鉴别。

11.糖尿病足是指 _____ 患者由于合并 _____ 及各种不同程度 _____ 病变而导致的足部 _____、_____ 和（或）深部组织的破坏。

12.脱疽在临床上可分为 _____、_____、_____、_____ 和 _____5个证型。

13.血栓闭塞性脉管炎的一期为 _____ 期，二期为 _____ 期，三期为 _____ 期。

14.肢体坏疽可分为三级，Ⅰ级局限于 _____，Ⅱ级局限于 _____，Ⅲ级局限于 _____。

15.临床上检查下肢动脉搏动情况时，常用的触摸部位为 _____、_____、_____、_____。

16.发生急性下肢缺血时可出现"6P"征，是指患肢突发 _____、_____、_____、_____ 和 _____。

17.糖尿病足未溃前的骨损伤主要为 _____ 和 _____。

18.糖尿病足可归属于中医"_____"或"_____"范畴。

19.血栓闭塞性脉管炎是一种中小动、静脉的 _____、_____、_____ 病变。是以血管腔发生 _____，引起局部组织 _____，最后肢端坏死脱落为病变过程的疾病。

20.糖尿病足为本虚标实之证，标实是指病久 _____、_____、_____、_____。基本病机为 _____。

三、简答题

1.简述臁疮的定义及临床特点。
2.简述臁疮的分型、施治方法及代表方剂。
3.简述臁疮的预防和护理。
4.简述血栓性浅静脉炎的治法。
5.简述青蛇毒的定义及临床特点。
6.简述股肿的定义及临床特点。
7.简述股肿的辨证分型、施治方法及代表方剂。
8.简述淋巴水肿的定义及临床特点。
9.简述血栓闭塞性脉管炎总体的治疗原则。
10.简述血栓闭塞性脉管炎坏死期的临床表现。
11.简述血栓闭塞性脉管炎营养障碍期的临床表现。
12.简述血栓闭塞性脉管炎局部缺血期的临床表现。
13.简述脱疽创面的蚕食清创及坏死组织剜除术。
14.简述糖尿病足坏疽的临床表现。

15. 简述糖尿病足病机的标本虚实。

四、问答题

1. 试述臁疮的鉴别诊断。
2. 试述青蛇毒的临床表现。
3. 试述青蛇毒的临床常见类型及发病特点。
4. 试述股肿的发病类型及临床特点。
5. 试述股肿的鉴别诊断。
6. 为什么脱疽湿热毒盛证宜用甘寒清热而慎用苦寒清热解毒之品？
7. 为什么说下肢动脉硬化闭塞症早期发现、早期治疗尤为重要？
8. 临床上如何鉴别血栓闭塞性脉管炎、动脉硬化性闭塞症和糖尿病足？
9. 如何理解脱疽中的间歇性跛行症状？
10. 脱疽血脉瘀阻证有哪些症状，为什么？

五、病例分析题

1. 王某，女，48 岁
主诉：左小腿内侧发现条索状硬结伴疼痛 10 天。
现病史：患者 10 天前劳累后左小腿内侧出现条索状硬结，伴红肿疼痛，活动后加重，就诊于当地门诊，予抗生素治疗后症状无明显缓解。来诊时左小腿活动时疼痛，内侧有条索状硬结，偶有左下肢沉胀感。患者既往静脉曲张病史 15 年。
检查：双下肢浅静脉迂曲扩张，左小腿内侧沿大隐静脉走形有一处约 10cm 条索状硬结，压痛（＋），局部皮温高，皮色红，胫前无凹陷性水肿，腓肠肌软无压痛；舌暗红，苔黄腻，脉滑数。
问题：（1）该患者的主症、次症分别是什么？
（2）该患者的舌苔、脉象的主要特点是什么？
（3）该患者的中、西医诊断，中医证型是什么？
（4）本病需与哪些疾病做鉴别诊断？需要做哪些检查来明确诊断？
（5）针对本例患者，宜采取的治法、方药有哪些（包含外治法）？

2. 李某，男，41 岁。
主诉：右下肢发凉、麻木、疼痛四月余。
现病史：患者近 4 个多月来时觉下肢发凉、麻木。病初行走后小腿酸痛，休息可缓解，渐至静息时肢端疼痛，以夜间明显。
既往史及个人史：否认高血压病及糖尿病史，有二十余年吸烟史。
检查：右小腿皮肤温度较低，皮肤干燥、脱屑，足趾暗红色，无破溃；足背动脉、胫后动脉搏动消失。舌质暗，有瘀斑，苔腻，脉弦紧。
问题：试给出上述病例的中、西医诊断，中医证型，辨证分析，中医治法及方药。

3. 杨某，男，65岁。

主诉：右下肢发凉、疼痛一年余，第二足趾破溃1周。

现病史：患者近1年来右下肢发凉、麻木，渐至疼痛；疼痛渐加剧致夜间难以入睡。1周前碰伤后致第二足趾破溃。

既往史：有高血压病史，未系统治疗，否认糖尿病史。

检查：右下肢小腿皮肤温度较低，皮肤干燥、脱屑，足趾暗红色，第二足趾末端破溃，肉色不鲜。足背动脉、胫后动脉搏动消失。舌质暗，有瘀斑，苔薄白，脉弦涩。

问题：（1）试给出上述病例的中、西医诊断。

（2）中医辨证分型是什么？

（3）诊断依据是什么？

（4）为明确诊断，需完善哪些检查？

（5）治法及选方是什么？

4. 黄某，男，55岁。

主诉：右下肢发凉、麻木、疼痛一年余。

现病史：患者近1年多来时觉右下肢发凉、麻木、疼痛，行走一段距离后小腿和足部疼痛，休息后缓解。

既往史：有高血压及脑血栓病史。

检查：右小腿皮肤温度较低，皮肤干燥，脚掌及足趾部呈苍白色，无破溃。足背动脉、胫后动脉搏动减弱。舌质淡，苔白，脉沉涩。

问题：（1）试给出上述病例的中、西医诊断。

（2）中医辨证分型是什么？

（3）诊断依据是什么？

（4）为明确诊断，需完善哪些检查？

（5）治法及选方是什么？

5. 李某，女，57岁。

主诉：右下肢发凉、麻木、疼痛半年。

现病史：患者近半年来右下肢发凉、麻木、疼痛，近1个月来第一、二足趾疼痛渐加重，局部红肿溃脓；伴发热，无恶寒。

既往史：有糖尿病、高血压病史。

检查：T38.6℃。右小腿皮肤温度较低，皮肤干燥、脱屑，足趾暗红色，第一、二足趾末端破溃，肉色不鲜，有稀薄渗出。足背部红肿，触痛，波动感。足背动脉搏动消失、胫后动脉搏动明显减弱。舌质暗红，有瘀斑，苔黄腻，脉滑数。

问题：（1）试给出上述病例的中、西医诊断。

（2）中医辨证分型是什么？

（3）给出辨证分析。

（4）中医治则及选方是什么？

（5）外治法是什么？

参考答案

一、选择题

（一）A₁ 型题

1.C 2.D 3.B 4.B 5.B 6.D 7.B 8.C 9.C 10.B 11.C 12.A 13.B 14.D
15.B 16.D 17.B 18.B 19.C 20.E 21.A 22.E 23.B 24.E 25.D 26.C
27.C 28.C 29.A 30.D

（二）A₂ 型题

1.A 2.C 3.C 4.B 5.A 6.A 7.B 8.C 9.C 10.A 11.C 12.B 13.D 14.A
15.E 16.E 17.B 18.C 19.C 20.B

（三）B₁ 型题

1.A 2.B 3.B 4.D 5.C 6.D 7.A 8.D 9.C 10.B 11.A 12.D 13.A 14.D
15.E 16.B 17.D 18.A 19.B 20.A

（四）X 型题

1.ACD 2.ACE 3.ABCD 4.BCE 5.BDE 6.BCD 7.CE 8.ABC 9.ABC
10.ABC 11.ABDE 12.ACD 13.ABDE 14.ACD 15.BDE 16.ABE

二、填空题

1. 小腿臁骨部位；裤口疮；裙风或烂腿；老烂脚。

2. 筋瘤或下肢静脉曲张。

3. 肢体；胸腹壁；游走性。

4. 金黄散软膏；消炎软膏；拔毒膏。

5. 清热利湿；活血散结。

6. 肢体肿胀；疼痛；局部皮温升高；浅静脉怒张。

7. 小腿深静脉；髂骨静脉；混合性深静脉。

8. 创伤；产后。

9. 丝虫病性；细菌感染性；肿瘤性；淋巴结清除术及放射治疗后。

10. 全身疾病性水肿；深静脉血栓性水肿；血管神经性水肿；动静脉瘘肢体肿胀。

11. 糖尿病；神经病变；末梢血管；感染；溃疡。

12. 寒湿阻络；血脉瘀阻；湿热毒盛；热毒伤阴；气阴两虚。

13. 局部缺血；营养障碍；坏死或坏疽。

14. 足趾或手指；足跖部位；踝关节及踝关节以上。

15. 股动脉；腘动脉；胫后动脉；足背动脉。

16. 疼痛；苍白；麻木；无脉；感觉异常；运动障碍。

17. 夏科关节；骨质疏松。

18. 脱疽；筋疽。

19. 周期性；节段性；慢性炎症；闭塞；缺血。

20. 致瘀；致痰；致湿；化毒；血脉瘀阻。

三、简答题

1. 答：臁疮是指发生于小腿臁骨部位的慢性皮肤溃疡。多见于久立久行者，常为筋瘤的后期并发症。其临床特点是溃疡发生前患部长期皮肤瘀斑、粗糙；溃疡发生后创面经久不愈，或虽经收口，每易因损伤而复发，与季节无关。

2. 答：①湿热下注证：治以清热利湿、和营解毒，方用二妙丸合五神汤加减。②气虚血瘀证：治以益气活血、祛瘀生新，方用补阳还五汤合四妙汤加减。

3. 答：臁疮的预防和调护应注意以下几点：宜将患足抬高，不宜久行久立；疮面愈合后宜经常用弹力袜或弹力绷带保护之，避免损伤，预防复发。

4. 答：早期以清热利湿为主，后期以活血散结为主。同时，应积极治疗静脉曲张等原发疾病，并配合外治以提高疗效，防止复发。

5. 答：青蛇毒是发生于肢体浅静脉的血栓性、炎性病变。临床表现以肢体浅静脉呈条索状突起、色赤、形如蚯蚓、硬而疼痛为特征，多发于青壮年人，以四肢为多见，次为胸腹壁。

6. 答：股肿是指血液在深静脉血管内发生异常凝固，从而引起静脉阻塞、血液回流障碍的疾病。其主要表现为肢体肿胀、疼痛、局部皮温升高和浅静脉怒张四大症状，好发于下肢髂骨静脉和股腘静脉，可并发肺栓塞和肺梗死而危及生命。

7. 答：①湿热下注证：治以清热利湿、活血化瘀，方用四妙勇安汤加减；②血脉瘀阻证：治以活血化瘀、通络止痛，方用活血通脉汤加减；③气虚湿阻证：治以益气健脾、祛湿通络，方用参苓白术散加减。

8. 答：淋巴水肿是淋巴液回流障碍导致淋巴液在皮下组织持续积聚，甚则引起纤维组织增生的一种慢性进展性疾病。其临床特点是好发于四肢，以下肢最常见，表现为肢体肿胀，早期多呈凹陷性水肿，休息或抬高患肢后水肿减轻，后期患部皮肤及皮下组织纤维增生，汗腺、皮脂腺均遭到破坏，皮肤粗糙肥厚，坚如象皮，并可继发感染，形成溃疡，少数可恶变。

9. 答：轻症可单用中药或西药治疗，重症应中西医结合治疗。中医以辨证论治为主，但活血化瘀法贯穿始终。对于部分发病较急的患者，应及时采取手术和中西医结合治疗。治疗原则是着重改善和增进肢体血液循环，解除或减轻疼痛，挽救肢体，恢复劳动力。防止严重并发症的发生。

10.答：血栓闭塞性脉管炎坏死期：营养障碍期的症状及营养障碍征象继续加重，足趾可出现紫红肿胀，发生溃疡或坏疽。严重者可出现全身症状，如乏力倦怠、胃纳减退、口干渴，重者可出现壮热神昏、乏力倦怠、形体消瘦等症状。

11.答：血栓闭塞性脉管炎营养障碍期：患肢发凉、怕冷、酸痛、麻木，间歇性跛行加重。出现静止痛，夜间疼重，难以入眠。患肢营养障碍征象加重，肌萎缩明显，皮肤干燥、脱屑、趾毛脱落、足不出汗，趾甲肥厚、变形，生长缓慢，肤色苍白或淡红或紫红。患肢足背动脉搏动消失。

12.答：血栓闭塞性脉管炎局部缺血期：患肢末节出现发凉、怕冷、酸痛、麻木，皮肤温度略低于健侧。有间歇性跛行。患足可出现出汗减少，趾甲生长缓慢。患肢足背动脉搏动可减弱或消失。部分患者小腿出现游走性红硬条索（游走性浅静脉炎）。

13.答：脱疽溃疡面积较大，坏死界限不清，坏死组织难以脱落者，可采用蚕食清创方法。先用油膏（如湿润烧伤膏等）液化清除创面坏死组织；难以液化者，以手术刀或剪逐步清除。坏死组织与正常组织分界清楚，近端炎症控制后，可行坏死组织剜除术，沿坏死组织边缘手术方式清除坏死组织。骨断面宜略短于软组织断面。术后每日局部换药治疗。

14.答：根据局部表现，坏疽可分为湿性坏疽、干性坏疽和混合坏疽。①干性坏疽：足部皮肤苍白、发凉，足趾部位有大小与形状不等的干黑色坏死区，常发生于足及趾的背侧，有时整个足趾或足变黑、变干。此型在糖尿病足中最少见。②湿性坏疽：多以皮肤外伤、烫伤、穿不合适鞋袜、感染等为诱因，早期病位多在足底胼胝区、跖骨头、足跟、足背等足部压力支撑点和易摩擦处。病变程度不一，由浅表溃疡至严重坏疽。局部皮肤充血、肿胀。严重时伴有体温升高、食欲不振、恶心、腹胀、心悸、尿少等菌血症或毒血症表现的全身症状，此型为糖尿病足的主要类型。③混合性坏疽：同一肢端的不同部位同时呈现干性坏疽和湿性坏疽。此型病情较重，临床上也不多见。

15.答：糖尿病足的病因病机不外标本两端，本虚是指久病消渴致脏腑、气血、阴阳亏虚，标实是指病久致瘀、致痰、致湿、化毒。基本病机为血脉瘀阻。

四、问答题

1.答：临床上臁疮比较容易确诊，主要应明确发生臁疮的原因、性质、病情。①结核性臁疮：常有其他部位结核病史，皮损初期为红褐色丘疹，中央有坏死，溃疡较深，呈潜行性，边缘呈锯齿状，有败絮样脓水，疮周色紫，溃疡顽固，长期难愈。②臁疮恶变：可为原发性皮肤癌，也可由臁疮经久不愈，恶变而来；溃疡状如火山，边缘卷起，不规则，触之觉硬，呈浅灰白色，基地表面易出血。③放射性臁疮：往往有明确的放射病史；病变局部在放射部位，常由多个小溃疡融合成一片，周围皮肤有色素沉着，损伤皮肤或肌层明显僵硬，感觉减弱。

2.答：青蛇毒的临床表现：发病多见于筋瘤后期，部位以四肢多见，次为胸腹壁等处。①初期在浅表静脉上出现条索状柱，患处疼痛，皮肤发红，触之较硬，扪之发热，按压疼痛明显，肢体沉重。②后期患处遗有一条索状物，其色黄褐，按之如弓弦，可有按压疼痛。

3. 答：血栓性浅静脉炎临床上常分为：①肢体血栓性浅静脉炎：临床最常见，下肢多于上肢，常累及一条浅静脉，沿着发病的静脉出现疼痛、红肿、灼热感，常可扪及结节或硬索状物，有明确压痛。②胸腹壁浅静脉炎：多为单侧胸腹壁出现一条索状硬物，长 10～20cm，皮肤发红、轻度刺痛，肢体活动时局部可有牵拉痛，用手按压条索两端，皮肤上可出现一条凹陷的浅沟。③游走性血栓性浅静脉炎：多发于四肢，当一处炎症硬结消退后，其他部位的浅静脉又出现病变，具有游走、间歇、反复发作的特点。

4. 答：股肿临床分为小腿深静脉血栓形成、髂骨静脉血栓形成、混合性深静脉血栓形成。①小腿深静脉血栓形成：肢体疼痛是其主要的临床症状之一。肢体肿胀较局限，以足踝和小腿部为主。腓肠肌有压痛，一般无全身表现，小腿伸直，足用力向背侧屈时腓肠肌部疼痛（称为 Homan's 征阳性）。②髂股静脉血栓形成：突然性、广泛性的单侧下肢粗肿是本病的临床特征。疼痛性质为胀痛，部位可为全下肢，以患肢的髂窝、股三角区疼痛明显，甚至可连及同侧腰背部或会阴部。全身反应并不十分严重。③混合性深静脉血栓形成：是指血栓起源于小腿肌肉内的腓肠静脉丛，顺行性生长、蔓延扩展至整个下肢静脉主干，或由原发性髂股静脉血栓形成逆行扩展到整个下肢静脉。临床表现具有小腿深静脉和髂股静脉血栓形成的特点。

5. 答：股肿可与以下疾病相鉴别：①原发性下肢深静脉瓣膜功能不全：多发于成年人，以双下肢同时发病为特征。患肢双小腿浮肿、沉重感，站立时肿胀明显，抬高患肢休息后减轻或消失。后期可见明显的静脉曲张及其并发症，如色素沉着、血栓性静脉炎、小腿溃疡等。应用肢体多普勒超声血流检测和深静脉血管造影可明确诊断。②淋巴水肿：淋巴水肿为黏液性，无指陷性。肿胀范围多自足背开始，逐渐向近心端蔓延。皮肤和皮下组织增生变厚。慢性淋巴功能不全发展至后期形成典型的象皮肿，皮肤增厚、粗糙而呈苔藓状，色素沉着和溃疡者罕见。

6. 答：脱疽本为阴寒证，病变后期伤阴化热形成热毒，故热毒为虚热之毒。故清热解毒不宜使用黄芩、黄柏、黄连、紫花地丁、蒲公英等苦寒之品，用则会伤阴更重，反致阴虚生热化毒，且寒凉过重，损伤阳气，凝滞气血，加重脉络瘀阻。

7. 答：下肢动脉硬化闭塞症是动脉缺血性疾病，以血脉瘀阻为基本病机。但由于个人体质、致病原因及疾病发展阶段等各方面的不同而表现各异。中药辨证施治能收到一定的效果，可改善患者的血管弹性，增加肢体动脉供血并促进侧支循环建立，对阻止或延缓病情的发展、防止坏疽能起到积极作用；但疗效往往随着病程进展而降低，西药的疗效也是如此，后期需配合外治及手术治疗。晚期治疗难度大，疗效不佳，手术进行血管搭桥或介入治疗都有一定的适应证和局限性，不少患者最后需实行高位截肢，而且术后伤口不易愈合。因此，早期发现、早期治疗尤为重要。

8. 答：①发病年龄：血栓闭塞性脉管炎 20～40 岁；动脉硬化闭塞症及糖尿病足多见于 40 岁以上。②受累血管：血栓闭塞性脉管炎多为中、小动脉和静脉；动脉硬化闭塞症多为大、中动脉；糖尿病足多为大、小动脉或微动脉。③合并疾病：血栓闭塞性脉管炎可伴有游走性浅静脉炎，无冠心病、高血压病史，血糖、血脂多正常；动脉硬化闭塞症无游走性浅静脉炎，有冠心病、高血压病史，血糖多正常，血脂升高；糖尿病足无游走性浅静脉炎，大部分有冠心病、高血压病史，血糖升高，尿糖阳性，血脂偏高。

9. 答：间歇性跛行常见于脱疽，即西医学的慢性动脉阻塞性缺血性疾病，如动脉硬化闭塞症、血栓闭塞性脉管炎及糖尿病足等，这些疾病的共同特点是下肢动脉由于疾病而狭窄，甚至闭塞，而这一过程是一渐进的过程。在这些疾病的早期，病变的血管尚能满足静息状态下的患肢血液的供应，故静息状态下患肢可无明显缺血的症状，而一旦行走，患肢组织对血供的需求增加，这时病变动脉无法满足患肢的血供及血氧供给，故可出现患肢肌肉酸胀及痉挛等缺血、缺氧症状，迫使患者停步。休息一段时间后，静息状态的血供恢复，酸胀及痉挛消除，再次行走后又出现同样的症状，这就是所谓的间歇性跛行，从开始行走到出现疼痛的距离称为跛行距离，从出现疼痛后休息到疼痛缓解的时间称为缓解时间。跛行距离与病情成反比，缓解时间与病情成正比，两者可作为评估病情及疗效的依据。

10. 答：脱疽的始发病灶在血脉，血脉通行气血，温煦濡养四肢百骸。脱疽的病变表现在四肢，尤其是在下肢末端，其基本病机为血脉瘀阻。如血脉瘀阻，气血不能通达肢端，则跗阳脉搏动消失，患肢下垂时，皮色暗红或紫暗，患肢抬高时，皮色苍白发凉；血脉瘀阻，不通则痛，不荣则痛，入夜因阳入于阴则血脉瘀阻更甚，故夜间疼痛加剧，致患者难以入寐；皮肤失于濡养，则发凉干燥，甚则粗糙，肌肉失于濡养则萎缩，趾毛失于濡养则稀疏脱落，趾甲失于濡养则增厚、变性；血脉瘀阻常见舌脉象为舌暗红或有瘀斑，苔薄白，脉弦涩。

五、病例分析题

1. 答：（1）主症：左小腿内侧发现条索状硬结伴疼痛；次症：下肢沉胀。

（2）患者舌苔黄腻，脉滑数，提示患者体内湿热壅盛；舌质偏暗，提示患者气血运行不畅，络脉阻滞。考虑本病的发生与湿热壅盛，影响气血运行，脉络瘀阻相关。

（3）中医诊断：青蛇毒（湿热瘀阻证）；西医诊断：左下肢血栓性浅静脉炎。

（4）①本病应与结节性红斑相鉴别：后者多见于女性，与结核病、风湿病有关；皮肤结节多发于小腿，伸、屈侧无明显区别，呈圆形、片状或斑块状，一般不溃烂；可有疼痛、发热、乏力、关节痛；血沉及免疫指标异常。还应与结节性脉管炎相鉴别：多见于中年女性；小腿以下伸侧面多发性结节，足背亦常见，可双侧发病，结节多呈小圆形，表面红肿，后期可出现色素斑、点，结节可破溃；病程长，反复发作，肢端动脉搏动可减弱或消失。

②需要进一步完善血常规、血沉、血凝及下肢血管彩色超声检查，以明确诊断。

（5）治法：清热利湿，解毒通络。方药：二妙散合茵陈赤豆汤加减。药物组成：苍术 12g，黄柏12g，茵陈15g，赤小豆10g，炒薏仁30g，泽泻9g，苦参12g，防己9g，佩兰9g，木通9g，生甘草6g。每日1剂，水煎200mL，早晚分服。

外用金黄散外敷，每日换药1次。

2. 答：（1）中医诊断：脱疽；西医诊断：右下肢血栓闭塞性脉管炎（营养障碍期）。

（2）辨证分型：血脉瘀阻证。

（3）辨证分析：患者长期吸烟，烟毒损伤血脉致血脉瘀血、痰饮内生，阻遏气机，致血运失其畅达。血脉瘀阻，故足趾暗红、舌质暗，有瘀斑，苔腻；四肢气血不充故跗阳脉搏动消失；不通则痛，不荣则痛，故下肢发凉、麻木终致疼痛；皮肤失于濡养久则干燥、脱屑；脉弦紧为痛症之象。

（4）治法：活血化瘀，通络止痛。

（5）方药：桃红四物汤加炮山甲、地龙、乳香、没药等。

3. 答：（1）中医诊断：脱疽；西医诊断：右下肢动脉硬化性闭塞症（营养障碍期）。

（2）辨证分型：血脉瘀阻证。

（3）为明确诊断需完善的检查：计算机扫描血管三维成像（CTA），必要时数字减影血管造影（DSA）。

（4）诊断依据：①65岁男性，高血压病史。②右下肢缺血症状：发凉、麻木、静息痛。③右下肢缺血体征：皮肤温度较低，足背动脉、胫后动脉搏动消失。④右下肢营养障碍体征：皮肤干燥、脱屑。⑤肢端溃破但非坏疽：第二足趾末端破溃，肉色不鲜。

（5）治法：活血化瘀，通络止痛。方药：桃红四物汤加金银花、玄参。

4. 答：（1）中医诊断：脱疽；西医诊断：右下肢动脉硬化性闭塞症（缺血期）。

（2）辨证分型：寒湿阻络证。

（3）为明确诊断需完善的检查：下肢动脉彩色多普勒超声检查，踝肱指数（ABD）检查；必要时计算机扫描血管三维成像（CTA）。

（4）诊断依据：①55岁男性，高血压病史及脑血栓病史。②右下肢缺血症状：发凉、麻木、间歇性跛行。③右下肢缺血体征：右小腿肤温度较低，皮肤干燥，脚掌及足趾部呈苍白色，足背动脉、胫后动脉搏动减弱。

（5）治法：温阳散寒，活血通络。方药：阳和汤加减。

5. 答：（1）中医诊断：脱疽；西医诊断：糖尿病足。

（2）辨证分型：湿热毒盛证。

（3）辨证分析：患者右下肢发凉、麻木、疼痛，跗阳脉未及，舌质暗红，有瘀斑，提示下肢血脉瘀阻，瘀阻之因概由患者久患消渴致脏腑、气血、阴阳亏虚，病理产物丛生而致瘀、致痰、致湿、化毒，阻塞血脉。血脉瘀阻，气血失于输布，足趾失养而坏疽。瘀久化热，复感他邪，病位下部多为湿热。热盛腐肉而为脓，故见溃脓，足背部红肿，触痛，波动感；舌红，苔黄腻，脉滑数为湿热之象。

（4）治法：清热利湿，托里透脓。选方：四妙勇安汤加黄芪、当归、川芎、皂角刺。

（5）外治法：切开减张、引流。

第十四章 其他外科疾病 ▷▷▷▷

习　题

一、选择题

（一）A₁型题

1.冻疮病名始见于（　　）
    A.《黄帝内经》   B.《刘涓子鬼遗方》   C.《疡科心得集》
    D.《诸病源候论》   E.《外科正宗》

2.Ⅱ度冻疮损伤一般深及（　　）
    A.表皮层   B.真皮层   C.皮肤全层及皮下组织
    D.肌肉   E.骨骼

3.冻疮的防治下列哪项不正确（　　）
    A.Ⅲ度以上冻疮可注射破伤风抗毒素
    B.受冻后应立即烤火，防止冻疮
    C.Ⅰ、Ⅱ度冻伤可用红灵酒涂擦
    D.体育锻炼可预防冻疮
    E.Ⅰ、Ⅱ度冻伤无需内治

4.Ⅱ度冻疮的疮面表现为（　　）
    A.皮肤红斑、水肿   B.皮肤红肿显著，有水疱或大疱
    C.皮肤发黑或紫黑   D.组织坏死
    E.皮肤血疱

5.重度烧伤患者发生休克的时间一般为（　　）
    A.12小时之内   B.24小时之内   C.36小时之内
    D.48小时之内   E.72小时之内

6.患者五指并拢时，一只手掌的面积占全身体表面积的（　　）
    A.0.5%   B.1%   C.2%
    D.5%   E.9%

7.关于中度烧伤，下列哪一项正确（　　）
    A.成人烧伤总面积31%～50%

B. 成人Ⅲ度烧伤面积 11%～20%

C. 成人Ⅱ度烧伤面积 11%～30%

D. 成人Ⅱ度烧伤面积 10%以上

E. 小儿Ⅲ度烧伤面积 5%～10%

8. 深Ⅱ度烧伤的疼痛特点为（　　）

A. 烧灼痛　　　　　　B. 痛觉较迟钝　　　　　C. 刺痛

D. 痛觉敏感　　　　　E. 痛觉消失

9. 烧伤湿性医疗技术选用的外治药物剂型为（　　）

A. 水剂　　　　　　　B. 酊剂　　　　　　　　C. 糊膏

D. 软膏　　　　　　　E. 洗剂

10. 烧伤湿性医疗技术清除烧伤坏死组织选用的方法为（　　）

A. 以手术清创方式清除坏死组织

B. 以液化的方式清除坏死组织

C. 以化腐清创方式清除坏死组织

D. 以酶解法清创方式清除坏死组织

E. 以鲸吞清创方式清除坏死组织

11. 属风火毒类毒蛇的是（　　）

A. 五步蛇　　　　　　B. 竹叶青蛇　　　　　　C. 蝰蛇

D. 银环蛇　　　　　　E. 蝮蛇

12. 下列关于抗蛇毒血清，叙述错误的是（　　）

A. 抗蛇毒血清特异性较高，效果确切，应用越早，疗效越好

B. 抗蛇毒血清不能作为唯一治疗药物

C. 对脑、心、肾等实质性器官已发生器质性改变者，使用抗蛇毒血清仍然有效

D. 抗蛇毒血清只是中和部分游离蛇毒

E. 抗蛇毒血清虽是精制品，仍有部分患者使用后出现过敏反应

13. 临床上确定是竹叶青蛇咬伤，应予患者服用（　　）

A. 活血驱风解毒汤　　　B. 龙胆泻肝汤合五味消毒饮

C. 犀角地黄汤　　　　　D. 黄连解毒汤合五虎追风散

E. 清营汤

14. 蛇伤扩创排毒时，下列处理错误的是（　　）

A. 沿牙痕纵行切开　　　B. 做"十"字形切开

C. 取出遗留的毒牙　　　D. 伤口流血不止，仍可切开

E. 切开后，用过氧化氢液反复冲洗

15. 主要成分是血循毒的蛇毒，中医学称为（　　）

A. 风毒　　　　　　　B. 热毒　　　　　　　　C. 火毒

D. 风火毒　　　　　　E. 以上都不是

16. 下列属于神经毒类毒蛇咬伤的局部症状的是（　　）

A. 局部不红不肿，无渗液，微痛，甚至麻木

B. 伤口剧痛、肿胀、水疱

C. 疼痛逐渐加重，伴有麻木感

D. 伤口周围皮肤迅速红肿，可扩展至整个肢体

E. 伤口迅速变黑坏死，形成溃疡

17. 下列属于血循毒类毒蛇咬伤的系统症状的是（　　　）

    A. 恶心呕吐　　　　　　　　B. 头晕眼花　　　　　　　　C. 尿血、便血

    D. 四肢麻木、无力　　　　　E. 吞咽困难

18. 在野外处理毒蛇咬伤时，以下最有效的早期急救措施是（　　　）

    A. 奔跑至医院　　　　　　　B. 拔出毒牙

    C. 于伤口远心端肢体缚扎　　D. 封闭疗法　　　　　　　　E. 扩创排毒

19. 银环蛇咬伤致死的主要原因是（　　　）

    A. 循环衰竭　　　　　　　　B. 呼吸衰竭　　　　　　　　C. 肾衰竭

    D. 肝功能衰竭　　　　　　　E. DIC

20. 下列关于毒蛇咬伤的描述，错误的是（　　　）

    A. 一般来说，毒蛇的体表特征是头呈三角形，尾短而钝，身体色彩鲜明

    B. 蛇毒的主要成分有神经毒、血循毒和酶

    C. 一旦被毒蛇咬伤，切不可惊慌失措，急于奔跑求医，而是应镇静沉着

    D. 血循毒毒蛇咬伤后，若伤口流血不止，则不应扩创排毒

    E. 毒蛇咬伤后，给予相应抗蛇毒血清治疗后即可中和全部蛇毒

21. 破伤风的潜伏期一般为（　　　）

    A. 24 小时　　　　　　　　　B. 2～3 天　　　　　　　　C. 4～14 天

    D. 20～30 天　　　　　　　E. 2～6 个月

22. 下列哪项不属于破伤风的临床特点（　　　）

    A. 肌肉强直性痉挛　　　　　B. 肌肉阵发性抽搐　　　　　C. 发作期神志不清

    D. 发作期排尿困难　　　　　E. 以上都不是

23. 治疗破伤风严重性痉挛的常用药物是（　　　）

    A. 安定口服或静脉注射　　　B. 苯巴比妥钠肌内注射　　　C. 水合氯醛口服或灌肠

    D. 冬眠一号肌内注射　　　　E. 以上都不是

24. 破伤风发作期最先出现的症状是（　　　）

    A. 苦笑面容　　　　　　　　B. 张口困难　　　　　　　　C. 颈项强直

    D. 角弓反张　　　　　　　　E. 手足抽搐

25. 最早记载"肠痈"病名的著作是（　　　）

    A.《素问·厥论》　　　　　B.《金匮要略》　　　　　　C.《五十二病方》

    D.《刘涓子鬼遗方》　　　　E.《景岳全书》

26. 肠痈的中医治疗法则是（　　　）

    A. 清热解毒　　　　　　　　B. 通腑泄热　　　　　　　　C. 行气活血

D. 解毒利湿　　　　　　　E. 养阴清热

27. 推出大黄牡丹汤治疗肠痈的著作是（　　　）

A.《素问·厥论》　　　B.《金匮要略》　　　C.《五十二病方》

D.《刘涓子鬼遗方》　　E.《景岳全书》

28. 治疗肠痈的方剂是（　　　）

A. 苇茎汤　　　　　　　B. 泻白散　　　　　　C. 麻子仁丸

D. 大承气汤　　　　　　E. 大黄牡丹汤

29. 关于胆石症的中医病因病机，叙述错误的是（　　　）

A. 情志不遂　　　　　　B. 蛔虫上扰　　　　　C. 精血亏虚

D. 饮食失节　　　　　　E. 痰瘀互结

30. 关于胆汁的生成与排泄，下列叙述不正确的是（　　　）

A. 肝之余气，益入于胆

B. 情志不遂，饮食失节，肝失疏泄

C. 精血亏虚，肝阴不足，疏泄失常，累及胆腑

D. 胆者，中正之官，决断出焉

E. 肝郁气滞，郁而化热，疏泄失常

31. 胆石症肝胆脓毒证，治宜（　　　）

A. 泻火解毒，养阴利胆　　B. 通腑泄热，清热解毒　C. 疏肝理气，活血化瘀

D. 疏肝利胆，理气开郁　　E. 通腑排脓，养阴清热

32. 痛风的病位主要在（　　　）

A. 心脾　　　　　　　　B. 肝脾　　　　　　　C. 肝肾

D. 脾肾　　　　　　　　E. 心肾

33. 男性高尿酸血症血液中的尿酸（　　　）

A. ≥ 6mg/dl　　　　　　B. ≥ 7mg/dl　　　　　C. ≥ 8mg/dl

D. ≥ 9mg/dl　　　　　　E. ≥ 10mg/dl

34. 痛风慢性期的治法是（　　　）

A. 温经散寒，祛风化湿　　B. 活血化瘀，化痰通络　C. 补益肝肾，通络止痛

D. 健脾益气，活血止痛　　E. 清热除湿，活血通络

35. 下列哪项不是痛风的中医治疗原则（　　　）

A. 标本兼顾　　　　　　B. 急则治其标　　　　C. 根除原则

D. 缓则治其本　　　　　E. 既病防变

（二）A₂ 型题

1. 某男，下雪天野外长时间工作后出现寒战，疼痛性发冷发绀，继而出现肢体麻木、僵硬、知觉迟钝、头晕、四肢无力、昏昏欲睡。此时不宜采用下列哪一种方法救治（　　　）

A. 用 38 ～ 42℃恒温热水浸泡伤肢或全身

B. 给予姜汤、糖水、茶水等温热饮料

C. 静脉输入 37℃ 以内的加温葡萄糖溶液

D. 采用雪搓、火烤或冷水浴

E. 迅速让伤员脱离寒冷环境

2. 女性患者，双手受凉，局部麻木冷痛，肤色青紫，肿胀结块，夜间局部温暖后发痒；舌淡，脉沉细。最可能的诊断为（　　　）

A. 红斑肢痛症　　　　B. 蓝指综合征　　　　C. 冻疮

D. 雷诺综合征　　　　E. 类丹毒

3. 某女，32 岁，双手冻伤后局部坏死，疼痛伴发热、口干、尿黄赤，查双手创面溃烂流脓，四周红肿色暗。方选（　　　）

A. 顾步汤　　　　　　B. 四妙勇安汤　　　　C. 五味消毒饮

D. 当归四逆汤　　　　E. 仙方活命饮

4. 某男，32 岁，工作时膝以下不慎陷入石灰池中。可能造成的烧伤面积为（　　　）

A. 9%　　　　　　　　B. 20%　　　　　　　C. 18%

D. 4.5%　　　　　　　E. 22.5%

5. 某男性患者，煤气爆燃致烧伤后第二天，出现壮热烦躁，口干喜饮，便秘溲赤；舌红绛而干，苔黄糙，脉洪数。治则为（　　　）

A. 清热解毒，益气养阴　　B. 回阳救逆，益气护阴　　C. 清营凉血，清热解毒

D. 补气养血，兼清余毒　　E. 补气健脾，益胃养阴

6. 某男，驾驶汽车时汽车自燃致头面部、双上肢烧伤，第二日自觉胸闷，咳嗽痰鸣，痰中带有烟尘样物。烧伤伤情判断，此烧伤属（　　　）

A. 轻度　　　　　　　B. 重度　　　　　　　C. 中度

D. 特重度　　　　　　E. 轻中度

7. 某女，烧伤后一周出现壮热不退，口干唇燥，烦躁不安，大便秘结，小便短赤；创面症见：大部分焦痂未脱，崩痂处见脓性渗出物，有异味；舌红绛而干，苔黄，脉弦数。选方为（　　　）

A. 白虎加人参汤加减

B. 托里消毒散加减

C. 清营汤加减

D. 四逆汤、参附汤合四逆散加减

E. 参苓白术散加减

8. 某女，16 岁，双上肢及手部开水烫伤后一周出现发热，查体温 38.6℃，创面疱皮已清除，基底苍白，渗出较多，有异味，创缘周围潮红。外治药物宜选择（　　　）

A. 湿润烧伤膏外涂　　　B. 紫草油膏外涂　　　C. 抗菌药物湿敷

D. 三黄洗剂湿敷　　　　E. 生肌玉红膏外涂

9. 某患者，男，55 岁。晨起于田间劳作时不慎被毒蛇咬伤 1 小时，咬伤部位可见两个相距 1cm 针头大小的齿印，局部肿胀疼痛明显，其上散在分布水疱、血疱，皮色

紫暗，有出血倾向，无明显头晕、眼花、恶心、呕吐等症状。从症状判定患者被何种毒素侵入（　　）

    A. 风毒　　　　　　　　B. 火毒　　　　　　　　C. 热毒

    D. 湿毒　　　　　　　　E. 风火毒

10. 某患者，男，27岁。6小时前不慎被蛇咬伤左小腿处，局部伤口无红肿疼痛，仅有麻木感，全身表现有头昏、眼花、嗜睡、呼吸困难、四肢麻痹、眼睑下垂、神志模糊。从症状判定患者被何种毒素侵入（　　）

    A. 风毒　　　　　　　　B. 火毒　　　　　　　　C. 热毒

    D. 湿毒　　　　　　　　E. 风火毒

11. 某患者，男，51岁。11小时前不慎被五步蛇咬伤右手部，自行用刀局部扩创，出现血流不止，右手高度肿胀、疼痛，上延至肘关节处；小便量少，色淡黄；舌质红，苔薄黄，脉弦数。该患者不可能出现的病情变化是（　　）

    A. 凝血功能异常　　　　B. 呼吸肌麻痹　　　　　C. 心肌酶谱异常

    D. 肝功能异常　　　　　E. 肾功能异常

12. 某患者，男，46岁。因毒蛇咬伤4小时后出现头昏，语声低微，眼睑无力，视物不清，喉咙梗阻，四肢麻木，局部伤口不红不肿不痛；舌红苔薄白，脉弦数。应选择的抗蛇毒血清是（　　）

    A. 抗银环蛇毒血清　　　B. 抗五步蛇毒血清　　　C. 抗蝮蛇毒血清

    D. 抗眼镜蛇毒血清　　　E. 抗蝰蛇毒血清

13. 某患者，女，41岁。16小时前不慎被蛇咬伤左足背部，至当地蛇医处求治，予局部放血、草药外敷处理，肿痛加重，左足部高度肿胀、疼痛，皮色青紫，肿胀上延至大腿根部，渐出现头晕、眼花、胸闷、恶心呕吐；伴全身乏力，小便量少，色淡黄；舌质红，苔薄黄，脉弦。治疗应选用的方剂是（　　）

    A. 活血驱风解毒汤　　　B. 龙胆泻肝汤合五味消毒饮

    C. 犀角地黄汤　　　　　D. 黄连解毒汤合五虎追风散

    E. 清营汤

14. 某患者，男，32岁。27小时前不慎被毒蛇咬伤左手背部，渐出现神志不清、嗜睡、呼吸不畅、恶心呕吐等症状，左手背部及上肢高度肿胀，咬伤处皮肤发黑，约4cm×5cm大小，小便量少（发病至入院尿量约150mL），肉眼血尿。该患者最可能出现的病情变化是（　　）

    A. 凝血功能异常　　　　B. 呼吸肌麻痹　　　　　C. 心肌酶谱异常

    D. 肝功能异常　　　　　E. 肾功能异常

15. 某患者，男，38岁。4小时前不慎被蛇咬伤右足背部，自行用瓦片局部放血，随后奔跑至医院就诊，渐出现头晕乏力、精神不振、胸闷、呼吸困难、视物不清、恶心呕吐等症状，右足部及右下肢高度肿胀，皮色紫暗。从症状判断，患者最可能被何种毒蛇咬伤（　　）

    A. 烙铁头蛇　　　　　　B. 竹叶青蛇　　　　　　C. 五步蛇

    D. 银环蛇   E. 蝮蛇

16. 某患者，男，52 岁。因足底被锈钉刺伤后出现全身肌肉强直性收缩，阵发性痉挛，诊断为"破伤风"。该患者可能出现的面容是（　　　）

    A. 苦笑面容   B. 无欲貌   C. 满月面容

    D. 肢端肥大面容   E. 黏液水肿面容

17. 某患者，男，22 岁，建筑工人。左下肢外伤后未及时处理，入院诊断为"破伤风"，其强直性肌肉收缩最先发生在（　　　）

    A. 颈项肌   B. 四肢肌   C. 肋间肌

    D. 咀嚼肌   E. 面肌

18. 某患者，女，35 岁。因赤脚在田间劳动时踩到铁锈钉，当时没有重视，6 天后出现张口困难、面肌痉挛，入院后采取的措施不正确的是（　　　）

    A. 床边备好急救物品和药品

    B. 保持病室安静，限制探视，避免声光刺激

    C. 安置隔离室

    D. 低盐、低蛋白饮食

    E. 治疗尽可能集中，尽量减少对患者的刺激

19. 某患者，女，45 岁。脐周痛 12 小时伴恶心、呕吐，吐物为胃内容物，量少。2 小时前扩散至全腹痛，右下腹部压痛、反跳痛，腹肌紧张，以右下腹为著。结肠充气试验（+），白细胞数 26×109/L。应考虑（　　　）

    A. 急性胰腺炎   B. 急性胆囊炎   C. 右输尿管结石

    D. 右输卵管妊娠破裂   E. 急性阑尾炎穿孔

20. 某患者，男，转移性右下腹痛 10 小时，合并呕吐，呕吐物为胃内容物，体温约 38.2℃，脉搏 98 次 / 分，右下腹压痛（+），伴有反跳痛和肌紧张。辅助检查：血常规提示白细胞计数为 12.8×109/L，中性粒细胞 90%；尿常规提示白细胞 8 ～ 10/HP，红细胞 2 ～ 3/HP。该患者最佳的治疗方法为（　　　）

    A. 观察   B. 急诊行手术治疗   C. 抗炎补液

    D. 中药治疗   E. 对症治疗

21. 李某，女，42 岁。3 天前因进食油腻后出现右上腹不适疼痛，疼痛呈间歇性隐痛，可向右肩背部放射痛，无畏寒发热、恶心呕吐、反酸嗳气，右上腹压痛（+），无反跳痛，Murphy 征（+）。该患者最可能的诊断是（　　　）

    A. 慢性胆囊炎   B. 急性胆囊炎   C. 急性阑尾炎

    D. 急性胃肠炎   E. 肠梗阻

22. 王某，男，45 岁。进食油腻后右上腹出现持续性胀痛，可向右肩背部放射，右上腹肌紧张，压痛（+）；伴高热、恶寒、口苦咽干、恶心呕吐、不思饮食；舌质红，苔黄腻，脉弦滑。治疗应首选的方剂是（　　　）

    A. 金铃子散合大柴胡汤加减

    B. 茵陈蒿汤合黄连解毒汤加减

　　C. 一贯煎加减

　　D. 大黄牡丹汤加减

　　E. 茵陈蒿汤合大柴胡汤加减

23. 某患者，男，51岁。昨日进食大量海鲜，凌晨时因左足关节疼痛而惊醒，疼痛进行性加重，剧痛如刀割样或咬噬样；伴有发热、头痛、恶心、心悸、寒战，血液中血尿酸 8.3mg/dl。最可能是（　　　）

　　A. 继发性高尿酸血症　　　B. 痛风　　　　　　　　C. 类风湿性关节炎

　　D. 骨关节炎　　　　　　　E. 强直性脊柱炎

24. 某患者，男，56岁。病久屡发，关节痛如被杖，局部关节变形，昼轻夜重，肌肤麻木不仁，步履艰难，筋脉拘急，屈伸不利；伴头晕耳鸣，颧红口干；舌红少苔，脉弦细或细数。其中医证型是（　　　）

　　A. 湿热阻痹证　　　　　　B. 风热上扰证　　　　　　C. 火毒蕴结证

　　D. 肝肾阴虚证　　　　　　E. 气血亏虚证

25. 某患者，男，47岁。肢体、关节疼痛，或呈游走性痛，或呈关节剧痛，痛处不移，或肢体关节重着肿痛，肌肤麻木。近1年内发作3次，于阴雨天加重。舌苔薄白，脉弦紧或濡缓。治疗应首选的方剂是（　　　）

　　A. 乌头汤　　　　　　　　B. 身痛逐瘀汤　　　　　　C. 独活寄生汤

　　D. 白虎加苍术汤　　　　　E. 四妙散合宣痹汤

（三）B₁ 型题

　　A. 当归四逆汤或桂枝加当归汤

　　B. 四逆加人参汤或参附汤加味

　　C. 四妙勇安汤

　　D. 人参养荣汤或八珍汤合桂枝汤

　　E. 托里消毒饮

1. 寒凝血瘀证冻疮内服方剂可采用（　　　）

2. 寒盛阳衰证冻疮内服方剂可采用（　　　）

　　A. 轻度烧伤　　　　　　　B. 中度烧伤　　　　　　　C. 重度烧伤

　　D. 特重烧伤　　　　　　　E. 严重烧伤

3. 儿童Ⅲ度烧伤面积在10%以上，属于（　　　）

4. 呼吸道烧伤但无严重并发症，属于（　　　）

　　A. 水疱　　　　　　　　　B. 红斑　　　　　　　　　C. 焦痂

　　D. 坏死　　　　　　　　　E. 脓疱

5. Ⅲ度烧伤的特征性表现是（　　　）

6. Ⅳ度冻疮的特征性表现是（　　　）

A. 人工呼吸　　　　　　　B. 联合应用抗菌药物　　　C. 抗休克
D. 肌内注射破伤风抗毒素　E. 彻底清创

7. 西医治疗Ⅲ度冻疮常应用的措施是（　　　）

8. 西医治疗大面积烧伤初期最常应用的措施是（　　　）

A. 竹叶青蛇　　　　　　　B. 眼镜蛇　　　　　　　　C. 眼镜王蛇
D. 银环蛇　　　　　　　　E. 蝮蛇

9. 主要含神经毒的毒蛇是（　　　）

10. 主要含血循毒的毒蛇是（　　　）

A. 产生肌肉运动障碍

B. 损害心肌细胞的结构和功能

C. 引起广泛性血液外渗

D. 直接和间接溶血作用

E. 损害血管内皮细胞，导致血浆外渗，组织水肿

11. 属于蛇毒中神经毒的毒性作用的是（　　　）

12. 属于蛇毒中蛋白质水解酶的毒性作用的是（　　　）

A. 肾功能衰竭

B. 肌肉痉挛

C. 组织局部坏死和心肌损伤

D. 伤口流血不止

E. 神经麻痹

13. 破伤风产生的溶血毒素对人体的损害是（　　　）

14. 破伤风产生的痉挛毒素对人体的影响是（　　　）

A. 仙方活命饮加减

B. 大黄牡丹汤合红藤煎加减

C. 复方大柴胡汤加减

D. 黄连解毒汤合五味消毒饮加减

E. 大黄牡丹汤和透脓散加减

15. 治疗肠痈热毒证的代表方剂是（　　　）

16. 治疗肠痈瘀滞证的代表方剂是（　　　）

A. 疏肝理气，活血化瘀　　B. 疏肝利胆，理气开郁　　C. 通腑泄热，利湿解毒
D. 滋阴柔肝，养血通络　　E. 泻火解毒，养阴利胆

17. 胆石症属肝郁气滞证者，治法是（　　　）

18. 胆石症属肝阴不足证者，治法是（　　　）

  A. 肢体、关节疼痛，呈游走性痛，舌苔薄白，脉弦紧或濡缓

  B. 下肢小关节卒然红肿热痛、拒按，舌红苔黄腻，脉滑数

  C. 病久屡发，关节痛如被杖，舌红少苔，脉弦细或细数

  D. 肢体关节疼痛，痛势较剧，苔薄白，脉沉迟而弦

  E. 关节肿胀，甚则关节周围漫肿，苔白腻，脉缓或弦滑

19. 痛风急性期的证候为（　　　）

20. 痛风慢性期的证候为（　　　）

（四）X 型题

1. 下列哪些疾病既可出现肢端苍白发凉，又可出现肢端紫绀（　　　）

  A. 冻疮　　　　　　　　B. 内丹毒　　　　　　　C. 雷诺综合征

  D. 丹毒　　　　　　　　E. 血栓性浅静脉炎

2. 烧伤阴伤阳脱证的相关病因病机包括（　　　）

  A. 热伤肌肤，卫气受损　　B. 卫失护卫，营失镇守　C. 火毒内陷

  D. 热邪直接损伤阴液　　　E. 素体阳虚

3. Ⅲ度烧伤的主要表现为（　　　）

  A. 剧烈疼痛

  B. 创面肿胀、潮红，有水疱

  C. 创面无弹性，坚硬如皮革

  D. 创面蜡白或焦黄，甚至炭化

  E. 痛觉消失，有水疱，创面基底苍白

4. Ⅱ度烧伤初期外用药物可选（　　　）

  A. 生肌白玉膏　　　　　B. 紫草油膏　　　　　　C. 湿润烧伤膏

  D. 红油膏　　　　　　　E. 冲和膏

5. 毒蛇咬伤的辨证分型为（　　　）

  A. 风毒证　　　　　　　B. 正虚毒滞证　　　　　C. 火毒证

  D. 风火毒证　　　　　　E. 蛇毒内陷证

6. 下列属于血循毒的毒性作用的是（　　　）

  A. 心脏毒　　　　　　　B. 出血毒素　　　　　　C. 溶血毒素

  D. 肾脏毒　　　　　　　E. 肌肉毒

7. 下列属于毒蛇咬伤的急救措施的是（　　　）

  A. 早期缚扎　　　　　　B. 扩创排毒　　　　　　C. 局部烧灼

  D. 封闭疗法　　　　　　E. 中草药外敷

8. 下列有关毒蛇咬伤的预防措施，正确的是（　　　）

　　A. 在田间劳作时，尽量穿长袖衣裤

　　B. 清除住宅周围的杂草乱石

　　C. 当毒蛇向你展开追击时，应沿着"Z"字形路线逃跑

　　D. 看见毒蛇后要立即逃跑

　　E. 在野外宿营时，可在附近适当撒些雄黄或石灰粉以达到驱蛇目的

9. 下列属于破伤风范畴的有（　　　）

　　A. 金创痉　　　　　　　　B. 急惊风　　　　　　　　C. 产后痉

　　D. 脐风撮口　　　　　　　E. 痉病

10. 破伤风的调护措施有（　　　）

　　A. 下胃管鼻饲

　　B. 保持环境安静，避免声、光、风等外界刺激

　　C. 使用橡皮开口器防止舌咬伤

　　D. 抽搐时防止患者摔伤和骨折

　　E. 用吸痰器随时吸出口腔分泌物

11. 肠痈变证主要包括哪些内容（　　　）

　　A. 慢性肠痈　　　　　　　B. 腹部包块　　　　　　　C. 湿热黄疸

　　D. 内、外瘘形成　　　　　E. 以上皆是

12. 适合用中药治疗的肠痈类型是（　　　）

　　A. 急性单纯性阑尾炎　　　B. 轻型急性单纯性阑尾炎

　　C. 重型急性单纯性阑尾炎　D. 坏疽性阑尾炎　　　　　E. 阑尾周围脓肿

13. 胆石症的发生与下列哪些因素有关（　　　）

　　A. 情志不遂　　　　　　　B. 蛔虫上扰　　　　　　　C. 精血亏虚

　　D. 饮食失节　　　　　　　E. 肝失疏泄，郁久化热

14. 中医学认为肝胆互为表里的依据是（　　　）

　　A. 肝经与胆经相互络属　　B. 生理上密切联系　　　　C. 解剖位置邻近

　　D. 病理上相关联系　　　　E. 肝之余气，化生胆汁

15. 痛风与下列哪些邪气有关（　　　）

　　A. 湿　　　　　　　　　　B. 寒　　　　　　　　　　C. 风

　　D. 燥　　　　　　　　　　E. 热

二、填空题

1. 冻疮相当于西医学的 _____。分为 _____ 冻伤和 _____ 冻伤。

2. 冻疮的主要发病原因为 _____，此外 _____、_____ 也可导致气血瘀滞而坏死成疮。

3. 全身性冻疮在早期复温过程中，严禁用 _____、_____ 或 _____ 等方法进行复温。

4. 烧伤深度的计算一般采用三度四分法，分度依据为：Ⅰ度 _____，Ⅱ度

_____，Ⅲ度 _____。

5. 烧伤的伤情应根据面积、_____、_____、_____、_____及有无 _____ 和 _____ 等综合判断。

6. 烧伤以 _____ 为基本病机，以 _____、_____、_____、_____、_____ 为主要的病机环节。

7. 蛇毒的主要成分是 _____、_____、_____。

8. 毒蛇咬伤绑扎的松紧度以能阻断 _____ 和 _____ 的回流，但不妨碍 _____ 为宜。

9. 蛇伤危重症患者可导致患者死亡的主要严重并发症为 _____、_____、_____。

10. 在我国常见血循毒类毒蛇包括 _____、_____、_____、_____ 等。

11. 中医学认为，破伤风的病因是 _____，感受 _____ 所引起。

12. 破伤风杆菌产生的外毒素主要为 _____ 和 _____。

13. 破伤风典型的发作症状是 _____ 和 _____。

14. 肠痈的中医病因病机主要为 _____、_____、_____、_____ 四个方面。

15. 与急性阑尾炎鉴别的疾病有 _____、_____、_____、_____、_____、_____。

16. 胆石症在中医学属 _____、_____、_____ 等范畴。

17. 根据胆石的外观和化学成分，分为 _____、_____、_____ 三类。

18. 痛风最常见的部位是 _____。

19. 治疗痛风急性发作的特效药物是 _____。

20. 针刺治疗痛风的主要目的是 _____、_____、_____。

三、简答题

1. 简述冻疮的临床表现。

2. Ⅲ度冻疮有何主要临床表现？

3. 简述冻疮的治疗原则。

4. 简述局限性Ⅰ、Ⅱ度冻疮的外治方法。

5. 简述全身性冻伤的临床表现。

6. 简述全身性冻伤的急救和复温措施。

7. 简述重度烧伤患者休克期的主要表现。

8. 简述烧伤总体的治疗原则。

9. 简述烧伤湿性医疗技术。

10. 简述烧伤火毒内陷证的证候表现。

11. 简述在我国对人体构成较大威胁的毒蛇及其分类。

12. 简述混合毒类毒蛇咬伤的全身症状特点。

13. 简述毒蛇咬伤的外治疗法。

14. 简述血循毒类毒蛇咬伤的局部症状特点。

15. 简述毒蛇咬伤的结扎方法。

16. 简述毒蛇咬伤的扩创排毒方法。

17. 有毒蛇和无毒蛇的鉴别要点是什么？

18. 简述毒蛇咬伤的早期急救处理措施。

19. 破伤风的临床特点是什么？

20. 破伤风抽搐发作时的主要症状是什么？

21. 简述破伤风的辨证分型、治疗原则和代表方剂。

22. 破伤风常见的并发症有哪些？

23. 根据阑尾炎发病后的病理改变，可将阑尾炎分为哪几种类型？

24. 根据辨证分析，可将肠痈分为哪几种证型，对应的治疗方剂分别是什么？

25. 简述急性阑尾炎的固定压痛点名称及其位置。

26. 简述胆石症的中医病因病机。

27. 痛风的影像学检查有哪几种？

28. 痛风中医辨证分为哪几种？

29. 治疗急性痛风性关节炎的西药有哪些？

30. 痛风中医外治的方法有哪些？

四、问答题

1. 用中医学观点阐述，全身性冻疮为什么要立即抢救复温？

2. 冻疮寒凝血瘀证常有哪些证候表现？为什么？

3. 请从烧伤的病机阐述烧伤早期为何创面有水疱、渗出及肿胀？

4. 烧伤 48 小时后和创面愈合过程中，为什么要分别对损伤深度重新复核？

5. 烧伤昏迷患者在抢救时，为什么要将伤员头部偏向一侧？

6. 大面积烧伤早期，为什么容易出现阴伤阳脱之证？

7. 为什么说中医治疗烧伤的优势在于创面外治？

8. 如何鉴别神经毒类和血循毒类毒蛇咬伤？

9. 神经毒类毒蛇咬伤的临床特点及预后是什么？

10. 试述毒蛇咬伤的中医辨证论治思路。

11. 试述毒蛇咬伤危重症的救治措施。

12. 试述毒蛇咬伤的预防与调护要点。

13. 破伤风外治法主要包括哪些内容？

14. 如何预防破伤风？

15. 肠痈外治法具体包括哪些内容？

16. 急性阑尾炎如何与胃、十二指肠溃疡穿孔鉴别诊断？

17.试述胆石症的中医辨证分型、治法及方药（方剂）。

18.胆石症应与其他哪些急腹症鉴别（列出 3 种）？如何鉴别诊断？

19.痛风与类风湿性关节炎如何鉴别诊断？

20.痹证与痿证如何鉴别诊断？

五、病例分析题

1.刘某，男，45 岁。

主诉：沸水烫伤胸腹及四肢 16 日。

现病史：16 日前，患者不慎被沸水烫伤胸腹及四肢，当时局部水疱，疼痛。疱皮剥脱后见基底苍白。伤后住院治疗。现发热已退，无恶寒。纳呆食少，腹胀便溏，口干少津。

既往史：既往体健。

检查：面色萎黄。胸腹及四肢散在创面，总面积约 36%，部分创面近愈，部分创面腐肉已脱，脓少无异味，基底色淡。舌暗红而干，苔花剥，脉细数。

问题：（1）该患者的西医诊断是什么？

（2）中医诊断是什么？

（3）予以辨证分析。

（4）举出中医治法及选方。

（5）调护医嘱是什么？

2.某患者，男，46 岁。

主诉：右手被蛇咬伤致肿痛 3 小时。

现病史：患者 3 小时前在田间劳动时，不慎被蛇咬伤右手食指，当时自觉惶恐，遂奔跑回家，用刀划破局部皮肤挤出毒血，后立即赶往医院，途中出现头晕眼花、恶心呕吐等不适，局部肿胀疼痛；伴胸闷，纳呆，无恶寒发热、自汗盗汗，大便结，小便呈酱油色。

检查：局部咬伤处见两点状牙痕，右手肿胀明显，皮色青紫。舌质红，苔薄黄，脉弦数。

辅助检查示：尿常规：红细胞（+++）。

问题：（1）该患者的诊断及证型是什么？

（2）判断依据是什么？

（3）予以辨证分析。

（4）举出中医治法及方药。

（5）西医如何治疗？

3.詹某，男，48 岁。

主诉：左足拇指疼痛 2 小时。

现病史：患者3年来因工作需要长期饮酒，进食膏粱厚味，休息不规律。近1年来常感足趾肿痛不适，常休息后自行缓解，未就医治疗。今晚进食大量海鲜，于凌晨出现左足拇指疼痛不适，进行性加重，如刀割样。病程中睡眠欠佳，二便正常，近期体重无明显变化。

查体：体温38℃，神清，精神可，四肢无畸形，左足拇指红肿，局部肤温升高，压痛（+）。舌质红，苔黄腻，脉滑数。

辅助检查：WBC10.1×109/L，CRP13mg/L。左足关节X线示：关节周围软组织明显肿胀。

问题：（1）该患者需要完善哪种检查以明确诊断？

（2）该患者的中、西医诊断是什么？

（3）本病需要与哪些疾病相鉴别？

（4）该患者的中医证型、治法和方剂是什么？

（5）本病的饮食原则是什么？

参考答案

一、选择题

（一）A$_1$型题

1.D 2.B 3.B 4.B 5.D 6.B 7.C 8.B 9.D 10.B 11.E 12.C 13.B 14.D 15.C 16.A 17.C 18.E 19.B 20.E 21.C 22.C 23.D 24.B 25.A 26.B 27.B 28.E 29.E 30.D 31.A 32.D 33.B 34.A 35.C

（二）A$_2$型题

1.D 2.C 3.B 4.B 5.A 6.B 7.C 8.D 9.B 10.A 11.B 12.A 13.D 14.E 15.E 16.A 17.D 18.D 19.E 20.B 21.B 22.E 23.B 24.D 25.A

（三）B$_1$型题

1.A 2.B 3.D 4.C 5.C 6.D 7.D 8.C 9.D 10.A 11.A 12.E 13.C 14.B 15.E 16.B 17.B 18.D 19.B 20.A

（四）X型题

1.AC 2.ABD 3.CD 4.ABC 5.ACDE 6.ABC 7.ABCDE 8.ABCE 9.ACD 10.BCDE 11.ABCDE 12.ABE 13.ABCDE 14.ABCD 15.ABCE

二、填空题

1. 冻伤；局部性；全身性。

2. 寒冷；暴冻着热；暴热着冻。

3. 雪搓；火烤；冷水浴。

4. 红斑；水疱；焦痂。

5. 深度；部位；年龄；原因；复合伤；基础病变。

6. 热伤营卫；阴津耗伤；阴伤阳脱；火毒内陷；脾胃虚弱；气血虚损。

7. 神经毒；血循毒；酶。

8. 静脉血；淋巴液；动脉血流。

9. 呼吸衰竭；循环衰竭；肾衰竭。

10. 蝰蛇；尖吻蝮蛇；竹叶青蛇；烙铁头蛇。

11. 皮肉破伤；风毒之邪。

12. 痉挛毒素；溶血毒素。

13. 全身或局部肌肉强直性痉挛；阵发性抽搐。

14. 气机不畅；气滞血瘀；瘀久化热；积热腐肉。

15. 胃、十二指肠溃疡穿孔；右侧输尿管结石；异位妊娠；卵巢滤泡或黄体囊肿破裂；卵巢囊肿扭转；急性输卵管炎；急性胃肠炎；右侧肺炎和胸膜炎；急性胆囊炎；急性肠系膜淋巴结炎（任选6个）。

16. 胆胀；胁痛；黄疸。

17. 胆固醇结石；胆色素结石；混合性结石。

18. 足。

19. 秋水仙碱。

20. 活血；通络；止痛。

三、简答题

1. 答：局部性冻疮以局部肿胀发凉、瘙痒、疼痛、皮肤紫斑，或起水疱、溃烂为主要表现。全身性冻疮以体温下降、四肢僵硬，甚则阳气亡绝为主要表现，若不及时救治，可危及生命。

2. 答：Ⅲ度冻疮又称为腐蚀性冻疮，损伤达全皮层或深及皮下组织，创面由苍白变为黑褐色，皮肤温度极低，触之冰冷，痛觉迟钝或消失。一般呈干性坏死，坏死皮肤周围红肿、疼痛，可出现血性水疱。若无感染，坏死组织干燥成痂，脱落后形成肉芽创面，愈合后遗留瘢痕。

3. 答：内治以温经散寒、补阳通脉为原则。Ⅰ、Ⅱ度冻疮以外治为主。Ⅲ度冻疮要内、外合治。全身性冻疮要立即抢救复温。忌用直接火烤或暴热解冻之法，否则反失生机。

4. 答：局限性Ⅰ、Ⅱ度冻疮红肿痛痒未溃者，可用云香精液或以红灵酒或生姜辣椒酊外擦，每日数次；轻揉按摩患处，每天 2～3 次。或用冻疮膏或阳和解凝膏外涂。有水疱的Ⅱ度冻疮，局部消毒后，用无菌注射器抽出疱液，或用无菌剪刀在水疱低位剪小口放出疱液。外涂冻疮膏、红油膏或生肌白玉膏等。

5. 答：全身性冻伤开始时全身血管收缩，发生寒战。随着体温的下降，患者出现疼痛性发冷、发绀，知觉迟钝，头晕，四肢无力，昏昏欲睡等表现。继而出现肢体麻木、僵硬，幻觉，视力或听力减退，意识模糊，呼吸浅快，脉搏细弱，知觉消失，甚至昏迷。如不及时抢救，可导致死亡。

6. 答：严重的全身性冻伤患者必须迅速使患者脱离寒冷环境。首先脱去冰冷潮湿的衣服、鞋袜。如衣服、鞋袜连同肢体冻结者，不可勉强。以免造成皮肤撕脱，可立即浸入 40℃ 左右温水中，待融化后脱下或剪开。可给予姜汤、糖水等温热饮料。但不宜给予含酒精饮料，以免散热。必要时静脉输入加温（不超过 37℃）的葡萄糖溶液、低分子右旋糖酐、能量合剂等。早期复温过程中，严禁用雪搓、火烤或冷水浴等。在急救时，如一时无法获得热水，可将冻肢置于救护者怀中或腋下复温。

7. 答：全身或局部出现反应性水肿，创面出现水疱、焦痂和大量体液渗出。轻者出现烦躁不安，口渴喜饮，呼吸短促，尿少或恶心呕吐。严重者出现面色苍白，身疲肢冷，淡漠嗜睡，呼吸气微，体温不升，血压下降，脉微欲绝或微细而数等津伤气脱、亡阴亡阳的危候。

8. 答：小面积轻度烧伤可单用外治法，大面积重度烧伤必须内外兼治，中西医结合治疗。内治以清热解毒、益气养阴为主；外治在于正确处理烧伤创面，保持创面清洁，预防和控制感染。促进创面愈合，减少瘢痕形成。

9. 答：烧伤湿性医疗技术是以湿润烧伤膏为治疗药物，以湿润暴露疗法为治则，以启动自身潜能再生细胞，原位干细胞培植皮肤为核心的一项技术。将烧伤组织置于生理湿润环境下，以液化方式排除创面坏死组织，通过烧伤湿性医疗技术激活皮肤自身潜能再生细胞，实现原位培植皮肤组织。通过原位干细胞培植或组织培植的方式使皮肤等组织再生，以达到使烧伤创面愈合的目的。

10. 答：烧伤后壮热不退，口干烦躁，躁动不安，大便秘结，小便短赤；舌红绛而干，苔黄或黄糙，或焦干起刺，脉弦数。若火毒传心，可见烦躁不安，神昏谵语；若火毒传肺，可见呼吸气粗，鼻翼扇动，咳嗽痰鸣，痰中带血；若火毒传肝，可见黄疸，双目上视，痉挛抽搐；若火毒传脾，可见腹胀便结，便溏黏臭，恶心呕吐，不思饮食，或有呕血、便血；若火毒传肾，可见浮肿，尿血或少尿甚至无尿。

11. 答：目前已知我国的蛇类有 219 种，其中毒蛇五十余种，但对人体构成较大威胁的有十余种。神经毒者有银环蛇、金环蛇、海蛇；血循毒者有蝰蛇、尖吻蝮蛇、竹叶青蛇和烙铁头蛇；混合毒者有眼镜蛇、眼镜王蛇和蝮蛇。

12. 答：混合毒的毒蛇咬伤主要表现为神经和血循环系统受损害，出现头晕头痛，眼花、视物模糊，寒战发热，四肢无力，恶心呕吐，全身肌肉酸痛，瞳孔缩小，肝大，黄疸等，脉象迟或数；严重者可出现心功能衰竭及呼吸停止。

13. 答：初起被毒蛇咬伤后应就地取材，尽快结扎。同时可以外敷清热解毒的草药，如半边莲、蒲公英、芙蓉叶等，适用于肿胀较重者，可选择 1 ～ 2 种捣烂外敷；溃后形成的蛇伤溃疡宜扩创引流，用八二丹或九一丹药线引流，外敷金黄膏；待脓净后，改用生肌玉红膏掺生肌散外敷。

14. 答：血循毒的毒蛇咬伤后，局部疼痛剧烈，肿胀明显，且迅速向肢体近心端发展，伤口有血性液体渗出，或出血不止，伤口周围皮肤青紫、瘀斑或血疱，有的伤口组织坏死形成溃疡，所属淋巴结、淋巴管肿痛。

15. 答：被毒蛇咬伤后，就地立即在咬伤部位近心端 5 ～ 10cm 进行绑扎，绑扎紧度以能阻断淋巴液和静脉血液回流而不妨碍动脉血的供应为宜。每隔 20 分钟松开绑扎 2 ～ 3 分钟，以免肢体因缺血而坏死。在应用有效的蛇药 30 分钟后可去掉绑扎。

16. 答：常规消毒局麻后，沿牙痕纵行切开 1.5cm，深达皮下，或做"＋"字形切口，如有毒牙遗留应取出，同时以 1∶5000 高锰酸钾溶液或过氧化氢液反复多次冲洗，使伤口处蛇毒破坏，促进局部排毒，以减轻中毒；但尖吻蝮蛇、蝰蛇等咬伤后伤口流血不止，有全身出血现象，则不宜扩创，以免发生出血性休克。

17. 答：无毒蛇咬伤：牙痕排列细小、整齐呈弧形，局部肿痛暂时而轻微，且没有明显的全身症状。毒蛇咬伤：局部有两个粗大而深的牙痕，有明显的局部及全身症状。

18. 答：早期结扎；扩创排毒；烧灼、针刺、火罐排毒；封闭疗法；局部用药；口服解毒药。

19. 答：有皮肉破伤史，有一定的潜伏期，发作时以全身或局部肌肉的强直性痉挛和阵发性抽搐为主要特征。间歇期全身肌肉仍持续性紧张收缩，可伴有发热，但神志始终清醒，多因并发症而死亡。

20. 答：破伤风抽搐发作时，患者面色苍白，口唇发绀，呼吸急促，口吐白沫，流涎，磨牙，头频频后仰，四肢抽搐不止，全身大汗淋漓，表情非常痛苦。

21. 答：①风毒在表证——祛风解痉——玉真散合五虎追风散加减；②风毒入里证——祛风止痉，清热解毒——木萸散加减；③阴虚邪留证——益胃养津，疏通经络——沙参麦冬汤加减。

22. 答：肺部并发症、窒息、酸中毒、肌肉撕裂、出血、骨折、脱位、便秘、尿潴留。

23. 答：急性单纯性阑尾炎、化脓性阑尾炎、坏疽性阑尾炎、阑尾穿孔性腹膜炎和阑尾周围脓肿。

24. 答：①瘀滞证：大黄牡丹汤合红藤煎剂加减；②湿热证：复方大柴胡汤加减；③热毒证：大黄牡丹汤合透脓散加减。

25. 答：麦氏点：右髂前上棘与脐连线的中、外 1/3 交界处。

26. 答：①情志不遂，饮食失节，或蛔虫上扰，肝胆气机不畅，疏泄失常，胆汁排泄不畅，日久成石。②久病耗阴，劳欲过度，或由于各种原因引起精血亏损，肝阴不足，疏泄失常，胆汁排泄不畅，日久成石。

27. 答：① X 线；② CT；③磁共振。

28. 答：①湿热阻痹证；②风寒湿痹证；③痰瘀阻滞证；④肝肾阴虚证。

29. 答：①非甾体类抗炎药；②秋水仙碱；③糖皮质激素。

30. 答：①膏药外敷；②散剂外敷；③药酒外搽。

四、问答题

1. 答：全身性冻疮因寒盛阳衰，气血凝滞，肢体失去温煦，故出现四肢厥冷、麻木，阴寒之气闭塞于内，阳气隔绝于外，荣卫结涩，不复流通可导致厥脱之证，如不及时抢救、复温可致死。

2. 答：《灵枢·痈疽》曰："寒邪客于经络之中则血泣，血泣则不通。"冻疮为严寒侵袭机体所致，寒性凝滞、收引，为阴邪、伤阳气，寒冷侵袭，血泣则不通，血脉瘀阻故见肤色紫或暗红。气血不能通达，肌肤失温煦濡养故见局部麻木冷痛、手足清冷。寒冻直接损伤肌表及卫阳，致局部营卫失和，营强卫弱，营阴外溢致局部肿胀结块，或有水疱，发痒而为冻疮。舌淡苔白脉沉或沉细，均为一派寒象。

3. 答：热力直接作用于机体（常是体表）造成烧伤。热力作用于肌表，卫气受损首当其冲。卫失固护，失镇守，营阴外渗而为水疱，水疱破溃而见渗出，营阴外溢肉理而见肿胀。

4. 答：烧伤的深度可因时间、条件而继续发展，如在烧伤后 48 小时左右，Ⅰ度烧伤可因组织反应继续进行而转变为浅Ⅱ度；同时，烧伤创面由于再损伤、创面感染及处理不当等可加深创面。因此，在烧伤 48 小时后和创面愈合过程中，应分别对损伤深度重新复核。

5. 答：烧伤患者昏迷时，除了立即行输液、吸氧等抢救措施外，要将伤员头部偏向侧方，这是为了防止患者呕吐时呕吐物、血块阻塞呼吸道而引起窒息或误吸引起吸入性肺炎。

6. 答：《灵枢·营卫生会》曰："营在脉中，卫在脉外，营周不休。"《素问·阴阳应象大论》曰："阴在内，阳之守也；阳在外，阴之使也。"卫在脉外，主外卫为阳；营在脉中，主内守为阴。二者只有协调运行，腠理才能正常开合。烧伤为热力直接作用于机体（常常是体表）造成，热力作用于肌表，损伤皮肤，卫气受损首当其冲。营卫不从，卫失固护，营失镇守，营阴外渗而为水疱、渗出。水疱及渗出过度致营阴大量丢失耗损。加之热邪的灼伤，耗伤阴津。阴伤致阳无所附着，气随液脱而致脱证。故大面积烧伤早期，容易出现阴伤阳脱之证。

7. 答：严重烧伤，病程一般要经历休克期、感染期和修复期，其间常经历渗出休克，感染甚至脓毒血症，重度营养障碍，水、电解质及酸碱失衡，多器官功能不全等病理过程，而处理这些病理过程确非中医的长项，中医整体辨证论治于此仅起到辅助治疗的作用。对于轻中度的烧伤，中医针对创面的治疗，长期以来积累了丰富的经验，方法虽异，药物众多，但都能起到较好的疗效。近三十年来，脱胎于中医的烧伤湿性医疗技术在大面积深度烧伤的治疗上取得了重大突破，应用烧伤湿性医疗技术进行烧伤创面治疗，治愈了大量中、重度烧伤患者。其在减轻创面疼痛、减少手术创伤、减少疤痕、提高创面愈合质量等方面具有一定的优势。

8. 答：①神经毒的毒蛇咬伤后，局部症状不显著；血循毒的毒蛇咬伤后，局部疼痛剧烈，肿胀明显，伤口出血不止，伤口周围皮肤青紫、瘀斑或血疱，甚至坏死形成溃疡。②神经毒的毒蛇咬伤主要表现为神经系统受损害。轻者有头晕、胸闷、四肢无力等；严重者视物模糊、言语不清、吞咽困难、昏迷、呼吸减弱或停止、血压下降，最后呼吸肌麻痹而死亡。血循毒的毒蛇咬伤主要表现为血液系统受损害，出现皮下和 / 或内脏出血，严重者出现休克、循环衰竭。

9. 答：①神经毒的毒蛇咬伤后，局部症状不显著，伤口出血很少或不出血，周围不红肿，所导向的淋巴结常肿大和疼痛。②神经毒的毒蛇咬伤主要表现为神经系统受损害，多在伤后 1～6 小时出现症状。轻者有头晕、出汗、胸闷、四肢无力等；严重者视物模糊、言语不清、吞咽困难、昏迷、呼吸减弱或停止、血压下降，最后呼吸肌麻痹而死亡。③预后：发病急，变化快，若不及时救治，常可因呼吸肌麻痹而死亡。

10. 答：①风毒证。证候：局部伤口不红不肿不痛，仅有皮肤麻木感；全身症状有头昏、眼花、嗜睡、气急，严重者呼吸困难、四肢麻痹、神志模糊甚至昏迷；舌质红，苔薄白，脉弦数。治法：活血通络，祛风解毒。方药：活血驱风解毒汤加减。②火毒证。证候：局部肿痛严重，常有水疱、血疱或瘀斑，严重者形成局部组织坏死；全身症状可见恶寒发热、烦躁、咽干口渴、胸闷心悸、大便干结、小便短赤或尿血；舌质红，苔黄，脉滑数。治法：泻火解毒，凉血活血。方药：龙胆泻肝汤合五味消毒饮加减。③风火毒证。证候：局部红肿较重，有水疱、血疱、瘀斑、瘀点或伤处溃烂；全身症状有头晕、头痛、眼花、胸闷心悸、恶心呕吐、大便秘结、小便短赤等；舌苔白黄相兼，后期舌质红，苔黄，脉弦数。治法：清热解毒，凉血息风。方药：黄连解毒汤合五虎追风散加减。④蛇毒内陷证。证候：毒蛇咬伤后失治误治，出现高热、躁狂不安、惊厥抽搐或神昏谵语；局部伤口由红肿突然变成紫暗或紫黑，肿势反而稍减；舌质红绛，脉细数。治法：清营凉血解毒。方药：清营汤加减。

11. 答：毒蛇咬伤危重病症的抢救：①呼吸衰竭的处理：一旦出现气促、呼吸困难、呼吸表浅而快等症状，应立即给氧，使用高灵敏度人工呼吸机，可配合使用呼吸中枢兴奋药。②中毒性休克的处理：休克的早期应适当予以补液，维持水、电解质平衡，给氧，保暖及镇静等支持疗法。③急性肾功能衰竭的处理：早期肾功能衰竭可选用甘露醇或呋塞米。人工透析疗法是治疗急性肾功能衰竭的有效措施。④心力衰竭的处理：轻症时，可用氨茶碱 0.25g 加入 25% 葡萄糖液 20mL，静脉缓注，严重时可用洋地黄制剂。⑤弥散性血管内凝血（DIC）的处理：使用有效抗蛇毒血清和激素，改善微循环。严重者，可使用新鲜冰冻血浆、氨甲苯酸等。

12. 答：①宣传普及毒蛇咬伤的防治知识，让群众了解和掌握毒蛇的活动规律，特别是毒蛇咬伤后的自救方法。②饮食上忌食辛辣、燥热、肥甘厚味之品，忌饮酒，保持二便通畅。③对于患者的紧张恐惧情绪，应耐心做好解释和安慰工作。④咬伤初期，应令患者抬高患肢，避免走动，以防毒液扩散；病情好转时，患肢应适当抬高，以利于消肿，外敷药物不要遮盖伤口。

13. 答：①在控制痉挛和应用破伤风抗毒素后可进行彻底清创术，清除坏死组织和异物；②开放创口，用过氧化氢溶液冲洗伤口和湿敷；③亦可用玉真散外敷，隔日换药1次；④创面有残余坏死组织时，可外用七三丹、红油膏；⑤创面干净后外用生肌散、生肌玉红膏。

14. 答：①正确处理伤口：对污染伤口或较深创口要早期彻底清创；对可疑感染伤口不缝合，用3%过氧化氢溶液或高锰酸钾溶液冲洗伤口，引流通畅。②采用自动免疫法预防注射破伤风类毒素。③外伤24小时内常规肌内注射破伤风抗毒素1500U；若伤口污染严重，1周后再注射1次。④中药预防：可用蝉衣6～9g研末，每次1g，每日3次，黄酒送服；或玉真散5g，每日3次，黄酒送服，连服3日。

15. 答：①无论脓已成或未成，均可选用金黄散、玉露散或双柏散，用水或蜜调成糊状，外敷右下腹；或用消炎散加黄酒或醋调敷。②还可采用通里攻下、清热解毒等中药肛滴，如大黄牡丹汤、复方大柴胡汤等煎剂150～200mL，直肠内缓慢滴入（滴入管插入肛门内15cm以上，药液30分钟左右滴完），使药液直达下段肠腔，加速吸收，以达到通腑泄热排毒的目的。

16. 答：胃、十二指肠溃疡穿孔后溢液可沿升结肠旁沟流至右下腹部，似急性阑尾炎的转移性腹痛。胃、十二指肠溃疡穿孔患者多有溃疡病史，突发上腹剧痛，迅速蔓延至全腹，除右下腹压痛外，上腹仍具疼痛和压痛，腹肌板状强直，肠鸣音消失，可出现休克。多有肝浊音界消失，站立位X线透视或摄片可有腹腔游离气体。必要时，可行腹腔CT或诊断性腹腔穿刺。

17. 答：①肝郁气滞证——疏肝利胆，理气开郁——金铃子散合大柴胡汤加减；②肝胆湿热证——疏肝利胆，清热利湿——茵陈蒿汤合大柴胡汤加减；③肝胆脓毒证——泻火解毒，养阴利胆——茵陈蒿汤合黄连解毒汤加减；④肝阴不足证——滋阴柔肝，养血通络——一贯煎加减。

18. 答：①急性胰腺炎：疼痛位于中上腹或偏左，血尿淀粉酶增高，B超、CT可鉴别。②胃十二指肠穿孔：突发腹部疼痛，为持续性刀割样剧痛，板状腹，肝浊音界消失，X线检查可见膈下游离气体。③肠梗阻：有腹痛、呕吐、腹胀、停止排气排便的表现，腹部立位片、CT可鉴别。④急性阑尾炎：转移性右下腹疼痛，发热，恶心呕吐，麦氏点的压痛，阑尾彩超可鉴别。

19. 答：①类风湿性关节炎一般以青、中年女性多见，好发于四肢的小关节，表现为对称性多关节炎，受累关节呈梭形肿胀，常伴晨僵，反复发作可引起关节畸形。②而痛风一般以中年男性多见，好发于足。首次发作多侵犯单关节，第一跖趾关节累及最常见，反复发作可引起多关节炎。③类风湿性关节炎类风湿因子多阳性，但血尿酸不高。X线片可见关节面粗糙和关节间隙狭窄，晚期可有关节面融合，但骨质穿凿样缺损不如痛风明显。

20. 答：痹证是由风、寒、湿、热之邪流注肌腠经络，痹阻筋脉关节而致。鉴别要点首先在于痛与不痛，痹证以关节疼痛为主，而痿证则为肢体力弱，无疼痛症状；其次要观察肢体的活动障碍，痿证是无力运动，痹证是因痛而影响活动；再者，部分痿证病初即有肌肉萎缩，而痹证则是由于疼痛甚或关节僵直不能活动，日久废而不用导致肌肉萎缩。

五、病例分析题

1. 答：（1）西医诊断：胸腹及四肢烧伤（浅Ⅱ度～深Ⅱ度，36%TBSA）。

（2）中医诊断：烧伤（脾虚阴伤证）。

（3）辨证分析：烧伤后16日，发热已退，创面腐肉已脱，脓少无异味，表明火毒已除。但烧伤后渗出及火毒伤阴致津液耗伤则口干少津。纳呆食少表明伤后脾胃已伤，脾胃虚弱，运化不健，气血生化乏源，血不容面则面色萎黄，创面基底色淡。脾虚则升降失调，清浊不分，故腹胀、便溏。舌暗红而干、苔花剥、脉细数均为脾虚阴伤之象。

（4）治法：补气健脾，益气养阴。方选益胃汤合参苓白术散加减。

（5）调护医嘱：忌食辛辣、油腻，多食新鲜蔬菜、水果、果汁等。

2. 答：（1）毒蛇咬伤（风火毒证）。

（2）混合毒，其神经毒素影响神经肌肉接头的传导，造成胸闷、头晕眼花、恶心呕吐等中毒症状；其血循毒素引起局部肿胀、尿血等损害。

（3）火毒之邪易耗血动血，迫血妄行，故见尿血、瘀斑；火毒瘀阻疮口，凝滞气血，故见局部肿胀、疼痛。而风邪上攻，则出现头晕、眼花等症。

（4）清热解毒，凉血息风。方用黄连解毒汤合五虎追风散加减。

（5）①抗蛇毒血清（先做过敏试验）；②肾上腺皮质激素；③抗生素；④破伤风抗毒素；⑤封闭疗法。

3. 答：（1）血尿酸。

（2）中医诊断：痛风；西医诊断：痛风。

（3）①类风湿性关节炎；②化脓性关节炎和创伤性关节炎；③关节周围蜂窝织炎；④假性痛风关节；⑤银屑病关节炎。

（4）中医证型：湿热阻痹证。治法：清热除湿，活血通络。方剂：四妙散合宣痹汤。

（5）低嘌呤、低能量饮食。